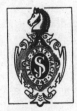

G. Glogowski

Lehrbuch für
Masseure und medizinische Bademeister

Zweite, überarbeitete Auflage
Bearbeitet von U. Gantner

Mit 144 Abbildungen

Springer-Verlag
Berlin Heidelberg New York 1981

Georg Glogowski †

Bearbeiterin:
Ursula Gantner
Staatlich anerkannte
Lehranstalt für Massage
Postfach 1180
7525 Bad Schönborn

ISBN-13:978-3-540-10600-5   e-ISBN-13:978-3-642-67963-6
DOI: 10.1007/978-3-642-67963-6

2121/3140-543210

Vorwort

Das Lehrbuch von Glogowski hat über Jahre hin einen festen
Platz in der Ausbildung zum Beruf des Masseurs und medizinischen Bademeisters erobert. Dabei wurde jedoch immer mehr
der Wunsch nach einer Aktualisierung der praktischen Kapitel
deutlich. Infolge seines Todes kam Dr. Georg Glogowski nicht
mehr dazu, die von ihm intendierte Neubearbeitung abzuschließen. Bei der Vorbereitung der Neuauflage ließen wir uns
von dem Gedanken leiten, das Grundkonzept des Glogow-
skischen Lehrbuches beizubehalten und nur dort zu ändern, wo
die Entwicklung der letzten Jahre dies erforderte. Ganz besonders
lag uns am Herzen, daß das Grundanliegen von Dr. Georg Glogowski auch in der neuen Auflage erhalten blieb. Sein Buch war
und ist ein geschlossenes Ausbildungswerk, welches in konzen-
trierter und systematischer Zusammenfassung alle die Ausbildung
zum Masseur betreffenden Themen abhandelt und gleichzeitig
eine Brücke darstellt zur Verständigung zwischen Arzt, Masseur
und Patienten.

Die physikalische Therapie, insbesondere die Massagen haben
in den letzten Jahren an Bedeutung gewonnen; Reflexzonenmas-
sage und die klassische Massage haben in der modernen Medizin
ihren Platz im Dienst der Gesundheit gefestigt. Andererseits wurden auch die Licht-, Wärme- sowie die Reizstrombehandlung
dem technischen Fortschritt entsprechend aktualisiert. Die Überarbeitung des Lehrbuches hat diesen Kriterien Rechnung getragen. So entfielen z.B. die Abschnitte über Klatschungen und
Klopfungen völlig. Die geänderten Körpereinteilungen wurden
entsprechend berücksichtigt; die Darstellung der Behandlungen
wurde außerdem speziell auf die einzelnen Krankheitsbilder ausgerichtet. Ebenfalls fanden Veränderungen von Theorie und Verordnungen entsprechende Beachtung; so hat die Strafrechtsre-
form von 1975 Änderungen bei der Gesetzeslehre erforderlich
gemacht; ebenso haben Rentenanspassungsgesetz und Neufas-
sung der RVO sich in diesem Lehrbuch niedergeschlagen.

Der rein medizinisch-ärztliche Teil bedurfte keiner grundsätz-
lichen Überarbeitung. Die von Herrn Dr. Glogowski ausgearbei-
teten Kapitel über Anatomie, Pathologie und Physiologie dürfen
als klassisch und vorbildlich für die Ausbildung zum Masseur
und medizinischen Bademeister angesehen werden.

Dank des Springer-Verlages und meiner Mitarbeiter an der Schule
in Bad Schönborn war es mir möglich, dieses umfassende Lehrbuch zu aktualisieren und damit ein gutes Nachschlagewerk zur
Ausbildung zum Masseur und medizinischen Bademeister weiterhin verfügbar zu halten.

Bad Schönborn, Juni 1981   Ursula Gantner

Inhaltsverzeichnis

VII. Die Lagerung und Entkleidung des Patienten . . . 134

VIII. Die Wirkung der Massage 136
    1. Klassische Massage 137
    2. Bindegewebsmassage 137
    3. Segment- oder Zonenbehandlung 138
    4. Nervenpunktmassage 139
    5. Ganzmassage 140
    6. Grundbegriffe 140
    7. Sportmassage 141

Praxis der Massage 142

    I. Die Hauptbegriffe 142
    1. Streichungen (Effleurage) 142
    2. Knetungen (Petrissage) 143
    3. Rollungen 144
    4. Schütteln – Schleudern 144
    5. Intermittierende Drückungen 145
    6. Handballen und Fingerzirkelung 145
    7. Hautreizgriffe 145
    8. Vibrationen 147
    9. Erschütterungen 147

    II. Die Massage der einzelnen Körperregionen 148
    1. Rückenmassage 149
    2. Arm- und Beinmassage 150
    3. Thoraxmassage 152
    4. Halsmassage 152
    5. Kopfmassage 153
    6. Kreislaufmassage 153
    7. Massage für schlaffe und spastische Lähmungen . 153
    8. Vorschlag zur Behandlung für Wini-Water
       und M. Raynuod 154
    9. Ausstreichung am hochgelagerten Bein 155
    10. Das Trockenbürsten 155
    11. Massagemöglichkeiten bei verschiedenen
        Diagnosegruppen 156
    12. Durchschnittliche Dauer der Massagen 159

    III. Technik der Dehnungs- und Widerstandsübungen für
    Extremitätengelenke 160
    1. Hüftgelenk 160
    2. Kniegelenk 161
    3. Oberes Sprunggelenk 162

Einleitung: Die Ausbildungsgrundsätze an den staatlichen und staatlich anerkannten Schulen für Masseure und medizinische Bademeister

Voraussetzung für die Aufnahme an eine solche Schule ist die körperliche Eignung zur Ausbildung des Berufes (der Bewerber zum Fachschullehrgang soll in der Regel nicht älter als 45 Jahre und nicht jünger als 18 Jahre sein). Ausnahmeanträge gehen der Schulleitung zu und werden in Übereinstimmung mit der zuständigen Bezirksregierung entschieden.

Bei völliger Blindheit oder augenärztlich festgestellter schwerer Sehstörung kann nur Ausbildung und Anerkennung als Masseur, nicht aber als medizinischer Bademeister erfolgen.

Die Aufstellung der im Bundesgebiet vorhandenen staatlichen und staatlich anerkannten Schulen für Masseure und med. Bademeister ist in der Berufsberatung der Arbeitsämter zu erfahren.

Bei der Anmeldung zu einer solchen Schule (einige beginnen im Frühjahr und manche im Herbst) sind folgende Unterlagen einzureichen:

1. Geburtsurkunde
2. Selbstverfaßter, eigenhändiger Lebenslauf
3. Nachweis eines Schulabschlusses durch Zeugnis
4. Amtsärztliches Zeugnis über Berufstauglichkeit (nicht älter als 3 Monate)
5. Amtliches Führungszeugnis
6. Lichtbild

Nach den Ausbildungsvorschriften umfaßt der Lehrgang folgende Lehr- und Prüfungsfächer:

1. Grundzüge der Anatomie und Physiologie
2. Pathologie (Krankheitslehre) und Berufshygiene
3. Lehre von der allgemeinen und speziellen Massage, insbesondere Reflexzonen- und Unterwassermassage
4. Praktische Ausführung der Massage in Verbindung mit Bewegungsübungen
5. Grundlagen und Technik in Wärme- und Lichtbehandlung, Einführung in die Elektrotherapie, Grundbegriffe der Strahlenheilkunde
6. Grundbegriffe der Badeheilkunde, Grundlagen und Ausführungen medizinischer Bäder, sämtliche Badeanwendungen einschließlich Kneippsches Verfahren
7. Medizinische Fußpflege
8. Verbandslehre und Erste Hilfe
9. Berufslehre (gesetzliche Vorschriften, Umgang mit Kranken, Berufskrankheiten, Unfallschutz).

Eine Krankenversicherung erfolgt von seiten der Schule nicht. Für diese haben die Lehrgangsteilnehmer selbst zu sorgen. Während des Lehrganges und auf dem Weg zur Schule sind die Schüler berufsgenossenschaftlich versichert (Unfall- und Berufskrankheit – Berufsgenossenschaft für Gesundheitsdienst und Wohlfahrtspflege Hamburg).

Nach erfolgreich bestandenem staatlichen Abschlußexamen erfolgt die Anerkennung als „staatlich geprüfter Masseur" nach Ableistung eines einjährigen Pflichtpraktikums; dieses muß an einer hierfür von der Bezirksregierung anerkannten und zugelassenen Krankenanstalt abgeleistet werden (6 Monate dieses einjährigen Pflichtpraktikums können auch in einer hierfür von der Regierung zugelassenen medizinischen Badeanstalt abgeleistet werden).

Die Anerkennung als *„staatlich geprüfter Masseur und medizinischer Bademeister"* erfolgt nach Ableistung eines $1^1/_2$jährigen Pflichtpraktikums, wovon $^1/_2$ Jahr in einer hierfür von der zuständigen Bezirksregierung zugelassenen Krankenanstalt abgeleistet werden muß. Ein Jahr muß in einer für die Praktikantenausbildung zugelassenen medizinischen Badeanstalt abgeleistet werden. Natürlich können $1^1/_2$ Jahre geschlossen in einer Krankenanstalt abgeleistet werden, deren „Medizinische Bäderabteilung" zur Praktikantenausbildung zugelassen ist.

Grundzüge der Anatomie und Physiologie

I. Rumpf und Extremitäten

Der Masseur und medizinische Bademeister gehört zu den „Heilberufen". Die daraus abzuleitende berufliche Arbeit macht eine relativ genaue Kenntnis des menschlichen Organismus erforderlich.

Die Beschreibung und genaue Kenntnis jedes Teiles des menschlichen Körpers verdanken wir der Anatomie. Seit der Gründung der Universität Padua im frühen Mittelalter zählt sie zu den anerkannten Wissenschaften.

Die „Physiologie" ist ein Sammelbegriff für das Wissen um die normale Funktion der verschiedenen menschlichen Gewebe.

Die Grundstruktur des menschlichen Bewegungs- und Halteapparates (das statische Gefüge) wird durch das Knochensystem (Skelett) gebildet.

Hierfür gilt folgende Einteilung:
  Wirbelsäule
  Beckenring (hier hängt die untere Extremität)
  Schultergürtel (hier hängt die obere Extremität)
  Untere Extremität (Ober- und Unterschenkel, Fuß und Zehen)
  Obere Extremität (Ober- und Unterarm, Hand und Finger)
  Schädel (Gesichts- und Hirnschädel).

Bei den Knochen unterscheidet man
  platte (flache) Knochen (z.B. Brustbein)
  Schaft- oder Röhrenknochen (z.B. Unterschenkel).

Alle Knochen bestehen aus Mark und Rinde. Der Markraum ist an manchen Stellen von Knochenbälkchen und eigentlichem Mark, manchmal nur von Mark ausgefüllt.

Beim Kind und Jugendlichen ist überall „rotes Knochenmark" enthalten, weil hier alles Mark Blut bilden kann. Beim Erwachsenen ist „rotes Mark" nur in den flachen Knochen vorhanden. Die Röhrenknochen enthalten „gelbes Mark" (Fettmark).

A. Die Wirbelsäule

Die Anatomie der Wirbelsäule ist für den Masseur von besonderer Wichtigkeit. Ein beträchtlicher Teil der Massagen wird wegen Rücken- und Kreuzschmerzen (auch sog. statischer Schmerzen) verabfolgt. Diese Beschwerden können nur durch die klassischen Massagen und Unterwasserdruckstrahlmassagen gebessert werden. Die Kenntnis dieser Methoden ist für den Masseur lebenswichtig.

Die physiologischen (=normalen) Bewegungsabläufe an allen Abschnitten der Wirbelsäule garantieren schmerzfreie Bewegungs- und Tragfähigkeit der Wirbelsäule. Sowohl durch Veränderungen am Skelett wie an den Bändern und Muskeln und Bandscheiben können Bewegungsausfälle (Blockierungen) entstehen, die schmerzhaft sind.

Die Wirbelsäule hat freie Abschnitte (Hals- und Lendenwirbelsäule) und fixe Abschnitte (Brustwirbelsäule und Kreuzbein). Sie kann sich nicht von selbst aufrecht halten. Den *passiven Halt* bieten die Längsbänder, den *aktiven Halt* die Rückenmuskeln.

1. Halswirbelsäule

Die Halswirbelsäule besteht aus *7 Wirbeln*. Die besondere Beweglichkeit führt relativ früh zu Verschleißprozessen. Solche entstehen besonders unter bestimmten beruflichen Belastungsfaktoren zumal dann, wenn die Wirbelsäulenachse nicht korrekt ist.

HWS-Verschleißprozesse und alle ihre Krankheitszeichen und Beschwerden laufen unter dem Namen „Zervikalsyndrom".

Die besondere Beweglichkeit ist möglich durch die Bandscheiben (an der ganzen Wirbelsäule liegt zwischen zwei Wirbelkörpern eine Bandscheibe aus Puffersubstanz), die kleinen Gelenke, die Luschka-Halbgelenke (Uncovertebralgelenke).

Von allen drei Faktoren aus können anatomische Veränderungen entstehen, die besondere Nervenanteile reizen. Das dadurch erzeugte Zervikalsyndrom kann Hinterkopf-Nacken-Schmerzen, Gefäßkrämpfe in den Blutgefäßen des Gehirns mit verschiedenen Störungen und insbesondere heftige Muskelverspannungen im Hals-Nacken-Schulter-Arm-Bereich hervorrufen.

Aus dem unteren Halsmark (C5–Th 1) kommen die Nervenäste, die den Armplexus bilden. Hieraus entstehen sämtliche 5 Armnerven.

2. Brustwirbelsäule

Die Brustwirbelsäule besteht aus 12 Wirbeln. Ihre Beweglichkeit ist durch den Brustkorb (die 12 Rippen) eingeengt. Der Brustkorb hat die Aufgabe, wichtige Organe (Lungen, Herz) geschützt aufzunehmen. Den Schutz nach hinten bildet die Wirbelsäule mit den hinteren Rippenbögen und Schulterblättern. Den Schutz nach vorn bildet das Brustbein mit den vorderen Rippenbögen und den beiden Schlüsselbeinen. Die 12 Rippen sind vorn mit dem Brustbein durch die Rippenknorpel verbunden und hinten mit den Brustwirbeln durch die 12 rechten und 12 linken Wirbel-Rippen-Gelenke (Costotransversalgelenke). Durch die Elastizität des Rippenknorpels und die Wirbel-Rippen-Gelenke ist der Brustkorb bei Ein- und Ausatmung dehnbar. Im Alter nimmt die Dehnbarkeit ab und der Brustkorb wird starr (vor allem wegen der Rippenverkalkung). Die 10.–12. Rippe ist als „freie Rippe" vorn nicht durch Rippenknorpel fixiert.

Die Dehnbarkeit des Brustkorbes ist für die ausreichende Beatmung sehr wichtig. Diese Atem-Exkursion ist meßbar; sie beträgt in Höhe der Brustwarzen ca. 7–10 cm. Ungenügende Belüftung führt zu verschiedenen Lungen- und Kreislauferkrankungen, welche den Patienten gegenüber Massage und med. Bädern empfindlicher machen. Man nennt dies die Herabsetzung der „Toleranz". Auch andere Erkrankungen setzen diese Toleranz des Patienten herab.

Jeder Wirbel bildet ein sogenanntes Segment. An jedem Segment gibt es ein Wirbel- oder Nervenaustrittsloch. Hier treten die Nervenwurzeln aus dem Rückenmark heraus. Sie bilden dann eine Nervenstrangballung (Plexus), der z.B. seine Nerven an die Extremitäten abgibt oder sie bleiben seine Segmentäste. Diese enthalten Kabel (elektrische Leitfähigkeit) für verschiedene Empfindungen (Schmerz, Kalt-Warm etc.); das sind die sensiblen Nervenportionen. Die andere Portion ist die motorische, durch welche vom Großhirn elektrische Willensimpulse zur Anspannung von Muskeln geschickt werden. Durch diese zum Großhirn ziehenden *Nachrichtenkabel* und vom Großhirn kommenden *Befehlskabel* kann der Mensch seinen Bewegungs- und Halteapparat ständig kontrollieren.

An der Brustwirbelsäule gibt es nur Segmentäste, welche zwischen den Rippen von hinten bis vorn um den Brustkorb bzw. Bauch- und Rückenbereich (siehe Abb.) herumziehen. Werden diese Äste gereizt, so kommt es zur „Interkostalneuralgie". Durch Bandscheibenaufbrauch an der Brustwirbelsäule können solche Neuralgien entstehen; sie führen zu massiven Verhärtungen der Rückenmuskulatur. Diese Verhärtung führt wiederum zum heftigen Preßdruck auf die Bandscheiben, so daß das Leiden sich selbst ständig erneuert und verstärkt (Circulus vitiosus). Der Masseur und med. Bademeister kann hier durch seine Maßnahmen diesen Krankheitskreis unter- oder durchbrechen. Ist er in der Lage, den enormen unphysiologischen (unnormalen) Muskeldruck und die Verspannungen zu mildern oder zu beseitigen, so werden die Bandscheiben entlastet, der Nervenreiz hört auf, die Muskulatur wird normal durchblutet – ernährt –, der Schmerz verschwindet.

3. Die Lendenwirbelsäule

Die Lendenwirbelsäule besteht aus 5 Wirbeln. Sie ist sehr beweglich und auf ihren Bandscheiben und Gelenken lastet der größte Druck. Während an der Halswirbelsäule die sehr große Beweglichkeit unter bestimmten Bedingungen zum Verschleiß führt, ist es an der Lendenwirbelsäule der statische (gewichtbedingte) und dynamische (muskelkraftbedingte) übermäßige Druck. Tragen von Lasten und jede angestrengte Muskelarbeit ist geeignet, besonders bei ungünstigen Wirbelsäulen (siehe Pathologie) die Lendenbandscheiben und die Lendenwirbelgelenke aufzubrauchen. Auch hier kommt es zum Circulus vitiosus, den der Masseur entscheidend günstig beeinflussen kann. Das Lendenrückenmark gibt auch wieder Nervenwurzeln ab, die aus den Nervenaustrittslöchern (Foramina intervertebralia) der Lendenwirbelsäule heraustreten. Diese sind sog. Plexusbildner und geben die Nerven ab, die für die Versorgung der unteren Extremität (Ober- und Unterschenkel, Fuß und Zehen) nötig sind:

N. femoralis (L1–L3)
N. ischiadicus (L4–S1)
N. obturatorius (S1–S2)
Auch die Gesäßnerven
N. glutaeus cranialis = supeticialis
N. glutaeus caudalis = protundus
kommen aus dem unteren Lendenmark – Übergang Sakralmark. Gerade die vorletzte und letzte Lendenbandscheibe sind sehr stark beansprucht. Hier ist der Knorpelfaserring, welcher die gallertig-hydraulische Puffersubstanz umhüllt, besonders fest; trotzdem hält er oft die Belastung nicht aus.

Die normale Wirbelsäulenachse (physiologische Achsenstatik) stellt eine Art Teleskopfederung dar.

Die *Halswirbelsäule* hat eine leichte Schwingung nach vorn (ventral). Das nennt man physiologische *Hals-Lordose*.

Die *Brustwirbelsäule* hat eine leichte großbogige Schwingung nach hinten (dorsal). Das nennt man physiologische *Brust-Kyphose*.

Die *Lendenwirbelsäule* hat eine leichte Schwingung nach vorn (ventral). Das nennt man physiologische *Lenden-Lordose*.

Sind die physiologischen Krümmungen abgeflacht, so gilt die orthopädische Regel: „Ein flacher Rücken staucht, er schwingt nicht mehr." Unter solchen Bedingungen bilden sich Risse im Knorpelfaserring der Lendenbandscheiben. Der Faserring verlagert sich (Protrusion). Dadurch gerät er in die Nähe der Nervenwurzeln, meist des Ischiasnerven. Es kommt zu Druckreizung (mechanische Ischias). Die heftigen Schmerzen sind jedem Laien bekannt. Auch durch andere Ursachen (Zuckerkrankheit, Alkoholmißbrauch, Medikamente und Eiterherde – Zähne, Mandeln) kann es zur Ischias kommen (entzündliche Ischias). Gelegentlich reißt der Faserring völlig durch und der Nukleus (Kern) der Bandscheibe aus embryonalem wasserkissenartigem Knorpel tritt aus. Dann haben wir einen kompletten Nukleus- oder Bandscheibenvorfall (Prolaps). Auch hier wird durch Verlagerung nach hinten (dorsal) und seitlich (lateral) wie bei der Bandscheibenprotrusion eine mechanische Reizung (Druck) auf die Ischiaswurzeln bewirkt. Es entstehen heftige Schmerzen mit völliger und steinharter Verkrampfung der Rückenmuskeln. Dadurch wird ein erheblicher Preßdruck auf die betreffende Bandscheibe bewirkt und diese ist nicht in der Lage, sich zu entfalten. Erst wenn durch gute Behandlung die Muskulatur weich wird, läßt der Druck auf die Bandscheibe nach. Jetzt kann sich die Bandscheibenvorwölbung (Protrusion) von selbst (spontan) ausgleichen oder der Bandscheibenvorfall (Prolaps) kann zurückschlupfen. Bei einem kompletten Vorfall hilft nur die Operation. Alle Vor- und Zwischenstadien sind der Behandlung durch eine intensive Lockerungsmassage und auflockernde Bäder zugängig. Die Patienten können bei gelungener Lockerung wieder tief durchatmen; der bei Husten, Pressen und Niesen ins Bein ausstrahlende Schmerz hört ebenso wie das Taubheits-Pelzigkeitsgefühl im Bein allmählich auf.

Es kommt bei allen diesen Bandscheibenschäden sehr viel auf die Reaktion der Muskelgruppen an. Der Normalzustand der Muskulatur ist der Muskel-*Tonus*. Ist die Muskulatur überspannt, so nennt man dies *Hypertonus*. Alte Bezeichnungen sind dafür Dauerspasmus oder Dauertetanus, was wissenschaftlich ungenau ist. Nimmt die Muskelspannung deutlich ab, so haben wir den *Hypotonus*, und bei völliger Erschlaffung die *Atonie*. Die Überspannung des Muskels – *Hypertonus* – kann durch Nervenreizung entstehen. Überbeanspruchung führt zu ähnlichen Zuständen und wird als *Hartspann* bezeichnet. Auch plötzlicher Temperaturwechsel führt blitzschnell zu heftig-schmerzhaftem Hartspann, der dem Laien als Hexenschuß bekannt ist. Im Lendenbereich nennt der Arzt diesen Zustand „Lumbago". Er tritt aber auch in anderen Muskelgruppen auf; der Autofahrer kennt den blitzartigen Nackenschmerz mit Bewegungssperre der Halswirbelsäule.

Der Sportler kennt den schmerzhaften „Hartspann" als *Muskelkater*. Dabei kommt es zu Stoffwechselstörungen in den Muskelzellen. Es sammelt sich Milchsäure als Gewebsschlacke an. Die Ansäuerung des Gewebes reizt die sensiblen Nervenfasern und der Mensch verzeichnet Muskelschmerzen.

Beseitigt man durch gute Massagen und Wärmeanwendungen den Hartspann, dann kann man schließlich kleine längliche, sehr schmerzhafte Knötchen tasten: die sog. „*Muskelhärten*" (Myogelosen).

Man hat dabei die Vorstellung, daß normalerweise die Flüssigkeit in den Muskelzellen (Plasma) vom Lösungszustand (Sol) zum Härtungszustand (Gel) verändert wird. Daher der Name (Myo = Muskel und Gelosen = Härten). Die entsprechenden Forschungen stammen aus der Münchener Orthopädischen Klinik von Fritz Lange (1922), Max Lange (1936) und Wallraff-Glogowski (1950). Die Massage zur Beseitigung dieser Knötchen mit bestimmten Griffen ist wichtig (Muskelhärtenmassage = Gelotripsie). Der Zustand einer Muskelüberspannung wird durch „Entspannungsmassagen = Detonisierung" erreicht. Nur ganz bestimmte technische Griffe der klassischen Massage können Detonisierung erzeugen. Die Hypotonie (Unterspannung) der Muskulatur kann durch Schäden in Nerven oder Muskeln entstehen. Man spricht hier auch von einer *Muskelparese*, das ist ein Schwächezustand.

Bei völliger Spannungslosigkeit der Muskulatur (Atonie) spricht man von Lähmung (Paralyse). Diese mehr oder weniger spannungsarmen Muskeln sind schwach, nur kurz leistungsfähig oder total unfähig, einen Körperteil zu bewegen. Hierfür kennt die klassische Massage spannungsfördernde Handgriffe (Tonisierungsmassage).

4. Das Kreuzbein

Das Kreuzbein (Sacrum) hat 5 Wirbel, die miteinander so verschmolzen sind, daß ein einheitlicher Knochen vorliegt. Hier gibt es keine Bandscheiben. Das Ende des Rückenmarks (Conus) liegt im Kreuzbeinkanal (Canalis sacralis). Es ist zwischen die beiden Beckenhälften (die Darmbeine) eingehängt und mit diesen durch *echte* Gelenke (Kreuzdarmbeingelenke = Sakroileakalgelenke) verbunden. Diese *echten* Gelenke gibt es z.B. an den Extremitäten

die *großen Gelenke* (Hüft- und Kniegelenke, Schulter- und Ellenbogengelenke)

die *kleinen Gelenke* (Fingergelenke – Zehengelenke).

Für die *echten Gelenke* müssen bestimmte Bedingungen vorliegen:

a) zwei knorpelüberzogene, aufeinander gleitende (artikulierende) Gelenkflächen
b) Gelenkschmiere (Synovialflüssigkeit)
c) Gelenkkapsel (Synovia)
d) Gelenksbänder (die Ligamenta).

Bei einem solchen *echten* Gelenk sind für die Massage besondere Umstände und besondere Technik zu berücksichtigen, auf die wir noch zu sprechen kommen. Die *unechten Gelenke* sind hingegen für den Masseur völlig bedeutungslos.

Durch diese Verbindung von Kreuzbein (als letzter Wirbelsäulenabschnitt) und Darmbeinen ist der sog. Beckenring vervollständigt. Er besteht aus folgenden Teilen:

hinten (dorsal) Kreuzbein mit dem daranhängenden unwichtigen 2–3teiligen Steißbein. Diese 2–3 Steißbeinteile bezeichnet man auch als Steißbeinwirbel, so daß die Wirbelsäule als Achsenorgan des menschlichen Skelettes insgesamt 32 Wirbel hat.

Seitlich wird der Beckengürtel durch die Darmbeine (Os ileum = Darmbein) dargestellt.

Unten seitlich am Becken sehen wir das Beckenloch (Foramen obturatum) und den Sitzbeinknorren (Sitzbein = Os ischii + Sitzbeinknorren = Tuber ossis ischii). Dieser ist ein wichtiger Muskelansatzpunkt. Vom Sitzbein nach vorn schließt sich der obere und untere Schambeinast an (Schambein = Os pubis + Schambeinast = Ramus ossis pubis). Auch hier setzen Muskeln an. Die beiden Beckenhälften, also rechtes Darm-, Sitz- und Schambein und linkes Darm-, Sitz- und Schambein sind durch die knorpelige Schambeinfuge (Symphyse) elastisch miteinander verbunden. Durch die Kreuz-Darmbein-Gelenke und die Schambeinfuge ist bei der Geburt eine gewisse Erweiterung des Beckens möglich.

Sämtliche drei Beckenknochen treffen sich in einer Pfanne (Hüftpfanne = Acetabulum).

Wie der Arm mittels des Schultergelenkes mit dem Schultergürtel verbunden ist, so ist das Bein über das Hüftgelenk mit dem Beckenring verbunden.

B. Untere Extremität (Ober- und Unterschenkel, Fuß und Zehen)

1. Das Hüftgelenk

Das Hüftgelenk (Articulus coxae) ist ein ideales Kugelgelenk. Es erlaubt Bewegungen in 6 Ebenen:

Beugung (Flexion) = Hebung des Oberschenkels nach vorn
Streckung (Extension) = Hebung des Oberschenkels nach hinten
Abspreizung (Abduktion) = Bein seitlich abheben
Heranführung (Adduktion) = Beine zusammenführen
Außendrehung (Außenrotation).
Innendrehung (Innenrotation).

Das Hüftgelenk ist ein echtes Gelenk. Die eine Gelenkfläche ist die Pfanne, gebildet von den drei Beckenknochen), die andere

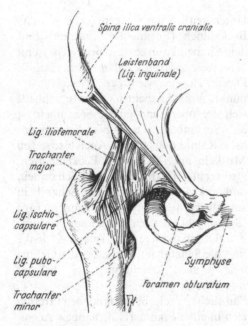

Spina ilica ventralis cranialis

*Leistenband
(Lig. inguinale)*

Lig. iliofemorale

*Trochanter
major*

*Lig. ischio-
capsulare*

*Lig. pubo-
capsulare*

Symphyse

foramen obturatum

*Trochanter
minor*

Abb. 1. Hüftgelenk (Knochen und Kapsel-Bandapparat) – Ansicht von vorn (ventral)

Fläche ist der Hüftkopf (Caput femoris). Die Hüftkapsel ist relativ kräftig. Die Hüftbänder ziehen vom

> Darmbein → Oberschenkel (Lig. ileofemorale)
>
> Schambein → Kapsel (Lig. pubo-capsulare)
>
> Sitzbein → Kapsel (Lig. ischio-capsulare)

Der Hüftkopf sitzt auf dem Oberschenkelhals (Collum femoris).
Der normale Winkel zwischen Oberschenkel und Schenkelhals beträgt beim Erwachsenen 125 Grad.

125°	110°	135°
normaler Winkel	Coxa vara (Bäcker- oder O-Hüfte)	Coxa valga (Steil- oder X-Hüfte)

Durch *statische* Störung, also Veränderung des normalen Schenkelhalswinkels können *muskuläre* (dynamische) Reaktionen hervorgerufen werden. Bestimmte Muskelgruppen werden überlastet → verspannt → schmerzhaft. Ähnliches kann

bei flacher Hüftpfanne eintreten. Durch Massagen und med. Bäder kann hier geholfen werden.
Umgekehrt können Muskelverspannungen und Dauerkrämpfe bei kindlicher Krampflähmung zu *statischen Störungen* (Veränderungen des Schenkelhalswinkels und der Hüftpfanne) führen.
Es besteht also hier wie überall ein Wechselverhältnis zwischen Statik (Knochen) und Dynamik (Muskulatur). Die Krankengymnastin kann hier kindliche SchädendurchbestimmteÜbungenvermeiden helfen oder korrigieren. Der Masseur kann durch die genaue Kenntnis der korrigierenden Muskulatur diese soweit kräftigen (tonisieren), daß dadurch am wachsenden plastischen kindlichen Knochen in begrenztem Umfang Korrekturen eintreten. Das kann nur durch monatelange sehr exakte Behandlung erreicht werden.
Wichtige Muskelansatzpunkte im Hüftbereich sind der große Rollhügel (Trochanter major) und der kleine Rollhügel (Trochanter minor).

2. Der Oberschenkel

Am Oberschenkelschaftknochen befindet sich eine wichtige rauhe Knochenlinie Kante (Crista femoris = Linea aspera) für Muskelanhaftung.
Zum Kniegelenk wird der Oberschenkelknochen (Femur) wesentlich dicker (Oberschenkelknorren = Condylus femoris). Dieser hat nach vorn (ventral) eine Gleitfläche, auf welcher die Kniescheibe gleitet; diese ist das größte Sesambein (Zwischensehnenknochen) des Menschen.

3. Das Kniegelenk

Es ist ein Scharniergelenk. Es hat zwei Bewegungsebenen (Flexion = Beugung und Extension = Streckung). Die geringen Dreh- und Seitenbewegungen hängen von der Beschaffenheit des Bandapparates ab. Es ist ein echtes Gelenk. Die eine Gelenkfläche ist der Knorpelüberzug am Femurknorren und die andere der Schien-

beinkopf (Caput tibiae). Am Schienbeinkopf ist eine gezackte Erhebung (Eminentia), von welcher aus die Kreuzbänder (hinteres und vorderes Kreuzband) zum Loch des Femurknorrens (Fossa intercondyloidea) ziehen. Die Kreuzbänder verhindern, daß bei zunehmender Beugung des Kniegelenkes die beiden Gelenkflächen voneinander abrutschen. Sind die Kreuzbänder defekt, so kommt es zum „Schubladenphänomen". Man kann dann beim sitzenden Patienten den Schienbeinkopf gegen den Condylus femoris (Oberschenkelknorren) erheblich hin- und her schieben. Das Verrutschen der Gelenkflächen wird auch noch durch den inneren und äußeren *Meniskus* verhindert. Diese beiden halbmondförmigen Knorpelscheiben liegen zwischen dem inneren (tibialen-medialen) Condylus femoris und dem inneren Schienbeinkopf zum einen und dem äußeren (fibularen-lateralen) Condylus und dem äußeren Schienbeinkopf zum anderen. Der mediale (innere) Meniskus ist mit dem Innenband (Lig. collaterale tibiale) verwachsen, der äußere Meniskus ist mit dem Außenband (Lig. collaterale fibulare) nicht verwachsen. Bei den häufigen Innenbandschäden ist also oft eine Mitverletzung des inneren Meniskus zu befürchten (Skiunfall, Fußballverletzung). Die seltene Verletzung des Knieaußenbandes bringt kaum eine Verletzung des äußeren Meniskus mit sich. Häufig ist auch noch die Kombinationsverletzung: Knieinnenband – innerer Meniskus – vorderes Kreuzband.
Die knöchernen Abweichungen am Knie sind:

    X-Bein = Genu valgum,
    O-Bein = Genu varum.
    Säbelbein = Genu recurvatum.

Auch durch Bandschäden können Achsenfehlstellungen eintreten. Die kompletten Bandschäden müssen deshalb operiert werden. Die unvollständigen Bandschäden kann man durch intensive und konsequente Kräftigung bestimmter Muskelgruppen funktionell ausgleichen (kom-

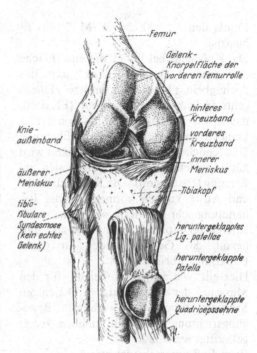

Abb. 2. Kniegelenk – Patella heruntergeklappt – (Ansicht des Kapsel-Band- und Meniskusapparates von vorn – ventral –)

pensieren). Darauf kommen wir noch zu sprechen.

4. Der Unterschenkel

Am Unterschenkel haben wir, wie am Unterarm, einen „paarigen" Knochen, nämlich das Schienbein (Tibia) und das viel dünnere Wadenbein (Fibula).
Am Übergang Schienbeinkopf–Schienbeinschaft befindet sich vorn ein sehr wichtiger Muskelansatzpunkt: die *Tuberositas* tibiae.
Die vordere Schienbeinkante ist nur von Haut und Unterhaut gedeckt. Die empfindliche Knochenhaut (Periost), die jeden Knochen einhüllt und an seiner Ernährung beteiligt ist, kann hier durch Stoß und Schlag getroffen werden.

5. Der Fuß

Zum Fuß hin bilden die Tibia und Fibula die Knöchelgabel, und zwar die Tibia den Innenknöchel (Malleolus tibialis) und die

Fibula den Außenknöchel (Malleolus fibularis).

Die Knöchelgabel bildet die eine Fläche des *„oberen Sprunggelenkes"* und das Sprungbein (Talus) die andere. Dieses echte Gelenk erlaubt Beugung (Flexion), das ist die Spitzfußstellung, sowie Streckung (Extension), das ist die Fußhebung. Das Knöchelaußen- und -innenband wird häufig verletzt. Meist handelt es sich um Zerrung (Distorsion). Die Knöchelbrüche und Ausrenkungen können für die Behandlung sehr schwierig sein. Nach monatelangen Gipsverbänden ist es sehr mühevoll, das Gelenk wieder zur guten Funktion zu bringen.

Hier gilt, wie an jedem Gelenk, für den Masseur der Grundsatz: „Diejenigen Muskeln, welche die wichtigste Bewegungsrichtung einspielen, müssen zuerst gekräftigt werden."

Beim Fuß unterscheidet man:

a) *Rückfuß:* Er besteht aus Sprungbein = Talus und Fersenbein = Calcaneus

b) *Mittelfuß:* Er besteht aus Kahnbein = Naviculare, Würfelbein = Cuboid und den 3 Keilbeinen = Cuneiforme I, II und III

c) *Vorfuß:* Er besteht aus den 5 Vorfußstrahlen = Metarsalia I–V und den Zehen.

Die Großzehe hat Grundglied und Endglied, die Zehen 2–5 haben Grund-, Mittel- und Endglied.

Das Gelenk zwischen Naviculare (Kahnbein) und Cuboid (Würfelbein) einerseits und den 3 Cuneiformia (Keilbeinen) ist das *Chopart-Gelenk.*

Das Gelenk zwischen den 3 Cuneiformia (Keilbeinen) einerseits und den 5 Metatarsalia = Mittelfußknochen andererseits ist das *Lisfranc-Gelenk.*

Für diese Fuß-Stümpfe ist eine einwandfreie Durchblutung und ein gut funktionierendes Muskelgleichgewicht von entscheidender Bedeutung, ebenso für die Vermeidung von Fußdeformitäten aller Art.

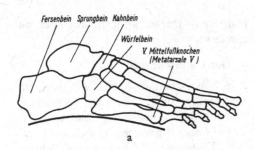

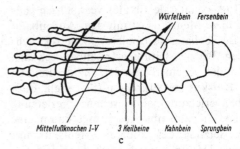

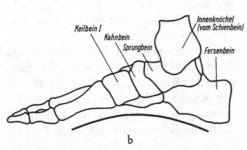

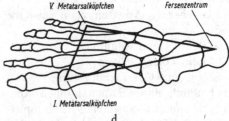

Abb. 3. a Fuß-Skelett – von außen (= lateral = fibular). Äußeres Längsgewölbe oder äußerer Längsbogen. **b** Fuß-Skelett – von innen (= medial = tibial). Inneres Längsgewölbe oder innerer Längsbogen. **c** Fuß-Skelett – von oben (= dorsal). Vorderes Quergewölbe in Höhe der Zehengrundgelenke, hinteres Quergewölbe in Höhe der Keilbeine. **d** Fuß-Skelett – von unten (= Fuß-Sohle = plantar). Belastungsdreieck des Fußes mit den drei normalen Hauptbelastungspunkten

Das Gelenk zwischen Talus–Calcaneus ist das *untere* Sprunggelenk.

Die Belastungsfläche des Fußes hat drei Auftrittspunkte:

Metarsalköpfchen I
Metarsalköpfchen V
Calcaneus (Ferse)

Wird diese Auftrittsnorm durch Muskel- oder Knochenschäden verändert, so kommt es wie bei allen Fußfehlern zur Ausbildung schmerzhafter pathologischer Hornhautschwielen (siehe Kapitel: Med. Fußpflege).

Durch Veranlagung (familiäre Anlagen), durch Muskelschaden und Bänderlockerung kann es zu den verschiedenen „*Fußdeformitäten*" kommen:

a) Knickfuß (X-Fuß)
b) Knick-Senkfuß
c) Knick-Plattfuß,
   dabei entwickelt sich dann zusätzlich ein Spreizfuß (dieser kann auch allein entstehen).
   Der Spreizfuß → Hammerzehen → Hühneraugen
   ↓ Ballenfuß → Krallenzehen
   ↓ Klauenfuß (völlige Zehenverkrümmung).
d) Klumpfuß (O-Fuß), oft mit Sichelfuß verbunden
e) Hackenfuß.

Die Fußdeformitäten werden von den orthopädischen Fachärzten behandelt, wobei Krankengymnastik oder Massage gern eingeschaltet werden.

Die krankengymnastischen Methoden bestehen in Übungen, durch welche aktive und passive Korrekturkräfte erzeugt werden.

Die Massage muß sich derjenigen Muskeln annehmen, die zur Erzeugung einer Korrektur geeignet sind. Jeder bewegliche Teil unseres Körpers steht in Ruhe und Tätigkeit unter dem Einfluß *zweier Muskelgruppen*. Arbeiten diese harmonisch im Gleichgewicht, so ist die „Form und Funktion" ungestört. Fällt aber z.B. am Fuß die *Agonistengruppe* aus (irgendein Nerven-, Muskel- oder Sehnenschaden),

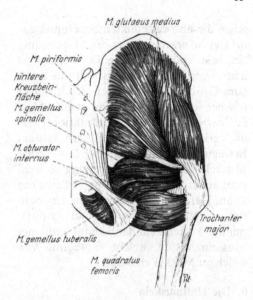

Abb. 4. Hüftmuskulatur von hinten (= dorsal). Darstellung der „kleinen Hüftmuskeln" (Außendreher)

dann ist die Fußhebung nicht mehr möglich. Die gegenwirkenden *Antagonisten* bekommen die Überhand und es entsteht der Spitzfuß. Ist jetzt die Muskelsehnenfunktion für die Fußhebung wiederhergestellt, stehen wir vor einer großen Schwierigkeit. Die Spitzfußkräfte haben jetzt lange die Überhand gehabt und die entsprechenden Muskeln und Sehnen haben sich verkürzt (Achillessehne). Gelingt es nicht, hier durch Auflockerung (Detonisierung) eine langsame Dehnung zu erreichen, so muß unter Umständen eine Sehnenverlängerung gemacht werden. Der Masseur steht also immer vor der Aufgabe, im System des Agonismus–Antagonismus die richtigen Muskelgruppen zu kräftigen (tonisieren) und die richtigen Muskelgruppen zu lockern (detonisieren).

Die vom Hüftgelenk bis zu den Zehen tätigen Muskelgruppen verleihen dem Bein Standfestigkeit und Beweglichkeit. Knochen, Bänder und Gelenke sind nur das Stützgerüst – die *aktive Bewegung* kommt vom Muskel. Jeder Muskel hat Ursprung und Ansatz. Wenn man zwi-

schen diesen zwei Punkten ein Gummika-
bel legt, so erzeugt dieses bei Anspannung
eine bestimmte Bewegung. Der Muskel ist
lebendiges Kabel, welches sich auf einen
vom Großhirn kommenden Befehl (elektrischer Reiz) anspannt; das ist eine *Muskelkontraktion*. Diese Kontraktion, also
die Verkürzung der Muskelfasern, erzeugt
Bewegung. Kennt man die Lage eines
Muskels (Ansatz und Ursprung), so weiß
man auch, welche Bewegung er bewirken
kann. Daher ist es günstig, sich die wichtigsten Muskelursprungs- und -ansatz-
punkte zu merken. Unbedingt muß der
Masseur wissen, welche Bewegung von
welchem Muskel entsteht.

6. Die Hüftmuskeln

Das Hüftgelenk hat, wie wir wissen, 6 Bewegungsebenen. Die wichtigste Bewegungsebene ist die Beugung (Hebung des
Oberschenkels nach vorn). Sie wird von
2 Muskelgruppen bewirkt:

a) *Spinamuskelgruppe*
  M. rectus femoris (gehört zum Vier-
  kopfmuskel = quadriceps femoris)
  M. tensor fasciae latae (Faszienspan-
  ner)
  M. sartorius (gehört zur Pes-anserinus-
  Gruppe, siehe Oberschenkelmuskeln).
  Die Spinalmuskelgruppe entspringt
  von der Spina ilica cranialis (oberer
  Beckendorn) vorn am Darmbein und
  zieht zum Oberschenkel. Die Nerven-
  äste kommen vom N. femoralis.

b) *Ileopsoas-Gruppe*
  M. psoas major und minor (vordere
  Fläche der Lendenwirbel 1–3)
  M. ilicus (entspringt in der Darmbein-
  grube – Fossa ilica).
  Beide Muskeln vereinigen sich und zie-
  hen *unter* dem Leistenband mit dem
  N. femoralis in der Lacuna muscu-
  lorum hindurch und setzen im Tro-
  chanter minor an.

Die nächste wichtige Bewegungsebene ist
die Streckung; sie ist die antagonistische

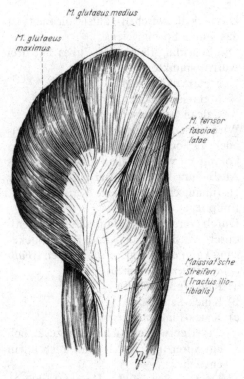

Abb. 5. Große Gesäßmuskeln von der Seite (= fibular). Darstellung der Entstehung des Tractus ilio-
tibialis (= Maissiatscher Streifen)

Ebene zur Beugung. Ist die Streckung des
Hüftgelenkes geschwächt, dann bildet
sich am Hüftgelenk eine immer mehr verstärkte Beugestellung aus, die sog. *Beugekontraktur*. Diese Fehlhaltung im Hüftgelenk täuscht eine Beinverkürzung vor.
Entzündungen und Verschleiß im Hüftgelenk können eine solche Beugekontraktur
hervorrufen. Die Patienten kommen mit
der Klage zum Arzt: ,,Mein Knie
schmerzt und das Bein wird immer kürzer, obwohl ich mir nichts gebrochen
habe."

Wir haben nun zwei Dinge klarzustellen:
1. Es gibt vorgetäuschte (irreelle) Verkür-
   zungen einer Extremität durch Fehlhaltung (Kontraktur) in einem Gelenk.
2. Der an einem Krankheitsherd entste-
   hende Schmerz muß nicht am Krank-
   heitsort verbleiben (örtlicher Schmerz),
   sondern kann den Nervenbahnen fol-

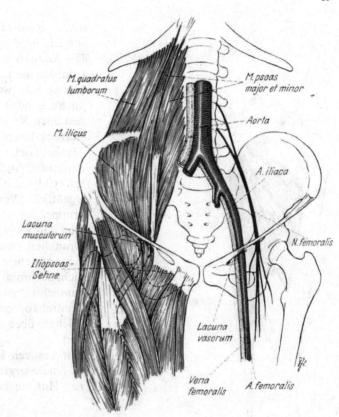

M.quadratus lumborum

M.psoas major et minor

Aorta

M. iliacus

A. iliaca

Lacuna musculorum

N.femoralis

Iliopsoas-Sehne

Lacuna vasorum

Abb. 6. Hüftmuskulatur von vorn (= ventral). Darstellung der Iliopsoas-Gruppe und der Lacuna musculorum und der Lacuna vasorum. Darstellung der Entstehung der A. femoralis und des N. femoralis

Vena femoralis

A. femoralis

gend ausstrahlen (Fernschmerz); am Hüftgelenk z.B. in Richtung Kniegelenk.

Schlimm ist eine solche Hüftbeugekontraktur für den Oberschenkelamputierten, weil er dann nicht richtig mit Prothese versorgt werden kann. Wir haben also beim Oberschenkelamputierten auf die Vermeidung von *Hüftkontrakturen* zu achten und beim Unterschenkelamputierten auf die Vermeidung von *Kniegelenkskontrakturen*.

Die Hüftstreckung wird bewirkt durch den großen Gesäßmuskel (M. glutaeus maximus). Dieser entspringt am Darmbein und Kreuzbein und setzt an am Trochanter maior. Ein Teil seiner Ansatzfasern geht mit dem M. tensor fasciae latae in die Oberschenkelfascie hinein und bildet hier einen kräftigen Spannungszug (Tractus ilio-tibialis = Maissiatscher

Streifen). Dieser kann bei totaler Lähmung der Beinmuskeln sehr wichtig sein, weil er auch allein imstande ist, das Kniegelenk zu stabilisieren. So kann es bei völliger Beinlähmung wichtig sein, Hüftmuskeln zu tonisieren, um Kniestabilität zu erreichen.

Die Nervenversorgung erfolgt durch den N. glutaeus.

Die nächst wichtige Bewegungsebene ist die *Abspreizung* (Abduktion). Sie wird bewirkt durch die Gruppe der *kleinen Glutaeen*,

M. glutaeus medius, } N. glutaeus
M. glutaeus minimus } (Nervenversorgung)

Beide Muskeln entspringen am Darmbein und ziehen mit der Ansatzsehne zum Trochanter major. Wenn diese Muskelgruppe die Überhand bekommt, wird eine Beinverlängerung vorgetäuscht. Diese sog. Abduktionskontraktur des Hüftgelenkes

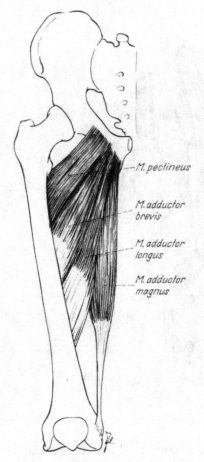

M. pectineus

M. adductor brevis

M. adductor longus

M. adductor magnus

Abb. 7. Die Adduktorengruppe von vorn (= ventral)

ist für Oberschenkelamputierte wieder besonders schlecht.

Die Antagonisten zu den abduzierenden kleinen Glutaeen sind die Adduktoren. Die Adduktorengruppe besteht aus folgenden Muskeln:

M. adductor magnus ⎫
M. adductor longus ⎬ N. obturatorius
M. adductor brevis ⎭ (Nervenversorgung)

Sie entspringen am Schambein und gehen zur tibialen Fläche des Oberschenkels. Bei Überfunktion oder Nachlassen der Abduktoren kommt es zur *Adduktionskontraktur* im Hüftgelenk. Hierdurch wird Beinverkürzung vorgetäuscht.

Wenn eine Beuge- und Adduktionskontraktur im Hüftgelenk kombiniert ist,

macht sich die irreelle Beinverkürzung besonders unangenehm bemerkbar.

Die Adduktoren sind die sog. Reitermuskeln. Da sie für den Schenkeldruck sehr beansprucht werden, schmerzen sie nach anstrengenden Ritten besonders. Es können auch Verkalkungen und Verknöcherungen durch Summation von kleinen Muskelrissen und Überbeanspruchung entstehen. Auch bei bestimmten Sportarten erfolgt starke Beanspruchung und gelegentlich Verletzung dieser Muskelgruppe.

Die *Außendrehung* ist zu beachten. Nach Krankheit und Verletzung der Hüfte ist eine vermehrte Außendrehung des Beines nicht schlimm. Man kann damit recht ordentlich gehen. Ganz schlecht ist eine Innendrehkontraktur, weil man bei einer solchen über Fuß und Großzehe stolpert.

Wir besitzen im Hüftgelenk eine eigene *Außendrehergruppe*. Dies sind die „kleinen Hüftmuskeln" (kleinen Rotatoren):

Nervenäste vom N. ischiadicus	Zwillingsmuskeln	M. piriformis (entspringt an der ventralen Kreuzbeinfläche)
		M. gemellus tuberalis (entspringt am *Tuber ossis ischii*)
		M. gemellus spinalis (entspringt an *Spina ossis ischii*)
		M. obturator externus (entspringt außen an Membrana obturatoria)
		M. obturator internus (entspringt innen an Membrana obturatoria)
		M. quadratus femoris (entspringt am Sitzbein)

Mit ihren Ansatzsehnen ziehen sie in die Fossa intertrochanterica hinein.

Eigene *Innendreher* besitzt der Mensch nicht. Bei leichter Hüftbeugung bewirkt die Psoasportion des M. iliopsoas Innendrehfähigkeit, wie der Münchener Anatom v. Lanz nachweisen konnte.

7. Die Oberschenkelmuskeln

a) Kniestrecker. Diese teilen wir folgendermaßen ein:

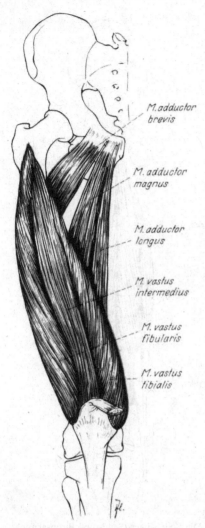

M. adductor
brevis

M. adductor
magnus

M. adductor
longus

M. vastus
intermedius

M. vastus
fibularis

M. vastus
tibialis

Spina
ilica

Trochanter
major

M. rectus
femoris.

M. sartorius

M. vastus.
fibularis

M. vastus
tibialis

Abb. 8. Die Kniestrecker (= M. quadriceps femoris). Darstellung des M. quadriceps femoris, außer seines einzigen zweigelenkigen Muskels, des Rectus femoris. Zur Erläuterung sind noch die drei Adduktoren eingezeichnet

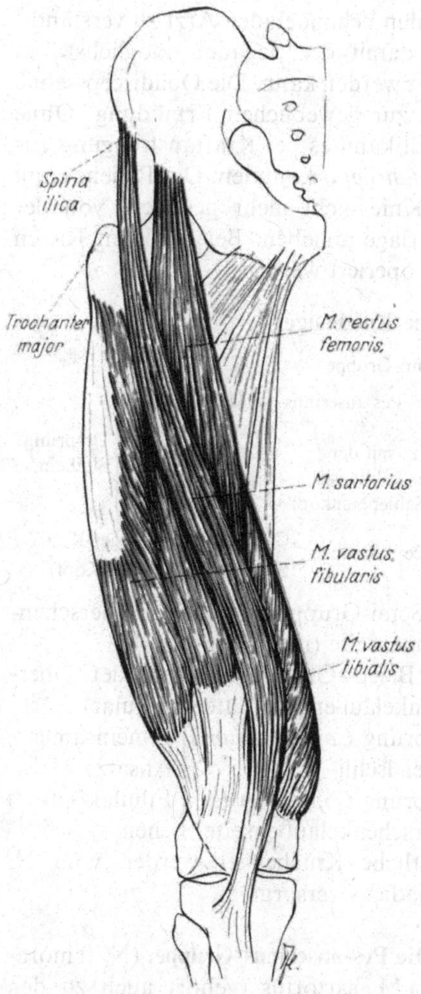

Abb. 9. Die Quadricepsgruppe insgesamt mit Rectus und zusätzlich eingezeichneten M. sartorius (Ansicht von lateral-ventral)

N. femoralis
{
M. rectus femoris (gehört auch zur Spina-Gruppe, Ursprung: Spina ilica)
M. intermedius
M. vastus tibialis
M. vastus fibularis
}
Ursprung: Femurvorderfläche

Hiervon ist der M. rectus femoris ein sog. zweigelenkiger Muskel (er beugt das Hüftgelenk und am Kniegelenk ist er ein kräftiger Strecker).

Oberhalb der Kniescheibe findet sich diese Vierkopf-Gruppe zu einer gemeinsamen Sehne, der Quadricepssehne zusam-

men. Diese schließt die Kniescheibe (Patella) als Sesambein ein und bildet dann das *Ligamentum patellae* (Kniescheibensehne). Diese ist an der Tuberositas tibiae sehr kräftig verankert. Unter krankhaften geweblichen Voraussetzungen kann es im M. quadriceps zu gefürchteten Verknöcherungen kommen (Myositis ossificans).

Wenn im Anschluß an Oberschenkelverletzungen bei der Massage die Muskulatur immer härter wird, dann hat der Masseur den behandelnden Arzt zu verständigen, damit der Schaden möglichst begrenzt werden kann. Die Quadricepssehne neigt zur geweblichen Ermüdung. Ohne Unfall kann es bei Kraftanstrengung zur *Spontanruptur* kommen. Der Patient kann das Knie nicht mehr gestreckt von der Unterlage abheben. Bei größeren Rissen muß operiert werden.

b) Die Kniebeuger

α) Semi-Gruppe

Ansatz Pes anserinus → M. semitendinosus
Ansatz: mit der → M. semimembranosus
Kniegelenkkapsel branosus
zum Schienbeinkopf

} Ursprung Sitzbein

β) Biceps-Gruppe Caput longum (langer Kopf)
Caput breve (kurzer Kopf)

Die Semi-Gruppe liegt auf der Oberschenkelinnenseite (medial-tibial).
Die Biceps-Gruppe liegt auf der Oberschenkelaußenseite (lateral-fibular).
Ursprung *Caput longum:* gemeinsamer
Tuber ischii   Ansatz:
Ursprung *Caput breve:*   Fibulaköpf-
Oberschenkelaußenseite   chen
Sämtliche Kniebeuger werden vom N. ischiadicus versorgt.

c) Die Pes-anserinus-Gruppe. (N. femoralis) → M. sartorius (gehört auch zu den Spina-Muskeln = zwei gelenkiger Muskel)
(N. ischiadicus) → M. semitendinosus (gehört zur Semi-Gruppe)
(N. obturatorius) → M. gracilis (gehört funktionell zur Adduktorengruppe).
Sie setzen alle drei mit einer dreistrahligen Ansatzsehne wie ein Gänsefuß (= Pes anserinus) an der Tuberositas tibiae an. Ihre Aufgabe besteht in der Vervollständigung und Kombination der Beuger- und Strekkergruppe des Kniegelenkes.
Bei einer Schädigung des vorderen Kreuzbandes am Kniegelenk ist der *M. quadriceps* bedeutsam. Gelingt eine wesentliche Kräftigung durch Massage und Übung,

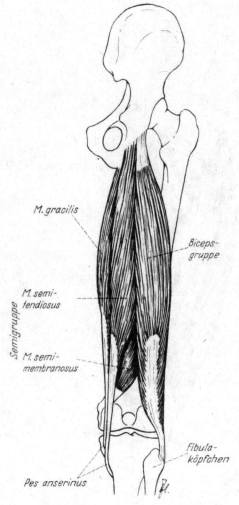

Abb. 10. Die Kniebeuger (Semi- und Bicepsgruppe)

so kann dieser Kreuzbandschaden ziemlich kompensiert werden.
Der *Vastus tibialis* ist für das Kniegelenk ein sehr wichtiger Muskel. Zum einen ist er ein Testmuskel, der auf Schäden am tibialen Kniebereich empfindlich reagiert, indem er atrophisch wird. Bei normaler Funktion und normaler Durchblutung befindet sich jeder Muskel im Zustand der *Normotrophik.* Ist er geschädigt oder zu lange ohne Tätigkeit (z.B. Gipsverband), dann geht er in *Atrophie* über. Wird er übertonisiert, dann entwickelt er sich zu kräftig, er wird *hypertrophisch* (Haupt-

wort: Hypertrophie); auch das soll vermieden werden. Wird z.B. der tibiale (innere) Meniskus geschädigt oder liegt ein Innenbandschaden vor, muß diese störungsbeweisende Atrophie des M. vastus tibialis durch tonisierende Behandlung beseitigt werden. Geschieht dies nicht, dann reicht die Muskelspannung für die aktive Zügelung des Innenbandes nicht mehr aus und das Band lockert sich zunehmend. Es entsteht ein lockeres Band, später ein Wackelknie und bei Beteiligung auch anderer Kniebänder schließlich ein Schlotterknie. Letzteres ist schlimmer als ein knöchern fest versteiftes Knie. Man kann unter bestimmten Bedingungen operieren oder ein orthopädisches Hilfsmittel anpassen. Bei Schädigung des Bandapparates anderer Gelenke ist es ähnlich.

Als aktiver Zügler des Außenbandes gilt der Vastus lateralis und Biceps femoris. Wenn bei einer Musellähmung am kindlichen Bein im Wachstum langsam ein X-Bein entsteht, ist das Muskelgleichgewicht so gestört, daß der Vastus lateralis und Biceps femoris das Übergewicht haben. Jetzt muß der Vastus medialis und die Semi-Gruppe operativ oder durch tonisierende Massage gestärkt werden. Beim O-Bein-Knie hat der Vastus medialis und die Semi-Gruppe Überhand; es muß jetzt der Vastus lateralis und die Biceps-Gruppe gekräftigt werden.

Bei O- und X-Neigung des Kniegelenkes aus mannigfachen Ursachen kann diese Kenntnis der Achsenveränderung durch Muskelkräfte zur Korrektur benutzt werden (natürlich nur im Wachstumsalter).

8. Die Unterschenkelmuskulatur

Sie läßt Dreier-Gruppierung erkennen.

a) Fußheber- und Zehenstreckergruppe

(auch Dorsalflektoren oder Extensoren) Nervenversorgung: N. peroneus profundus. *M. tibialis anterior* (der kräftigste Fußheber) entspringt der vorderen seitlichen Tibiafläche (oberes Drittel) und

setzt an im Grenzbereich des Cuneiforme I. Es ist der aktive Gewölbehalter für das Längsgewölbe des Fußes am Innenspann.

Neben der Fußhebung ist er imstande zu *supinieren*, d.h. den Fußinnenrand nach oben auswärts zu drehen. Er ist dank seiner Funktionsweise und Muskelkraft der klassische *Antiplattfußmuskel*.

Die Krankengymnastin macht ihre Plattfußbehandlung durch Beübung der wichtigsten Muskeln.

Der Masseur muß wissen, wo dieser Muskel liegt, dann kann er ihn mit gekonnter Tonisierungstechnik so weit stärken, daß der kindliche Plattfuß sich bessert.

M. extensor digitorum longus (langer Strecker der Zehen II–V) entspringt hinter der inneren Schienbeinkante – setzt an an den Zehenendgliedern.

(*M. extensor digitorum brevis;* ist ein kleiner Muskel, der vom Fußrücken kommt und zu den Zehenendgliedern geht.)

M. extensor hallucis longus (der lange Großzehenstrecker) kommt von der hinteren inneren Schienbeinkante und zieht zum Großzehenendglied.

(*M. extensor hallucis brevis* – der kleine Großzehenstrecker – kommt ebenfalls vom Fußrücken.)

b) Fuß- und Zehenbeuger

(auch Plantarflektoren oder Flexoren) Nervenversorgung: N. tibialis. *M. tibialis posterior* (ein sehr kräftiger Fußbeuger) entspringt der hinteren oberen Schienbeinfläche und zieht zur unteren (plantaren = sohlenwärts gelegenen) inneren Kante der Cuneiforme I.

Er zieht hinter dem Innenknöchel entlang und trifft sich am Ansatz mit seinem Zwillingsbruder, dem Tibialis anterior, und ist wie dieser auch ein Supinator. Er ist ein guter *Antiknick- und -plattfußmuskel*. Der Masseur soll seine Lage genau kennen. Für die Behandlung kindlicher Fußdeformitäten ist dies unbedingt nötig. Auch hilft er, das Knöchelinnenband zu entlasten.

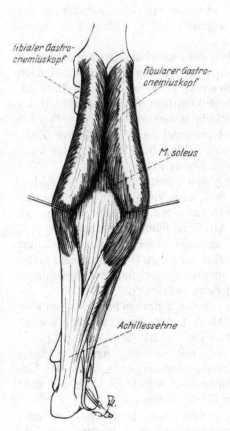

Abb. 11. Die Triceps-Gruppe der Wade (M. triceps surae)

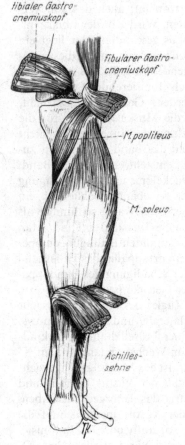

Abb. 12. Der Schollenmuskel (M. solcus) nach Durchtrennung der beiden Gastrocnemiusköpfe

M. flexor digitorum longus entspringt an der Schienbeinhinterfläche und zieht zur Sohlenseite der Zehenendglieder. Er ist der kräftigste Zehenbeuger.
(*M. flexor digitorum brevis* – entspringt an der Fußsohle und ist naturgemäß viel schwächer für die Zehenbeugung.)
M. flexor hallucis longus entspringt am hinteren Schienbein und zieht zum Großzehenendglied. Er beugt sehr kräftig die Großzehe.
(*M. flexor hallucis brevis* – entspringt von der Fußsohle und ist viel schwächer als der große Bruder)
M. triceps surae (der dreiköpfige Wadenmuskel)

α) M. gastrocnemius (Zwillingsmuskel)
  Caput tibiale (innere Kopf)
  Caput fibulare (äußerer Kopf)
Ursprung an der hinteren Condylenfläche des Femur. Zweigelenkiger Muskel, da er das Knie beugt und das obere Sprunggelenk beugt (in Spitzfußstellung bringt).
β) M. soleus (Schollenmuskel der Wade).
  Entspringt dicht unterhalb (distal= körperfern) vom Kniegelenk.
Alle drei Muskelbäuche vereinigen sich zu einer Sehne, der Achillessehne. Diese setzt am Tuber calcanei an. Dieser Muskelgruppe verdankt der Fuß seine außerordentliche Belastungsfähigkeit in Spitzfußstellung (z.B. Weitsprung, Spitzen-

tanz, Ballett etc.). Nach der griechischen Sage soll Achilles den im Zweikampf gefallenen trojanischen Königssohn Hektor an dieser Sehne angeschlungen und um die Mauern Trojas geschleift haben. Nach einer anderen Auslegung kommt der Name von Achillesferse; das war die einzige verwundbare Stelle des griechischen Helden Achilles, an welcher Stelle er durch einen vergifteten Pfeil getötet wurde.

Die hohe Beanspruchung führt auch an dieser Sehne zu Spontanzerreißungen ohne eigentlichen Unfall. Beim Skisport kann durch Frontalsturz (wenn die Sicherheitsbindung zu spät aufgeht) ein echter Unfallriß der Achillessehne eintreten. Der Fuß kann nunmehr nicht im Spitzenstand belastet werden.

Vom Kniegelenk her strahlt manchmal noch die schwache Sehne des M. plantaris (funktionell unbedeutend) zur Achillessehne ein.

c) Peroneus-Gruppe (N. peroneus superficialis). Diese Gruppe besteht aus dem

M. peroneus longus ⎫
M. peroneus brevis ⎬ beides sind ausgeprägte Pronatoren

Beide entspringen dem oberen Wadenbeinbereich und der Membrana zwischen Tibia und Fibula (Membrana interossea). Der „longus" zieht hinter dem Außenknöchel quer durch die Fußsohle und setzt an der Sohlenfläche des Cuneiforme I an.

Zusammen mit dem *M. tibialis anterior* bildet er den sog. „Steigbügel"; dieses Sehnensystem hält den Fuß im Auftrittsgleichgewicht und unterstützt die Gewölbespannung im Längs- und Quergewölbe.

Bei abgeflachten Fußgewölben (Senk-Spreiz-Fuß des Kindes) muß dies beachtet werden. Durch ihre pronatorische Kraft (Senkung des Fuß-Innenrandes) sind die Peronealmuskeln eindeutige *Antagonisten*

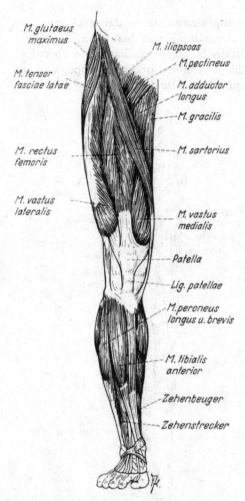

Abb. 13. Gesamtansicht der Beinmuskulatur von vorn

des M. tibialis anterior und posterior und *klassische Antiklumpfußmuskeln.*

Wenn sie durch Schädigung des N. peroneus superficialis gelähmt sind, entsteht der sog. *Lähmungsklumpfuß.*

Ist der N. peroneus profundus gelähmt, so entsteht der *Lähmungsspitzfuß.*

Sind beide Äste des N. peroneus gelähmt, so entsteht der *Lähmungs-Spitzklumpfuß.*

Bei Lähmung des *Peroneus profundus* entsteht durch Ausfall des M. tibialis anterior auch ein *Senkfuß.*

Die *Poliomyelitis* (Kinderlähmung) bringt die verschiedensten kombinierten Lähmungen zustande, so daß auch ein *Lähmungsplattfuß* entstehen kann.

Ist der N. tibialis geschädigt, so überwiegt die Fußheber-Strecker-Gruppe und es entsteht ein *Hackenfuß*.

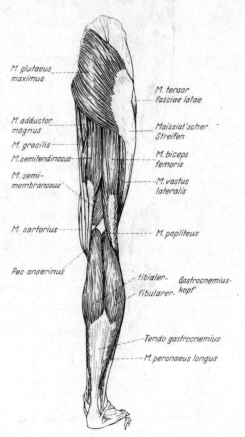

M. glutaeus maximus

M. tensor fasciae latae

M. adductor magnus

Maissiat'scher Streifen

M. gracilis

M. semitendinosus

M. biceps femoris

M. semimembranosus

M. vastus lateralis

M. sartorius

M. popliteus

Pes anserinus

tibialer

Gastrocnemius-kopf

fibularer

Tendo gastrocnemius

M. peronaeus longus

Abb. 14. Gesamtansicht der Beinmuskulatur von hinten

An der Fußsohle gibt es folgende Muskeln, die geringere Bedeutung haben:

Mm. interossei (Zehenspreizung und Spannung des Quergewölbes)

M. abductor hallucis. Abspreizer der Großzehe – wirkt gegen die sog. Ballenentstehung, den sog. Hallux valgus. Wird bei Frauen durch modisches Schuhwerk atrophisch, daher bei diesen die Ballenbildung des Hallux sehr häufig.

M. adductor hallucis

a) Caput transversum⎫ Quergewölbe-
b) Caput obliquum ⎭ spannung

Der N. tibialis hat hier am Bein ebenso wie der N. medianus am Arm ausnahmsweise außer der bei Nerven üblichen sensiblen und motorischen Portion noch eine *„trophische Portion"*. Bei Schädigung dieser wird das Gewebe schlecht ernährt und es kommt zu verschieden ausgeprägten Ernährungsstörungen bis zur Geschwürsbildung, diese kann schließlich bis zum Knochen gehen und erhebliche Schwierigkeiten machen.

9. Gefäße und Nerven des Beines

a) Die Gefäße des Beines. Die Ernährung des Beines erfolgt durch die große Beinschlagader (Arteria femoralis), welche aus der äußeren Beckenschlagader (A. iliaca externa) entspringt.

Die A. femoralis zieht mit der zugehörigen Blutader (für den Abtransport des

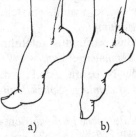
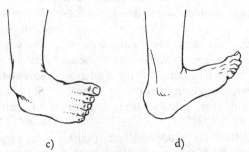

a)   b)   c)   d)

Abb. 15a–d. Klassische Fußlähmungen (oder Fußdeformitäten).
a Unvollständiger Spitzfuß (die Zehenstrecker nicht gelähmt).

b Vollständiger Spitzfuß (Tibialis anterior und Zehenstrecker gelähmt).
c Spitzklumpfuß.
d Hackenfuß

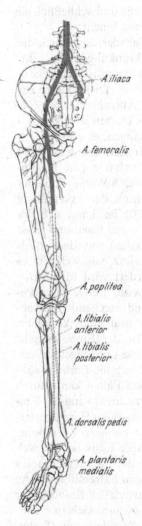

Abb. 16. Die arteriellen Gefäße des Beines

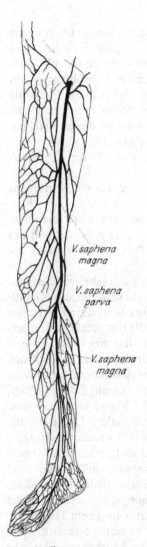

Abb. 17. Übersicht über die oberflächlich venösen
Gefäße des Beines

Blutes zum Herzen zurück) unter dem
Leistenband (Lig. inguinale) in der Gefäß-
loge (Lacuna vasorum) in den Oberschenkel hinein. Diese liegt unter der inneren
(zur Schamfuge gelegenen) Leistenband-
hälfte; unter der äußeren Hälfte liegt die
bereits besprochene Lacuna musculorum,
durch welche der M. iliopsoas und N. femoralis zum Oberschenkel zieht. Die A.
femoralis verläuft nun unter Abgabe zahlreicher Muskeläste in den Adduktoren-
muskeln im sog. „Adduktorenkanal".

Dann zieht sie in die Kniekehle hinein.
Im Bereich des Kniegelenkes nennt man
die Oberschenkelschlagader A. poplitea.
Dicht unterhalb (distal) des Kniegelenkes
spaltet diese sich in drei Äste:
  A. tibialis (Schienbeinschlagader)
  A. fibularis (Wadenbeinschlagader)
  A. interossea (Zwischenknochen-
  schlagader).
In Höhe des Knöchelgelenkes (oberes
Sprunggelenk) ist nur mehr die A. tibialis
von Bedeutung. Sie gibt hier einen Ast

für Fuß- und Zehenrücken ab (A. dorsalis pedis) und einen für die Fußsohle und die plantaren Zehengewebe (A. plantaris pedis). Dieser wichtige Fußsohlenast geht *hinter* dem Innenknöchel in die Fußsohle hinein. An dieser Stelle kann man den Puls tasten. Zur Abgabe dieser Äste hat sich die A. tibialis in eine

A. tibialis posterior (für die A. plantaris pedis) und

A. tibialis anterior (für die A. dorsalis pedis) geteilt.

Hinter dem Innenknöchel tastet man also den Puls der *A. tibialis posterior* und am Fußrücken den Puls der *A. dorsalis pedis*.

Diese Pulstastung kann sehr große Bedeutung haben. Durch verschiedene Gefäßkrankheiten, besonders durch Arteriosklerose, können die Blutgefäße soweit verschlossen werden, daß ihre Pulse am Fuß nicht mehr tastbar sind. Jetzt braucht sich der Masseur nicht zu wundern, wenn seine Behandlung kaum einen Erfolg bringt. Für die klassische Massage z.B. ist eine einigermaßen normale Durchblutung Voraussetzung zum Behandlungserfolg.

Jetzt heißt es, auf andere Massageformen (z.B. Bindegewebsmassage) und bestimmte medizinische Bäder umschalten. Bei Gefäßverlegungsprozessen befindet sich die Muskulatur in einem Hungerzustand. Sie erhält zu wenig Sauerstoff und Kohlehydrate. Der Muskel ermüdet sehr rasch, verkrampft sich (wodurch er noch schlechter durchblutet wird – circulus vitiosus) und wird erheblich schmerzhaft. Hier ist der übliche Angriff unserer Behandlung am Muskel selbst nicht sehr sinnvoll. In allen Fällen, bei denen der Masseur ungenügenden Erfolg erreicht oder bei entsprechendem ärztlichem Hinweis ist eine Kontrolle der Fußpulse recht aufschlußreich.

Die Blutadern heißen genauso wie die Schlagadern. Das verbrauchte Blut am Fuß wird von der Vena plantaris pedis und der Vena dorsalis pedis zur Vena tibialis gebracht, geht über die Vena popli-

tea zur Vena femoralis und schließlich in die Vena iliaca externa hinein.

Ebenso wie die Schlagadern sind auch die Blutadern von Erkrankungen bedroht. Die häufigste Erkrankung ist die Venenentzündung (Phlebitis). Diese kann zur Auflockerung und Aufrauhung der Venenwand führen. Es bleiben jetzt Blutzellen an der Wand hängen, es entsteht ein Blutklumpen (Gerinnsel) an der Wand (Thrombus). So hat sich jetzt eine Thrombophlebitis entwickelt. Wenn nun der Masseur in Unkenntnis der Erkrankung an diesen Stellen tätig ist, kann sich der Thrombus von der Wand lösen und saust als Geschoß (Embolus) mit dem Blutstrom in Richtung Herz, von welchem es in die Lunge befördert wird (die *rechte* Herzkammer pumpt zur Lunge). Der Patient bekommt rasende stechende Lungenschmerzen, hustet Blut und kollabiert (Lungenembolie). Ist der Embolus sehr groß, so können große Lungengefäße verstopft werden, wodurch die Embolie tödlich wird. In seltenen Fällen kann durch ein Loch in der Herzscheidewand der Embolus vom rechten ins linke Herz übertreten. Es kommt zur *paradoxen* Embolie. Diese ist eine arterielle Embolie, bei welcher es darauf ankommt, wo der Embolus stecken bleibt. An den Extremitäten kann es als Folge einer arteriellen Embolie zur Amputation kommen; am Gehirn natürlich zu schweren Schäden mit Todesfolge.

Es ist von entscheidender Bedeutung, daß der Masseur bei bekannter Neigung zur Venenentzündung das Bein genau anschaut, ob bläulich-rötliche Stränge sichtbar oder in der Unterhaut bleistiftdicke Stränge tastbar sind. Meist halten sie sich an den Verlauf der *Vena saphena magna*, welche an der inneren Wade und am inneren Oberschenkel entlang zieht und dicht unterhalb des Leistenbandes an der „Fossa ovalis" in die Vena femoralis mündet.

Des weiteren kommen die Zeichen der Venenreizung im Bereich der *Vena saphena parva* im hinteren Wadenbereich vor. Diese Vene mündet in der Kniekehle in die Vena poplitea.

Die Vena saphena magna und parva (die Rosenkranzvenen) sind eindeutige „Krampfadervenen".

Wiederholte Entzündungen verkleinern die Gefäße und führen zu Blutstauungen. Die Haut wird überspannt, überdehnt und schlecht ernährt. Es kommt zum Geschwürsausbruch (Ulcus cruris) und zur pergamentartigen Verdünnung und braunfleckigen Pigmentation der Haut.

In den Krampfaderballen (Krampfaderplexus) können sich Venensteine (Phlebolithen) bilden. Alle diese Veränderungen sind Warnungssignale für den Masseur im Hinblick auf „oberflächliche Venenentzündung".

Wenn die „tiefen Venen" (V. tibialis, V. femoralis etc.) entzündlich verändert sind, sind die Abflußstörungen besonders eindrucksvoll. Das ganze Bein schmerzt, brennt und juckt schon bei geringer Geh- und Stehbeanspruchung. Es schwillt zusehends an, am inneren Knie bilden sich regelrechte Stauungssäcke, die Zehen sind verschwollen und bläulich verfärbt. Wenn man den Daumen gegen die Schienbeinkante drückt, bleiben „Dellen" als Abdruck zurück. Das alles beschreibt den Zustand der „tiefen Venenentzündung", der sog. „tiefen Thrombose". Hier steht die Massage zunächst im Hintergrund der Therapie. Zuerst muß der Arzt seine Maßnahmen einleiten (Medikamente, Verbände zur Abschwellung). Dann kommen von seiten des Masseurs Entstauungsübungen, Entstauungsbäder und schließlich Entstauungsmassagen in Betracht.

b) Die Nerven des Beines. Die Nerven des Beines sind der

N. femoralis und der

N. ischiadicus.

Der *N. femoralis* erschöpft sich in der Innervation des M. quadriceps, M. sartorius und Tensor fasciae latae. An der Fossa

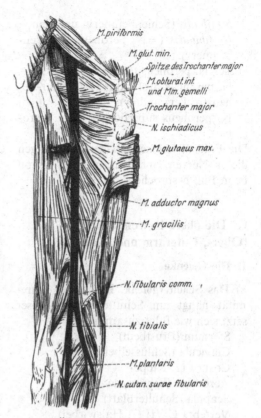

Abb. 18. Übersicht über die dorsalen Beinnerven (N. ischiadicus mit Teilungsstelle)

ovalis gibt er seinen einzigen sensiblen Ast ab, der in die Ober- und Unterschenkelhaut einstrahlt. Gefürchtet ist das *Saphenus-Neurom* beim Oberschenkelamputierten. Natürlich werden bei der Amputation die Nerven durchgeschnitten und bilden an ihrem Ende das *Amputations-Neurom* (Knoten). Dieses kann sich ruhig verhalten, oder unter bestimmten Umständen sehr schmerzhaft werden. Dieses Neurom sitzt an der inneren Weichteilstumpfkuppe, während das Ischiadikus-Neurom hinten liegt.

Bei der Massage von Amputierten sind diese Neurome streng zu meiden, zumal wenn sie schmerzhaft sind.

Der *N. ischiadicus* gibt seine Äste an die Gesäß-, Hüft- und Kniebeugemuskeln ab und teilt sich in der unteren Oberschenkelhälfte in den

N. tibialis (Schienbeinnerv) und den
N. fibularis (= N. peroneus = Waden-
beinnerv).
Dieser N. peroneus teilt sich wieder in
N. peroneus profundus (Fußheber-Ze-
henstrecker) und den
N. peroneus superficialis (Mm. peronei).
Die Folgen, welche sich bei Lähmungen
dieser Nerven einstellen, wurden schon
beim Fuß besprochen.

C. Die obere Extremität
(Ober-, Unterarm und Hand)

1. Die Gelenke

a) Das Schultergelenk. Die obere Extremität hängt am Schultergürtel. Dieser
setzt sich wie folgt zusammen:
    Sternum (Brustbein)
    Clavicula (Schlüsselbein)
    Costa I (1. Rippe)
    Acromion (Schulterdach)
    Scapula (Schulterblatt)
    Vertebra C VII (7. Halswirbel)
Das Schlüsselbein ist körpernah (proximal) mit dem Brustbein durch das Brust-
bein-Schlüsselbein-Gelenk (Sterno-Clavi-
cular-Gelenk) und körperfern (distal)
durch das Schulterdach-Schlüsselbein-
Gelenk (Acromeo-Clavicular-Gelenk)
verbunden. Dieses Gelenk liegt über dem
eigentlichen Schultergelenk und heißt
auch *Schultereckgelenk*. Der Schültergür-
tel schützt die wichtigsten Gefäß-Nerven-
Kabel am Hals-Brust-Übergang und ermöglicht mit der Beweglichkeit des Schulterblattes (Scapula) dem Arm eine zum
Schultergelenk zusätzliche Beweglichkeit.
Das ist sehr wichtig. Es kommt durch
Verletzungen, Krankheiten und notwendige Operationen (z.B. bei Tbc) zur Versteifung des Schultergelenkes. Jetzt muß
der Masseur die Schultergelenksteife
kompensieren durch eine verstärkte
Schulterblattbeweglichkeit. Die Muskeln
des Schultergürtels müssen wechselweise
gelockert und gekräftigt werden.

Die erforderliche Kompensation ist erreicht, wenn der Patient imstande ist, bei-
nahe den Hinterkopf-Nackengriff und
den Lendengriff auszuüben (siehe Skiz-
zen).
Das Schultergelenk ist ein echtes Gelenk
und weitaus das beste Kugelgelenk des
Menschen. Die Pfanne (gebildet von der
Scapula) ist sehr flach, wodurch das Gelenk auch zu Ausrenkungen neigt. Die
Ausrenkung kann ohne größeren Unfall
allein durch flache Pfanne und schwache
Bänder eintreten (habituelle = gewohn-
heitsmäßige Ausrenkung); in diesem Fall
auch „dysplastische Grundlage" = ungenügende anatomische Form. Die Ausrenkung auch eines anatomisch völlig normalen Gelenkes z.B. beim Skisport ist nicht
selten. Wird die Schulter schon vor drei
Wochen wieder kräftig beansprucht, so
kann der Riß des Kapselbandapparates
nicht ausheilen, und trotz normaler
Pfanne stellt sich jetzt ohne gröberen Anlaß wiederholte Ausrenkung ein. In diesem Fall handelt es sich um eine *erworbene* habituelle Ausrenkung und keine
dysplastische. Bei Menschen, die wieder
sportlich aktiv sein wollen, soll man (ganz
gleich an welchem Gelenk) ca. 3 Wochen
richtig schonen oder bei Hochleistungs-
sportlern sogar das Gelenk richtig ruhig-
stellen. Bei älteren Menschen darf man
schon nach acht Tagen vorsichtig mit
Massagen und Übungen anfangen. Hier
sind die Funktionsansprüche nicht mehr
so ausgeprägt und außerdem besteht hier
die Neigung zu Kapselschrumpfungspro-
zessen; diese führen zu erheblichen Bewe-
gungsstörungen, den sog. *„Schultersteifen"*. Die Schultersteifen sind gefürchtet.
Sie treten außer bei Ausrenkung auch bei
Brüchen am Oberarmhals (Collum humeri) auf, den sog. subkapitalen Frakturen. Bei älteren Menschen wird der Knochen geweblich gemindert, das Eiweißge-
rüst wird reduziert, die Elastizität geht
verloren (Osteoporose). Auch kann es zu
Mineralmangel am Knochen kommen –
der Knochen ist jetzt nicht nur spröde,

sondern auch schwächer (Osteomalazie). Oft kommen beide Formen auch gemischt vor. Das führt am Oberarmhals ebenso wie am Schenkelhals (Collum femoris) und den Wirbelkörpern sehr rasch zu Knochenbrüchen. Die Knochenbrüche der älteren Menschen treten schon bei geringen Unfallanlässen oder ohne Ursache auf (sog. Spontanfrakturen). Diese gewebliche Veränderung am Knochen älterer Patienten (bei Frauen schon nach dem Wechsel, ca. ab. 50. Lebensjahr) ist bei Massagebehandlung *sehr kritisch* zu berücksichtigen.

Auch Schleimbeutelentzündungen im Schulterbereich sind häufig. Die Schleimbeutel haben die Aufgabe, die Gleitfähigkeit an all den Stellen zu sichern, wo Sehnen direkt am Knochen liegen. Sie haben wie die Gelenkkapseln die Fähigkeit, „Schleim" als Gleitmittel zu erzeugen. Sie können durch Aufbrauch oder besonders durch „fokalen Rheumatismus" erkranken. Dieser „echte Rheumatismus" ist eine Reaktion des Organismus auf Krankheitserreger (Bakterien) oder deren Gifte (Toxine). Manchmal heilt diese sehr schmerzhafte Schleimbeutelentzündung erst nach Entfernung des Krankheitsherdes (Fokus) – durch Entfernung der Mandeln (Tonsillen) oder beherdeter Zähne aus.

Auch allmähliche Aufrauhung von Sehnen außerhalb des Schleimbeutels macht im Gebiet der stark beanspruchten Muskel-Sehnen-Manschette der menschlichen Schulter heftige Schmerzen. Die Sehnenschäden (Tendopathie) treten besonders gern an den Sehnenansätzen auf. Sie können ebenso verkalken wie die Schleimbeutel (Bursitis calcificans). Die verkalkenden Schleimbeutel sind so schmerzhaft, daß man den Patienten in diesem Stadium nicht anrühren darf. Hier helfen nur Schmerzmittel, Ruhigstellung und evtl. Röntgenbestrahlung. Das ist eine ärztliche Behandlung, wie überhaupt jede akute Schmerzbehandlung nicht Aufgabe des Masseurs und med. Bademeisters ist.

Dieser tritt erst in Erscheinung, wenn es gilt, die Funktion von Muskeln und Gelenken nach Abklingen der ersten akuten Schmerzphase wiederherzustellen.

Alle diese Schmerzzustände im Schulterbereich bezeichnet die Medizin als „*Periarthritis humero-scapularis*". Hinter diesem Komplex von verschiedenen Schmerzen verschiedener Ursache (Symptomenkomplex) verbergen sich also sehr verschiedene Krankheiten.

Die Aufgabe des Masseurs ist, vor allem die Funktionen des Schultergelenkes in der Reihenfolge ihrer Wichtigkeit in Gang zu bringen. Wir erreichen eine Gelenksfunktion nicht über Übung, sondern durch die Kräftigung der für die Funktion zuständigen Muskelgruppe. Die wichtigste der 6 Bewegungsebenen des Schultergelenkes ist die *Hebung (Elevation) nach vorn*. Sie entspricht der wichtigsten Ebene des Hüftgelenkes (Flexion), d.i. Hebung des Oberschenkels nach vorn-oben.

Die Elevation nach vorn ist also eine Art Beugung des Schultergelenkes und die Elevation (Hebung) nach hinten eine Art Streckung (Extension) des Schultergelenkes. Die eine Gelenkfläche des Schultergelenkes ist die vom Schulterblatt gebildete Gelenkspfanne und die andere der Oberarmkopf (Caput humeri). Der Übergang vom Oberarmschaft (Röhrenknochen) zum Oberarmkopf wird gebildet von einem kurzen Hals. Hier unterscheiden wir eine Stelle, den man den anatomischen Hals (Collum anatomicum) und eine, die man den chirurgischen Hals (Collum chirurgicum) nennt. An letzterer Stelle tritt immer der Oberarmhalsbruch (subkapitale Fraktur) auf, von der wir schon gesprochen haben.

Tuberculum majus (mit der zugehörigen Leiste (großer Rollhöcker) = Crista tuberculi majoris)
Tuberculum minus (mit der zugehörigen Leiste (kleiner Rollhöcker) = Crista tuberculi minoris)

Alle wichtigen Schultermuskeln setzen an diesen beiden Rollhöckern und ihren Knochenleisten an. Für die Anhaftung des Schulterabspreizmuskels (Deltamus-

kel) ist ein Höcker: Tuberositas deltoidea
vorhanden.

b) Der Oberarm. Am Oberarmschaft
(Diaphyse) ist eine kleine spiralige Kno-
chenrille im Oberarm – mittleres Drittel
– sicht- und tastbar. Hier läuft ein wichtiger Armnerv, nach dem diese Rille benannt ist (Sulcus nervi radialis). So ist
es verständlich, daß es bei bestimmten
Oberarmschaftbrüchen zur Schädigung
dieses Nervs durch Knochenquetschung
kommen kann. Die Folge ist eine Streck-
lähmung an Hand und Fingern (sog.
„Fallhand"). Zum Ellenbogengelenk hin
zeigt der Oberarm (wie der Oberschenkel
zum Knie hin) einen Knorren (Condylus
humeri). Der Condylus hat bei gestrecktem Arm und Handfläche nach vorn einen
inneren Teil (Condylus medialis = ulnaris)
und einen äußeren Teil (Condylus lateralis = radialis).
Der Condylus radialis liegt auf der *Spei-
chenseite.* Hiervon führt die Speiche (Radius) zum Daumen. Der Condylus ulnaris
liegt auf der *Ellenseite.* Hier führt die Elle
zum kleinen Finger.

Beide Condylen sind bedeutende Muskel-
ursprünge. Das Ellenbogengelenk (Articulus cubiti) ist ein kombiniertes Schar-
nier-Drehgelenk. Es ist ein echtes Gelenk
mit je einer Condylengelenkfläche des
Humerus und je einer Gelenkfläche des
Speichenköpfchens (Capitulum radii) und
der Ellenrolle (Trochlea ulnae).
Wir teilen es in drei funktionelle Abschnitte ein:
aa) Hauptgelenk (zwischen Oberarm-
    knorren – Ellenrolle = Humero-Ul-
    nar-Gelenk)
    Hier erfolgt eine Scharnierbewe-
    gung = Beugung und Streckung.
bb) Nebengelenk (zwischen Oberarm-
    knorren und Speichenköpfchen = Hu-
    mero-Radial-Gelenk)
    Hier erfolgt die für die Gelenksfüh-
    rung und Stabilität unbedeutende
    Mitführung des Speichenköpfchens
    bei der Scharnierbewegung zwischen
    Oberarm und Elle (Hauptgelenk)
cc) Drehgelenk = Radio-Ulnar-Gelenk
    Hier dreht sich das Radiuskößfchen
    gegen die feststehende Elle und zu-
    gleich gegen den Condylus radialis
    humeri.
Alle drei Gelenksformationen zusammen
geben dem Ellenbogen seine funktionelle
Vielfalt. Sie werden von einer einheitlichen Kapsel umhüllt. Dazu gibt es ein
Ellenbogenaußen- und -innenband und
ein Band, welches das Radiusköpfchen
umschließt und dessen Verrenkung verhindert, das sog. Lig. annulare radii
(Ringband).

c) Der Unterarm. Am Unterarm haben
wir wie am Unterschenkel wieder ein
Knochenpaar, die Elle (Ulna) und Speiche (Radius). Zwischen beiden ist eine
Membran gespannt, die auch zur Anhef-
tung von Muskeln Bedeutung hat (Membrana interossea). Die Elle ist für den Ellenbogen der Hauptknochen des Unterarms (mit der Trochlea). Hier ist die Speiche nur mit dem relativ unwichtigen Spei-
chenköpfchen vertreten. Für das Handge-

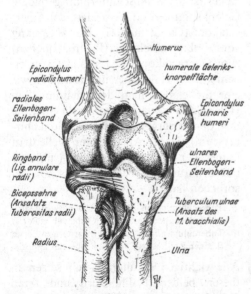

Abb. 19. Ellenbogengelenk. Ansicht von vorn (=
ventral = von der Ellenbeuge her)

lenk jedoch ist die Speiche der Hauptknochen (mit der Radiusbasis) und die Elle ist nur mit einem nebensächlichen Köpfchen (Capitulum ulnae) vertreten.

Zwei Querfinger vom Ellenbogengelenk entfernt befinden sich an jedem Unterarmknochen ein wichtiger Muskelansatz. An der Elle das Tuberculum ulnae (für den M. brachialis) und an der Speiche Tuberositas radii (für den M. biceps).

d) Das Handgelenk. Das Handgelenk wird gebildet von der Radiusbasis und dem Ellenköpfchen auf der einen Seite und dem Kahnbein und Mondbein auf der anderen Seite. Das Handgelenk ist kein reines Scharniergelenk; es läßt auch seitliche Bewegung (ellen- und speichenseitige Abwinklung) und etwas Drehung zu. Die Drehung erfolgt im distalen Radio-Ulnar-Gelenk. Von der gesamten Unterarmdrehbeweglichkeit sind ca. 15% durch dieses Gelenk gegeben und der Rest durch das proximale Radio-Ulnar-Gelenk (das Drehgelenk des Ellenbogens). Die 8 Handwurzelknochen bilden einmal eine körpernahe (proximale) Reihe von welcher das Naviculare (Kahnbein) und Lunatum (Mondbein) an der Bildung des Handgelenkes beteiligt ist. Zum zweiten bilden sie eine körperferne (distale) Reihe, mit der die 5 Mittelhandknochen (Metacarpalia) gelenkig verbunden sind. Die 8 Handwurzelknochen heißen (Blick auf die Hohlhand, beim Daumen beginnend):

Os naviculare (Kahnbein, Os lunatum (Mondbein) Os triquetrum (Dreiecksbein), Os pisiforme (Erbsenbein) } proximale Reihe

Os multangulum majus (großes Vieleckbein) – Daumenbasis – Os multangulum minus (kleines Vieleckbein) – Zeigefingerbasis – Os capitatum (Köpfchenbein), Os hamatum (Hakenbein) } distale Reihe

Ein bei den Medizinstudenten bewährter Merkspruch lautet: „So *segeln* (Kahnbein) wir beim *Mondenschein* (Mondbein) *dreieckig* (Dreiecksbein) um das *Erbsen-*

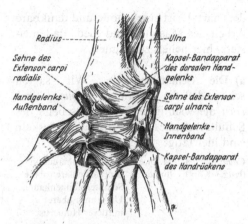

Abb. 20. Handgelenk und Mittelhand (Ansicht vom Handrücken her)

bein. Vieleckig groß (großes Vieleckbein), *vieleckig klein* (kleines Vieleckbein), ein *Kopf* (Köpfchenbein) muß bei dem *Haken* (Hakenbein) sein."

Wie die Großzehe hat auch der Daumen (Pollux) nur zwei Phalangen (Fingerglieder), ein Grund- und Endglied. Die Finger II–V haben ein Grund-, Mittel- und Endglied. Der Handrücken (Dorsum manu) ist die Streckseite, die Hohlhand (Planta manu) ist die Beugeseite. Wenn man Daumen und Zeigefinger zusammenführt, zeigt sich dicht unterhalb (distal) vom Handgelenk eine Faltung (Vertiefung). Das ist der *Canalis carpi,* in welchem die Blutgefäße und Nerven für Hand und Finger in die Hohlhand eintreten. Zum Schutze dieser wichtigen Kabel liegt vorn über dem Canalis carpi und dem Handgelenk ein sehr kräftiges Band (Lig. carpi transversum). Auch am Handgelenk gibt es ein Außen- und Innenband.

2. Die Muskeln

Von großer Wichtigkeit für jede Behandlung der oberen Extremität ist die Kenntnis der die Gelenke bewegenden Muskelgruppen und die Lage der Armnerven. Das erste Werkzeug des Menschen waren seine Arme und Hände. Den arbeitenden Menschen trifft eine Störung seiner Arm-, Hand- und Fingerbeweglichkeit beson-

ders hart. Es ist eine schöne und dankbare
Arbeit des Masseurs und med. Bademeisters, hier helfen zu können.

a) Die Schultermuskeln. Wir sagten
schon, daß die *Elevation (Hebung) nach
vorn* die wichtigste Bewegungsebene des
Schultergelenkes ist. Folgende Muskeln
sind hier tätig:

Caput longum (langer Kopf)	M. biceps humeri	Ansatz: Tuberculum supraarticulare (obere Schulterpfannenkante) Ursprung: oberer – mittlerer Humerus
Caput breve (kurzer Kopf)	M. biceps humeri	Ansatz: Proc. cora- coides (Rabenschnabel- fortsatz der Scapula) Ursprung: oberer Humerus

Beide Muskelköpfe des Oberarm-Zwei-
kopf-Muskels haben noch eine weitere ge-
meinsame Ansatzstelle: *Tuberositas radii.*
Dieser kräftige Muskel muß zwangsläufig
bei Kontraktion die Beugung des Unterarmes im Ellenbogengelenk bewirken.
Der Biceps humeri ist zweigelenkig. Deswegen kann er Schulter- und Ellenbogengelenk beugen. Durch seinen Ansatz am
Drehknochen des Ellenbogengelenkes ist
er auch imstande, eine Unterarmdrehbe-
wegung zu vollführen. Das vordere Delta-
drittel unterstützt die Elevation nach
vorn.

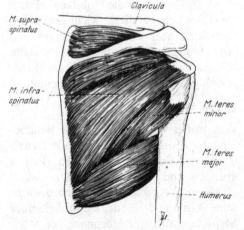

Abb. 21. Schulterblattmuskulatur (Ansicht von hinten = dorsal)

M. coracobracchialis hilft dank seines
Verlaufes vom Processus coracoides zum
oberen Drittel des Oberarmknochens
ebenfalls bei der Armhebung nach vorn.
Die Nervenversorgung kommt vom N.
musculo-cutaneus.
Die *zweitwichtigste Bewegungsebene* des
Schultergelenkes ist die Abduktion (Abspreizung). Sie ist zum Essen und zur
Körperhygiene erforderlich. Bei Erreichung einer Abspreizung von ca. 60 Grad
sind diese wichtigen Funktionen weitgehend gesichert. Für diese Abduktion gibt
es einen einzigen und sehr kräftigen Muskel, der vom N. axillaris innerviert wird:
es ist der M. deltoides = Deltamuskel.
Dieser Muskel ist durch die Haut gut zu
tasten. Die Betastung und Prüfung der
Muskelränder und ihres Spannungszu-
standes nennt man Palpation. Es läßt
sich damit feststellen, daß der Deltamuskel aus drei Teilen besteht:
    hinteres Drittel (Ursprung an der
    Schultergräte – Spina scapulae)
    mittleres Drittel (Ursprung am Schul-
    terdach – Acromeon)
    vorderes Drittel (Ursprung am Schlüs-
    selbein – Clavicula)
Diese Dreiteilung ermöglicht es, daß jeweils die vordere, seitliche oder hintere
Abspreizung mit besonderer und betonter
Kraft ausgeführt werden kann. Der ge-
meinsame Ansatz aller drei Deltamuskel-
teile ist an der Tuberositas deltoides –
handbreit unterhalb (körperfern = distal)
an der Schulteraußenseite.
Die *drittwichtige Ebene* ist die Elevation
(Hebung) nach hinten. Es ist dies die antagonistische Muskulatur zur Elevation
nach vorn. Folgende Muskeln führen
diese Bewegung aus:

Nervus axillaris	{ hinteres Drittel vom Deltamuskel (Pars spinalis)
Nervus radialis	{ Caput longum triceps humeri (langer Kopf des Oberarm-Dreikopf- Muskels

    Ursprung am oberen–mittleren Oberarm-
    drittel
1. Ansatz am Tuberculum infraarticulare
    (untere Schulterpfannenkante)
2. Ansatz (Hauptansatz) Olecranon ulnae.

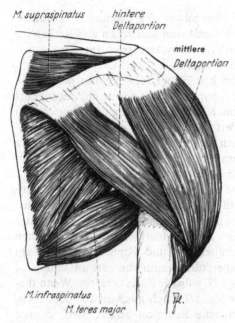

M. supraspinatus   hintere
                    Deltaportion

mittlere
Deltaportion

M.infraspinatus
    M. teres major

Abb. 22. Schulterblattmuskeln mit Deltamuskel

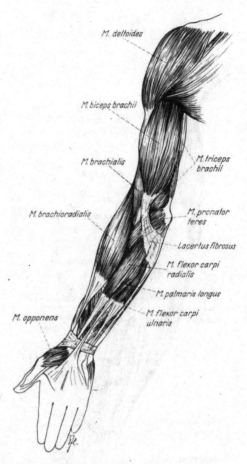

M. deltoides

M.biceps brachii

M.brachialis   M. triceps
                                brachii

M.brachioradialis   M. pronator
                                teres

                                Lacertus fibrosus

                                M. flexor carpi
                                radialis

                                M.palmaris longus

M. opponens   M. flexor carpi
                                ulnaris

Abb. 23. Übersicht zur gesamten Armmuskulatur
von der Beugeseite

Die *vierte Bewegungsebene* ist die Adduktion (Heranführung zum Brustkorb). Während die Abduktion eine Einatmungshilfe darstellt, ist die Abduktion sowohl eigentätig (eigene = aktive Kraft) wie fremdtätig (mit fremder Hilfe = passiv) eine Ausatmungshilfe.
Ausführende Muskeln sind:

    M. pectoralis major (ventrale Segmentnerven)

  a) Pars sternalis (Ursprung Brustbein)

  b) Pars clavicularis (Ursprung Schlüsselbein)

  c) Pars abdominalis (Ursprung am Processus xiphoides = Brustbeinfortsatz und Oberbauchfaszie)

Gemeinsamer Ansatz aller drei Teile dieser kräftigen Muskelfunktionseinheit ist die Crista tuberculi majoris am Oberarm.
Die *fünfte* Ebene ist die Außendrehebene. Diese Außendrehung des Armes im Schultergelenk ist wichtiger als die Innendrehung.
Der entscheidende Außendreher ist *M. infraspinatus*. Der Muskel entspringt in der unterhalb der Schultergräte gelegenen

Schulterblattmulde (Fossa infraspinam) und setzt am Tuberculum majus humeri (versorgt vom Nervus supraspinatus) an.
Unterstützt wird er vom M. supraspinatus. Das ist ein Muskel, der die Abduktion des M. pectoralis unterstützt und die Außendrehung des M. infraspinatus vollenden hilft.
Im Schultergelenk ist die Abduktion nur bis 90 Grad möglich. Die Abspreizung über die Waagrechte und höher bis zur Berührung der Handflächen über dem Kopf geschieht nicht durch Schultergelenksbewegung, sondern *Schulterblattbeweglichkeit*. Hier verstärkt der M. supraspinatus die Arbeit des M. deltoides so

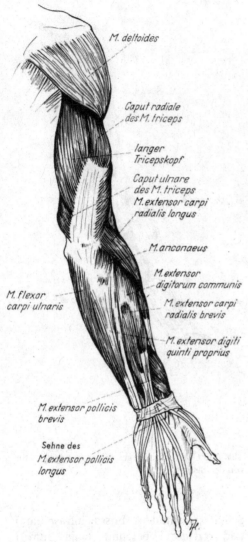

M. deltoides

Caput radiale
des M. triceps

langer
Tricepskopf

Caput ulnare
des M. triceps
M. extensor carpi
radialis longus

M. anconaeus

M. extensor
digitorum communis

M. flexor
carpi ulnaris

M. extensor carpi
radialis brevis

M. extensor digiti
quinti proprius

M. extensor pollicis
brevis

Sehne des
M. extensor pollicis
longus

Abb. 24. Übersicht zur gesamten Armmuskulatur
von der Streckseite

lange, bis die Funktion des M. trapezius
einsetzt.

Der M. supraspinatus entspringt der
oberen Schultergrätenmulde (Fossa su-
praspinam) und setzt am Tuberculum majus humeri an. Er wird durch den N. supraspinatus versorgt. Er steht in der Mus-
kelsehnenmanschette des Schulterbereichs
mit unter stärkster Beanspruchung. Beim
Aufbrauch seiner Sehne kann es zu

schmerzhaften Verkalkungen kommen
und damit zum Knirschen und Reiben im
vorderen Schulterbereich (vordere Acro-
meon-Kante). Diese Crepitation kann
man hören und fühlen. Man nennt dies
das Supraspinatus-Syndrom; es gehört
zum Komplex der bereits beschriebenen
„Periarthritis humero-scapularis". Es gilt
auch hier die Regel: der akute Schmerz
zum Arzt und die Nachbehandlung zum
Masseur.

Die *sechste Ebene* (Innendrehung–Innenrotation) führt der M. subscapularis aus.
Er entspringt von der ganzen Fläche unter
dem Schulterblatt, liegt also zwischen
Schulterblatt und Rippen. Er setzt am
Tuberculum minus humeri an und wird
vom N. subscapularis versorgt. Wenn dieser Muskel durch mechanische oder rheumatische Reaktion gereizt wird, kommt
es zum sog. Schulterblattkrachen. Da dieser Muskel nur knapp und mühsam vom
medialen Schulterblattrand bei starker
Abduktion durch Massagewellen beeinflußt werden kann, muß gegebenenfalls
operiert werden.

Es wurde schon darauf hingewiesen, daß
bei Schultersteifen, die nicht mehr zu bessern sind, eine verstärkte Mobilisierung
des Schulterblattes erforderlich werden
kann, um dem Patienten durch vermehrte
Schulterblattbeweglichkeit einen Teil der
Störung im Schultergelenk zu ersetzen.
Die eben besprochenen Schultergelenks-
muskeln sind aber nicht für die Bewegung
des Schulterblattes geeignet. Hierfür gibt
es eine besondere Gruppe von Muskeln,
die bei der Rückenmuskulatur besprochen werden.

b) Die Oberarmmuskulatur. Wir unterscheiden zwei Gruppen:
Die *Ellenbogenbeuger* (Nervus musculo-
cutaneus) = Ellenbogenflexoren.
Das sind der *M. biceps humeri* (Caput
longum und Caput breve). Er wurde
schon bei den Muskeln der Elevation
nach vorn (erste und wichtigste Ebene der
Schultergelenksbeweglichkeit) beschrie-

ben. Als zweigelenkiger Muskel beugt er Schulter- und Ellenbogengelenk.

Sehr kräftig ist der *M. brachialis*. Er entspringt am oberen Oberarmknochen und setzt am Tuberculum ulnae an der Elle an, etwa genauso weit vom Ellenbogengelenk entfernt wie der an der Tuberositas radii an der Speiche ansetzende M. biceps humeri. Dieser Biceps-Ansatz wird häufig noch ergänzt durch einen breiten Sehnenstreifen (Lacertus fibrosus).

Als dritte ist der *M. brachioradialis* zu nennen. Dieser entspringt am unteren Oberarmknochen (oberhalb Condylus radialis) und setzt am Radius proximal vom Handgelenk an. Er ist bei der Pronation (Innendrehung) des Unterarms beteiligt.

Die *Ellenbogenstrecker* (= Extensoren) bestehen aus dem Dreikopfmuskel des Oberarmes (M. triceps humeri) – Nervus radialis.

> Caput longum (langer Kopf) – (siehe Elevation Schultergelenk nach hinten)
> Caput radiale (lateraler = äußerer Kopf)
> Caput ulnare innerer Kopf)

Die Ellenbogenbeuger neigen mehr als die Strecker zur Myositis ossificans. Wir haben diese sehr ungute Muskelverknöcherung schon am M. quadriceps femoris kennengelernt.

c) Die Unterarmmuskulatur. Nun folgen die *Muskelgruppen des Unterarmes.* Es handelt sich dabei um die

> Hand- und Fingerstrecker (Extensoren)
> Hand- und Fingerbeuger (Flexoren)
> Drehmuskeln (Supination = Außendrehung, Pronation = Innendrehung) (Rotatoren)

Hand- und Fingerstrecker (Extensoren) = Nervus radialis. Sämtliche Muskeln dieser Gruppe entspringen am Condylus (auch Epicondylus) radialis am Oberarmknochen, also dicht oberhalb des Ellenbogengelenkes. Sie sind somit zweigelenkige

Muskeln; sie beugen den Ellenbogen und strecken (heben) das Handgelenk.

> M. extensor carpi radialis longus et brevis – Ansatz: Naviculare.
> Funktion: streckt (hebt) die Hand (Carpus) auf der Speichenseite.
> M. extensor carpi ulnaris (streckt die Hand auf der Ellenseite).
> M. extensor digitorum communis (Ansatz: Fingerendglieder II–V).
> Streckt Finger II–V.
> M. extensor pollicis longus et brevis (Ansatz: Daumenendglied).
> Langer und kurzer Daumenstrecker.
> M. extensor indicis proprius (eigener Zusatzstrecker für Zeigefinger).
> M. extensor digiti V proprius (eigener Zusatzstrecker für Kleinfinger).

Die menschliche Hand hat *zwei Grundfähigkeiten:*

> Faustschluß – für grobe Arbeit.
> Spitzgriff – Gegen- und Zusammenarbeit vom Daumen mit sämtlichen Fingerkuppen, besonders mit Finger 2 und 5 (daher hier eine Zusatzstrecksehne).
> Diese Zusammenarbeit des Daumens mit den Fingern ist die besondere Feinschaltung der menschlichen Hand und befähigt diese zu technischen und künstlerischen Hochleistungen.

Für den Daumen existiert noch eine *Sondergruppe* auf der Streckseite (n. radialis):

> M. abductor pollicis longus
> M. abductor pollicis brevis

Der Daumen als wichtigster Finger hat 5 Bewegungsebenen:

> *Extension* (Streckung) s. oben
> *Flexion* (Beugung) – s. nächste Gruppe
> *Abduktion* = Sondergruppe der Streckseite
> *Adduktion* (nur M. adductor pollicis. Der Daumen wird an Zeigefinger gepreßt (N. ulnaris)
> *Opposition* (M. opponens – Gegenüberstellung zu den Fingern 2–5 (N. medianus).

Hand- und Fingerbeuger
(Flexoren) Nervus ⟨ medianus / ulnaris

Gemeinsamer Ursprung am Condylus (auch Epicondylus) ulnaris humeri. Zweigelenkige Gruppe für Ellenbogenbeugung und Handbeugung.

M. flexor carpi radialis
(Ansatz Naviculare)
Beugung der speichen-
seitigen Hand
} Nervus medianus

M. flexor carpi ulnaris
Beugung der ellenseitigen
Hand
} Nervus ulnaris

M. flexor digitorum profundus
(Ansatz: Endglied Finger 2–5)
Innervation: Nervus ulnaris
Finger 2+3 = Nervus medianus
M. flexor digitorum superficialis
(Ansatz: Grundglied Finger 2–5)
Innervation: Nervus medianus
Finger 4+5 = Nervus ulnaris

Über der Hohlhandseite der Fingergrundglieder durchbricht die Sehne des Flexor profundus (des tiefen Beugers) die Sehne des Flexor superficialis (oberflächlichen Beugers). Die durchbohrende Profundus-Sehne nennt man Perforans-Sehne).
Die durchbohrte Superficialis-Sehne nennt man Perforatus-Sehne.
Die längeren tiefen Profundus-Perforans-Sehnen sind von entscheidender Bedeutung für den Faustschluß, weil die oberflächlichen Superficialis-Perforatus-Sehnen infolge ihres Ansatzes das Mittel- und Endglied *nicht* beugen können.

M. flexor pollicis longus et brevis – Nervus medianus (langer und kurzer Daumenbeuger)

Außerdem gibt es in der Hohlhand folgende Muskelgruppen:

Mm. interossei (Fingerspreizer) – Nervus ulnaris
Mm. lumbricales (bei Fingerbeugung beteiligt) – Nervus ulnaris

3. Die klassischen Lähmungen

Folgende klassische Lähmungen gibt es an der oberen Extremität:

Axillaris-Lähmung (N. axillaris ist geschädigt).

Die drei Teile des Deltamuskels sind ausgefallen.
Musculo-cutaneus- = Ellenbeuger-Lähmung.
Radialis- = Hand- und Fingerstrecker-Lähmung.
Es entsteht die Fallhand.
Medianus-Lähmung. Sie besteht aus zwei Faktoren:

a) Durch Ausfall des M. opponens ist die Opposition (Gegenstellung Daumen zu Finger 2–5) ausgefallen. Es entsteht die sog. „*Affenhand*", da die Menschenaffen an ihrer Hand keinen M. opponens haben. Der Daumen liegt hier immer am Zeigefinger.

b) Durch Ausfall der langen (profundus) Beugesehnen von Finger 2 und 3 bleiben diese Finger stets in gerader Stellung stehen und können nicht zur Faust geschlossen werden („Schwurhand").

Ulnaris-Lähmung: Durch Ausfall der Mm. interossei entsteht eine Überstreckung der Finger 2–5 im Grundgelenk und Beugekontraktur im Mittel- und Endgelenk, die sog. „*Krallenhand*".

Bei Lähmungen hat der Masseur und med. Bademeister zwei Aufgaben:

1. Direkt nach der Schädigung *Muskelpflege*, damit die Muskulatur nicht atrophisch wird und gut durchblutet bleibt. Zugleich verhindert diese Behandlung Muskel- und Gelenkkapselschrumpfung. Es werden dadurch Gelenkkontrakturen vermieden.

Diese Aufgabe ist deswegen so wichtig, weil dadurch die Grundbedingung für wiederherstellende Maßnahmen geschaffen wird.

a) Nervennähte.
b) Muskelverpflanzungen.

Es benötigt unter Umständen ziemlich lange Zeit, bis nach einer Nervennaht der elektrische Impuls in die Muskulatur einströmen kann. Diese Zeit ist bedingt

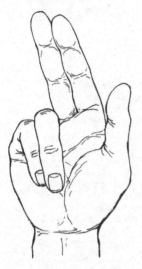

Abb. 25. Medianuslähmung (Schwurhand)

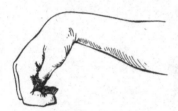

Abb. 26. Radialislähmung (Fallhand)

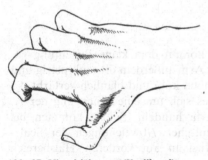

Abb. 27. Ulnarislähmung (Krallhand)

durch das Tempo der Nervenregeneration.

Je schlechter die Muskulatur ist, um so weniger kann die zurückgekehrte Leistungsfähigkeit des Nerven genügend kräftige Muskelkontraktion hervorrufen.

2. Durch die Muskelpflege werden auch die Sehnen und das Sehnengleitgewebe

erhalten. Wenn die Nervennaht oder Lösung der Nerven aus dem Narbengewebe im Schädigungsbereich (Neurolyse) nicht zum Erfolg führt, kann man den endgültig gelähmten Muskel resp. seine Funktion durch eine Muskelverpflanzung ersetzen. Da der Masseur oft die Krankengeschichte nicht einsehen kann, stellt er dem Patienten zwei Fragen:

a) Was konnten Sie vor der Operation?
   Antwort: Ich konnte die Hand nicht heben und die Finger nicht strecken (Fallhand).

b) Was können Sie jetzt?
   Antwort: Ich kann die Hand wieder heben und die Finger strecken – allerdings ist die Kraft dabei noch mäßig.

Erste Folgerung: Wenn die Hand- und Fingerstrecker gelähmt waren, können sie bei einer Muskelverpflanzung nur durch *antagonistische Muskeln,* also bestimmte Teile der Hand-Finger-Beugegruppe ersetzt werden. Diese Muskelumschaltung nennt man in diesem Falle Perthessche Ersatzoperation (nach einem deutschen Chirurgen).

Zweite Folgerung: Es hat jetzt keinen Sinn, die Hand- und Fingerstreckergruppe, die am Condylus radialis des Oberarms entspringt, in irgendeiner Form zu behandeln. Diese Muskulatur ist endgültig aufzugeben. Wichtig ist jetzt die Kräftigungsbehandlung der Hand-Finger-Beugegruppe, die am Condylus ulnaris entspringt. Diese Muskelgruppe muß jetzt die aktive Kraft sowohl

für die Hand-Finger-Streckung wie

für die Hand-Finger-Beugung liefern

Solche Ersatzoperationen gibt es besonders an Hand und Fuß, aber auch an anderen Gelenken.

Mit Hilfe obiger zwei Fragen lassen sich ausreichende Rückschlüsse ziehen, um eine sinnvolle und ökonomische Behandlung vornehmen zu können.

Der Masseur hat täglich ein gerütteltes Maß an Arbeitsleistung zu absolvieren, gleich, ob er als Angestellter oder im

freien Beruf tätig ist. Er kann es sich nicht
leisten, seine Arbeitskraft und Arbeitszeit
zu vergeuden und sinnlose Arbeit zu leisten. Er muß durch seine Ausbildung und
sein Wissen in die Lage versetzt werden,
seine Behandlung gezielt anzusetzen. Es
hat keinen Sinn, bei einer weitgehenden
Schultersteife gleich alle Schultergelenks-
muskeln zu behandeln. Wir berücksichtigen jeweils die Bedeutung der einzelnen
Bewegungsebenen. So beginnt man bei
der Schulter mit der intensiven Kräftigung des Deltamuskels. Die anderen
Muskelgruppen werden weniger gründlich nur im Hinblick auf vorbereitende
Hyperämisierung (das ist Mehrdurchblutung) berücksichtigt. Durch solchen „gezielten Einsatz" läßt sich ein tadelloser
Effekt mit dem kleinsten Aufwand erreichen. Dieses Beispiel soll zeigen, daß es
nicht immer richtig ist, gleich mit der
Hand zu arbeiten, sondern zuerst mit dem
Kopf.

4. Die Gefäße und Nerven des Armes

Die Schlagader für den Arm entspringt
der Schlüsselbeinader (A. subclavia), die
aus dem Aortenbogen kommt. Mit Eintritt in die Achselhöhle am Rand des Deltamuskels vorn heißt die Arteria subclavia = Arteria axillaris. In Höhe der Tuberositas deltoidea verläßt die A. axillaris
den Achselbereich und tritt in die innere
Biceps-Loge (Sulcus bicipitalis ulnaris)
ein. Sie heißt jetzt A. brachialis. In der
Ellenbogenbeuge heißt sie A. cubitalis
und teilt sich beim Austritt aus der Ellenbeuge in drei Äste, die A. radialis (Spei-
chenschlagader), A. ulnaris (Ellenschlag-
ader) und A. interossea (Zwischenkno-
chenschlagader). Die A. radialis ist Haupt-
arterie und bildet in der Hohlhand den
Arterienbogen (Arcus volaris arterialis).
Von hier aus gehen je zwei kleine Arterien
zur Ernährung jedes Fingers ab. Den Puls
der Arterie tastet man in der äußeren Seh-
nenloge an der Wurzel des Daumenbal-
lens auf der Beugeseite. Bei verschiedenen
Armhaltungen kann der Puls wegbleiben.

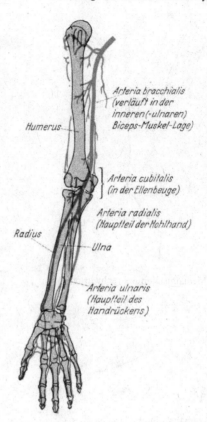

Abb. 28. Gesamtübersicht der arteriellen Blutgefäße

Meist kommt dem keine Bedeutung zu.
Ist der Arm außerdem oft taub-pelzig und
dazu noch kühl und bläulich verfärbt, so
kann es sich um eine Einengung der A.
subclavia handeln. Solche kommen bei
anatomischen Abweichungen der Scale-
nus-Muskeln am vorderen Halsbereich
(Hypertrophie des M. scalenus anterior
und Anwesenheit eines M. albinus = über-
zähliger Muskel) sowie Knochenanoma-
lien vor. Dazu zählt auch eine überzählige
Rippe, die am 7. Halswirbel entspringt
(sog. Halsrippe). Alle diese Faktoren sind
geeignet, das sog. „Scalenussyndrom" zu
bewirken, welches die Durchblutungsstörung am Arm hervorruft. Solche Störungen laufen auch unter dem Namen „Morbus Raynaud". Wir wissen also, daß diese
Erkrankung eben auch durch die obigen

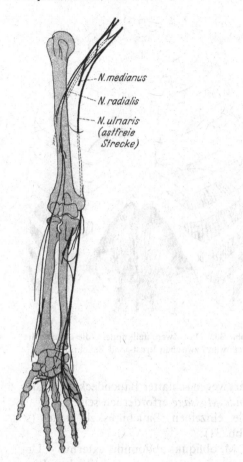

N.medianus

N.radialis

N.ulnaris (astfreie Strecke)

Abb. 29. Gesamtübersicht zum Verlauf der drei Unterarmnerven

anatomischen Formvarianten hervorgerufen werden kann.

Ist die Einengung nur gering, kann der Masseur bei der Behandlung mit durchblutungsfördernden Maßnahmen (z.B. Bindegewebsmassage) sehr wirkungsvoll mitarbeiten. Im bedrohlichen Falle hilft nur die Operation.

Die Blutadern (Venen) des Armes heißen wie die Schlagadern. Das verbrauchte Blut kommt mit den Venae digitales aus den Fingern, geht über den venösen Arcus in die Vena radialis, ulnaris und interossea und gelangt über die Venae cubitalis, brachialis, axillaris in die Vena subclavia. Diese mündet in die große obere

Halsvene (Vena cava cranalis). Ebenso mündet ja auch die Beckenvene, welche die Beinvenen aufnimmt, in die untere große Hohlvene (Vena cava caudalis).

Dazu gibt es, wie am Bein, oberflächliche Venen, die man in der Unterhaut gut tasten kann und liegen sieht. Der Arzt benutzt sie zur intravenösen Injektion. Diese oberflächlichen Unterarm- und Ellenbogenvenen vereinen sich am Oberarm zu zwei Kabeln: Vena basilica und cephalica. Sind die Armvenen sehr gestaut und der Arm dabei bläulich verfärbt, so muß man an Störungen des Kreislaufs, insbesondere Schwäche des *rechten* Herzmuskels denken. Solche Patienten sind mit besonderer Vorsicht zu behandeln. Auch kleinere Massagesitzungen und med. Teilbäder können bei solcher Kreislaufschwäche (Insuffizienz des rechten Herzens) eine größere Belastung sein.

Sehr unangenehme Schwellungen und Stauungen des Armes entstehen auch nach Amputation der Brust (Brustdrüsenkrebs). Hier können die oberen Lymphbahnen so vernarbt sein, daß das Gewebswasser (Lymphe) schlecht zirkulieren kann. Diese Lymphbahnen münden ebenfalls ins Venensystem ein. Am Bein kommt es bei derartigen Lymphstauungen auch zu abnormen Schwellungen, die man als *Elefantiasis* bezeichnet. Hier können nur fortwährende Entstauungsübungen und -massagen etwas Linderung zumal der damit verbundenen Schmerzen schaffen.

Zur Versorgung des Armes mit sensiblen und motorischen Leistungen dienen 5 Armnerven. Diese kommen sämtlich aus dem *Plexus brachialis* (s. Abb. 29). Der Armplexus wird von den Segmenten *C5–Th1* gebildet. Aus jedem Segment dieser Hals- und Brustmarkanteile tritt durch die Foramina intervertebralia eine Nervenwurzel heraus. Die Nervenwurzeln vereinigen sich zu Strängen (Primärfaszikel), aus denen drei „Sekundärfaszikel" hervorgehen.

Diese geben jetzt die *5 Arm-Nerven* ab.

N. axillaris für den Deltamuskel und
den Schulterblattmuskel Teres major
N. musculocutaneus für alle Ellenbeu-
ger und Oberarmheber nach vorn
N. radialis für alle Ellenstrecker und
Hand-Finger-Strecker
N. ulnaris ⎫ für alle Hand-
N. medianus ⎰ und Fingerbeuger
Die Lähmungen dieser Nerven und ihre
Folgen wurden schon bei den „klas-
sischen Armlähmungen" abgehandelt. Es
wurde auch schon darauf hingewiesen,
daß der N. medianus ebenso wie der N.
tibialis am Bein außer den sensiblen und
motorischen Fasern auch eine dritte Portion, „die trophischen Fasern" mit sich
führt. Bei Medianusschädigung können
Ernährungsstörungen auftreten. Die
Hand wird sehr kühl und feucht. Die Fingerkuppen verkleinern sich und die Nägel
werden brüchig-rissig.
Mit med. Teilbädern für den Arm und
Bindegewebsmassage lassen sich mäßige
Symptome bessern. Für schwierige Fälle
ist das neurologische Fachgebiet zustän-
dig.

D. Die Bauchmuskulatur

Sie hat die Aufgabe, die Bauchorgane
nach vorn zu schützen und einen für die
Lage dieser Organe erforderlichen Bauch-
innendruck zu erzeugen. Mit Hilfe der
Bauchmuskelspannung kann eine
„Bauchpresse" entstehen, die unter verschiedenen Erkrankungen von Wirbelsäule und Brustkorb (z.B. Morbus Bechterew) fällt infolge Störung der Atemexkursion ein Teil der Atemkapazität aus.
Jetzt setzt eine kompensatorische Kräftigung der Zwerchfelles (Diaphragma) ein,
und es kommt indirekt zur verstärkten
„Bauchatmung". Schlaffe Bauchdecken
(Hängebauch) können Schuld an gewissen
Organsenkungen, z.B. Hänge-Niere = im
Volksmund Wanderniere, sein. Besonders
bei Mehrgebärenden kann nach der Ge-

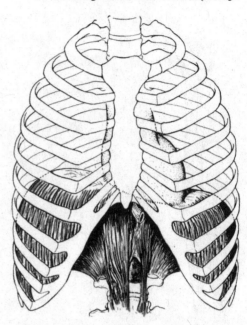

Abb. 30. Die Zwerchfellkuppel (die muskuläre
Trennwand zwischen Brust- und Bauchraum)

burt wegen schlaffer Bauchdecken *tonisie-
rende Massage* erforderlich sein.
Die einzelnen Bauchmuskeln sind (s.
Abb. 31):
M. obliquus abdominis externus – Ur-
sprung an den unteren seitlichen Rip-
pen und Verlauf in Hosentaschenrich-
tung zum Leistenband.
M. obliquus abdominis internus – Ur-
sprung an den medialen unteren Rippen und Brustbeinfortsatz rechtwinklig
zum Abdominis externus zur hinteren
Lendenfaszie (Fascia lumbodorsalis).
M. transversus abdominis – von den
Darmbeinen und Rippen über den
Bauch.
M. rectus abdominis – läuft von den
unteren Rippen zum Leistenband. Als
Schutz gegen Überdehnung und zur
Kraftleistung enthält er Zwischenseh-
nen (Inscriptiones tendineae).
Die *hintere Bauchwand* (seitliche Lenden-
partien) wird durch den *M. quadratus
lumborum* gebildet. Das ist ein relativ
kräftiger Muskel, der zugleich noch zur
Rückenmuskulatur gerechnet werden

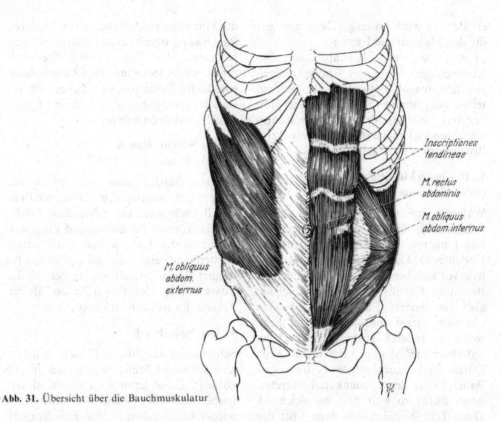

Inscriptiones
tendineae

M. rectus
abdominis

M. obliquus
abdom. internus

M. obliquus
abdom.
externus

Abb. 31. Übersicht über die Bauchmuskulatur

kann, weil er bei der Streckung und Neigung des tiefen Rumpfes beteiligt ist. Bei Achsenfehlstatik (Skoliose, Flachrücken) ist er relativ rasch überbeansprucht und neigt zur reaktiven Verhärtung und Verspannung (Muskelhartspann und Muskelhärten). Es ist dieser Muskel (seitliche Lende) bei der Rückenmuskelmassage zu berücksichtigen, ebenso wie die gesamte obere Randpartie des M. glutaeus maximus. Auch dieser Muskelteil arbeitet funktionell bei der LWS-Becken-Beweglichkeit mit und neigt sehr zur Bildung von Muskelhartspann.

Zwischen der Sacrospinalis-Gruppe der langen Rückenstrecker und dem Quadratus lumborum und dem Beckenkamm kann eine kleine „Lücke" bleiben. Hier ist wie an den Bruchpforten des Bauches Vorstülpung und Verklemmung von Bauchfell- und Eingeweideteilen möglich (Hernie). Diese Lücke nennt man „Trigonum lumbale".

Die entsprechende Hernie heißt „Trigonumhernie". Wenn der Patient sich vorwärtsbeugt oder liegt und sich wieder aufrichtet, kann hier ein heftig stechender Schmerz auftreten, der nicht nachläßt. Ein solcher Patient gehört zum Arzt.

An den Bauchmuskeln gibt es sog. „Bruchpforten". Das sind muskelschwache Stellen, welche von den Eingeweiden (Dünndarm und Bauchfell) ausgestülpt und gedehnt werden können. Können die Eingeweide spielend in der Bruchpforte aus- und eintreten, kommt es wohl zu Beschwerden, aber zu keinen Gefahren. Ist die Bruchpforte klein und eng und verspannen sich die Bauchmuskeln, dann kann ein bereits ausgetretener „Bruch" (Eingeweidevorstülpung) nicht mehr in den Bauchraum vollständig zurücktreten, der Bruch (Hernie) wird eingeklemmt (Hernia incarcerata). Die inkarzerierte Hernie ist von der normalen Blutzufuhr abgeklemmt, das Gewebe ist ungenügend ernährt, es wird brandig. Deswegen gilt für den Masseur die Regel: „Finger weg von Bruchpforten. Die Rückverlagerung eines ausgetretenen Bruches macht entweder der Patient selbst, oder wenn es Schwierigkeiten gibt, der *Arzt*." Für den Masseur ist die Kenntnis folgender Brüche (Hernien) respektive Bruchpforten wichtig:

1. Der indirekte Leistenbruch
(Hernia inguinalis)

Während der embryonalen Entwicklung wandern die Hoden des Embryo vom Bauchinneren nach außen (Skrotum = Hodensack). Dabei stülpen sie Muskelteile vor sich her und es entsteht der Leistenkanal (Canalis inguinalis). Dieser hat also ein inneres Eintrittsloch, welches oberhalb lateral vom Leistenband liegt, sowie ein äußeres Austrittsloch, welches unterhalb medial vom Leistenband liegt. Darm- und Bauchfellteile können vom Bauch her in den Leistenkanal eintreten, wenn dieser zu weit und zu weich ist. Diese Teile bewegen sich dann über den Leisten zum Skrotalsack hin.

Aus einem kleinen Leistenbruch kann durch Kanalerweiterung ein großer werden; dieser kann in den Skrotalsack eintreten (Hodenbruch) und schließlich kommt es zur Abflußstauung und Wasseransammlung (sog. Wasserbruch).

Wenn während der Massage oder des Bades ein Bruch austritt oder ein ausgetretener Bruch sich verklemmt, bekommt der Patient Schmerzen. Bei anhaltender Einklemmung nehmen die Schmerzen zu und der Patient wird kollapsig. Er bekommt eine kühle feuchte Stirn und der Puls wird klein und schwach (Bradykardie). Der Patient gehört zum Arzt resp. ins Krankenhaus.

2. Der direkte Leistenbruch

Während der indirekte Leistenbruch nur beim Mann vorkommt, kann der sehr seltene *„direkte Leistenbruch"* auch bei der Frau vorkommen. Es handelt sich hier um eine schwache Stelle in der vorderen Bauchwand oberhalb des oberen Schambeinastes. Hier läßt die sich überkreuzende und deckende Bauchmuskulatur eine kleine Stelle frei, in welcher sich bei starker Bauchpresse Bauchfell und Eingeweide vorstülpen können.

3. Der Schenkelbruch
(Hernia femoralis)

Der sog. Schenkelbruch kommt bis auf ganz seltene Ausnahmen nur bei der Frau vor. Bei sehr weichem, schwachem Bindegewebe können Bauchfell- und Eingeweideteile in der Lacuna vasorum (unterm Leistenband) eintreten und erscheinen bei dünner Oberschenkelfaszie im Bereich der Fossa ovalis. Der Bruch ist bei älteren Frauen am meisten zu beobachten.

4. Der Nabelbruch

Schon beim Säugling zeigt sich, daß hier eine schwache Stelle in der Bauchdecke vorliegt. Diese kann vorübergehend vernarben und unter bestimmten Umständen wieder frei werden, so daß eine Vorwölbung von Bauchfell und Dünndarm möglich ist. Diese macht je nach der Ausprägung Beschwerden.

5. Eingeweidebrüche

Hierunter versteht man Eintreten von Eingeweideteilen in Bauchfelltaschen. Dadurch sowie durch Verwringung und Ineinanderstülpen von Dünndarmschlingen wird die freie Darmpassage gestört (Darmverschluß – Ileus). Hierdurch kann es rasch zu bedrohlichen Erscheinungen kommen. Bauchschmerz, Erbrechen, Kollaps und Windverhaltung gehören dazu.

6. Zwerchfellhernien
(Hernia diaphragmatica)

Hier können durch schwache Stellen in dem großen Atemmuskel, der Brust- und Bauchraum trennt, Eingeweideteile, besonders Teile der Magenwand, in den Brustraum einschlüpfen. Es kommt zu stechenden Schmerzen und zu nicht still-

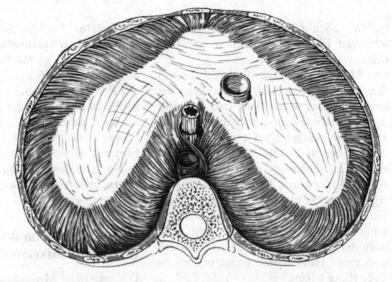

Abb. 32. Die Gefäßdurchtrittsstellen am Zwerchfell (große untere Hohlvene – Aorta descendens – Ösophagus)

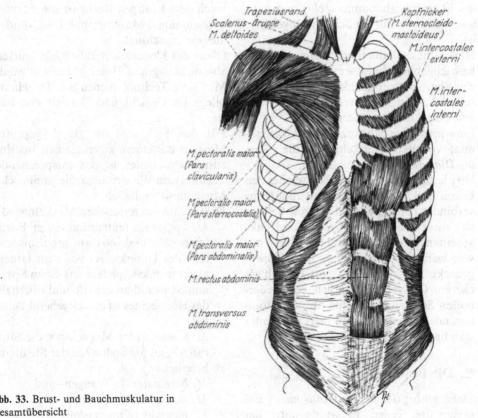

Trapeziusrand
Scalenus-Gruppe
M. deltoides

Kopfnicker
(M. sternocleido-
mastoideus)

M. intercostales
externi

M. inter-
costales
interni

M. pectoralis maior
(Pars
clavicularis)

M. pectoralis maior
(Pars sternocostalis)

M. pectoralis maior
(Pars abdominalis)

M. rectus abdominis

M. transversus
abdominis

Abb. 33. Brust- und Bauchmuskulatur in
Gesamtübersicht

barem „Schluckauf" (Singultus). In schweren Fällen ist Operation erforderlich.

Der Masseur und med. Bademeister soll sich diese Erscheinungen merken. Es kommt immer wieder vor, daß während der Behandlung derartige Symptome auftreten. Sie müssen ernst genommen werden. In der Bade- und Massageabteilung eines Krankenhauses wird ja immer ein Arzt anwesend sein. Für Zwischenfälle in eigener Praxis wird der nächste erreichbare Arzt herbeigebeten und der überweisende Arzt benachrichtigt. Es gibt noch weitere Hernien, die aber für den Masseur und med. Bademeister keine praktische Bedeutung haben.

7. Hernie der Rectus-Scheide

Von der Bauchinnenseite betrachtet entsteht durch die Faszie des M. transversus abdominis ein Fasziengebilde, in welchem der M. rectus abdominis *rechts* und *links* wie ein Schwert in der Scheide eingelagert ist.

Hinter dieses halbmondförmig gebogene Fasziengebilde (linea semicircularis) können bei entsprechender Bindegewebsschwäche Eingeweideteile (auch Bauchfell) eingeklemmt werden.

Eine besondere Störung durch Überdehnung von Bauchmuskeln stellt die *„Rectus-Diastase"* dar.

Hier lockert sich das Gewebe, welches den linken und rechten M. rectus abdominis verbindet (Linea alba). Dadurch dehnen sich diese Muskeln nach rechts und links auseinander und der Mittelbauch ist nur von wenigen überdehnten Muskelfasern gedeckt. Dieses Ereignis tritt bei schwächerem Gewebe gelegentlich bei wiederholten Schwangerschaften auf. Die tonisierende Massage kann hier nur unter ständiger ärztlicher Aufsicht erfolgen.

E. Die Brustmuskeln

Dazu gehört der M. *pectoralis major* mit seinen drei Teilen. Er wurde unter der

Muskulatur für die Schultergelenksadduktion schon beschrieben.

Ferner der M. *pectoralis minor*, welcher an den oberen 5–6 Rippen entspringt und am *Processus coracoides* ansetzt.

Schließlich gehören die Zwischenrippenmuskeln dazu (Mm. intercostales). Die *äußere Schicht = Intercostales externi* gehört zur Hilfsmuskulatur für die *Ein*atmung. Die *innere Schicht = Intercostales interni* gehört zur Hilfsmuskulatur für die *Aus*atmung.

F. Die Muskulatur des Gesichtes (mimische Muskulatur)

Die mimische Muskulatur gehört zu den Muskeln, die bei der kosmetischen Massage eine Rolle spielen. Je besser der Spannungszustand (Tonus) der Gesichtsmuskulatur ist, um so geringer ist die Neigung der Gesichtshaut zur Faltenbildung.

Nach dem heutigen Recht ist die Berufsbezeichnung „Masseur und med. Bademeister" geschützt.

Die in der Kosmetik Berufstätigen dürfen also nicht sagen, daß sie „Masseure" sind. Mit ihrer Technik dienen sie der Hautpflege im Gesicht und Bereich der Büste.

Für den Fall, daß der staatl. geprüfte Masseur mit einem kosmetischen Institut zusammenarbeitet, ist das entsprechende anatomische Wissen über die „mimische Muskulatur" nützlich.

Die wichtigsten mimischen Muskeln sind:

M. temporalis (entspringt in der Fossa temporalis und setzt am proc. muscularis des Unterkiefers vor dem Unterkiefergelenksköpfchen an). Beim Spannungszustand an Schläfe und oberhalb des Hochbeines ist er weitgehend beteiligt.

M. frontalis (der Muskel, der die Stirn runzelt, an der Spannung der Stirnhaut beteiligt ist).

M. buccinator ⎫ Wangen- und
M. masseter ⎰ Kaumuskeln
M. mentalis (Kinnmuskel).

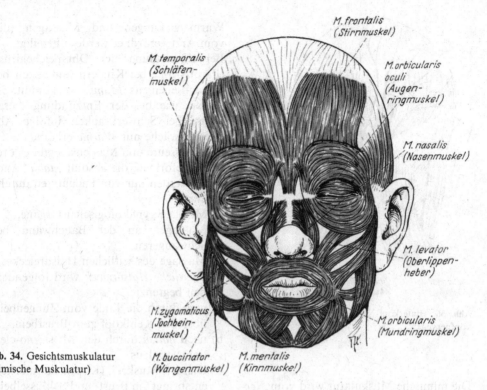

M. frontalis
(Stirnmuskel)

M. temporalis
(Schläfen-
muskel)

M. orbicularis
oculi
(Augen-
ringmuskel)

M. nasalis
(Nasenmuskel)

M. levator
(Oberlippen-
heber)

M. zygomaticus
(Jochbein-
muskel)

M. orbicularis
(Mundringmuskel)

Abb. 34. Gesichtsmuskulatur
(mimische Muskulatur)

M. buccinator
(Wangenmuskel)

M. mentalis
(Kinnmuskel)

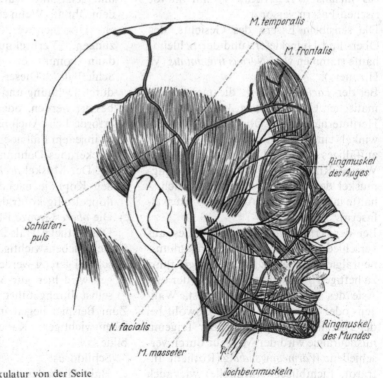

M. temporalis

M. frontalis

Ringmuskel
des Auges

Schläfen-
puls

Ringmuskel
des Mundes

N. facialis

M. masseter

Jochbeinmuskeln

Abb. 35. Gesichtsmuskulatur von der Seite

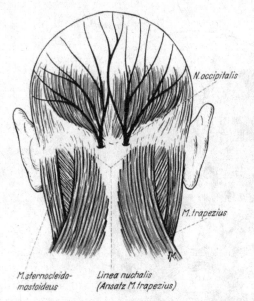

N. occipitalis

M. trapezius

M. sternocleido-   Linea nuchalis
mastoideus   (Ansatz M. trapezius)

Abb. 36. Hinterkopf-Nackenmuskeln (mit Hinterkopfnerven)

Die mimische Muskulatur wird vom *Nervus facialis* (VII. Hirnnerv) mit motorischen Fasern versorgt.

Die sensiblen Fasern des Gesichts, des Ober- und Unterkiefers und der Schleimhäute stammen vom *Nervus trigeminus* (V. Hirnnerv).

Bei der *Facialislähmung,* die meist rheumatischen Ursprunges ist, kommt es zum Herunterhängen des Oberlids und Mundwinkels einer Gesichtshälfte als besonders auffälliges Zeichen. Dazu verlieren Stirn, Wange, Ringmuskel des Auges und Ringmuskel des Mundes auf einer Gesichtshälfte ihre Spannung (Atonie der Muskelfasern).

Bei der *Trigeminusreizung* kann es aus verschiedenen Ursachen zur Trigeminusneuralgie kommen. Diese Neuralgie führt zu heftigen Schmerzen im Bereich der drei Äste des N. trigeminus: Stirnast, Wangen- oder Kieferast, Kinnast. Sowohl bei der Facialislähmung wie bei der Trigeminusneuralgie wird der Masseur durch verschiedene *Wärmeanwendung* (Rotlicht, Infrarot, Lichtbügel, Kurzwelle) wie auch

Wärmepackungen und Massagen (die vom Arzt verordnet werden) beteiligt.

Bei Entzündung der Ohrspeicheldrüse (Parotis), die bei Kindern und selten bei Erwachsenen als *Mumps* vorkommt, ist ebenso wie bei der Entzündung dieser Drüse bei Schwerkranken infolge Abwehrschwäche nur *Wärme* erlaubt.

Für Masseure und Masseusen gibt es drei Massageformen, die absolut „tabu" sind. Diese werden nur von Fachärzten durchgeführt:

Massage gynäkologischer Organe,

Massagen an der Bauchwand bei Schwangeren,

Massage des seitlichen Halsdreieckes.

Das *seitliche Halsdreieck* wird folgendermaßen begrenzt:

a) *vorn* durch die Linie vom Zungenbein über den Kehlkopf zum Brustbein,

b) nach *hinten* durch den M. sterno-cleidomastoideus.

Dieser Muskel (Kopfnickermuskel) entspringt am Brust- und Schlüsselbein und setzt am Warzenfortsatz hinter dem Ohr an. Wenn er durch irgendwelche Ursachen verkürzt wird (Verletzungen, Verbrennung, angeboren), dann kommt es zum „muskulären Schiefhals". Dieser kann manchmal durch Dehnung und Detonisierung gebessert werden, oder es ist Operation erforderlich. Auch nach der Operation ist in jedem Fall noch mehrere Wochen Lockerungs-Dehnungsbehandlung nötig. Der Muskel *dreht, beugt* und *neigt* den Kopf, je nachdem, ob ein- oder doppelseitig kontrahiert wird.

c) Die *obere* Grenze ist der Unterkiefer.

Das seitliche Halsdreieck enthält eine Reihe lebenswichtiger Organe, die sehr schnell gereizt werden können. Deswegen wird hier nur Massage vom Arzt selbst durchgeführt.

Zum Beispiel liegen in diesem Bahnhof lebenswichtiger Kabel folgende Gebilde:

Schilddrüse

Halsschlagader (A. carotis)

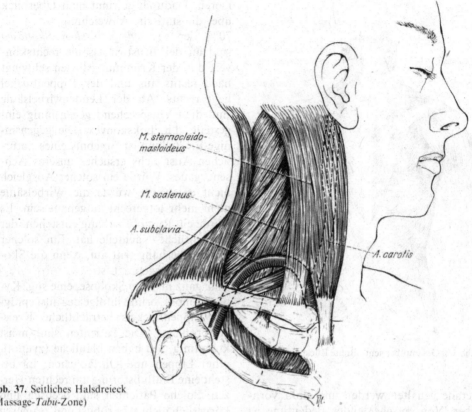

M. sternocleido-
mastoideus

M. scalenus

A. subclavia

A. carotis

Abb. 37. Seitliches Halsdreieck
(Massage-*Tabu*-Zone)

große Halsvene (V. jugularis)
Sympathikus ⎱ autonomes
Vagus ⎰ Nervensystem
N. accessorius (XII. Hirnnerv für Trapezius-Muskel)
Zungenbodenmuskeln
Unterkieferdrüse
Nebenschilddrüse

An keiner Stelle des Körpers drängen sich auf kleinem Raum derartig wichtige anatomische Gebilde.
Jeder Handgriff innerhalb dieser Gefahrenzone ist daher dem Masseur untersagt. Die Haftpflichtversicherung würde hier bei einem Zwischenfall größte Schwierigkeiten machen.

G. Die Rückenmuskeln

Die *wichtigsten Muskelgruppen*, die zum Schluß und ganz besonders besprochen werden sollen, sind die Rückenmuskeln.

Wir unterscheiden am Rücken *lange* und *breite* Muskeln. Für beide Gruppen gibt es eine Vielfalt von Namen. Die wichtigsten sollen hier genannt werden, weil sie in den ärztlichen Verordnungen vorkommen:

Lange Muskeln: lange Rückenstrecker Rücken-Eigen-Muskeln (autochtone Muskeln), Rumpfextensoren, paravertebrale Muskeln, Erector spinea.

Diese Muskeln sind die Antagonisten der Bauchmuskulatur. Sind z.B. bei Kinderlähmung die Bauchmuskeln gelähmt, so bekommen die „langen Rückenstrecker" die Überhand, und es kann zur beträchtlichen *Hohlkreuzbildung* kommen. Sind die langen Rückenmuskeln gelähmt, so kann der Rumpf auch beim Sitzen nicht

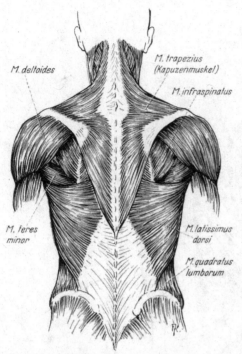

M. deltoides

M. trapezius (Kapuzenmuskel)

M. infraspinatus

M. teres minor

M. latissimus dorsi

M. quadratus lumborum

Abb. 38. Gesamtübersicht „Breite Rückenmuskeln".

kieren. Dadurch gewinnt man Überblick über die statische Abweichung.

70% der sog. *idiopathischen Skoliosen* sind an der Brustwirbelsäule rechtskonvex, d.h. der Krümmungsbogen schwingt nach rechts aus und der Rippenbuckel liegt rechts. An der Lendenwirbelsäule sind diese entsprechend gegensinnig eingestellt, d.h. linkskonvex. Die gegensinnige Einstellung ist Ergebnis eines natürlichen Ausgleichsversuches unseres Achsenorganes. Würde ein solcher Ausgleich nicht entstehen, würde die Wirbelsäule nicht mehr lotgerecht aufgebaut sein. Es würde ein Rumpfüberhang entstehen, der beträchtliche Nachteile hat. Ein solcher Rumpfüberhang tritt auf, wenn die Skoliose sehr ausgeprägt ist.

Eine ganz massive Skoliose, eine sog. Kyphoskoliose, bringt infolge des ausgeprägten Rippenbuckels beträchtliche Kreislaufprobleme. Die Patienten sind meist kurzatmig und haben bläuliche (zyanotische) Lippen und Ohrläppchen. Es besteht eine Einflußstörung am rechten Herzen. Solche Patienten sind seelisch und körperlich nicht sehr robust und reagieren auf unsere Maßnahmen recht empfindlich. Über dem Krümmungsbogen (der Konvexität) sind die langen Rückenstrecer überdehnt, in der Krümmungshöhlung (Konkavität) sind die langen Rückenstrecker verspannt und verkürzt. Gerade im Wachstumsalter ist der Knochen der Wirbelkörper relativ plastisch. Sind sie verformt, so wird sich unter dem Einfluß korrigierender Muskelkräfte allmählich wieder eine korrekte Achsenstatik einstellen. Wichtig ist die frühe Erkennung der kindlichen Skoliose. In einem solchen Falle benötigt man heute keine Gipsschale, sondern es wird mit Bandagen und gezielter Muskelbehandlung die Achse begradigt.

Zur *gezielten* Muskelbehandlung gehört die

Detonisierung (Entspannung) der verkrampften, verhärteten und verkürzten Muskeln in der *Konkavität*.

gerade gehalten werden und sinkt vornüber. Von entscheidender Bedeutung ist das Verhalten der langen Rückenstrecker bei der Rückgratverkrümmung (Skoliose) (s. Abb. 39).

Die Skoliose ist fast ausschließlich eine s-förmige Verkrümmung, bei deren Fortschreiten es zur Rippenbuckelbildung kommen kann. Für diese Rippenbuckelbildung verantwortlich ist die mit der Verkrümmung stärker werdende Verdrehung (Rotation) der Wirbelkörper. Dadurch wird auf der einen Seite auf die Rippen ein Zug ausgeübt, wodurch Abflachung eintritt. Auf die andere Rippenseite wirkt sich verstärkter Druck aus, weswegen sich die Rippen aufbuckeln und dabei zugleich auch das Schulterblatt vermehrt vom Thorax abheben.

Im Anfang wird der Masseur nicht sogleich erkennen, wo jeweils die Krümmungsbögen der Skoliose liegen. Es ist daher ratsam, die gut tastbaren Dornfortsätze der Wirbelsäule mit Fettstift zu mar-

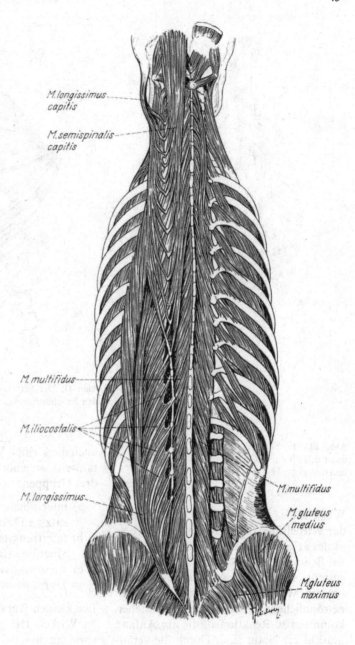

M.longissimus capitis

M.semispinalis capitis

M.multifidus

M.iliocostalis

M.longissimus

M.multifidus

M.gluteus medius

M.gluteus maximus

Abb. 39. Gesamtübersicht „Lange Rückenmuskeln"

Tonisierung (Kräftigung und Anspannung) der überdehnten und geschwächten Muskelfasern über der *Konvexität*.

Beim Erwachsenen ist es völlig gleich, wie massiert wird. Hier kommt es nur darauf an, wo der schmerzhafte Muskelhartspann liegt und wie er am besten zu beseitigen ist. Während beim Kind sozusagen ein Behandlungsplan durchdacht werden muß, um Schäden resp. Verschlimmerung zu vermeiden, kommt es beim Erwachsenen nur auf die Linderung der Beschwerden an.

Die langen Rückenstrecker (Erector spinea) sind die aktiven Haltetaue der

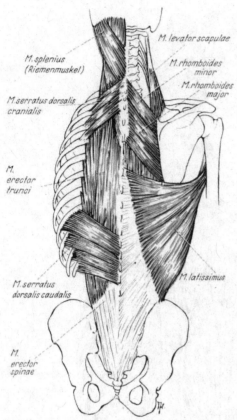

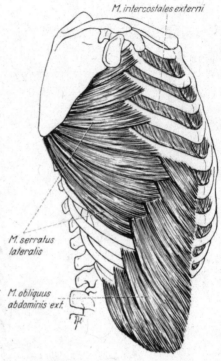

Abb. 41. Der Serratus lateralis und seine Lage zu den Bauchmuskeln

Abb. 40. Die Serratus- und Rhomboidei-Gruppe unter den „Breiten Rückenmuskeln" (trapezius und latissimus)

Wirbelsäule. Bei korrekter Achsenstatik der Wirbelsäule (normostatischer Wirbelsäule) arbeiten diese Muskeln unter idealen Bedingungen. Ist aber die Achse fehlgestellt, so sind die Arbeitsbedingungen für die Muskulatur schlecht. Schon bei gewöhnlichem Sitzen, Gehen und Stehen kommt es zu Reaktionen, die am Anfang muskulärer Natur sind. Durch die veränderten Drucke an den Knochen und Bandscheiben treten hier schließlich Verschleißvorgänge auf, die von sich aus wieder die Muskeln reizen (Circulus vitiosus). Diesen Fehlerkreis durch klassische Arbeit am Muskel zu durchbrechen, ist unsere Aufgabe.

Die langen Rückenstrecker kann man ungefähr in das System einordnen, welchem auch die kleinen Wirbelsäulendreher (Rotatoren) angehören. Das System kennt drei Gruppen:

a) interspinale Gruppe, von Dornfortsatz zu Dornfortsatz;

b) intertransversale Gruppe, von Querfortsatz zu Querfortsatz;

c) spino-transversale Gruppe, von Dornfortsatz zu Querfortsatz.

Die kleinen Rotatoren gehen von Wirbel zu Wirbel. Die großen Rotatoren überspringen jeweils ein Wirbelsegment. Zu tasten sind diese kleinen Muskeln nicht. Bei der Tiefenmassage an den langen Rückenstreckern (insbesondere Unterwasserdruckstrahl-Massage) werden sie indirekt mit aufgelockert.

Bei den *langen Rückenstreckern* (Erector trunci) gibt es eine *mediale Gruppe:* Diese wird durch den außerordentlich kräftigen *M. multifidus* gebildet.

Die *laterale Gruppe* teilt sich in einen lateralen Strang (M. iliocostalis) und einen
medialen Strang (M. longissimus).

M. iliocostalis und $\left.\begin{array}{l}\text{zusammen als}\\ \text{M. sacrospinalis}\\ \text{bekannt}\end{array}\right\}$
M. longissimus

Der *M. sacrospinalis* reicht vom Kreuzbein bis zum Nacken (protuberantia occipitalis externa).

Der *M. multifidus* reicht vom Darmbein bis zum unteren Nacken (Hinterhauptsbein.

So ist also nicht nur die Brust- und Lendenwirbelsäule, sondern die Halswirbelsäule (Hals-Nackenbereich) dadurch zu beeinflussen, wenn ein anderer Abschnitt behandelt wird. Das heißt, die Entspannung verkrampfter Muskelgruppen an der Lendenwirbelsäule wirkt sich auch häufig für die Halswirbelsäule resp. Brustwirbelsäule aus.

Zum antagonistischen System Rücken-Bauchmuskeln ist noch folgendes zu sagen: Ist die Bauchmuskulatur durch Lähmung sehr geschwächt, kommt es durch Überwiegen der langen Rückenstrecker zum Hohlkreuz. Wenn ich dieses jetzt behandeln will, muß ich wohl zuerst die *Bauchmuskeln* kräftigen (tonisieren). Zum anderen muß ich die *Rückenmuskeln* lokkern (detonisieren), weil sie sonst zuviel Widerstand für die Erholung der Bauchmuskeln bieten.

Die *breiten Rückenmuskeln* haben verschiedene Namen:

breite Rückenfremdmuskeln,
Rückenfremdmuskeln,
oberflächliche Rückenmuskeln,
flache Rückenmuskeln.

Sie umfassen folgende Muskeln:

M. latissimus dorsi. Er kann den erhobenen Arm mit großer Kraft und Wucht herunterziehen (Holzhackermuskel). Ursprung: Fascia lumbodorsalis. Ansatz: Crista tuberculi minoris humeri. Nervus thoracicus longus (Nervenversorgung).

M. trapezius. Ursprung und Ansatz: Dornfortsätze der Brustwirbelsäule, Schultergräten, Dornfortsätze der Halswirbelsäule, Hinterhauptsbein. Er fixiert beide Schulterblätter am Brustkorb (Thorax), streckt und hebt den Kopf und zieht die Schulterblätter nach rückwärts zusammen. Die Nervenversorgung kommt für den ganzen Muskel vom *Nervus accessorius* (XII. Hirn-Nerv) und Rami trapezoides aus C4 für den oberen Rand. Ist dieser Nerv geschädigt, so kommt es zur sog. *Trapeziuslähmung.* Der Arm kann seitlich nur etwas über die Waagrechte, keinesfalls aber zur Hochhalte erhoben werden, weil das Schulterblatt keinen Halt hat und vom Rumpf abkippt, wodurch eine *Flügelschulter* entsteht.

Durch Muskelverpflanzung kann der Schaden recht gut ausgeglichen werden. Diese Flügelschulter ist aber unvollständig, da der untere Schulterblattwinkel von einem Muskel doch noch etwas gehalten wird. Das ist der

M. serratus lateralis. Dieser entspringt den unteren 6 Rippen, läuft über den unteren Schulterblattwinkel und setzt den unteren Brustwirbeldornen an. Nervenäste vom *Nervus thoracodorsalis.* Ist auch dieser geschädigt (zusammen mit Nervus accessorius), so entsteht die komplette Flügelschulter, weil jetzt das Schulterblatt völlig abkippt.

M. serratus dorsalis cranialis und *M. serratus dorsalis caudalis.* Der obere der beiden entspringt an den Dornfortsätzen der Halswirbelsäule und oberen Brustwirbelsäule und setzt mit je einer Zacke an den oberen 6 Rippen an. Der untere von beiden entspringt an den Dornfortsätzen der unteren Brust- und oberen Lendenwirbelsäule und setzt mit je einer Zacke an den unteren 6 Rippen an.

Der obere Serratus vermag den Brustkorb nach oben zu dehnen; der untere zieht und dehnt den Brustkorb nach unten. So sind diese Muskeln ausgesprochene Atmungshilfsmuskeln (Segmentnerven).

Mm. rhomboidei (Segmentnerven). Diese Muskeln haben die Aufgabe, die Schulterblätter rückwärts zusammenzuführen. Sie bewirken dadurch indirekt eine Brustkorberweiterung und sind dadurch „Atmungshilfsmuskeln".

M. rhomboides minor. Ursprung: Dornfortsätze untere Halswirbelsäule. Ansatz: medialer oberer Schulterblattrand.

M. rhomboides maior (Segmentnerven). Ursprung: Dornfortsätze obere Brustwirbelsäule. Ansatz: mittlerer und unterer medialer Rand des Schulterblattes. Abschließend fassen wir die Gruppe der Atemhilfsmuskulatur noch einmal zusammen:

Einatmung: Mm. intercostales externi, M. serratus dorsalis cranialis, M. serratus dorsalis caudalis, M. trapezius, Mm. rhomboidei, M. teres maior und minor, M. pectoralis minor.

Ausatmung: Mm. intercostales interni, M. pectoralis maior, M. coracobracchialis.

H. Die Schulterblattmuskeln

besorgen die Schulterblattbeweglichkeit. Sie haben *direkt* mit der Armbeweglichkeit nichts zu tun. Da aber die Schultergelenkspfanne am Schulterblatt sitzt, bedeutet jede Bewegung des Schulterblattes *indirekt* eine Erhöhung der Armbeweglichkeit.

Es wurde schon darauf hingewiesen, daß man durch Kräftigung und Vermehrung der Schulterblattbeweglichkeit Steifen und Teilsteifen des Schultergelenkes ziemlich kompensieren kann.

Die wichtigsten Schulterblattmuskeln sind:

Mm. rhomboidei maior und minor,

M. trapezius (hält das ganze Schulterblatt am Thorax),

M. levator scapulae (Schulterblattheber),

M. teres maior und minor (preßt den Oberarm zum Schulterblatt, wodurch eine Mitbewegung desselben durch den Oberarm ermöglicht wird),

M. serratus lateralis (fixiert den unteren Schulterblattwinkel).

II. Die inneren Organe

Sie sind einzuteilen in die Organe der
Brusthöhle (Thoraxorgane),
Bauchhöhle (Abdominalorgane),
Beckenorgane.

A. Die Organe der Brusthöhle

Sie sind durch den knöchernen Thorax (Brustbein, Wirbelsäule, Rippen) gut geschützt.

Den Hauptanteil der Brusthöhle, die vom Bauchraum durch das Zwerchfell (Diaphragma, dem wichtigsten Atemmuskel) getrennt wird, bildet der Respirationstrakt (Atemtrakt).

1. Der Respirationstrakt

Die Atemwege beginnen am Mund und Nasen-Rachen-Raum. Am Rachengrund befindet sich der Eingang zur Speiseröhre (Ösophagus) und Luftröhre (Trachea). Damit beim Schluckakt keine Speiseteile in die Luftwege geraten, werden diese durch den Kehldeckel (Epiglottis) geschlossen.

Im Kehlkopf gleitet die Luft an den Stimmbändern vorbei, von deren Spannungszustand die Höhe der erzeugten Töne abhängig ist. In Höhe des Jugulums (Grube am oberen Brustbeinrand) teilt sich die Trachea in die beiden *Hauptbronchien.* Diese teilen sich wieder *rechts* in drei Stammbronchien und links in zwei Stammbronchien. An jedem Stammbronchus hängt ein *Lungenlappen.*

Die *rechte* Lunge hat einen oberen, mittleren und unteren Lappen. Die linke Lunge hat einen oberen und unteren Lappen. Zur Raumgewinnung fürs Herz gibt es hier keinen mittleren Lungenlappen.

Die Stammbronchien verästeln sich zu den Hauptbronchien, Nebenbronchien usw., bis schließlich an feinsten Bronchusbläschen das Lungenbläschen (die Alveole hängt.

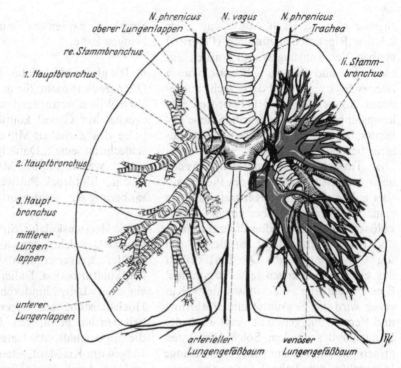

Abb. 42. Der Bronchial- und Gefäßbaum der Lungen

Ein Lungenlappen setzt sich aus vielen Millionen Alveolen zusammen. Jede Alveole enthält arterielle und venöse Feinstgefäße (Kapillaren) und die frische Atemluft (mit Sauerstoff angereichert) kommt mit einem feinen Kapillarbronchus in die Alveole, gibt hier ihren Sauerstoff ab und nimmt die vom verbrauchten Venenblut in die Alveole abgegebene Kohlensäure (Kohlendioxyd) auf. Die Alveolenluft ist jetzt verbraucht (enthält Kohlendioxyd) und wird ausgeatmet.

In den unzähligen Lungenbläschen läuft bei der Ein- und Ausatmung dieser „Gasaustausch" ab. Alles verbrauchte, kohlensäurehaltige dunkle Venenblut wird auf diese Art zu frischem, hellrotem, sauerstoffhaltigem Arterienblut umgewandelt.

Der ganze, sich vielfach verästelnde „Bronchialbaum" ist mit Schleimhaut ausgekleidet. Die Schleimhautzellschicht (Schleimhautzellenepithel) trägt kleine Flimmern, die sich ständig zum Ausgang hin bewegen. Auf diese Art wird das Bronchialsystem ständig von schlechtem, überschüssigem Schleim (Bronchialsekret) sowie Fremdkörpern und Schmutz gereinigt. Durch Kontraktion der Atemhilfsmuskeln entstehen Hustenstöße, welche die Reinigung notfalls unterstützen.

Der ganze Brustkorb ist an der Außenwand mit einer feinen Innenhaut ausgekleidet (Rippenfell = Pleura parietalis). Die Lungenlappen sind ebenfalls von feiner Haut bedeckt (Lungenfell = Pleura visceralis). Zwischen beiden Häuten besteht ein luftleerer Raum, der Unterdruck aufweist. Dieser Unterdruck im Pleuraraum ist eine wichtige Grundbedingung dafür, daß sich bei der Einatmung die Lunge gut füllen = aufblähen kann. Wird dieser Raum durch Krankheitsreiz mit Flüssigkeit gefüllt (Exsudat = Rippenfellerguß), so kollabiert teilweise der zugehörige Lungenabschnitt unter dem Flüssigkeitsdruck. Die Flüssigkeit muß punktiert werden, wenn sie Atmung und Kreislauf zu sehr belastet. Nach Ausheilung einer solchen Rippenfellentzündung (Pleuritis) bleiben Verwachsungen und Narben zurück; das sind die sog. „Pleuraschwielen oder -schwarten". Sind diese recht ausgedehnt, können sie für den Patienten eine lebenslängliche Belastung sein. Solche Patienten bedürfen bei Massage und Bad unserer besonderen Umsicht.

Die Tatsache der *Lungenkollabierung* nach Anstich und Füllung des Pleuraraumes haben sich die Lungenärzte zunutze gemacht. Sie stechen über einem „tuberkulösen Lungenherd" den Pleuraraum an und blasen Luft hinein; es entsteht ein sog. „Pneumothorax". Die Luft drückt die erkrankte Lungenstelle zusammen. Eine eventuelle „Zerfallshöhle" = Kaverne wird zur Schrumpfung, Verlötung und Vernarbung gebracht. Jetzt kann der Lungenherd ausheilen. Solche Patienten atmen manchmal nur mit einer Lunge (der rechten oder linken). Sie sind an einer gewissen Kurzatmigkeit zu erkennen.

2. Die Herzmuskulatur

Das Herz wird bei allen Lungenleiden naturgemäß mehr belastet. Diese Kranken bedürfen unserer allergrößten Aufmerksamkeit und Fürsorge bei *jeder Behandlungsart.*

Es befindet sich im linken Brustraum und ist der Motor unseres Kreislaufes. Es ist ein Muskel mit außergewöhnlichen Fähigkeiten (mit 4 Hohlräumen).

An sich besitzt unser Organismus zwei verschiedene Muskelarten.

a) Die quergestreifte Muskulatur. Sie ist so benannt, weil unter dem Mikroskop Querstreifen sichtbar sind. Diese Muskulatur gehorcht unserem Willen, sie wird vom Großhirn gelenkt. Daher auch der Name: „willkürliche Muskulatur". Alle Extremitäten-, Rumpf-, Rücken-, Bauch-, Brustmuskeln etc. gehören dazu. Wir haben mit der „quergestreiften Muskulatur" eine sog. „Hochleistungsmuskulatur", die für relativ kurze Zeit größte Leistungen,

aber keine pausenlose Dauerleistung vollbringen kann.

b) Die glatte Muskulatur. Sie besitzt diese Querstreifung nicht. Sie ist vom menschlichen Willen weitgehend unabhängig. Sie arbeitet auf Grund kontinuierlicher Impulse des Zwischen-Mittelhirnes. Sie ist schlechthin eine „Dauerleistungsmuskulatur", welche für die Magen-Darm-Tätigkeit, Blutdruck-Pulswelle, Bronchialsäuberung etc. verantwortlich ist.

c) Die Herzmuskulatur. Sie ist ein „Mischgewebe", welches sowohl die Fähigkeiten der „quergestreiften" wie der glatten Muskulatur besitzt. Daher kann das Herz ein langes Leben hindurch in Dauer- und Höchstleistung ein ungewöhnliches Arbeitspensum bewältigen. Dazu besitzt es die Eigenschaft, die verschiedenen Störungen am Kreislaufsystem auszugleichen und sie durch Vergrößerung des Herzmuskels (Hypertrophie) aufzufangen. Die Herzmuskulatur besitzt ein kompliziertes sog. „Reizleitungssystem", von welchem die elektrischen Impulse für die Vorhöfe und Kammern ausgehen. Ist diese Reizleitung durch Erkrankung gestört, kommt es an Stelle des sonst „regulären" Pulses von 64–76 regelmäßigen Herzschlägen zu einem „irregulären" Puls. Dieser ist durch ausgeprägte Unregelmäßigkeit gekennzeichnet. Die Impulserzeugung steht unter einem Agonismus-Antagonismusgesetz. Die Funktion dieses Systems sichert harmonische Regulierung der Impulse. Die „Peitsche", der Temponerv des Herzens, ist der *N. sympathicus.* Der „Ruhe- und Nachtnerv" des Herzens ist der *N. vagus.*

Ist der *Sympathikus* gereizt, dann kommt eine *Tachykardie* (Pulsbeschleunigung) zustande; die Minutenzahl liegt über 80. Ein Puls über 100 ist ein deutliches Warnungssignal (zumal in med. Bad). Ist der *Vagus* gereizt, fällt die Pulszahl deutlich unter 60 ab. Eine Vagusschädigung führt ebenso zum Übergewicht des Sympathikus, wie es bei der Sympathikusschädigung zum Übergewicht des Vagus kommt. Ein sog. „Vaguspuls" von 40–50 bezeichnet man als *Bradykardie*. Diese Gegebenheiten sind besonders für den med. Bademeister wichtig, weil die entsprechende Beobachtung und Kontrolle der Kranken den unangenehmen Zwischenfall des „Kollaps im med. Bad" verhindern hilft.

Das Herz liegt in einem Gewebesack, dem „Herzbeutel". Das viszerale Blatt des Herzbeutels liegt direkt dem Herzmuskel auf (*Epikard*); das parietale Blatt ist das eigentliche *Perikard*.

Der Herzmuskel selbst ist das *Myokard* und die Herzinnenhaut das *Endokard*. Die sog. *Pankarditis* stellt eine Entzündung sämtlicher Herzschichten dar, also Endokarditis, Myokarditis, Epikarditis, Perikarditis. Dabei kommt es zum Erguß (Exsudat) im Herzbeutel. Das bedeutet einen lebensgefährlichen Zustand. Das Endokard überzieht auch die Herzklappen, so daß seine Entzündung zugleich eine *Herzklappenentzündung* bedeutet, welche bei Defektheilung zum Herzklappenfehler führt. Die Endokarditis ist deswegen so gefährlich, weil sich Blutgerinsel bilden können, die ebenso wie bei der „paradoxen Embolie" zur Verlegung von Arterien (arterielle Embolie) führen können. Sehr gefürchtet ist auch die *Myokarditis*, wie sie bei schweren Infektionskrankheiten, z.B. Diphtherie, Scharlach, Typhus etc. auftritt. Diese Kranken brauchen „absolute Bettruhe". Ein zu frühes Aufstehen würde für den entzündeten Herzmuskel eine solche Belastung sein, daß es zur „akuten Dilatation", der schlagartigen plötzlichen Überdehnung kommen könnte, welche sofort zum Herzstillstand führt. Auf einer Infektionsabteilung hat sich der Masseur und med. Bademeister, wenn er in irgendeiner Form in die Behandlung eingeschaltet wird, selbst beim Arzt oder der leitenden Stationsschwester nach der Belastungsfähigkeit des ihm übergebenen Patienten zu erkundigen.

Nach so schweren Erkrankungen bleiben oft Schäden zurück, z.B. ein Herzklappenfehler.

Auch relativ mäßige Schäden des Herzmuskels, der sog. Myokardschaden (Myokardiopathie) bedeuten zumal bei älteren Menschen eine *Reduzierung der Toleranz*. Ein solcher Mensch hält einfach viel weniger Belastung aus und man muß sich darüber im klaren sein, daß eine intensive Ganzmassage oder ein entsprechendes med. Bad eine vermehrte Kreislaufbelastung bedeuten. Gerade für die jüngeren Berufskräfte ist die Einstellung zum Patienten die weitaus schwierigere Aufgabe als die Beherrschung der Technik der Massage oder des med. Bades. Es ist natürlich ein erheblicher Unterschied, ob man Sportler, erholungsbedürftige Kurgäste, Rekonvaleszenten (Genesende nach längerer Krankheiten), kreislaufgesunde Patienten nach chirurgischen oder orthopädischen Operationen oder schwerkranke Kreislauf- und organgeschädigte Kranke behandelt. Jede dieser aufgezählten Gruppen erfordert besondere Einstellung und Anpassung von seiten des Masseurs und med. Bademeisters.

Der Arzt hat für jeden Patienten bei jedem Medikament eine andere Dosierung. Genaue Abstimmung von Medikament und Krankheit ist besondere ärztliche Kunst.

Der gleiche Grundsatz gilt auch für den Masseur und med. Bademeister. Durch Beobachtung und Befragung des Patienten gewinnt man Erfahrungen über Verträglichkeit und Wirkung einer Behandlung. Kein Arzt nimmt sofort die höchste Dosis, es sei denn unter ganz bestimmten absolut lebensbedrohlichen Umständen. So wollen wir uns bei Massage und med. Bad immer an die „goldene Regel der einschleichenden Behandlung" halten. Bei einem Patienten, der auf Grund seines Aussehens und des Überweisungszettels zur Vorsicht mahnt, wird man mit Teilmassagen und kurzen Bädern anfangen. Lang-

sam lernen wir seine Belastungsfähigkeit kennen und können unsere Behandlungsmaßnahmen steigern. Je größer die Berufserfahrung wird, um so sicherer werden wir die richtige „Anfangsdosis" wissen.
Das *Herz* ist an den großen Gefäßen aufgehängt. Nach außen hin soll mit den Augen vom völlig gesunden Herz nichts wahrnehmbar sein. Wenn der Herzschlag, der sog. *„Herzspitzenstoß"*, die linke vordere Brustwand deutlich hebt oder wenn Pulsationen am Hals sichtbar sind, soll der Masseur daraus gewisse „Vorsicht" ableiten.
Die Ernährung des Herzens, insbesondere des Herzmuskels, erfolgt durch die Herzkranzgefäße (die Koronararterien). Wenn diese Gefäße bei Gefäßkrankheiten und im Alter langsam einen kleineren Querschnitt bekommen (Verengung des Gefäßlumens), dann braucht es oft nur einen gröberen Gefäßkrampf, um die Blutzufuhr für manche Abschnitte ganz zu sperren. Dieser sehr gefürchtete sog. „Herzinfarkt" beim überbeanspruchten Herz (besonders Managerherz) bringt einen schweren Schmerzzustand (Vernichtungsgefühl) mit sich. Ein kleiner Infarkt kann überlebt werden. Die zuvor vorhandenen Beklemmungs- und Angstzustände bezeichnet man als „Angina pectoris".
Durch den Brustraum zieht schließlich der *Ösophagus*, die Speiseröhre. Dieser lange Muskelschlauch kann auf Grund einer Kontraktionswelle seiner Ringmuskulatur die aufgenommene Speise zum Magen transportieren. Ein Patient, der längere Zeit und zunehmend über Schluckstörungen klagt, ist unbedingt dem zuständigen Arzt zuzustellen, genau wie solche Patienten, bei denen es während der Behandlung zu Bluthusten oder Bluterbrechen kommt.

B. Die Organe der Bauchhöhle

Wir sagten schon, daß die Speiseröhre in den Magen mündet.

1. Der Magen

Der Magen (Ventriculus) ist ein Muskelbeutel, der in seiner Wand eine Längs- Ring- und Schrägmuskulatur enthält. Dadurch ist er zu zwei Funktionen in der Lage

  a) Speisentransport vom Eingang zum Ausgang,
  b) Durchmischung und Durchknetung der Speisen.

Infolge der in der Magenschleimhaut vorhandenen Drüsen ist der Magen zugleich noch eine chemische Fabrik, produziert Salzsäure und das Verdauungsenzym Pepsin. Die Salzsäure hat $^1/_{10}$ der Konzentration der normalen Salzsäure. Durch eine Schleimschicht wird die Magenwand vor Selbstverdauung gesichert. Durch diese Stoffe ist

  c) auch noch eine *chemische* und *enzymatische* Speisenzerkleinerung sichergestellt.

Der Mageneingang wird durch eine Art Schließmuskel gebildet (Cardia). Der Magenausgang (Pylorus) hat eine richtige Pförtneraufgabe. Auf bestimmte chemische Zeichen wird der Pylorus geschlossen oder geöffnet. Bei Erkrankungen der Magenschleimhaut (Gastritis) kann die Magenwand durch Säure und Enzyme angegriffen werden. Es entsteht das Magengeschwür (Ulcus ventriculi). Wenn ein solcher Patient unter unserer Hand plötzlich kollabiert, heftige Schmerzen, Unmöglichkeit des tiefen Durchatmens und einen bretthartn Bauch bekommt, so besteht der Verdacht des Magendurchbruches (Magenperforation); der Patient gehört sofort zum diensthabenden oder überweisenden Arzt.
Wie immer hat sich der Masseur und med. Bademeister in einer solchen Situation jeder eigenen Diagnose zu enthalten. Es ist ihm strengstens untersagt, *irgendwelche diagnostischen Bemerkungen* zu machen oder dem Patienten gegenüber auch nur einen Verdacht zu äußern. Jahrzehntelange Krankenhauserfahrung hat gezeigt,

daß durch derartige Bemerkungen des med. Hilfspersonals nur Unglück angerichtet wird. Gedanken sind natürlich zollfrei. Wer gegen sich selbst kritisch ist, wird bald feststellen, daß ihm die Beachtung dieses wichtigen Grundsatzes Blamagen erspart und die Psyche des Patienten schont. Ein Kranker nimmt vieles ganz anders auf, als es selbst von einer wohlwollenden Umgebung gemeint ist.

2. Die Leber

Die Leber (Hepar) ist die größte Drüse des menschlichen Körpers. Es gibt kaum einen wichtigen Stoffwechselvorgang, an dem die Leber nicht beteiligt ist. Wir unterscheiden drei verschiedene Stoffwechselkomplexe.

a) Kohlenhydratstoffwechsel. Hierbei werden die Kohlenhydrate der Nahrung (Stärke und Zucker) zu ihren kleinsten Bausteinen gespalten. Die Magen-Darm-Schleimhaut nimmt mit ihren Enzymen die Spaltung der Kohlenhydrate so lange vor, bis sie resorptionsfähig sind Resorption ist die Aufnahme und der Durchgang durch die Magen-Darm-Schleimhäute in die Blutbahn.
Zucker und Stärke sind resorptionsfähig, wenn sie zu

    Traubenzucker (Dextrose),
    Milchzucker (Laktose),
    Fruchtzucker (Fruktose),
    Malzzucker (Maltose)

abgebaut sind. In der Leber und im Muskel wird solcher Zucker als Energiereserve-Depot in Form von Glykogen gespeichert. Bei hohem Energiebedarf oder mangelhafter Ernährung werden diese Depots mobilisiert.

b) Eiweißstoffwechsel. Es gibt tierisches und pflanzliches Eiweiß. Die kleinsten Eiweißteile sind die Aminosäuren. Damit Eiweiß im Magen-Darm-Kanal resorbiert werden kann, muß es enzymatisch bis zu den Aminosäuren gespalten werden. In dieser Form geht das Eiweiß in die Leber

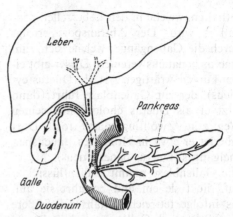

Abb. 43. Die Gallenwege und ihre Lage zur Bauchspeicheldrüse

und wird dort zu körpereigenem Eiweiß verschiedenster Form, z.B. Muskeleiweiß, Organeiweiß, Knocheneiweiß, usw. aufgebaut (sog. Eiweiß-Synthese). Vor allem das Sekret der Bauchspeicheldrüse (Pankreas) ist für die Eiweißverdauung notwendig.

c) Fettstoffwechsel. Sämtliche Fette müssen bis zu den Fettsäuren aufgeschlossen sein, um resorbiert zu werden. Sodann werden sie an Gallensäuren gebunden (emulgiert) und können jetzt ins Blut übergehen. Kommt nicht emulgiertes Fett ins Blut, so entsteht die sog. „Fettembolie". Diese kann sich in der Lunge oder im Gehirn abspielen. Die Fetttröpfchen verstopfen hier wichtige Bahnen. Ist das Fett vorwiegend in die Lunge gegangen, so entstehen hier je nach der Fettmenge Störungen (Atmung, Kreislauf). Bei Fetttröpfchenablagerung im Gehirn kommt es zur Bewußtlosigkeit, zu heftigen Erregungszuständen (motorische Unruhe) und zur Kreislauf- und Atemlähmung.
Fettembolie kann in den ersten Tagen nach einem Knochenbruch oder nach einer großen Knochenoperation eintreten.
Die Gallensäuren sind mithin für die Fettverdauung unentbehrlich. Sie sind in der Gallenflüssigkeit (Volksmund „Galle")

enthalten, welche in den Leberzellen produziert wird. Der Abtransport erfolgt durch die Gallengänge, welche sich zum Ductus hepaticus vereinen. Dieser gibt einen kurzen, kräftigen Ast ab (Ductus cysticus), der zur Gallenblase führt; dann setzt er als Ductus choledochus seinen Weg zum Zwölffingerdarm fort. Dort mündet er etwa in Höhe des Bauchspeichelganges (Ductus pancreaticus).

Die Gallenblase nimmt Gallenflüssigkeit auf, dickt sie ein und bewahrt sie auf, bis infolge fettreicher Nahrung größere Nachfrage nach Gallensäuren besteht, die von der direkt von der Leber zum Darm fließenden Gallenflüssigkeit nicht mehr gedeckt werden kann. Wenn Fleischfasern im Stuhl sichtbar werden, spricht diese ebenso für eine Störung der Eiweißverdauung wie Fetttröpfchen auf dem Stuhl für eine gestörte Fettverdauung (Gallenstörung).

3. Die Bauchspeicheldrüse (Pankreas)

Sie liegt hinter dem Magen. Sie produziert als *Sekret* eine enzymative Flüssigkeit, deren Bedeutung für die Fleischverdauung schon genannt wurde. Außerdem entsteht als *Inkret* in den Langerhansschen Inseln der Bauchspeicheldrüse ein Hormon (Insulin), welches für den Zuckerhaushalt lebenswichtig ist. Mit Hilfe des Insulins wird der Zuckerspiegel im Blut reguliert. Fehlt dieses Hormon, dann geht Zucker in der Niere in den Urin über und wird bei der Urinuntersuchung entdeckt. Diese Zuckerkrankheit (Diabetes) kann die Gefäßwände so angreifen, daß Gefäßverschlüsse auftreten, meist zuerst an den Zehen. Die Zehennägel verhärten sich, werden spröde und rissig. Die Zehenkuppe wird kühl und blauschwarz. Es kann jetzt eine *trockene* oder *schmierig-stinkende* feuchte Gangrän (im Volkmund „Brand") auftreten, die früher oder später zur Amputation des Unter- oder Oberschenkels führt. Gerade bei den Amputierten Zuckerkranken sind die Amputationsstümpfe schwierig. Die Neuromknoten (Nervenenden) sind empfindlich, oft ist der ganze Amputationsstumpf hochempfindlich (Hyperpathie).

Wir nannten beim Oberschenkelstumpf 2 Neurome

    Ischiadicus-Neurom,

    Saphenus-Neurom.

Am Unterschenkelstumpf gibt es je nach der Amputationshöhe 3 Neurome:

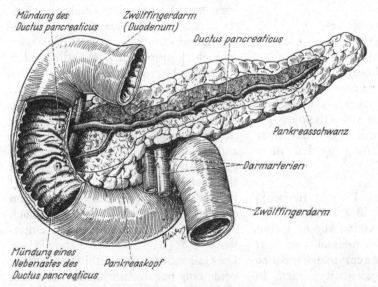

Abb. 44. Die Bauchspeicheldrüse und ihre Einmündung im Zwölffingerdarm (Duodenum)

Tibialis-Neurom,
Peroneus-superficialis-Neurom,
Peroneus-profundus-Neurom.
Ähnliche Veränderungen wie in den Blutgefäßen der Extremitäten spielen sich
auch an anderen Stellen des menschlichen
Organismus ab einschließlich der Herzkranzgefäße, so daß jemand mit einer jahrelangen Zuckerkrankheit besonders
schonende Behandlung bei Massage und
med. Bad benötigt.

4. Die Nieren (Ren)

Sie liegen rechts und links hinten im Oberbauch und ragen mit ihrem unteren Pol
gerade noch etwas über die 12. Rippe hinaus, so daß das „Nierenlager" nicht völlig
knöchern geschützt ist. Ebenso wie die
Gallenblase und der Rand einer etwas
vergrößerten Leber bei gröberer Massage
erreicht werden kann, kann besonders
eine kranke Niere am unteren Ende ange-
quetscht werden.
Die rechte Niere steht wegen der Leber
etwas tiefer als die linke.
Die Niere hat die Aufgabe, die „harn-
pflichtigen" Salze, die für den Organismus unbrauchbar oder schädlich sind, im
Urin auszuscheiden. Dazu besitzt die
Niere drei Faktoren:

a) Den glomerulären Apparat (in der
   Nierenrinde). Hier wird der sog. „Pri-
   märharn" erzeugt.

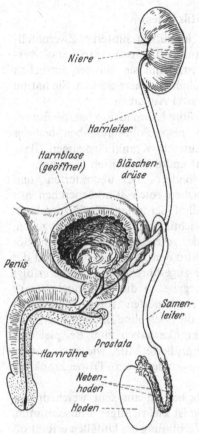

Abb. 45. Der männliche Urogenitaltrakt in Gesamtübersicht

b) Den tubulären Apparat (im Nieren-
   mark). Hier wird alles brauchbare
   Wasser ausgefiltert und der „Sekun-
   därharn" erzeugt.

c) Den Sammelapparat.

Die Tubuli münden in die Beckenkelche,
diese treffen sich in einem Nierenbecken
und an dessen tiefstem Punkt geht der
Harnleiter (Ureter) ab. Dieser mündet in
die Blase. Von der Blase nach außen führt
die Harnröhre (Urethra). Die Regulierung des Urinierens erfolgt durch den Blasenschließmuskel. Ist dieser gelähmt, so
besteht eine Blasenlähmung. Auch der Af-
terschließmuskel kann z.B. bei einer
schweren Rückenmarksverletzung oder

Erkrankung gelähmt sein. Das ist dann
eine sog. „Blasen-Mastdarm-Lähmung".
Urin und Stuhl können nicht gehalten
werden, „der Patient läßt unter sich".
Dadurch wird eine Lähmung für den
Masseur und med. Bademeister zu einem
besonderen Problem. Ein solcher Patient
beansprucht Sonderbehandlung und
bringt besondere hygienische Aufgaben,
auf die wir noch im einzelnen eingehen.
Die gesamten „ableitenden Harnwege"
von der Niere bis zur Harnröhre bezeichnen wir auch als „Urogenitaltrakt".
Der Zusammenhang Urintrakt und Geni-
taltrakt wird noch bei den Beckenorganen
zu besprechen sein.

5. Die Milz (Lien)

Sie liegt im linken hinteren Zwerchfell-kuppelraum. Nur wenn sie sehr stark vergrößert ist, kann sie bei der ärztlichen Untersuchung palpiert werden. Sie hat im Grunde zwei Aufgaben:

a) Als größte Lymphdrüse hat sie Entgiftungs- resp. Polizeiaufgaben bei der Abwehr von Krankheitskeimen (Bakterien) und deren Giften (Toxine).

b) Sie sondert die überalterten und schwachen roten Blutkörperchen aus (Friedhof der roten Blutkörperchen). Die wichtigsten Teile dieser Blutzellen, z.B. der rote Blutfarbstoff (Hämoglobin) wird den Zellen entzogen und der Leber zugeführt. Von hier aus erfolgt Weitergabe an die im Knochenmark neu produzierten roten Blutkörperchen, die noch ohne Blutfarbstoff sind.

Malariakranke haben zum Beispiel eine stark vergrößerte Milz, wie auch andere und insbesondere bei Tropenkrankheiten.

Die Milz besteht aus sehr weichem Gewebe, sie ist ein richtiger Blutschwamm. Innere Verblutung bei Unfällen erfolgt oft durch einen Milzriß. Die vergrößerte Milz hat aber noch weichere Gewebe als die gesunde; dies ist bei der Massage zu berücksichtigen.

6. Dünn- und Dickdarm

Den Magen und den ganzen Darm bezeichnet man als *Magen-Darm-Trakt*. Er hat die Aufgabe, die Speisen resorptionsfähig zu machen, zu resorbieren und den erforderlichen Transport zu vollziehen, bis die Nahrungsschlacken mit dem Stuhlgang ausgeschieden werden.

Wir unterscheiden folgende Abschnitte:

a) Vom Pylorus (Magenpförtner) abwärts beginnt der Zwölffingerdarm (Duodenum), so genant, weil er die Länge von ca. 12 nebeneinander liegenden Fingern hat. Der Gallen- und Bauchspeicheldrüsen-Ausführungsgang mündet in diesen Darmteil.

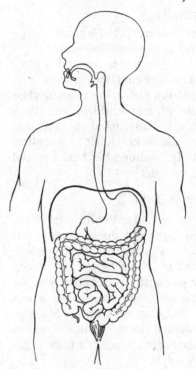

Abb. 46. Der Verdauungstrakt (Speiseröhre, Magen, Dünn- und Dickdarm) in der Gesamtübersicht

b) Daran schließt sich der erste Teil des Dünndarmes (Jejunum) an, welcher in den zweiten Teil (Ileum) übergeht. Zwischen beiden bestehen gewisse Funktions- und Schleimhautunterschiede.

Die Entzündung des Dünndarmes bezeichnet man als Enteritis. Ihre größte Ausprägung hat sie beim Typhus und Paratyphus.

Die Verwringung, Verdrehung und Ineinanderstülpung von Dünndarmschlingen führt zum *Darmverschluß*. Es wurde schon darauf hingewiesen, daß sich beim eingeklemmten Bruch (Hernie) gleiches abspielt. Es kann hier schon nach wenigen Stunden ein lebensbedrohlicher Zustand eintreten. Das Ileum ist durch eine Klappe mit einer Art Ventilmechanismus vom Dickdarm getrennt; es ist dies die „Valvula ileo-coecalis". Von hier ab beginnt der Dickdarm (Colon). Unter-

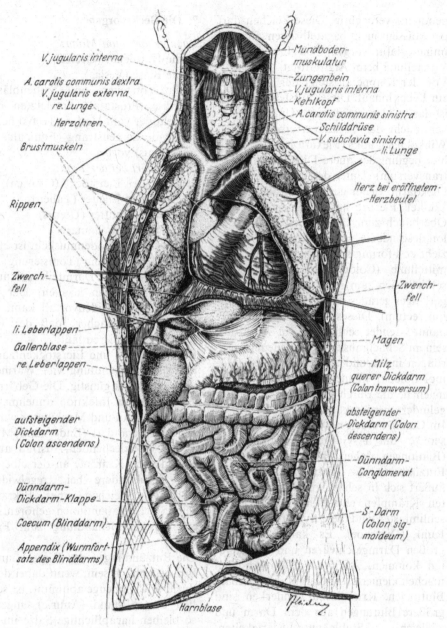

Abb. 47. Die inneren Organe des Menschen in der Gesamtübersicht

halb der Klappe ist ein sog. „blindes Ende" des Dickdarmes, der sog. Blinddarm. Der „Blinddarm" des Volksmundes, welcher vom Chirurgen herausoperiert wird, ist nur der „Blinddarmfortsatz" (Appendix). Nur dieser „*Wurmfortsatz*" wird also operativ entfernt, wenn sich entsprechende Symptome einer „Appendizitis" zeigen. Der *rechte* Unterbauch ist bei zunehmenden Schmerzen, Erbrechen und Fieber und zugleich Abwehrspannung der Bauchdecken auf eine Appendizitis verdächtig. Diese Zeichen darf der Masseur nicht bagatellisieren. Er wird immer dafür sorgen, daß hier baldigst Vorstellung beim Arzt erfolgt.

Von der Klappe an steigt der Dickdarm zur Leber hinauf. Dieser aufsteigende Teil ist das „Colon ascendens". Unter der Leber macht der Dickdarm einen rechten Winkel nach links (Flexura hepatica). Ab hier beginnt der quere Dickdarm (Colon transversum). Unter der Milz macht der Dickdarm wieder einen mehr als rechten Winkel (Flexura lienalis) und zieht vom Oberbauch zum Unterbauch hinab (Colon descendens). Vom linken Unterbauch zieht er s-förmig schräg zur Unterbauchmittellinie (Colon sigmoideum). Jetzt schließt sich zum After hin ein über fingerlanges gerades und breites Stück (Colon rectum). Dieses – auch Ampulle genannt – endet schließlich am After mit seinem Schließmuskel. Die Venenerweiterungen innen und außen am After (Hämorrhoiden) können arge Beschwerden machen, die durch bestimmte Sitzbäder gelindert werden können.

Im Colon werden noch unverdaute Speisereste durch Gärung aufgeschlossen (Blähungen daher im Dickdarm). Die Entzündung des Dickdarms (Colitis) äußert sich in schneidenden schmerzhaften Krämpfen und Durchfall. Mit am schlimmsten sind diese Symptome bei der Ruhr (Diarrhoe). Es kann dabei zu großen Darmgeschwüren und Darmbluten kommen. Auch die Hämorrhoiden machen kleinere, auf dem Stuhl sichtbare Blutungen. Kritisch zu vermerken sind größere Blutungen aus dem Darm und zugleich Stuhlgangsschwierigkeiten. Wegen ihrer Bauchschmerzen kommen diese Kranken in die med. Bäder, ohne vorher beim Arzt gewesen zu sein. Solche Behandlungen sind abzulehnen. Hier wird durch Röntgen-Kontrastbrei-Aufnahmen zu klären sein, ob keine bösartige Darmgeschwulst die Ursache ist. Bei einem solchen wird der rechtzeitige operative Eingriff das Leben wesentlich verlängern.

7. Die Beckenorgane

Dazu gehört beim Mann:
   die Harnleiter (Ureter),
   die Blase (Vesica),
   die Vorsteher- und Samenbläschendrüse (Prostata). An letzten beiden zieht der vom Hoden (Testis) herkommende Samenstrang (Funiculus spermaticus) vorbei.
Dazu gehört bei der Frau:
   die beiden Eierstöcke (Ovarien),
   die beiden Eileiter (Tuben),
   die Gebärmutter (Uterus),
   die Scheide (Vagina).

Bei den Beckenbodenmuskeln ist eine relativ gute Spannung (Tonisierung) erforderlich, weil sonst Darmteile sich ausstülpen und vorfallen können. Der Mastdarm- oder Scheidenvorfall kann solche Beschwerden machen, daß der Patient sich gerne operieren läßt.

Für die Tuben- und Eierstockentzündung ist in der Behandlung viel Wärme und med. Bad recht günstig. Die Gebärmutter (Uterus) kann Infektion annehmen und ihre Innenhaut und Muskulatur wird entzündlich verändert (Endo- und Myometritis). Übelriechender Ausfluß aus der Scheide und Krämpfe an derselben können insbesondere bei „regelwidrigen" Blutungen Zeichen einer Erkrankung sein. Solche Patientinnen gehören immer vor unserer Behandlung zum Frauenarzt.

Die Entzündungen der Niere können lebensbedrohlich sein, wenn dabei die produzierte Urinmenge abnimmt. Ist schließlich Urinstillstand (Anurie) eingetreten, so bleiben harnpflichtige Salze im Organismus zurück. Es kommt zur Harnvergiftung (Urämie). Bei vielen Querschnittsgelähmten ist dies die Todesursache.

8. Steinbildende Organe

Dazu gehören die Venen mit den Phlebolithen (Venensteine), ferner die *Gallenblase mit den Gallensteinen, die Niere mit den Nierensteinen, Pankreas mit den selte-*

nen Pankreassteinen und schließlich die Blasensteine (Harnblase).

Bei der Massage sind diese Organe absolut zu vermeiden. Bei Kontraktionen können kleine Gallen- oder Nierensteine mobilisiert werden. Kommt ein solches Gallensteinchen in den Ductus choledochus, dann gibt es sog. Gallenkrämpfe. Dieser Gallengang versucht, mit seiner Transportmuskulatur den Stein in den Zwölffingerdarm auszustoßen. Im Nierenbekken können sich kleine Steine lösen und in den Harnleiter eintreten. Jetzt gibt es die Nierenkolik als Zeichen für den Versuch der Uretermuskulatur, den Stein in die Harnblase auszustoßen.

Auch bei entzündeter Gallenblase oder entzündeter Niere (Nephritis) kann eine grobe Massage krampfartige Schmerzen hervorrufen. Doch unterscheidet sich dieser gleichbleibende Schmerz deutlich von dem in Wellenstößen verlaufenden Schmerz einer Kolik.

III. Gewebslehre (Histologie)

Sie gehört zur *Anatomie*. Die kleinen Strukturen (Zellformen) kann man nur mit dem Mikroskop bei vielhundertfacher Vergrößerung erkennen, daher auch der Name „mikroskopische Anatomie" als Gegenüberstellung zur „makroskopischen Anatomie", bei der das bloße Auge genügt.

Der Mensch besteht aus verschiedenen Gewebsarten, die am ganzen Körper verteilt sind. Ausnahmen machen nur die „parenchymatösen Organe", denn z.B. kommen die Lungenzellen nur in der Lunge, die Leberzellen in der Leber, die Nierenzellen in der Niere usw. vor. Die überall vorkommenden Gewebsarten besonders am Bewegungs- und Halteapparat des Menschen kommen mit Massage und med. Bad in Berührung.

A. Knochengewebe

Es besteht aus der Knochengrundsubstanz und den *Knochenzellen*. Hier unterscheiden wir Knochenaufbauzellen (Osteoblasten) und Knochenabbauzellen (Osteoklasten). Solange der Mensch gesund ist, bleibt Knochenabbau und -anbau im Gleichgewicht (normaler Knochenstoffwechsel). Im Alter oder bei Krebserkrankung können hier Störungen auftreten. Zwischen den Knochenzellen ist die Grund- oder Zwischenzellsubstanz, welche aus Eiweiß besteht, in welche die Knochensalze angelagert sind. Treten hier krankhafte Veränderungen auf, dann entsteht

a) *Eiweißmangel* im Knochen (Osteoporose). Der Knochen wird brüchig. Es kommt zu Spontanfrakturen.

b) *Mineralmangel* im Knochen (Osteomalazie). Der Knochen wird weich und verformt sich. „Die alten Leute wachsen in die Erde hinein." Der Rücken und die Beine werden krumm.

Oft sind beide Formen miteinander gemischt. Es ist leicht vorstellbar, welche Schäden durch grobe Behandlung hervorgerufen werden können. Andererseits benötigen die älteren Menschen unsere Behandlung, wenn sie nicht als Pflegefall der Menschheit zur Last fallen und am verdienten Lebensabend noch etwas aktiv sein sollen.

Diese Knochenveränderungen können nämlich nur dadurch beim Gehen und Stehen ausgeglichen werden, daß die Muskulatur mit verstärkter Kraft eingesetzt wird. Die langen Rückenstrecker, Hals-, Nacken- und Hüftmuskeln sind vielfach schwerstens verspannt und oft steinhart. Diese überlasteten Muskelgruppen machen starke Schmerzen. Eine einfühlende, einschleichende Lockerung der wichtigsten Muskelgruppen unter Zuhilfenahme von Wärme und med. Bad kann hier gut helfen.

Die Hormon- und Vitaminbehandlung von ärztlicher Seite tritt noch hinzu.

Diese heilende Fürsorge für den alternden und alten Menschen ist ein relativ neuer Zweig der Medizin. Der Masseur und med. Bademeister mit einer erstklassigen Ausbildung erarbeitet sich dabei zunehmend einen angesehenen Platz.

B. Knorpelgewebe
(Die gutartige Geschwulst heißt Chondrom)

Für uns sind drei Gruppen interessant:

a) *Hyaliner Knorpel.* Er bildet die Gelenkflächen der echten Gelenke mit ihren schön glänzenden Knorpelschichten.

b) *Faserknorpel.* Er bildet die *Zwischengelenkscheiben* (z.B. Meniskus am Knie) sowie *Zwischenwirbelscheiben* zwischen den Wirbelkörpern (sog. Bandscheiben).

c) *Embryonaler Knorpel.* Hiervon besitzt auch jeder Erwachsene einen bis ins Alter bleibenden Anteil, nämlich die Bandscheibenkerne (Nukleus) der Bandscheiben. Dadurch enthält die Bandscheibe ein immer elastisches Pufferkissen und kann somit ihrer „Teleskop-Aufgabe" besonders gerecht werden.

C. Muskelgewebe
(Die gutartige Geschwulst heißt Myom: z.B. an der Muskelwand der Gebärmutter = Uterusmyom)

Wir haben schon darauf hingewiesen, daß es drei verschiedene Gruppen gibt:

a) *Quergestreifte Muskulatur* für alle willensgelenkten Bewegungen des Menschen.

b) *Glatte Muskulatur* (autonome Muskulatur) für alle Gefäße (Blut – Galle) und die Darmbewegung (Peristaltik).

c) *Herzmuskulatur* (Syncytium) für die besondere Aufgabe des Herzmuskels.

Die Muskelzelle besteht aus *Zellwand* = Sarkolemm, *Zellplasma* = Sarkoplasma. Dieses bewirkt die Kontraktion, ist also die *aktive* Substanz. *Zellkern* = Nukleus. Die Muskulatur reagiert mit Kontraktionen auf galvanische und faradische Ströme, Wärme, Kälte, Säure.

Daß sich bei Kreislaufschwäche, Stoffwechselstörung und Überlastung ganze Muskelgruppen zum „Muskelhartspann" verkrampfen können, macht die *„klassische Massage"* so bedeutsam.

Nach Lockerung des Muskelhartspanns (Hypertonus) bleiben in manchen Muskelfasern noch kleine bleistiftdicke, fingerlange Härten zurück (sog. Muskelhärten = Myogelosen).

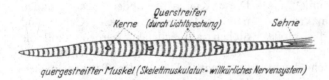

quergestreifter Muskel (Skelettmuskulatur - willkürliches Nervensystem)

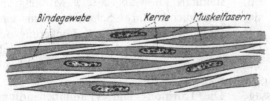

glatte Muskulatur (f. Gefäße u. Eingeweide - vegetative Nervenversorgung)

Abb. 48. Quergestreifte und glatte Muskulatur im mikroskopischen Bild

Diese manchmal sehr massiven Muskel-verspannungs-Reaktionen verschiedenster Art haben mit dem „echten Muskelrheumatismus" nichts zu tun.

Die Schmerzhaftigkeit entsteht durch Ansammlung von Stoffwechselschlacken (erhöhter Säuregehalt) des Muskelgewebes; es werden hierdurch sensible Nervenenden gereizt.

Das allgemeine Schmerz- und Ermüdungsgefühl ist im Volksmund als „Muskelkater" bekannt.

D. Epithelgewebe (Deckgewebe)

Es bedeckt alle inneren und äußeren Flächen einschließlich aller Hohlorgane (Gefäße usw.).

1. Haut

Sie ist ein absolut lebensnotwendiges Organ, schützt den Organismus vor Kälte und Wärme, vor Krankheitserregern und sonstigen Einwirkungen. Folgende Teile werden unterschieden: *1,2–2 qm* beim Menschen

| Eine Verbrennung von mehr als 30% verläuft meist tödlich | *Cutis* | Hornhautschicht Deckschicht | Epidermis = Oberhaut (enthält Nerven-Endplatten für Sensibilität) |
| | | Pigmentschicht Regenerationsschicht | Corium = Lederhaut |

Subcutis = Gefäß und Fettschicht = Unterhaut (zur Ernährung der Cutis)

| Für Aufgaben von Schutz und Pflege der Cutis | Anhangsgebilde Talgdrüsen und Haare Schweißdrüsen | „Tegumente" = gesamte Körperdecke |

Die Talg- und Schweißdrüsen können sich verstopfen und entzünden. Die Entzündung der Talgdrüsen und Haarbälgchen (Follikulitis) kann Massage unmöglich machen. Die Haut der Patienten darf auch nicht verschwitzt sein.

Der Hautkrebs unterscheidet sich von anderen Arten dadurch, daß er keine Tochtergeschwülste (Metastasen) macht. Er beginnt bei älteren Menschen gern im Gesicht (Basaliom).

Sog. Muttermale aller Art (Naevus) sollen nicht verletzt oder gereizt werden. Innerhalb dieser Gruppe gibt es welche, die bösartig werden können.

2. Endothelgewebe

Es bildet Rippenfell, Herzbeutel, Herzinnenhaut usw. Es kleidet sämliche Blut-Lymph-Gallen-Gefäße aus. Für den Urintrakt gibt es ein kubisches Endothel, für den Bronchialtrakt ein Flimmerepithel, für Magen-Darm-Trakt ein zylindrisches Schleimendothel.

E. Nervengewebe

Es besteht aus den Nervenzellen (*Neuron*) und dem Nervenstützgewebe (*Glia*). Die Nervenzelle hat eine Zellwand (*Neurolemm*) und ein Zellplasma (*Neuroplasma*). Letzterem kommt bei der Impulsleitung, welche Hauptaufgabe der Nervenzelle ist, die wesentliche Bedeutung zu.

Jede Nervenzelle hat einen oder mehrere Dendriten, das sind Verankerungen und *einen* Neuriten (Leitungsfortsatz). Die peripheren Nerven enthalten zumeist fetthaltige Markscheiden, welche schon mit dem bloßen Auge zu erkennen sind. Die graue Substanz des Rückenmarks ist gegenüber der weißen Substanz markscheidenfrei.

Eine Nervenentzündung nennt man *Neuritis*. Die häufigsten Ursachen sind: Eiterherde in Zahn und Mandeln (Fokus), Alkoholmißbrauch, ausgeprägter Diabetes (Zuckerkrankheit), Medikamentenschaden.

Die Neuritis bewirkt neben dem Schmerz oft auch eine Verspannung zugehöriger Muskelgruppen. Hier ist die Wahl der richtigen Dosis Massage, Wärme und med. Bad besonders wichtig (einschleichende Behandlung).

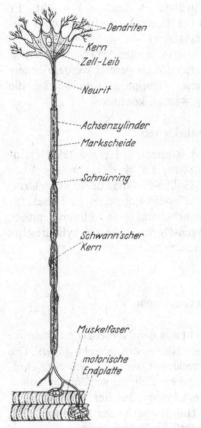

Dendriten

Kern

Zell-Leib

Neurit

Achsenzylinder

Markscheide

Schnürring

Schwann'scher
Kern

Muskelfaser

motorische
Endplatte

Abb. 49. Nervengewebe (motorisch leitender Nerv
– schematisch – mikroskopisches Übersichtsbild)

Leicht verwechselt werden folgende Begriffe: Neuron (Nerveneinheit = Nervenzelle, Neurom (Nervenendknoten bei Amputation oder bei Nerventeilverletzung),
Neurinom (Nervengeschwulst).

F. Bindegewebe
(Die gutartige Geschwulst nennt man
Fibrom)

Wir unterscheiden
a) Ungeordnetes Bindegewebe – an Stellen geringer funktioneller Beanspruchung und für Gewebslücken.
b) Geordnetes Bindegewebe. – Dazu gehören die Sehnen, die äußeren Gelenkskapseln und die Bänder (an Gelenken und Wirbelsäule).

Nach der Eigenschaft unterscheiden wir
clastische Fasern und *kollagene* Fasern.
Je nach Beanspruchung einer Sehne und
eines Bandes ist das Verhältnis von kolla-
genen zu elastischen Fasern bestimmt.

G. Fettgewebe

Wir unterscheiden drei Arten:
a) Organfett (Leber, Niere usw.),
b) subkutanes Fett (in der Subkutis unter
   der Haut),
c) Depotfett. Letzeres kommt an verschiedenen Organen, besonders Darm
   und Muskel, vor. Es wird in Zeiten
   geringer Ernährung abgebaut.
Im *subkutanen Fett* können bestimmte,
sehr schmerzhafte Veränderungen ablaufen, die zur Bildung sehr schmerzhafter
Knoten führen. Diese sind mit Muskelhärten zu verwechseln. Sie werden auf ungeschickte Massage noch schmerzhafter.
Unter der Haut, am Rücken, Bauch,
Brust und Extremitäten sind schließlich
auch große schmerzfreie Fettknoten ver-
schieblich tastbar. Das sind gutartige
Fettgeschwülste (Lipome). Sie sind nur
chirurgischer Behandlung zugängig.

H. Blut

Es zählt ebenfalls zu den Geweben. Wir
unterscheiden:

Blut-
zellen
$\begin{cases} \text{rote (Erythrozyten)} \\ \text{weiße (Leukozyten)} \\ \text{ca. 6000} \\ \text{Thrombozyten} \end{cases}$
$\begin{cases} \text{ca. 5 Mill. beim Mann} \\ \text{etwas weniger,} \\ \text{4,9 Mill. bei der Frau} \\ 300000 \\ \text{pro Kubikmillimeter} \end{cases}$

Die weißen Blutkörperchen sind deutlich
größer als die roten.

1. Blutzellen

Die Aufgabe der roten Blutkörperchen ist
vor allem der Sauerstofftransport im Blut.
Gebunden wird der Sauerstoff zum entscheidenden Teil an den roten Farbstoff

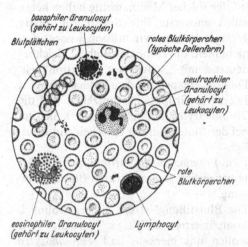

Abb. 50. Blutausstrich (Erythrozyten – Leukozyten – Thrombozyten)

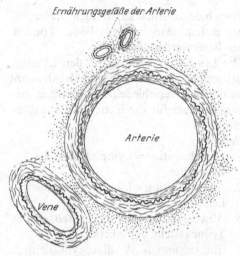

Abb. 51. Vergleich Arterien-Venen-Querschnitt

der Erythrozyten, das sog. Hämoglobin (Häm = Eisen, Globin = Eiweiß).

Die *Verminderung* der roten Blutkörperchen heißt *Anämie*. Sie entsteht durch chronischen (= fortwährenden) Blutverlust und mancherlei Stoffwechselstörungen. Bei ausgeprägter Anämie (blaß-gelbe Hautfarbe) hat der Masseur schlechte Startbedingungen.

Eine Hauptwirkung der Massage ist die *Hyperämie* = Überblutung mit frischem Blut im erkrankten Gewebe. Es kommt reichlich Sauerstoff in die Zellen und die Stoffwechselschlacken (Milchsäure) werden abtransportiert. Das Mehrangebot an frischem Blut ist also wichtiger *Heilfaktor*. Sind zwar zahlenmäßig normal viel Erythrozyten vorhanden, aber deren Gehalt an Blutfarbstoff mangelhaft, dann ist dies eine besondere Art der *Anämie*, die sog. *Hämoglobinämie*.

Eine Vermehrung der roten Blutkörperchen mit Bluteindickung ist eine Rarität und spielt keine Rolle.

Die *Verminderung* der weißen Blutkörperchen heißt *Agranulozytose*. Die weißen Blutkörperchen üben Polizeifunktion aus, so daß ihre Verminderung lebensgefährliche Bedrohung bedeutet. Schon die

kleinste Infektion kann zum Ende führen. – Leukozyten = Aufräumung, Lymphozyt = Aufsaugung.

Kleinste Verletzungen können zu unangenehmen Komplikationen führen. Früher gab es in einem solchen Fall nur wenig Aussichten. Heute kann durch wiederholte Bluttransfusionen und antibiotischen Schutz (z.B. Penicillin) meistens geholfen werden. Diese Patienten sind schwer krank und bedürfen besonderer Aufmerksamkeit.

Die *Vermehrung* der weißen Blutkörperchen in gewissen Grenzen heißt Leukozytose – Lymphozytose – und deutet meist auf Entzündungsvorgänge im menschlichen Organismus hin.

Die *abnorme Vermehrung* nennt man *Leukämie*.

Wegen der Unterteilung der weißen Blutkörperchen in lymphatische und myeloische Leukozyten kennen wir die *lymphatische und myeloische* Leukämie.

Die *myeloische Leukämie* ist die weitaus bösartigere. Sie kann nach unserem heutigen Wissen nicht geheilt werden. Wichtig zu wissen ist, daß die Patienten im letzten Krankheitsjahr gröbere, stark juckende Hautausschläge bekommen können. Man kann hier natürlich kaum noch Massagen anwenden; manche med. Bäder können die Beschwerden lindern.

Die *Lymphozyten* werden in den Lymphdrüsen produziert. Diese sind als Abwehrstationen in verschiedenen Segmenten, besonders aber für die Extremitäten eingebaut.

Bein
1. Abwehrstation = Lymphdrüsen der Kniekehle
2. Abwehrstation = Lymphdrüsen der Leistenbeuge
3. Abwehrstation = Lymphdrüsen in der Teilungsstelle der Aorta (für *re.* und *li.* A. iliaca vor dem 5. Lendenwirbel)

Arm
1. Abwehrstation = Lymphdrüsen der Ellenbeuge
2. Abwehrstation = Lymphdrüsen der Achselhöhle
3. Abwehrstation = Lymphdrüsen oberhalb und unterhalb des Schlüsselbeines (supra- und infraklavikuläre Drüsen)

Wird ein *roter Streifen* (ausgehend von einer Finger- oder Zehenverletzung) übersehen, so wird diese sog. Lymphbahnentzündung (Lymphangitis) aufgefangen von diesen Abwehrstationen. Wird die gesamte Abwehr von einer ganz schweren Infektion durchbrochen, dann kommt es zum Eintritt dieser Krankheitskeime in die *Blutbahn*. Es liegt jetzt eine sog. Blutvergiftung (Sepsis) vor, welche in der vorantibiotischen Zeit fast immer tödlich ausging.

Unter *Antibiotika* verstehen wir heute alle Arten von Medikamenten, die aus Pilzkulturen gewonnen werden (ein Teil wird heute auch schon in der chemischen Fabrik künstlich [synthetisch] erzeugt).

Wichtige *Antibiotika* sind:
Penicillin (gegen Eitererreger),
Streptomycin (gegen Tbc-Bakterien und andere Bakterien),
Tetracyclin (gegen viele Erregergruppen),
Chloramphenicol (z.B. gegen Typhus).

Infolge solcher Medikamente haben heute selbst schwerste Infektionen nur relativ geringes Fieber. Wir müssen wissen, daß nicht mehr die Höhe des Fiebers gleichbedeutend mit „schwerster Infektion" ist. Diese ist entsprechend zu berücksichtigen. Die letzte Gruppe der Blutzellen sind die *Thrombozyten* (300 000 pro mm^3). Sie sind bei der Blutgerinnung entscheidend beteiligt.

Eine *Verminderung* (Thrombopenie) führt unweigerlich zur verstärkten Blutungsneigung.

Die Blutstillung ist ein außergewöhnlich komplizierter vielfältiger Vorgang. Wir wollen uns merken, daß *Thrombozyten* und das daraus abzuleitende Enzym *Thrombin* und der Eiweißklebestoff *Fibrin* unbedingt zur Blutstillung erforderlich sind.

Bei der sog. *Bluterkrankheit* (die Krankheit mancher Königs- und Fürstenhäuser) fehlt auf Grund eines Erbleidens ein sehr wichtiger Gerinnungsfaktor im Blut. Auch kleinere Verletzungen haben früher zur Verblutung führen können. Heute ist man schon imstand auszutesten, welcher Faktor fehlt, ein entsprechendes Serum herzustellen und entsprechend einzugreifen.

Jeder blaue Fleck, der sich nach Stoß, Schlag oder Zerrung und Prellung unter der Haut bildet, ist ein sicheres Zeichen für eine stattgehabte Blutung (Bluterguß = Hämatom). Bei manchen Menschen kommt es schon nach relativ kleinen Ereignissen zu großen tiefblauen Flecken (Hämatomen), die sich dann langsam gelblich-grün auflösen und verlieren. Sind diese Erscheinungen sehr ausgeprägt, sprechen wir von einer sog. *Purpura*. Für diese gibt es mehrere Ursachen, wovon die *rheumatische Purpura* eine Abart insofern ist, als ein echter Rheumatismus Gefäße so schädigen kann, daß sie brüchig und durchlässig werden.

Wenn Patienten nach unserer Behandlung über auffällige Hämatome solcher Art berichten und stärkste Beschwerden haben,

die mit „normaler Massagereaktion"
nicht mehr zu vereinbaren sind, so gehören sie zum Arzt.

2. Blutflüssigkeit (Plasma)

Hier handelt es sich um eine wäßrige Ei-
weißlösung, die Mineralien, Hormone,
Vitamine und Enzyme enthält. Das
Plasma erhält man durch Zentrifugieren
frischen Blutes.
Wenn man Blut in einer Schüssel schlägt,
bleiben die langen Fibrinfäden (Eiweiß-
Gerinnungsstoff) schließlich am Schläger
hängen, und das Blut kann nicht mehr
gerinnen. Läßt man es einige Zeit stehen,
setzen sich die Blutkörperchen ab und die
klare Flüssigkeit steht darüber.

3. Serumgewinnung

Plasma, aus welchem das Fibrin entfernt
wurde, heißt *Serum.* Die Serumgewin-
nung von geimpften Tieren spielt eine entscheidende Rolle für die Seuchenbekämp-
fung in allen Erdteilen. Wir kennen
Serum, welches vom Tier her bereits fertige Gegengifte für eine Krankheit enthält, z.B. für Diphtherie, Wundstarrkrampf (Tetanus) oder gegen Schlangen-
gift.
Wenn ein Mensch gegen eine bestimmte
Infektionskrankheit *nicht* geimpft ist,
muß man ihm *fertige,* vom Tier produzierte Gegengifte gegen diese Krankheit
geben (=,,passive Immunisierung"). Indem man abgetötete Bakterien oder deren
Gifte zu einem Impfstoff verarbeitet,
macht der geimpfte Mensch eine milde
Infektion durch und bildet im *eigenen
Körper* gegen die entsprechenden Krankheitserreger Gegengifte (*Antitoxine*). Dies
ist die *„aktive Immunisierung".* Der Ausdruck aktive und passive Impfung ist
völlig falsch.
Wir haben zu bedenken, daß der aktiv
und passiv immunisierte Patient sich in
einem Abwehrkampf befindet und dabei
manchmal recht beträchtlich beansprucht
ist. Unsere Behandlung hat entsprechend
schonend zu sein.

IV. Das Kreislaufsystem

Durch die vollendet harmonische Zusammenarbeit vieler Gewebe (Herzmuskeln,
Gefäßmuskeln, Blutgefäße, Nervensystem, Blut) entsteht das Wunderwerk des
menschlichen

Kreislaufes $\begin{cases} \text{systolischer Druck bei Kontraktion} \\ \text{(Zusammenziehung des Herzens)} \\ \text{diastolischer Druck (bei Entspan-} \\ \text{nung des Herzmuskels).} \end{cases}$

Der Motor des Kreislaufes ist das Herz.
Seine Pulswelle wird fortgeleitet und verstärkt durch die Muskulatur der arteriellen Blutgefäße.
Wir beginnen mit der *linken Herzkammer.*
Diese faßt beim Erwachsenen zirka
70 Kubikzentimeter. Bei 70 Kammerkon-
traktionen werden also pro Minute
4900 Kubikzentimeter, das sind knapp 5
Liter (das ist die gesamte Blutmenge)
durch die linke Kammer in den Kreislauf
gepumpt. Von der *linken* Herzkammer
treibt der Pumpenstoß des *linken* Herzmuskels das Blut durch die *Aortenklappe*
in die große Körperschlagader (Aorta).
Diese gibt die Herzkranzgefäße zum
Herzmuskel hinab und dann den *Truncus
bracchiocephalicus,* aus welchem die A.
carotis und A. subclavia hervorgehen.
Das Blut fließt auch zu allen Organen (Leber, Niere, Milz, Magen, Darm usw.) und
auch in die *Beine.* Das verbrauchte Blut
aus den Beinen und Organen sammelt sich
in der unteren *Hohlvene* (Vena cava caudalis). Das verbrauchte Blut aus Kopf
und Armen sammelt sich in der oberen
Hohlvene (Vena cava cranialis). Beide
Hohlvenen geben durch Ventilklappen
das venöse dunkle Blut in den *rechten*
Vorhof hinein. Vom rechten Vorhof
strömt das Venenblut durch die „Dreizip-
felklappe" (Tricuspidalis) in die *rechte*
Kammer. Bei Kontraktion der rechten
Kammer treibt der Pumpenstoß das Blut
durch die *Pulmonalarterien* in die Lungen.
Dies sind die einzigen Arterien des
Menschen, die „venöses Blut" führen. Die

Pulmonalarterien verästeln sich zu feinsten Kapillaren, welche in die Alveolen gehen. Da erfolgt der Gasaustausch (Kohlensäure wird abgegeben, Sauerstoff wird aufgenommen). Das Blut ist jetzt hell, sauerstoffreich = arterialisiert. Dieses Blut wird von den *„Venae pulmonalis"* (Pulmonal = Lungen-Venen) gesammelt und strömt durch Ventilklappen in den *linken* Vorhof hinein. Die Kontraktion des linken Vorhofmuskels treibt durch die *„Zweizipfelklappe"* (Bicuspidalis) das Blut in die linke Herzkammer. Die Zweizipfelklappe schließt sich und die nächste Kontraktion des linken Herzmuskels treibt das Blut durch die Aortenklappe neuerlich in die Aorta hinein. Den Weg vom Herzen zu den Organen, Kopf, Armen und Beinen und zurück bezeichnet man als *„großen"* oder *„Körperkreislauf"*.

Den Weg vom Herzen zur Lunge und zum Herzen zurück bezeichnet man als *„kleinen"* oder *„Lungenkreislauf"*.

Das ganze Kreislaufsystem steht durch die Kontraktion des Herzens, durch Tonus der Herz- und Gefäßmuskulatur unter einer bestimmten Spannung (*Blutdruck*).

Wie beim Muskel nennt man die Normalspannung den *Normotonus*. Sinkt der Blutdruck, so haben wir eine *Hypotonie* (oder Hypotension), steigt er, so haben wir eine *Hypertonie* (oder Hypertension). Den Hypotoniker kann man nur mit einiger Erfahrung erkennen. Der Hypertoniker ist vielfach ein Vollblüter von entsprechender Statur (*roter Hochdruck*). Es gibt aber auch den sog. *„blassen Hochdruck"*.

Der Hypotoniker ist für Massage und Bäder sehr günstig. Der mäßige Blutdruckanstieg tut ihm sichtbar gut. Für den Hypertoniker können unsere Maßnahmen eine zusätzliche Belastung sein. Gerade hier müssen *Kurbäder* (z.B. Jodbäder) genau nach Anweisung des Kurarztes gehen. Bei der Unterwasserdruckstrahlmassage muß hier besonderer Wert auf das „Einschleichen" gelegt werden. Der *normale Blutdruck* (RR = Riva-Rocci = Erfinder der Messung) liegt etwa soviel über 100, wie das Lebensalter beträgt.

Man kann sich gut vorstellen, daß bei Zusammentreffen besonderer Umstände, z.B. Anämie mit Hypertonus bei gleichzeitigem Diabetes sehr schwierige Situationen für den Masseur und med. Bademeister vorliegen können. Gerade für solche Fälle wird der Erfahrene eine gewisse „Nase" haben. Ist man im Beruf noch jung und kommen in die Bäder- und Massageabteilung eines Krankenhauses oder einer Kurklinik solche Fälle vor, ist es sehr zweckmäßig, um Rücksprache beim behandelnden Arzt zu bitten.

V. Das Zentralnervensystem

Das Schlußkapitel der Anatomie ist das Nervensystem. Wer hier nur auswendig lernt und nicht mitdenkt, wird diejenigen Zusammenhänge nicht begreifen, deren Verstehen für den Beruf des Masseurs und med. Bademeisters außerordentlich nützlich sind.

Das Zentralnervensystem (ZNS) ist anatomisch zu gliedern in *„Gehirn und Rückenmark"*.

Das *Gehirn* wird vom knöchernen Schädeldach geschützt.

Am Schädel kennen wir den

> *Gesichtsschädel* (mimische Muskulatur, Augen, Mund, Nase, Ohren). Er besteht aus Unter- und Oberkiefer, Jochbein, Nasenbein, Stirnbein.
> *Hirnschädel*. Er besteht aus Hinterhauptbein (Occipitale), Schläfenbein (Os temporale), Scheitelbein (Os parietale), Siebbein (Os sphenoidale), Keilbein (Os ethmoidale).

Das Schädeldach hat eine sehr stabile doppelwandige Struktur und ist von der Kopfschwarte (Galea) bedeckt. Der Inhalt des Schädels ist das Gehirn, welches zusammen mit dem Rückenmark in drei

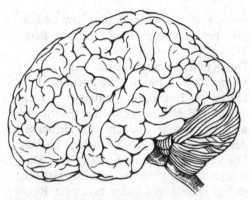

Abb. 52. Großhirn mit Kleinhirn in der Übersicht

Häute eingehüllt wird. Direkt am Knochen liegt die Dura (harte Hirnhaut), dann kommt die Arachnoidea (Spinnenwebenhaut) und schließlich die Pia (weiche oder Gefäßhaut).

A. Das Gehirn

Das Gehirn besteht aus Großhirnrinde, Mittel- und Zwischenhirn sowie dem Kleinhirn.

1. Großhirnrinde

Diese enthält die wichtigsten Zentren für Motorik und Sensibilität von Armen und Beinen. Jedes Gehirnfeld = Gehirnwindung = Gyrus hat eine besondere Auf-

gabe. In der Großhirnrinde liegt das *1. Neuron,* dessen Leitungskabel (Neurit) bis ins Rückenmark reicht. Dort tritt der Neurit des 1. Neuron als motorische Portion aus dem Vorderhorn und als sensible Portion aus dem Hinterhorn heraus. Beide Portionen treffen sich im „peripheren Ganglion", werden dort auf das 2. Neuron umgeschaltet und verlassen den knöchernen Rückenmarkskanal durch die Foramina intervertebralia als „Nervenwurzel". Aus diesen Wurzeln bilden sich, wie schon gesagt, alle Plexus und aus diesen wieder alle Nerven des Armes und Beines. Die vom Großhirn kommenden Nervenfasern (Neuriten) kreuzen sich im Mittel-Zwischenhirn. Eine Verletzung der *rechten* Großhirnrinde wird also zur Lähmung des *linken* Armes oder Beines führen.

2. Mittel- und Zwischenhirn

Hier befinden sich mehrere sog. Vitalzentren: Blutdruckzentrum, Zuckerzentrum, Herzzentrum usw.

3. Kleinhirn

Es ist das übergeordnete Gleichgewichtsorgan und koordiniert die Bewegungen. Bei einer Störung im Kleinhirn kann der Kranke kaum sicher stehen und bringt

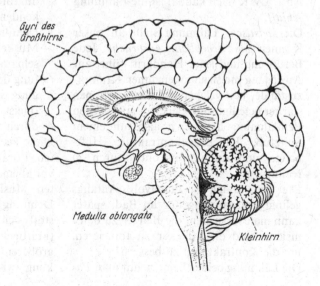

Abb. 53. Großhirn und Kleinhirn genau halbiert

nicht richtig den Zeigefinger zur Nase (Adioadochokinese).

Durch das große Hinterhauptsloch an der Schädelbasis trifft das verlängerte Rückenmark (Medulla oblongata) mit dem Gehirn zusammen.

In der Medulla befindet sich ein sehr wichtiges Atemzentrum. Bei Unfallschäden am 1. oder 2. Halswirbel (Atlas und Epistropheus) können sich Knochenteile in die Medulla bohren, wodurch es sofort zum Atemstillstand kommt.

B. Das Rückenmark

Das Rückenmark untergliedert sich in Hals-, Brust-, Lenden- und Sakralmark. Überall ist die graue und weiße Substanz zu unterscheiden. Die graue Substanz bildet ein Vorderhorn, aus welchem die motorischen Fasern austreten, und ein Hinterhorn zum Austritt der sensiblen Fasern.

Am Hals- und Brustteil ist das Rückenmark eine geschlossene Säule, doch ab 1. Lendenwirbel nach kaudal zeigen sich Gliederungen, die als *Cauda* bezeichnet werden. Bei einem schweren Unfall vom 1. HWK bis 12. BWK ist die sog. Querschnittslähmung kurz eine *schlaffe* und dann eine *spastische* (Krampflähmung). Ab 1. LWK nach kaudal ist die Lähmung *schlaff*.

Die *spastische* Lähmung stellt an unser Können *ganz erhebliche Ansprüche*. Jede Berührung und jeder Handgriff führt zur Auslösung meist unangenehmer Krampfzustände, bei welchen die Beugegruppen stärker beteiligt sind. Bei einer spastischen Beinlähmung haben wir also mit einem Spitzfuß, Kniebeugekontraktur, Hüftbeuge- und Adduktionskontrakturen zu rechnen.

Die Behandlung ist mühevoll. Anfangs gelingt Entspannung nur im Bad, später kann man versuchen, die Beuger zu detonisieren und die Strecker zu tonisieren, um die Kontrakturen zu bessern.

Die Lähmung beider Beine nennt man *Pa-*

raplegie, die Lähmung beider Arme *Diplegie*, die Lähmung der Arme und Beine *Tetraplegie*.

Die Kinderlähmung spielt sich an den *Vorderhörnern* (motorische Portionen) ab. Durch die Entzündung entsteht hier ein Ödem, welches unregelmäßige Störungen macht, von denen manche sich zurückbilden und manche lebenslänglich bleiben. Die Lähmung ist immer *schlaff*. Der Masseur darf nicht an die Illusion glauben, daß er jahrelangen Lähmungen zur Regeneration verhelfen kann. Wenn Jahrzehnte nach einer Lähmung durch Massage und Bäder plötzlich unerwartete Besserung und Muskelkräftigung erreicht wird, so ist dies der Erholung vieler völlig überdehnter Muskelfasern zu verdanken. Zugleich ist auch die Beseitigung von Kontrakturen an der Besserung von Geh- und Stehleistung beteiligt.

Immer wieder muß darauf hingewiesen werden, daß für die Beseitigung aller Lähmungskontrakturen drei Dinge in folgender Reihenfolge wichtig sind:

1. Lockerung (Detonisierung) der die Kontraktur bedingenden Muskelgruppe, meist *Beuger* oder *Adduktoren*, unter Ausschöpfung aller manuelltechnischen Möglichkeiten.

2. Kräftigung der zur Beuger- oder Adduktorengruppe antagonistisch wirkenden Muskulatur.

3. Dehnung der verkürzten, kontrakten Muskelgruppen und der Gelenkkapseln und Bänder durch volle Ausschöpfung der „Dehnungsübungen". Kräftigung der überdehnten Muskelgruppen (meist Strecker oder Abduktoren) durch aktive Widerstandsübungen.

Diese Technik 1–3 kann auch bei geeigneten Voraussetzungen im Bewegungsbad vor allem für die Lockerung der kontrakten Muskelgruppen einschließlich ihrer Dehnung durchgeführt werden. Geeignete stoffwechselfördernde und roborierende (kräftigende) Bäder können gerade bei größeren Lähmungen mit günstiger Wirkung zwischengeschaltet werden.

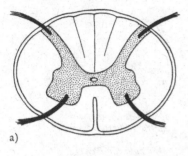

a)

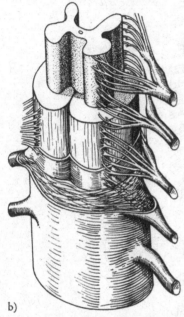

b)

Abb. 54. a Rückenmarksquerschnitt (Vorderhörner größer als Hinterhörner). **b** Entstehung der hinteren und vorderen Wurzeln und Vereinigung zum Spinalnerven

Das Zentralnervensystem kann ferner folgendermaßen eingeteilt werden:

ZNS

willkürliches		unwillkürliches
Nervensystem		(autonomes) Nervensystem
motorisches	Sympathikus	Parasympathikus
Nervensystem		Vagus
peripheres		(X. Gehirnnerv)
Nervensystem	↓	↓
(motorisch	Tagesnerv	Nachtnerv
und sensibel)	↓	↓
	„Peitsche" für	„Zügler und
	Herz, Drüsen,	Dämpfer" für
	Darm und	Herz, Drüsen,
	Blutgefäße	Darm und
		Blutgefäße

C. Das willkürliche Nervensystem

Das willkürliche Nervensystem besorgt die „aktive Beweglichkeit" jedes quergestreiften Extremitäten-, Rumpf- und Gesichtsmuskels. Es untersteht dem menschlichen Willen. Vom Großhirn (Rinde) ziehen die Nervenfasern (Neuriten) des motorischen Systems in der grauen Substanz des Rückenmarks und verlassen diese durch das *Vorderhorn*.

In jedem Rückenmarks- respektive Wirbelsegment bildet sich innerhalb der Rückenmarkshäute das „periphere Ganglion", von wo aus der „periphere Nerv" für die jeweilige Hals-, Nacken-, Brust-, Bauch-, Extremitätenmuskulatur ausgeht. Solange er noch im knochengeschützten Teil, von den Rückenmarkshäuten bedeckt, entlangzieht, wird er Wurzel – Nervenwurzel (Radix) genannt.

Wir haben schon darauf hingewiesen, daß alle diese Wurzeln ebenso wie die jeweiligen Nerven eine *motorische* und *sensible* Portion enthalten.

Die motorische Portion ist *efferent* – führt vom Zentrum weg zu den Muskeln. Die sensible Portion ist *afferent* – führt zum Zentrum hin, wird nach dem peripheren Ganglion (innerhalb der Rückenmarkshäute) vom *ersten* auf 2. Neuron (2. Neurit) umgeschaltet und erreicht im Rückenmark aufsteigend das Großhirn. Auf der Großhirnrinde liegen die entsprechenden Sensibilitätsfelder für alle Körperregionen.

Die motorische Portion hält die einzelnen Muskeln und Muskelgruppen in dem „Normotonus". Dies erlaubt die sog. „Reflexprüfung", welche Auskunft darüber gibt, ob die Bahn eines Nerven vom Rückenmark zum Muskel intakt ist.

Wichtige Reflexe sind:

Bauchdeckenreflexe. Beim raschen Strich mit stumpfer Nadel über dem rechten oder linken Oberbauch sowie über dem rechten oder linken Unterbauch entsteht hier eine plötzliche Kontraktionswelle der anteiligen Bauchmuskeln.

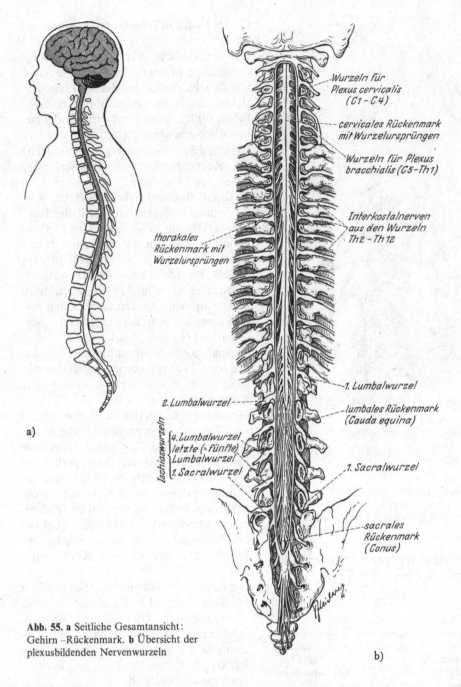

Wurzeln für
Plexus cervicalis
(C1 - C4)

cervicales Rückenmark
mit Wurzelursprüngen

Wurzeln für Plexus
brachialis (C5-Th1)

Interkostalnerven
aus den Wurzeln
Th2 - Th12

thorakales
Rückenmark mit
Wurzelursprüngen

1. Lumbalwurzel

2. Lumbalwurzel

lumbales Rückenmark
(Cauda equina)

a)

Ischiaswurzeln

4. Lumbalwurzel
letzte (= fünfte)
Lumbalwurzel
1. Sacralwurzel

1. Sacralwurzel

sacrales
Rückenmark
(Conus)

b)

Abb. 55. a Seitliche Gesamtansicht:
Gehirn –Rückenmark. **b** Übersicht der
plexusbildenden Nervenwurzeln

Patellarsehnenreflex. Hängt das Knie in
lockerer Beugestellung über Tisch- oder
Stuhlkante und wird ein mäßig kräftiger
Schlag unterhalb der Kniescheibe (Lig.
patellae) geführt, so gibt es eine sofortige
kurze reflektorische Kniestreckbewegung.

Der intakte Reflex beweist die ungestörte
Bahn des N. femoralis.
Achillessehnenreflex. Beim Knien auf
Stuhl oder Untersuchungstisch wird der
Fuß durch leichten Druck auf die Fuß-
sohle in Rechtwinkelstellung im oberen

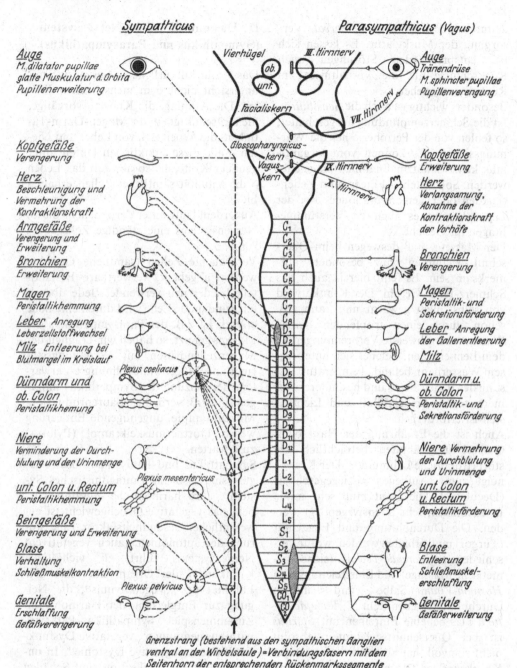

Abb. 56. Schematische Übersicht der vegetativen Organinnervation

Sprunggelenk gebracht. Bei mäßig kräftigem Schlag auf die Achillessehne entsteht eine kurze kräftige Plantarflexion (Spitzfußbewegung) des Fußes. Sie beweist die

ungestörte Bahn des N. ischiadicus respektive des N. tibialis).
So kennt der Neurologe noch zahllose Prüfungen dieser Art und verschafft sich

dadurch Überblick über die *nervale* Versorgung der Muskulatur. Es lassen sich bei entsprechenden Störungen auch Rückschlüsse auf die Verhältnisse am Rückenmark ziehen.

Besonders wichtig ist auch die *Sensibilität*. Ist die Schmerzempfindung ausgeschaltet, so fehlen von der Peripherie her die Warnungssignale. Es können vom Organismus keine Schutzmaßnahmen eingeleitet werden. So entstehen Finger- und Zehenschäden oder Teilamputationen. Bei der *Lepra* kommt es auch zu Verstümmelungen im Gesicht.

Der Masseur muß deswegen beim Querschnittsgelähmten ganz besonders aufmerksam sein. Es fehlt hier ja auch das Schmerz-Hitze-Gefühl. Der Kranke wird von selbst nicht gewarnt und kann z.B. schon durch einen tropfenden heißen Wasserhahn schwerste Verbrennungen an dem Bein erleiden, welches sich unter diesem Wasserhahn befand. Temperaturmessung des Badewassers und besondere Aufmerksamkeit bei Heißluft und Lichtkasten ist erforderlich.

Auch ist die Ernährung der Haut beim Querschnittsgelähmten beträchtlich gestört (trophische Lähmung). Der Kranke neigt zum „Aufliegen" = Liegegeschwür (Decubitus). Die Haut muß sehr milde und trotzdem sehr intensiv gepflegt werden. Die Durchblutung und Elastizität (Turgor) muß erhalten werden, wofür verschiedene *tonisierende Technik* (siehe kosmetische Massage) und Einstreichung von *Hormon-Vitamin*-Salbe und milden Durchblutungsreizmitteln „*Rubefacientia*". Das beliebte Einreiben mit *Spiritus* ist bei Querschnittsgelähmten absolut nicht sinnvoll, hat aber bei der sonstigen Krankenpflege (Kampferspiritus – Fichtennadelspiritus) seinen Sinn. Bei langer Bettlägerigkeit kann der Masseur eine tonisierende Muskelpflege und vitalisierende-roborierende allgemeine Kräftigungsbehandlung durchaus mit solchen Spiritusabreibungen abschließen.

D. Das unwillkürliche Nervensystem (Sympathikus und Parasympathikus)

Das „unwillkürliche Nervensystem" untersteht nicht dem menschlichen Willen. Die Atmung, die Kreislaufvorgänge, die Drüsentätigkeit, die Magen-Darm-Tätigkeit, die Arbeit z.B. von Leber und Nieren – alle diese Funktionen laufen unter genauer Kontrolle so ab, daß das Leben – die Vitalität sämtlicher Zellen erhalten bleibt.

Außerdem läuft unter der Aufsicht dieses Nervensystems eine ständige Zellerneuerung ab.

Verbrauchte Zellen (sämtliche Gewebe) werden abgebaut, verwertbare Bestandteile wieder neu verwendet. Jede überalterte und müde Zelle wird durch eine neue ersetzt. Ist z.B. der Parasympathikus des Magens gereizt, so haben wir Trägheit der Magenzellendrüsen mit Verdauungsstörung und Magenwanddehnung zu erwarten. Bei Reizung des Sympathikus hingegen sind z.B. vermehrte Säureproduktion, Magenkrämpfe, ungenügende Entleerung wegen Pförtnermuskelkrampf (Pylorus) zu erwarten.

Sympathikus und Parasympathikus (Vagus) sind also ein „antagonistisches System". Ihre harmonische Zusammenarbeit, das vegetative Gleichgewicht ist ein wesentlicher Gesundheitsfaktor. Eine Störung des autonomen, (auch vegetativen) Nervensystems führt zu vielfältigen Krankheiten der Organe aller Art. Die Labilität des „Vegetativums", die Neigung zur Entgleisung der Harmonie im Zusammenspiel Sympathikus–Parasympathikus nennt man „vegetative Dysfunktion" oder „vegetative Dystonie". In unserer gehetzten Zivilisation sind Schäden dieser Art an der Tagesordnung. Die gnadenlose Hetze des Straßenverkehrs, die Jagd nach materiellen Gütern, Mißbrauch von Nikotin und Alkohol, Mangel an wirklicher Entspannung und bewußter seelischer Abschaltung sowie ungenügender körperlicher Ausgleich zur berufsbedingten einseitigen Beanspruchung lassen die „vegetative Dysfunktion" zu einer Zivilisationskrankheit ersten Grades anwachsen. Die Massage und die medizinischen Bäder – der absolute Ruhekreis von Entspannungsbehandlung, Entspannungsbädern und Abschaltung (besonders auch in entsprechenden Kurorten) – geben uns für die Zivilisationsschäden am vegetativen Nervensystem ein geradezu ideales Gegenmittel in die Hand. Unsere Berufsausbildung bekommt gerade in dieser Hinsicht einen ganz besonderen Sinn. Bei der Besprechung der med. Bäder soll gerade dieser Aufgabe besondere Aufmerksamkeit gewidmet werden. Der Arzt verfügt heute außer den klassischen Medikamenten zur Bekämpfung des sympathischen Übergewichts (Sympathikotonus) z.B. Atropin oder des Vagotonus über allgemein entspannende Mittel. Durch diese können körperliche (muskuläre) und seelische Entspannung mittels Tabletten oder Dragees erreicht werden. Damit kann nun wieder Erleichterung erzeugt werden, der entscheidende Durchbruch eines einmal vorhandenen ausgeprägten vegetativen „Circulus vitiosus" kann aber nur unter Mitwirkung von Massage und med. Bad erzielt werden.

Die vom *autonomen* Nervensystem innervierten Muskeln können natürlich vom Masseur nicht *direkt* erreicht werden. Es gibt aber verschiedene Formen der *indirekten* Beeinflussung. Die Verkrampfung der quergestreiften Muskulatur der Darmwände führt zur „spastischen Obstipation, Stuhlgangsträgheit durch übermäßige Darmwandspannung. Durch eine „gekonnte" Obstipationsmassage kann über die Massage der Bauchdecken *indirekt* die Darmmuskulatur gelockert werden. Die Stuhlgangsträgheit läßt sich so durch Massage bessern.

Die Verkrampfung von Blutgefäßen im Bein besonders in höherem Alter (bei gleichzeitiger Arteriosklerose) kann unangenehme Funktionsstörung – Muskelkrämpfe der Wade – erzeugen. Zwischen 2–3minutigem Gehen und Stehen muß immer wieder Pause gemacht werden, bis sich die Wadenkrämpfe legen. Dieser dauernde Wechsel von Verkrampfung mit Schmerz und Krampflösung mit Erleichterung heißt man „intermittierendes Hinken". Durch Entspannung der Gefäßmuskulatur mittels Bindegewebsmassage kann Entkrampfung der Gefäßmuskeln mit Erweiterung der Blutgefäße und Besserung der Wadenmuskeldurchblutung erreicht werden. Auch hier also *indirekter* Weg und keine direkte Wadenmassage. Diese kann letztlich erst nach der Gefäßerweiterung hinzugenommen werden.

Die Regenerationsphase bei Kinderlähmung dauert bis zu $2-2^1/_2$ Jahren. In dieser Zeit muß die Muskulatur so gepflegt werden, daß keine Kontrakturen entstehen und die ersten in der Muskulatur ankommenden elektrischen Impulse aktionsbereite Muskelfasern vorfinden. Das gleiche gilt auch für Nervenverletzungen mit Nervennaht oder Narbenauslösung bei manchen Nerven (z.B. hohe Ischiasnaht bis zu einem Jahr). In diesem Zeitraum ist durch Massage und med. Bad unbedingt jede Kontrakturneigung zu bekämpfen und die Muskulatur für den Impulsempfang vorzubereiten.

Eine weitere Aufklärung über das Nervensystem erhalten wir durch die *anatomische Analyse* der Funktionen, die mit den einzelnen Nervenwurzeln zusammenhängen. Hier ist die Tatsache, daß von verschiedenen Nervenwurzeln „Plexus" gebildet werden und andere Wurzeln allein ihr Segment versorgen, von entscheidender Bedeutung.

E. Plexus- und Segmentschema
(s. Abb. 56)

Es läßt für den Masseur recht interessante Überlegungen zu.

1. Der Halsplexus (Plexus cervicalis)

Er wird gebildet von den Halssegmenten *C1–C4*. Er gibt eine Reihe von Ästen ab, von denen für den Masseur nur folgende von Bedeutung sind:

a) N. occipitalis major und minor (Okzipitalneuralgie). Es handelt sich um rein sensible Nerven. Durch Muskelkrämpfe bei Aufbrauchsvorgängen der oberen HWS kommt es hier zur Schmerzempfindung. Besonders „kleine Kohlrausch-Vibrationen" sind hier zur Lockerung (Detonisierung) sehr geeignet, ohne daß neuerliche massagebedingte Reizung der Wirbelsegmente dabei erfolgen könnte.

b) Rami trapezoidei. Das sind Muskeläste, die in den oberen Rand des M. trapezoides einstrahlen und diesen Teil zusätzlich zum N. accessorius (XII. Gehirnnerv) innervieren. Bei Lähmung des N. accessorius ist die *Kräftigung* dieser Trapeziusrandpartie natürlich sehr wichtig, weil ja hier durch die sog. „Doppelinnervation" keine Lähmung eintritt. Durch Aufbrauch an Gelenken (Arthrose), Bandscheiben (Chondrose) und Verschleißreaktionen der Wirbelkörper (Spondylose) kann unter der Einheitsdiagnose „oberes oder hohes Zervikalsyndrom" die Trapeziusrandpartie über Nervenwurzelreizung stark verspannt und schmerzhaft werden. Hier können „große Kohlrausch-Vibrationen" und andere bewährte „detonisierende" Massagegriffe angewandt werden.

c) N. phrenicus. Das ist der Nerv für den großen Atemmuskel, das Zwerchfell (Diaphragma). Der Nerv zieht beiderseits auf der Skalenusmuskulatur durch den Brustraum in die rechte und linke Zwerchfellkuppel hinein. Die Lungenärzte können hier kleine Eingriffe zur teilweisen Lähmung durchführen. Dann steigt die betreffende Zwerchfellkuppel nach oben und drückt den vorgefundenen Tbc-Herd zusammen, so daß er heilen und vernar-

ben kann. Die Wirkung ist also ähnlich dem Pneumothorax, von dem wir bei der Lunge schon gesprochen haben. Natürlich ist jede Behandlung eines solchen Patienten mit verstärkter Aufmerksamkeit durchzuführen.

2. Der Armplexus (Plexus brachialis) (s. Abb. 56)

Die von den Segmenten C5–Th1 ausgehenden Wurzeln vermischen sich und bilden innerhalb dieser „Mischstrecke" die *„Primärstränge"* (Primärfaszikel). Aus diesen bilden sich dann die drei *„Sekundärstränge"* (Sekundärfaszikel)

> der hintere = Fasciculus posterior
> der vordere = Fasciculus anterior
> der laterale = Fasciculus radialis

Aus diesen drei Faszikeln bilden sich die 5 Armnerven. An der Grenze zwischen Primär- und Sekundärfaszikeln befindet sich der „Erbsche Punkt"; oberhalb (cranial) dieser gehen die Nerven für Schulterblatt- und breite Rückenmuskeln ab. Die sog. *Plexuslähmung* kommt bei Verkehrsunfällen zustande, wenn der Schädel im Schutzreflex beiseite gerissen wird und die Schulter von der Gewalt des Anpralles getroffen wird. Jetzt reisen oder dehnen sich Teile des Armplexus und es entstehen zum Teil schwerste Armlähmungen. Hier muß bei völligem Funktionsausfall noch vor Ablauf von 9 Monaten der Neurologe durch Nerven- und Muskeluntersuchung den Schaden klären, damit noch rechtzeitig operiert werden kann (Nervennaht oder Neurolyse). Nach Ablauf dieser Zeit schwinden die operativen Chancen auf Wiederherstellung der Nervenleitfähigkeit. Es bleiben dann (allerdings eben nur bei Teillähmungen) noch die Möglichkeiten der Muskelverpflanzungen (Ersatzoperationen). So muß es immer das Bestreben sein, aus einer totalen Armlähmung durch Nervenoperation eine Teillähmung zu machen, damit dann durch Muskelverpflanzungen die wichtigsten Hand- und Fingerfunktionen wiederhergestellt werden können. Der Masseur wird bei diesen Lähmungen praktisch immer in die Behandlung eingeschaltet, um die „Muskelpflege" als Grundlage jeder operativen Behandlung durchzuführen. Wenn möglich, soll auch von krankengymnastischer Seite elektrische Behandlung zusätzlich erfolgen.

Der Masseur muß aber in solchen Fällen *nicht nur reine Muskelpflege* (Hyperämie zur besseren Durchblutung, tonisierende Handgriffe gegen Muskelschwund und Dehnungsbehandlung zur Kontrakturvermeidung) durchführen, sondern leitet den Patienten auch *zur aktiven Innervation* der ausgefallenen Muskelgruppen an. Manchmal kann man mit der „fühlig" aufgelegten Hand die willensmäßig gelenkten Stromimpulse in Form kleiner und kleinster Kontraktionswellen feststellen. Dann merkt man bald, wie die Kontraktionen kräftiger werden und kann die Behandlung sinnvoll fortsetzen. Wenn aber nach 6–7 Monaten nicht die geringste Muskelinnervation wahrnehmbar ist, wird der behandelnde oder überweisende Arzt zu informieren sein, damit der Zeitpunkt operativer Hilfsmaßnahmen nicht verpaßt wird. Bei ähnlichem Unfallmechanismus (Aufprall von vorn oder hinten mit Hin- und Herschleudern des Kopfes) kann es zu Zerrungen an den Nervenwurzeln, Bänderrissen und Schäden an den Bandscheiben und Gelenken der Halswirbelsäule kommen (HWS-Schleudertrauma!). Dabei sind verschiedene Muskelreizungen, Nervenreizungen und meist später auch heftiger Hinterkopf-Nacken-Schulterschmerz möglich. Hier ist mit der Massage allergrößte Vorsicht nötig und Chiropraxis hat schon zu beträchtlichen Schäden geführt. Eine solche Halswirbelsäule braucht zunächst Ruhe, Schonung und Wärme. Mit Anlegen einer Schanzschen Krawatte (fertig käuflich) und Infrarot und Heißluft wird die *akute Anfangsphase* gut beeinflußt. Dazu verordnet der Arzt meist noch dämpfende (sedierende) Mittel. Mit Milderung der akuten Beschwerden setzt jetzt zuneh-

mende Lockerungsmassage unter Bevorzugung von kleinen und dann großen Kohlrausch-Vibrationen ein. Die Behandlung ist für den Masseur anstrengend, für den Patienten aber der sichere Weg zur Erleichterung und zur Reduzierung der meist sehr viel gebrauchten Schmerzmittel aller Art. Schließlich ist der Hals-Nacken-Schulterbereich so schön aufgelockert, daß man zum Schluß auch noch vorsichtig (einschleichend) Extensionen mit der Glissonschlinge durchführen darf. Die *Glissonschlinge* ist ein wunderschönes Hilfsgerät, wenn man den richtigen Zeitpunkt und die richtige Dosierung weiß. Hierzu gelten zwei Merkpunkte:

a) Die Extension der Halswirbelsäule mittels Glissonschlinge darf niemals bei stark verspannter schmerzhafter Hals-Nacken-Schultermuskulatur durchgeführt werden. Die verspannte Muskulatur wird durch Zug am Kopf mit Sicherheit zusätzlich traumatisiert – gezerrt – gereizt. Es treten nervale Impulse auf, die zusätzliche Verkrampfung und verstärkten Schmerz zur Folge haben (Circulus vitiosus). Der Hinterkopf-Nackenschmerz (Migraine cervicale) kann sich sehr unangenehm verschlechtern, so daß der Arzt zu sehr starken Schmerzmitteln genötigt wird. Ist aber die Muskulatur intensiv vorbehandelt – gelockert, dann verhilft die Glisson-Extension jetzt zur schmerzlosen Dehnung, also zur letzten Überwindung muskulärer Kontrakturen. Die Bandscheiben und Gelenke werden weitgehend vom muskulären Druck entlastet; die Blockierung der HWS löst sich, die Funktion in allen Ebenen spielt sich ein. Sehr schwierig sind für die Behandlung die gleichzeitigen *„vegetativen Irritationen* (Reizungen). Sie sind durch Ohrensausen, Augenflimmern, Konzentrationsschwäche, Halbseitenkopfschmerz, Schlafstörung, Schluckbeschwerden und eine ganze Reihe weiterer vor dem Unfall unbekannter Symptome gekennzeichnet. Mit sedierenden Massagesitzungen oder Bädern kommt man oft nicht sehr weit. Vielfach ist völlige Abschaltung bei länger dauernden Kuren (mindestens 6 Wochen) in geeigneten Thermalbädern einschließlich unterstützender psychosedierender ärztlicher Behandlung erforderlich. Hier kann in schweren Fällen nur die Summation ärztlicher und Bäderbehandlung den Durchbruch erzielen.

b) Die Dosierung (Stärke) der Extension läßt sich nicht schematisch darstellen. Sie ist ausgesprochen *individuell*, richtet sich also nach Konstitution, Alter und Gewebsbeschaffenheit der Patienten. Bei kurzem gedrungenem Körperbau mit kurzer stämmiger Halswirbelsäule kann meist stärker extendiert werden (wegen der kurzen starken Längsbänder) als bei einem „Schwanenhals".

Bei höherem Alter (58.–60. Lebensjahr) ist gewiß mit einigen Verschleißprozessen an den Elementen der HWS zu rechnen. Wir haben die Aufgabe, muskuläre Verkrampfungen zu lösen und Muskeln, Bänder und Gelenkkapseln zu dehnen. Vermeiden müssen wir aber unbedingt, daß arthrotische und spondylotische Spangenbildungen aufgelockert und aufgerissen werden. Dies würde nur in der Behandlung nochmals zurückwerfen und das Vertrauen des Patienten erschüttern. Deswegen ist gerade in diesem Alter mit weniger Kilogramm Extensionsrollenzug zu beginnen, ständig der Patient nach der Verträglichkeit zu befragen und in größeren Intervallen langsam das Gewicht und damit die Extension zu steigern. Die meisten Patienten sind hier recht gute Testpersonen, die sofort sagen können, ob der Extensionszug gut tut oder nicht. Am Anfang soll trotz wenig Gewicht die Extension nur 6–8 Minuten dauern. Allmählich kann man einige Minuten zulegen.

Die *Thorakal- oder Dorsalsegmente* Th2–Th12 sind keine Plexusbildner. Hier gehen die Nervenäste als sog. Segmentnerven in die zuständigen Muskelsegmente der Brust, Bauch- und Rückenmuskeln hinein.

Bei Überlastung der Rückenmuskeln sind die entsprechenden Gruppen „hartgespannt" und können die Bandscheiben unter erhöhten Druck setzen. Hierdurch, aber auch allein durch Verschleißvorgänge an Bandscheiben und Wirbelkörpern werden segmentförmig ausstrahlende Schmerzen „Interkostalneuralgien" hervorgerufen. Zuerst wird in solchen Fällen die Rückenmuskulatur (lange und breite Rückenstrecker) detonisiert-gelokkert. Anschließend wird auch die Verspannung von Brustmuskelgruppen entsprechend beseitigt.

3. Der Plexus lumbosacralis

Er kann gegliedert werden in Plexus lumbalis und Plexus lumbo-sacralis.

a) Plexus lumbalis. Der hier für uns wichtige Nerv ist der N. femoralis. Er wird von den Wurzeln L1–L3 und kleinen Teilen L4 gebildet. Sein Reizzustand (z.B. mechanische Neuritis) wird festgestellt durch das „Wassermannsche Zeichen". Der Patient liegt mit dem Becken sehr hoch gelagert in Rückenlage oder das Becken liegt auf der unteren Tischkante. Wenn jetzt der Oberschenkel stark nach hinten (dorsal) respektive vom Tisch aus gesehen nach unten gedrückt wird, so kommt der N. femoralis unter starke Spannung. Ohne Wurzelreizung passiert gar nichts, bei vorhandener Wurzelreizung strahlt heftiger Schmerz nach vorn in den Oberschenkel zum Knie (Quadrizeps) aus. Dieses positive Wassermannsche Zeichen beweist also die sog. „vordere Ischias". Hier sind dann Wurzelreizungen oder Bandscheibenprozesse von L1–L3 die Ursache. Bei der Massage (zwischengeschaltet auch Stangerbäder) ist die Muskulatur der langen und breiten Rückenstrecker an der unteren Hälfte der Lendenwirbelsäule besonders gründlich zu berücksichtigen. Meist tritt schon nach wenigen Sitzungen Erleichterung ein. Wird aber besonders bei Anwendung der Unterwasser-Druckstrahlmassage der Beschwerdezustand schlechter, so ist dem Arzt Mitteilung zu machen. Bandscheibenzerstörungen durch Bakterien und Krebstochtergeschwülste (Metastasen) sind im Bereich der Lendenwirbelsäule nicht so selten.

b) Plexus lumbo-sacralis. Er wird von den Wurzeln L4–S1 gebildet. Sein Hauptnerv ist der N. ischiadicus. Sein Reizzustand ist meist mechanisch bedingt, weil die letzten beiden Lendenbandscheiben am meisten von allen Bandscheiben belastet sind und besonders bei flachem Rücken so gestaucht werden, daß es zu Rissen im Faserring der Bandscheibe kommt. Bei der Wirbelsäulenanatomie wurden die hieraus abzuleitenden Folgen: Bandscheibenprotrusion, Bandscheibenvorfall (Nucleusprolaps) schon dargestellt. Natürlich gibt es auch eine entzündliche Ischias. Diabetes, Alkoholmißbrauch und Eiterherde an Zähnen oder Mandeln sind oft Ursache hierfür. Der Beweis für eine reguläre Ischias wird durch das *Laseguesche Zeichen* erbracht. Der Patient liegt in Rückenlage. Das erkrankte Bein wird bei gestrecktem Knie aufgehoben. Bei einer bestimmten Hüftbeugung wird jetzt der Ischiasnerv gedehnt und ein Zug an den Ischiaswurzeln bewirkt. Jetzt tritt heftiger über das Gesäß, die Oberschenkelbeugeseite, zur Wade und Fuß hin ausstrahlender Schmerz auf. Wenn man nun noch die Dorsalflexion des Fußes durchführt, verstärkt sich durch Dehnungszug des N. tibialis der Ischiasschmerz (Bragard-Gower-Zeichen). Auch beim Husten, Pressen und Niesen tritt ein solcher Ausstrahlungsschmerz auf, weil durch die Aktion der Muskelbauchpresse der Druck auf die geschädigten Bandscheiben stoßartig verstärkt und somit deren Druck auf die Ischiaswurzel erhöht wird. Zugleich kann auch im Oberschenkel-Unterschenkelaußenbereich ein mehr oder weniger deutliches Taubheits- und Pelzigkeitsgefühl oder Ameisenkribbeln (Parästhesien) auftreten.

Ist die mechanische Beteiligung der Ischiaswurzeln sehr ausgeprägt, so können lähmungsartige Schwächezustände auftreten. Ist z.B. die Wurzel S1 am stärksten betroffen, so ist ein kräftiger Zehenspitzenstand auf einem Bein nicht möglich, weil die vom N. tibialis versorgten Muskeln zu schwach innerviert werden. Ist die Wurzel L5 am meisten betroffen, so ist die Fußhebung und Großzehenstreckung geschwächt (eine Art Spitzfuß entsteht).

Sind diese Ereignisse im Anfang und nicht älter als einige Wochen, so ist ein sog. *,,konservativer Behandlungsversuch"* sinnvoll. Darunter verstehen wir folgende Kombinationsbehandlung:

Wenn möglich *Lockerungsschwimmen* im Schwimmbad,

dann *Unterwasserdruckstrahlmassage* (mit von Sitzung zu Sitzung steigender Druckanwendung),

dann Ruhe und *Heißluft,* und schließlich manuelle Nachmassage mit abschließender Einreibung eines Hautreizmittels (Rubefaciens).

Ist jetzt die anfangs völlig verspannte Rückenmuskulatur gelockert und die Schmerz-Steifhaltung der Wirbelsäule (sog. Ischiasskoliose) deutlich gebessert, so kann man allmählich zur Behandlung im ,,Perlschen Gerät" übergehen. Dieses Gerät ist für die Lendenwirbelsäule etwa zu vergleichen mit der Glissonschlinge für die Halswirbelsäule. Bei vorsichtiger schmerzfreier Benutzung des Gerätes (am Anfang etwas unangenehm) ist es möglich, die Blockierung der unteren Lendenwirbelsäule durch Bandscheibenverlagerung und Verklemmung der kleinen Wirbelgelenke langsam zu lösen.

Es gibt *chiropraktische Griffe,* mit denen man vor allem bei jüngeren Patienten bei *völliger Entspannung* der Muskulatur gewisse Schmerzzustände (Hexenschuß-Lumbago) rasch beseitigen kann. Diese

Methoden sind bei Bandscheibenvorwölbung und -vorfall nicht anwendbar. Diese
Bandscheibenschäden sind immer begleitet von sehr kräftigen Muskelverspannungen und Verkrampfungen. Chiropraktische Versuche unter diesen Bedingungen
stehen unter einem ziemlichen Risiko.
Wir haben solche Patienten sofort operieren müssen, bei denen es durch Chiroprа-
xis zum totalen Vorfall mit Lähmungszeichen gekommen war. Wir können aus unseren Erfahrungen heraus dem Masseur
und med. Bademeister nur dringend von
der chiropraktischen Technik abraten.
Wir brauchen wohl mit unseren Methoden ein wenig länger, aber wir kommen
ohne Risiko zum Ziel. Es ist oft schwer
zu unterscheiden, ob es sich um eine Lumbago z.B. durch Verklemmung der kleinen Gelenke oder um einen Bandschei-
benkreuzschmerz handelt. Diese Entscheidung und die Frage eventuell chiropraktischen Vorgehens wollen wir dem
Arzt überlassen, der dazu noch besonderer Erfahrung bedarf. Auch wird vorher
durch Röntgenbilder geklärt werden müssen, ob nicht eine andere Erkrankung der
Wirbelsäule vorliegt. Wir haben es leider
erleben müssen, daß nach etlichen Sitzungen, die dem Patienten heftige Schmerzen
machten, schließlich eine Wirbel-Tbc festgestellt wurde. Hingegen können wir auf
Grund eigener Erfahrungen und der wissenschaftlichen Literatur heute sagen, daß
unter sorgfältiger und mehrmonatiger
„konservativer Kombinationsbehandlung" – wie im vorhergehenden beschrieben – nicht nur völlige Rückbildung der
Beschwerden, sondern auch Rückbildung
neurologisch sensibler und motorischer
Ausfälle nachweisbar ist. Vielfach kann
man auf solche Art die drohende Bandscheibenoperation dem Patienten erspa-
ren. Im Falle öfteren Rückfalles ist gerade
für die Lendenwirbelsäule die Versorgung
mit einem leichten oder stabileren Mieder
ratsam. Dazu gehört genügend Erfahrung, denn nicht jeder Kreuzschmerz und
jedes Mieder passen zueinander. Diese

Behandlung muß dem orthopädischen
Facharzt überlassen bleiben.

F. Die fünf Sinnesorgane
(die 12 Hirnnerven)

Es sind: Gehör, Geruch, Geschmack, Gesicht, Gefühl. Bei 1–4 sind Hirnnerven für
die Funktion unentbehrlich. Bei „Gefühl"
haben wir das sog. „Sensibilitätssystem"
von den Nervenendplatten der Fingerspitzen bis zu den dem Großhirn entsprechenden Gehirn-Regionen. Die 12 Hirnnerven
heißen:
1. Nervus opticus (Sehnerv)
2. Nervus olfactorius (Geruchs- und Ge-
   schmacksnerv)
3. Nervus oculomotorius (innerer Au-
   genmuskelnerv, z.B. Linseneinstel-
   lung Nah-Fern)
4. Nervus trochlearis (Nerv für die Aug-
   apfelmuskeln)
5. Nervus trigeminus (Gefühlsnerv für
   Gesichtshaut, Ober- und Unterkiefer)
   3 Äste: Stirnast, Oberkieferast,
   Unterkiefer- und Kinnast
6. Nervus abducens (Muskel für Augap-
   fel)
7. Nervus facialis (Muskel für die Motorik der mimischen Muskulatur)
8. Nervus stato-acusticus (Nerv für das
   Innenohr = Gleichgewichtssystem
   [Bogengänge] und Gehör)
9. Nervus glosso-pharyngicus (Nerv für
   Schluck- und Rachenmuskeln)
10. Nervus vagus (Parasympathikus – au-
    tonomes Nervensystem)
11. Nervus hypoglossus (Zungennerv)
12. Nervus accessorius (Nerv für M. tra-
    pezius)
Durch Beobachtung der Funktionen der
Hirnnerven erhält der aufmerksame Masseur in manchen Fällen gewisse Hinweise.
Bei verstärktem Hirndruck durch Blutung
oder Tumoren stellt sich anfangs vagoto-
nischer Puls (Bradykardie) ein und
schließlich werden Sehstörungen, verschiedene Größe der Pupillen und Abwei-

chung der Augapfelachse (Strabismus = Schielstellung) feststellbar. Solche Beobachtungen werden umgehend dem Arzt mitgeteilt. Durch ausgeprägte Gefäßveränderungen und Prozesse im Gehirn bekommt der Gesichtsausdruck eine ungewöhnliche Starre (Maskengesicht); dieses Krankheitsbild heißt nach seinem wissenschaftlichen Bearbeiter Morbus *Parkinson*. Die Bewegungsstarre im Gesicht gehört also zum sog. *„Parkinsonismus"*.

Auffällige Muskelstarre (Rigor) kommt nicht nur an der mimischen, sondern auch an der Extremitätenmuskulatur vor. Auch hier liegt meist eine Störung im Gehirn vor (sog. striäres Syndrom).

Die Gesichtslähmungen und Extremitätenlähmungen (auch Sprachlähmungen) bei schweren Schlaganfällen sind auch dem Laien bekannt. Es sind anfangs spastische Lähmungen (Krampflähmungen), die ganz langsam weicher werden. Hier verlohnt sich jede Mühe und jeder Zeitaufwand mit Teilmassagen, Teilbädern *(Lockerung in jeder Form)* und Dehnungs- und Widerstandsübungen. Diese Patienten sind meist sehr dankbar. Die Regenerationsfähigkeit für die sog. *apoplektischen Paresen* ist in höchstem Maße erstaunlich, sowohl an der oberen wie an der unteren Extremität. Auch die Sprachstörungen beheben sich meistens weitgehend. Selbstverständlich liegt hier die Behandlung dauernd in ärztlicher Hand. Ein geduldiger und ausdauernder Masseur und med. Bademeister mit Verständnis gegenüber dem alten Menschen ist für den Arzt eine große Hilfe.

Auch wiederholtes auffälliges „Verschlucken", Gleichgewichtsstörung, rasch zunehmende Ertaubung, Pelzigkeitsgefühl der Zunge und zunehmendes Hervortreten eines Auges aus der Augenhöhle (Exophthalmus) sind Warnsignale, die dem Arzt mitzuteilen sind. Der Patient ist oft für längere Zeit nur dem Masseur und med. Bademeister anvertraut. Gerade in solcher Zeit ist dessen Verantwortung beim älteren und schwerkranken Menschen sehr ernst zu nehmen.

Krankheitslehre (Pathologie)

Die Krankheiten des Bewegungs- und Halteapparates stehen hier an erster Stelle. Sie schränken die Geh- und Stehleistung ein, bedrohen die körperliche Kraft und bedeuten für die meisten Menschen Berufsgefährdung. Ihre Ursachen sind verschiedener Natur. Die Aufbrauchs- und Verschleißvorgänge sind zahlenmäßig eine große Gruppe. Aber auch Infektionen und Stoffwechselstörungen können sich am Knochen-, Gelenk- und Muskelsystem auswirken.

I. Erkrankungen des Bewegungs- und Halteapparates (Orthopädie)

A. Die Krankheiten der Wirbelsäule

1. Verschleiß und Aufbrauch

a) Chondrose. Dem anatomischen Kapitel ist bereits zu entnehmen, welche Elemente an der Wirbelsäule verbraucht werden können. Vor allem an der Halswirbelsäule und an der unteren Lendenwirbelsäule sind die Bandscheiben gefährdet. Beruf, fehlstatische Einstellung der Wirbelsäulenachse, starker Temperaturwechsel und ungünstige Ernährung können sich summieren. Die „fehlstatische Wirbelsäule" ist wohl Hauptursache für „altersvorzeitigen Aufbrauch". Die Bandscheibe verliert allmählich ihre Elastizität, ihre Pufferkraft und wird schmäler. Im Röntgenbild kann das beobachtet werden, weil sich in einem solchen Fall die Wirbelzwischen-

räume verschmälern. Dieses Stadium des Bandscheibenaufbrauchs nennt man *Chondrose.* Die Erschütterungen beim Gehen, Stehen und Fahren (Traktor, LKW) übertragen sich jetzt stärker auf die oberen und unteren Wirbelkörperdeckplatten, so daß diese sich verstärken und verdichten. Auch dies läßt sich im Röntgenbild nachweisen, daher der Name *Osteochondrose.* Nunmehr werden kompensatorische (ausgleichende) Vorgänge ausgelöst. Die Wirbelkörper versuchen, durch Erker-Anbau ihre Belastungsflächen zu vergrößern. Im Röntgenbild zeigen sich entsprechende Kantenbildungen, das sind spondylotische Knochenneubildungen (Abstützungstendenz). Nunmehr haben wir röntgenologisch die *Spondylo-(Osteo-)chondrose* vor uns. Dabei sind zugleich auch Verschleißreaktionen (Flächenvergrößerung mit Kantenverbreiterung) an den kleinen Gelenken abgelaufen. Das ist die *Spondylarthrose.*

b) Arthrose. Diese Veränderungen führen zu verschiedenen Reizen mit Umschaltung auf die Muskulatur. Die starre Verhärtung der Muskulatur soll eigentlich ein Schutzvorgang sein, weil dadurch naturgemäß die aktive Beweglichkeit eingeschränkt wird. Nur lockere, weiche Muskeln sind voll funktionstüchtig. Zumal unter ungünstigen Bedingungen an einer fehlstatischen Wirbelsäule arbeitenden Muskelgruppen werden aber derart kontrakt und schmerzhaft, daß über erhöhten Druck auf Bandscheiben und Gelenke ein „Circulus vitiosus" entsteht. Dieser kann vorübergehend durch ärztliche Maßnahmen, entscheidend und für die Dauer aber nur durch Massage und Bäder reguliert werden. Die erforderlichen Lockerungsmassagen und Bäder werden im Massage- und Bäderkapitel besprochen.

Bei diesen mechanisch erklärlichen Erkrankungen spielen Unfälle eine besondere Rolle. Schon für eine gesunde normostatische Wirbelsäule können bei gröberen Prellungen und Stauchungen längerdauernde Schwierigkeiten auftreten. Bei einem 50jährigen Patienten mit einem mäßigen Flachrücken oder mittelgradiger Skoliose kann durch den Unfall das mühsam erreichte und bewahrte „funktionelle Gleichgewicht" des Achsenorganes nachhaltig gestört werden. Oft dauert es Monate bis ein Jahr, um langsam die knöchernen und muskulären Elemente aus der unfallbedingten Auflockerung und Aufreißung in den Normalzustand zu bringen. Grobe manuelle Massage und kräftige Anwendung der Unterwasserdruckstrahlmassage sind hier sehr von Übel. Sorgfältige, „einschleichende Behandlung", die jede neue Reizung wegläßt, ist hier eine besondere Kunst.

c) Zervikalsyndrom. Das sog. Zervikalsyndrom umfaßt alle Verschleißvorgänge der Halswirbelsäule mit ihren Auswirkungen auf Nerven und Gefäße. Bemerkenswert ist, daß durch die Verschleißreaktionen (Knochenzackenbildung) an den Wirbelkanten und den Luschka-Halbgelenken (Unkovertebralgelenken) das vegetative Geflecht der A. vertebralis gereizt werden kann. Es kommt zu ausgeprägten Krämpfen der Gefäßwandmuskulatur, welche die Arterie „sanduhrförmig" einengen. Von dieser Arterie geht aber ein entscheidender Anteil der Gehirndurchblutung aus. Die Patienten bekommen heftigen Drehschwindel, Schwächegefühl in Arm und Bein oder gar Bewußtseinsverlust; fast alles Zustände wie beim Schlaganfall mit dem Unterschied, daß nach wenigen Minuten alles vorbei ist und keine Folgen verbleiben. Natürlich führen

solche Zeichen zum Arzt. Der Masseur und med. Bademeister wird jetzt mit Vibrationen, Infrarot und Heißluft die gröbsten Verkrampfungen im Hals-Nacken-Bereich milden und dann vorsichtig mit Glissonschlinge extendieren. Zusammen mit den vom Arzt verschriebenen Medikamenten kann der Patient von der Wiederholung solcher sehr unangenehmen Zwischenfälle bewahrt werden. Das *untere, tiefe* Zervikalsyndrom trifft natürlich die Wurzeln des Plexus bracchialis. Es treten Armschwächen auf, dem Patienten entgleitet plötzlich z.B. die Einkaufstasche. Am Arm kann sich Taubheits-Pelzigkeitsgefühl einstellen, zugleich auch Ameisenkribbeln (Parästhesien). Diese Zeichen haben wir bei der mechanischen Ischias schon kennengelernt. Sie sind der Ausdruck einer Wurzelreizung durch Bandscheibendruck. So wird die Armbeteiligung bei Zervikalsyndrom auch „Ischias der oberen Etage" genannt.

Selbstredend sind Unterwasserdruckmassagen im Hals-Nacken-Bereich weitgehend verpönt. Für die Trapeziusrandpartie bei milder Druckeinstellung ist manchmal Anwendung denkbar.

d) Frakturen. Bei Frakturen der Halswirbelsäule ist nach 3monatigem Gipsverband die anteilige Muskulatur meist schwach und das Gleitgewebe zwischen den Muskelgruppen vernarbt. Die Behandlung ist absolut schonend durchzuführen und darf *nie* regelrechte Schmerzen machen. Der Bandscheibenaufbruch *„Diskopathie"* der Brustwirbelsäule ist wesentlich günstiger deswegen, weil die Brustwirbelsäule zu den fixen Wirbelabschnitten rechnet und ihre Beweglichkeit gegenüber der Hals- und Lendenwirbelsäule wesentlich geringer ist. Bei vorhandener Spondylarthrose der Brustwirbelsäule kann eine grobe Prellung mit ihrer Aufrüttelung der spondylotischen Abstützungsvorgänge allerdings unangenehme Sensationen hervorrufen.

Zwischen den Rückenmarkganglien und den Grenzstrangknoten des Sympathikus, die vor der Wirbelsäule laufen, bestehen Verbindungsfasern (Rami communicantes). So kann es zu nervösen Herzstörungen, Einengungsgefühl am Brustkorb und Atemnot kommen.

Bäder, Packungen und später detonisierende Muskelbehandlung haben sich bei allen Frakturarten der Wirbelsäule bewährt.

e) Lumbalsyndrom. Das Lumbalsyndrom enthält ebenso wie das Zervikalsyndrom eine Vielfalt von Krankheitserscheinungen. Neben den Bandscheiben sind es häufig die kleinen Gelenke, welche bei einer skoliotischen und flachen Wirbelsäule aufgebraucht werden. Gerade die kleinen Gelenke zwischen LWK5 und Kreuzbein (die Lumbosakralgelenke) können durch einen Stoß oder grobe Kraftleistung beim Heben und Bücken schmerzhaft verklemmt werden (Hexenschuß). Die Bandscheiben können dabei direkt unbeteiligt sein. Wärme und Lokkerungsmassage beseitigen rasch die Verklemmung, die wegen ihrer Herkunft von den Gelenken auch *„arthrogene Lumbago"* genannt wird. Auch Muskelzerrungen bei höchster Kraftleistung (Sport, Arbeit) können heftigen Kreuzschmerz verursachen: *„muskuläre Lumbago"*.

f) Ischiassyndrom (Lendenbandscheiben). Die ersten Aufbrauchsvorgänge an den Lendenbandscheiben führen natürlich nicht gleich zur mechanischen Ischias. Zunächst sind oft nur geringfügige Schmerzausstrahlungen in der unteren Lendenpartie vorhanden. Wiederholen sich diese Zustände jahrelang, dann münden sie allerdings meist in ein *„Ischiassyndrom"* mit allen Zeichen der motorischen und sensiblen Wurzelbeeinträchtigung ein. Der Unterschied zwischen der Schädigung der oberen Lungenbandscheiben (pos. Wassermannsches Zeichen) und unteren Lendenbandscheiben (pos. Lasègue mit Go-

wers-Bragard) wurde früher schon klargestellt.

Bei Beteiligung der *unteren Lendenbandscheiben* konzentriert sich die Behandlung auf die Rückenmuskeln der Lendenwirbelsäule, den Quadratus lumborum bds. und die beiderseitigen oberen Gesäßmuskelpartien. Gerade hier am *Kreuzbein*, am Ursprungspunkt des sehr kräftigen M. sacrospinalis, ist häufig ein unerklärlicher Schmerzpunkt vor allem bei Patienten mit Flachrücken vorhanden. Wenn der Patient in Bauchlage Hände und Füße gleichzeitig streckt und den Bauch sozusagen als Schaukelgrube nimmt, dann verstärkt sich dieser Schmerz am Kreuzbein sehr heftig.

g) Spornbildung (Tendopathie). Wir haben an dieser Kreuzbeinstelle ein typisches Beispiel für eine sog. *„Ansatz-Tendopathie"*. An der Ansatzstelle ziehen die Sehnenfasern in den Knochen hinein. Hier entstehen bei maximaler Muskelanspannung beträchtliche Kräfte, und es kommt in den Sehnenfasern zu Degenerationsprozessen. Solange die Verspannung der zugehörigen Muskelgruppe anhält, können die Heilungsvorgänge (Regeneration) schlecht vorankommen. Der Schmerzpunkt – Sehnenansatz – ist für den Masseur uninteressant. Der Arzt wird hier in der heftigsten Schmerzphase seine Behandlung vornehmen. Aufgabe des Masseurs ist es, die Verspannung und Verkrampfung des *Sacrospinalis* zusammen mit der ganzen Rückenmuskulatur aufzulockern. Wird die Lockerung über längere Zeit fortgesetzt, so verschwindet schließlich der Schmerzpunkt am Sehnenansatz. Wir haben mit der Sacrospinalis-Tendopathie sozusagen einen Modellfall, der sich auf zahlreiche andere Muskelgruppen übertragen läßt:

Epicondylitis radialis und ulnaris (Ursprung der Hand- und Fingerstrecker resp. Hand- und Fingerbeuger)

Trochanteritis (Ansatzpunkt der kleinen Glutäen = Hüftabspreizer)

Tendopathia achillea (Ansatzpunkt des Triceps surae mit der Achillessehne am Tuber calcanei)

Olecranon-Tendopathie (Ansatz des Triceps humeri am Olecranon ulnae)

Supraspinatus-Tendopathie (Ansatz des Supraspinatus am Tuberculum majus humeri)

Manchmal kommt es auch zur Verkalkung oder Spornbildung an diesen Stellen, z.B. Olecranonsporn, Calcaneussporn u.a. Die schmerzhaften Sporne werden vom Arzt örtlich behandelt. Die Ursache der Ansatz-Tendopathie und Spornbildung wird der Masseur durch intensive Detonisierung der entsprechenden Muskelgruppe wirksam beeinflussen.

h) Frakturformen der Wirbelsäule. Die Wirbelbrüche der Lendenwirbelsäule sind die häufigsten. Wir unterscheiden im groben

a) Kompressionsfrakturen (komplette Keilwirbelumwandlung des betroffenen Wirbels)

b) Impressionsfrakturen (hier wird die obere oder untere Wirbelkörperabschlußplatte muldenförmig eingedrückt).

Nach allen Wirbelverletzungen (auch Querfortsatz- und Dornfortsatzfrakturen) wird entweder im Gipsverband oder durch strenge Bettruhe Ruhigstellung des geschädigten Knochens erreicht. Die Muskulatur und ihr Gleitgewebe vernarbt; es tritt Muskelschwund (Atrophie) ein. Hier hat der Masseur und med. Bademeister zuerst eine Hyperämisierungs- und Lockerungsaufgabe. Schließlich geht man aber allmählich zur Kräftigung über, um die Muskulatur auf ihre „aktive Haltetätigkeit" vorzubereiten. Zuerst vorsichtige Bewegungsübungen für Wirbelsäulenstreckung in Bauchlage und Wirbelsäulenbeugung in Rückenlage, dann Bewegungsübungen und Rumpfdrehen im Stehen und schließlich Bewegungsübungen mit Sandsäckchen über den Schultern und kleinen Sandsäckchen zur Belastung

auf dem Kopf. Gröbere Schmerzen müssen bei allen Übungen vermieden werden.

2. Die entzündlichen Erkrankungen der Wirbelsäule

Sie sind *bakterieller* oder *infektallergischer* Natur. Verschiedene Bakterien können sich in der Bandscheibe oder den Wirbelkörpern festsetzen, z.B. Scharlach (Streptokokken) = Scharlach-Spondylitis, Typhus (Typhusbakterien) = Typhus-Spondylitis, Tuberkulose (Tbc-Bakterien) = Tbc-Spondylitis. Dabei können die Bakterien den Wirbelkörper so schwächen, daß es wie bei der Fraktur zur *Keilwirbelbildung* kommt. Dadurch werden ein oder zwei Dornfortsätze über das Niveau des anderen herausgedrängt. Die anfängliche *Dornfortsatzprominenz* wird beim weiteren Fortschreiten eine kleine Buckelung und schließlich einen größeren Höcker an der Dornfortsatzlinie bewirken (sog. „*Gibbus*"). Diese Bereiche einer frischen Wirbelsäulenentzündung gehören ruhiggestellt (Gips-Liegeschale). Die Heilung kann Monate dauern, so daß inzwischen unbedingt die Ober- und Unterschenkelmuskeln für den Tag des ersten Aufstehens gepflegt werden sollten. Nach weiterer Ruhigstellung mit Gipskorsett kann der Patient ins Schwimmbad. Reguläre Bewegungsübungen der Wirbelsäule setzen einen sehr langen Zeitabstand von der Infektion voraus. Bakterien verursachen Eiterungen. Die damit verbundenen Abszesse sind meist hochfieberhaft und müssen operativ eröffnet werden. Nur die Tbc-Abszesse können fieberfrei verlaufen, sog. „kalte Abszesse". Die Abszesse senken sich ihrem Gewicht folgend in verschiedene Muskelspalten hinein (Senkungsabszeß). An der Brustwirbelsäule erkennt man die Abszeßvorwölbung am Röntgenschatten und manchmal drückt der Abszeß am unteren Latissimus-Rand heraus. Am häufigsten ist der Psoas-Abszeß, der dem Verlauf des M. iliopsoas folgend bis zum Leistenband reichen kann.

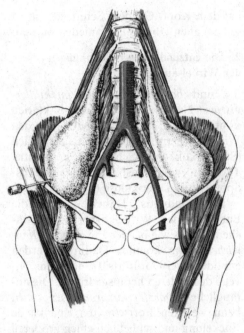

Abb. 57. Beiderseitige kalte (tuberkulöse) Abszesse in der Psoas-Loge

Die *rheumatischen (infektallergischen) Wirbelsäulenerkrankungen* sind folgende:

a) Polyarthritis (Gelenkrheumatismus) der kleinen Wirbelgelenke. Hierbei wird der ganze Rücken ängstlich steif gehalten und die gesamte Muskulatur weist Hartspann auf. Die Behandlung läuft meist an internistischen oder Rheuma-Abteilungen. Häufig ist das Herz beteiligt (Myokarditis). Hier ist nach Abklingen der Herzerscheinungen das med. Bad in vielen Formen wohltuend. Selten ist eine größere Besserung der Wirbelsäulenbewegung zu erreichen.

b) Infektspondylose. Hier entstehen spondylotische Spangenbildungen an mehreren Wirbelsegmenten. Diese Reaktionen sind durch „Verschleiß" nicht erklärlich. Hier spielen bakteriell ausgelöste Umstimmungsvorgänge eine wesentliche Rolle. Diese Wirbelsäulen sind außergewöhnlich empfindlich. Jeder Versuch mit manueller oder Unterwasserdruckstrahl-

massage führt meist zu verstärkten Beschwerden. Stanger- und antirheumatische Bäder sind nützlich.

c) Spondylarthritis ankylopoetica (rheumatische Wirbelsäulenversteifung = Morbus Bechterew). Hier kommt es zu beträchtlichen Verkalkungen des ganzen Bänder- und Bandscheibenapparates, sämtliche Gelenke an der Wirbelsäule einschließlich Kreuz-Darmbein-Gelenke veröden. Der Thorax hat keine Atemexkursion mehr, daher verstärkte Bauchatmung. Beim Morbus Strümpell-Pièrre-Marie sind außer der Wirbelsäule noch Extremitätengelenke versteift (z.B. Hüfte oder Knie). Die antirheumatische Bäderbehandlung steht hier absolut im Vordergrund. Dazu kommt während der akuten Schmerzschübe ärztliche Behandlung. Die Kenntnis der wesentlichsten Gelenkerkrankungen ist dem Masseur und med. Bademeister für manche Behandlungsart von Vorteil. Die entzündlichen Gelenkserkrankungen heißen *Arthritis*. Die Gelenksaufbrauchleiden nennt man *Arthrosen*.

d) Arthritis. Die Arthritis entsteht aus bakterieller oder rheumatischer Ursache. Wenn Eiterungen durch Verletzung oder Sepsis (auf dem Blut- oder Lymphwege) in ein Gelenk eindringen, entwickelt sich ein hochakutes lebensbedrohliches Krankheitsbild (Empyem). Früher wurde zur Lebenserhaltung oft amputiert. Durch Antibiotika ist die Lebensgefahr heute abwendbar, aber die Erhaltung der Gelenksfunktion ist sehr schwierig. Die starke Kapselvernarbung und die Verlötung des Gleitgewebes macht neben der durch längere Ruhigstellung bedingten Atrophie die Behandlung sehr schwierig. Bei Erhaltung der Funktion ist der Schaden am Gelenk häufig doch groß, und es entwickelt sich langsam eine Arthrose. Die Infektion des Gelenkes mit Tbc-Bakterien verläuft zwar nicht so lebensbedrohlich, aber selbst die neuen Tbc-Heilmittel

(Tuberkulostatika) kommen zu spät, wenn die Diagnose nicht früh genug gestellt wird. Es entwickeln sich dann Abszesse und Kapselnarben. Nach langer Gipsbehandlung wird dann unser ganzes Können erforderlich sein, um bei Gelenks-Tbc eine brauchbare Funktion *schonend* zu erreichen. Aussichtslos fortschreitende, schmerzende Gelenksprozesse müssen operativ versteift werden.

Die *rheumatische Arthritis* (Gelenkrheumatismus) läßt zwei Gruppen unterscheiden:

aa) Die *sekundär-chronische Polyarthritis,* welche sich aus dem akuten Gelenkrheumatismus (Fokus! Zähne und Mandeln) entwickelt, ist die häufigste Form.

Im akuten Stadium steht die Herzbehandlung so im Vordergrund, daß hier für Muskel- und Gelenkspflege nur sehr wenig Raum ist. Man beschränkt sich auf die allernötigste Kontrakturverhütung. Wenn jetzt vom Arzt die Nachbehandlung verordnet wird, so ist der entscheidende Grundsatz für die Behandlung „nicht schaden!" Der Übergang von der absoluten Herz-Kreislauf-Schonung zur Aufnahme von Massage- und Bäderbehandlung *kann nicht schonend genug sein.* Der Grundsatz „einschleichende Behandlung mit kleinster Belastung" hat hier seine volle Bedeutung. Die Gelenkkontrakturen an Hüfte und Knie stehen im Vordergrund der Behandlung; der Patient soll ja wieder gehfähig werden. Dann ist die obere Extremität zu behandeln, weil auch beim Essen der Patient wieder von der Pflege unabhängig werden soll. Für die Kontrakturbehandlung dient wieder der Leitsatz: *„Beuger detonisieren, Gelenkskapseln dehnen, Strecker tonisieren und aktive Widerstandsübungen".*

bb) Die *primär-chronische Polyarthritis.* Die Gelenkserkrankung läßt *keine* akute Phase und keine eindeutige Herzbeteiligung erkennen. Die Extremitätengelenke, Fuß-, Finger- und Handgelenke, aber auch Knie- und Ellenbogengelenke, schwellen ödematös an, schmerzen und schon bei den ersten Röntgenkontrollen sind Auflösungen von Knorpel und Knochen der Gelenkflächen zu sehen. In weniger als einem Jahr können die betroffenen Gelenke *total* versteifen. Eine Mobilisierung ist nur unter sehr günstigen Umständen manchmal durch *Operation* möglich.

Das Operationsrisiko bei solchen schwerkranken Patienten muß in Kauf genommen werden, weil man mit steifen Hüft- und Kniegelenken sonst eben ein „absoluter Pflegefall" ist. Wenn man solche Patienten mit zwei Unterarmstockstützen wieder zu einem gewissen Geh- und Stehvermögen verhelfen kann, ist sehr viel gewonnen.

Die sekundär-chronische Polyarthritis macht also Kontrakturen und die primär-chronische Polyarthritis Gelenksauflösung mit *Ankylose* (knöcherne Verwachsung der Gelenkflächen).

Bei verschiedenen Infektionskrankheiten, z.B. Typhus, Scharlach, Masern usw. können wenige Wochen nach Ausbruch der Krankheit *„Gelenksreizungen"* entstehen, das sind die sog. *„Rheumatoide",* also z.B. Typhus-Rheumatoid, Scharlach-Rheumatoid usw. Diese sind relativ gutartig und ihre Kontrakturen sind auf die übliche Art gut zu beseitigen. Auch die Tbc erzeugt solch gutartige Rheumatoide (Rheumatismus *Poncet*). Natürlich sind sie bei Kindern als Begleiterscheinungen der Kinderkrankheiten häufiger. Das sog. Grippe-Rheumatoid kann zumal bei älteren Menschen mit evtl. arthrotischen (aufgebrauchten) Gelenken Probleme machen.

Bei der Behandlung der entzündlichen Gelenke soll man besonders an zwei Dinge denken:

α) *Aktive und passive Patella-Mobilisation* (Anleitung zum aktiven Quadriceps-Zug und zunehmende Lockerung, zuerst mit 3 Fingern, dann mit der ganzen Hand). Durch Ausschneiden eines entsprechenden Gipsfensters kann man bei langer Gipsbehandlung schon im Verband mit der Patella-Mobilisation anfangen.

β) *Ableitende entstauende Technik* bei Gelenksergüssen (s. Massagetechnik). Niemals darf ein Gelenk durch unsere Behandlung gereizt werden. Wir setzen dann mit der Gelenksbehandlung aus, geben „antiphlogistische" = entzündungshemmende Umschläge oder Kataplasmen und massieren die zum Gelenk gehörige Muskulatur in genügender Entfernung von der Gelenkkapsel. Die Kapsel ist ja das „Produktionsorgan" für Gelenksergüsse. Setzen wir hier zusätzlich einen Reiz, *so hat die Behandlung keinen Sinn.*

e) Arthosen (entzündlich überlagert). Die Arthrosen als Aufbrauchszustand eines Gelenkes sind überhaupt keine einheitliche Krankheitsgruppe. Ihre Behandlung stimmt evtl. in gewissen Grundsätzen überein, soll aber letztlich die wahrscheinliche Ursache des Verschleißes berücksichtigen. Wir können hier folgende Einteilung treffen:

aa) *Hormonelle oder Altersarthrose.* Bei der Alterung sind manche Hormondrüsen bei der Frau eher inaktiviert als beim Mann. Diese *Drüsen-Involution* nach den Wechseljahren (Klimakterium) bringt es mit sich, daß Knie- und Hüftgelenke bei Frauen nach den Wechseljahren häufig schmerzhaft werden. Der Eiweißstoffwechsel im Knorpel und Knochen *„wird nur mehr auf kleiner Flamme gekocht".* Die Zellen des Gelenkknorpels werden nicht mehr genügend zahlreich und von gewohnter Qualität geliefert, als sie verbraucht werden. Das Gelenk wird trocken und beginnt zu reiben und zu knirschen (Krepitation). Die am stärksten belasteten Anteile werden abgebaut, wodurch es z.B. zum beträchtlichen O-Knie (Genu varum)

kommen kann. Am ganzen Knochenskelett sind die Vorgänge ähnlich (Osteoporose bei Störung des Eiweißstoffwechsels und Osteomalazie bei Störung des Mineralstoffwechsels). Die Bedeutung dieser Vorgänge für die Wirbelsäule wurde schon klargestellt. Für unsere Behandlung wesentlich ist die *Kontrakturverhütung.* Die Beuge- und Adduktionskontraktur der Hüfte bei gleichzeitiger Beugekontraktur am Knie ist gefürchtet. Die Reizbarkeit der arthrotischen Gelenke und die Sprödigkeit und Brüchigkeit der Knochen macht die Behandlung schwierig. Sehr gern beginnt man mit „entschmerzenden Stoffwechselbädern", um dann allmählich die Gelenksfunktionen zu bessern. Jeder grobe Behandlungsakt wirft uns um Wochen zurück. Natürlich wird von Fall zu Fall von ärztlicher Seite durch Hormon-Vitamin-Mineralien-Zufuhr die Massage- und Bäderbehandlung unterstützt werden.

bb) *Traumatische und statische Arthrose.* Wichtig für die Erhaltung der Gelenkfunktionen bis ins hohe Lebensalter ist eine *korrekte Gelenkstatik.* Coxa vara oder Coxa valga und ebenso Genu varum und valgum bedeuten für diese Gelenke eine unregelmäßige Druckverteilung an den Gelenkflächen. So ist die Basis für den Verschleiß von Gelenksanteilen gegeben. Die ersten Kontrakturen machen die Belastung noch ungünstiger, und schon ist ein „Circulus vitiosus" angelaufen, der von beträchtlichen Beschwerden begleitet ist. Natürlich können durch einen Unfall die statischen Verhältnisse ebenso verändert werden, wie aus einer familiären Anlage heraus. Auch kann der Unfall Stufen in der Gelenkfläche und Knorpelschäden machen. Wird bei einer Kniescheibenfraktur (Patellafraktur) die Kniescheibenunterfläche nicht stufenfrei eingestellt, so wird sich in den späteren Jahren zuerst am Patellagleitlager, später am ganzen Kniegelenk eine Arthrose entwickeln. Ähnlich ist es bei Knöchelbrüchen und allen Knochenverletzungen, die ins Gelenk hineinreichen. Am schlimmsten sind die kühlen Herbst- und Wintermonate für ein arthrotisches Gelenk. Die sommerliche Wärme, der heiße Sand beim Baden und überhaupt Wärme in jeder Form tut dem arthrotischen Gelenk sehr gut. So werden wir vor der Behandlung bei diesen Gelenken *bevorzugt* an die Erwärmung denken. Hier haben wir die Wahl zwischen Lichtbogen und Heißluft. Hitzepackungen mit Tiefenwirkung, Kurzwelle (Diathermie) und die tiefwirkende Infrarotstrahlung sind bewährte Helfer in der Behandlung der Arthrosen.

cc) *Anoxische Arthrose*. Bei Erkrankungen der Blutgefäße kommt es zu einem geringeren Sauerstoffangebot für die verschiedenen Gewebe. Die Gelenke und Muskeln sind zufolge ihrer Beanspruchung auf eine gewisse Mindestzufuhr sauerstoff- und nährstoffreichen Blutes angewiesen. Diese Mindestmenge ist bei fortschreitenden Gefäßerkrankungen nicht vorhanden, so daß im Gelenk ein „Hungerzustand" vorliegt. Die für das gesunde Gelenk erforderliche laufende „Knorpelregeneration" und Erzeugung der Gelenkschmiere wird mangelhaft, und damit ist die Arthrose eingeleitet. Interessanterweise tritt dieser Zustand nicht nur bei der Erkrankung der Schlagadern (Arterien), sondern auch der Blutadern (Venen) auf. Wenn z.B. ein Bein immer wieder Venenentzündungen mit Wandgerinseln (Thrombophlebitis) durchmacht, so bleibt die arterielle Strombahn zwar ungestört, aber der von Jahr zu Jahr zunehmende Rückstau des Blutes bremst die Zirkulationsgeschwin-

digkeit in diesem Bein. Der Blutkreislauf wird „träge", die Gelenke leiden darunter ebenso wie die Haut. Dazu kommt, daß die rezidivierenden Venenentzündungen letztlich auch die Arterien zur Verengung reizen können. Bei dieser Arthrose ist die gewöhnliche Kontraktur-Wärme-Entstauungs-Behandlung nicht ganz befriedigend. Hier kann durch gefäßerweiternde Methoden wie z.B. Teilgüsse, Teilbäder und Bindegewebsmassage das Behandlungsergebnis vervessert werden.

Die *Knochenerkrankungen* können sich an allen Skelettabschnitten auswirken. Die *Osteoporose* = Eiweißstoffwechsel (Knochensprödigkeit) und *Osteomalazie* = Mineralstoffwechsel (Knochenerweichung) haben wir schon kennengelernt. Bei der Entstehung der Osteoporose spielen die Sexualhormone eine Rolle. Bei der Entstehung der Osteomalazie greifen Mineral- und Vitaminprobleme ineinander.

f) Rachitis. Bei der Rachitis, die heute durch die gesundheitsamtliche Säuglingsbetreuung selten geworden ist, kommt dem *Vitamin D* die entscheidende Stellung zu. Ist dieses Vitamin D in unzureichender Menge angeboten, dann kann der rasch wachsende Knochen des Kindes nicht verkalken; es kommt zu Knochenverbiegungen (z.B. rachitischer Brustkorb, rachitisches O-Bein, rachitische Rückgratverkrümmung – Skoliose). Bei solchen Erscheinungen wird zuerst ärztliche Behandlung einsetzen. Allmählich tritt die „Nachbehandlung" hinzu. Für die Kräftigung korrigierender Muskelgruppen (O- und X-Beinkorrektur) wurden im anatomischen Kapitel schon Angaben gemacht.

Für die *rachitische Skoliose* muß noch auf folgendes hingewiesen werden. Die Erweichung an den Wachstumszonen der Wirbel (den Schlußplatten) und der Rippen zugleich führt hier sehr rasch zu schwersten Achsenstörungen mit Rippenbuckelbildung. Die Besserung einer Skoliose durch lockernde Massage der Konkavitätsmuskulatur und kräftigende Massage der Konvexitätsmuskulatur (s. anatomisches Kapitel) ist bei der *rachitischen Skoliose* ebenso wie bei der *poliomyelitischen Skoliose* zu langsam, d.h. der korrigierende Effekt durch Muskelbehandlung kann bei raschem Fortschreiten des knöchernen Achsenfehlers nicht genügend zur Auswirkung kommen. Bei der rachitischen und poliomyelitischen Skoliose wird die ständig zu erneuernde passive Achsenkorrektur durch Gipsliegeschale mit der krankengymnastischen Übungsbehandlung oder der muskulären Korrektur durch Massage zu kombinieren sein. Auch bei größeren Verbrennungen am Rücken und bei angeborenen Wirbelfehlern gibt es Skoliosen, die aber in Form und Fortschreiten nicht so bedrohlich wie die rachitische und poliomyelitische Skoliose sind.

g) Haltungsfehler. Die Haltungsfehler haben mit den Knochenerkrankungen im Grunde nichts zu tun. Sie gehören zur sog. „Bindegewebsschwäche", worunter man schlaffe Bänder und schlaffe Muskeln versteht. Die Zahl der Haltungsschäden ist im Zunehmen. Das erklärt sich aus der „Akzeleration" der heranwachsenden Jugend. Wir verstehen darunter ein rasches Knochenwachstum, dem gegenüber die „aktiven Haltetaue" des Knochens (die Muskeln) etwas hinterherhinken. Wo die Muskulatur nicht genügend kräftig oder zuwenig tonisiert ist, stellen sich Haltungsfehler ein.
Einer der häufigsten Haltungsfehler ist der schlaffe, leicht gebeugte Rücken mit hängenden, nach vorn gezogenen Schultern und eingezogenem, flachem Brustkorb. Bezeichnungen wie *Hängeschultern, Flachbrust, Flachrücken* oder *Sitzrücken* und *Rundrücken* gehören hierher. Diagnosen wie allgemeine Haltungsschwäche, allgemeiner Haltungsfehler – Haltungsverfall umreißen den gleichen Komplex, zu-

mal wenn X-Beine, Knickplattfüße usw. noch hinzutreten.
Wie behandelt man solche Kinder?
aa) *Entscheidend ist die Kräftigung* der langen und breiten Rückenmuskeln. Sobald sie gut aufgelockert und kontraktionswillig sind, kommen die *Widerstandsübungen* hinzu.
bb) Diese werden in Bauchlage durchgeführt. Die Arme liegen gestreckt nach vorn. Jetzt hebt das Kind die Arme und Beine gestreckt hoch; es schaukelt auf dem Brustkorb und den Bauchmuskeln. Mit der flachen Hand des Masseurs kann wechselnd gegen die Schulterblätter und das Becken Widerstand gegeben werden. Das Heben der gestreckten Arme und Beine erfolgt mit Pausen bis zur Ermüdung. Nach einigen Wochen kann man beobachten, wie die Stränge der Rückenmuskeln sich verstärken und der Eintritt der Ermüdung hinausgeschoben wird.
cc) Nun wird zusätzlich zu diesen Übungen die *Dehnung* der Pectoralismuskulatur erforderlich (im Stehen). Die sog. *Pectoralisverkürzung* ist nämlich mitverantwortlich für die nach vorn hängenden Schultern und eingesunkene, flache Brust. Zu diesem Zweck werden beide Schultern mit den Händen umfaßt und nach hinten geführt. Zugleich läßt man den M. trapezius und die Mm. rhomboidei anspannen, um die Schulterblätter nach hinten zusammenzuführen. Gleichzeitig wird aktiv und passiv Hohlkreuzhaltung zur Dehnung der eingesunkenen Bauchmuskeln angestrebt.
Neben dieser Grundübung gibt es zahlreiche Bewegungsübungen für einzelne Muskelgruppen. Die exakte, konsequente Durchführung der obigen Grundübung 1–3 ist in der Lage, den Komplex „Haltungsschwäche" entscheidend zu bessern.
Die Behandlung der Antiknick- und Antiplattfußmuskulatur ist im anatomischen Kapitel erläutert.

h) Skorbut. Bei Vitamin-C-Mangelernährung entsteht Skorbut. Die damit verbundenen intensiven Zahnfleischblutungen sind wohl bekannt. Daneben kommt es aber auch zu Blutungen im Knochen, Gelenken und ins Unterhautgewebe. Die Gelenke sehen geschwollen-verquollen aus und werden ängstlich geschont. Über Muskel-Kapsel-Lockerung und Übungen im Bewegungsbad kann neben der ärztlichen Behandlung das Einspielen der Gelenke beginnen.

i) Knocheneiterung. Die Knocheneiterung (auch Knochenmarkseiterung = Osteomyelitis) entsteht im Wachstumsalter durch Keimverstreuung auf dem Blutwege (z.B. Mittelohreiterung, schwere Pneumonie, Mandeleiterung usw.). Es kommt zu einem Markhöhlenabszeß, der schließlich nach außen durchbricht. Hohes Fieber, schlechtes Allgemeinbefinden und starke Schmerzen im Knochen zeigen diese Krankheit an. Es kommt zum Absterben von Knochenteilen (Sequester); früher kam es auch zu Einbrüchen ins Gelenk. Es kam zu Amputationen und jahrelangen Eiterungen.

Letztere wirkten sich auf verschiedene Organe (Leber, Nieren) ungünstig aus (sog. *Amyloidose*). Durch die Antibiotika zusammen mit rechtzeitiger Abseßeröffnung (Spülung der Markhöhle) ist hier ein entscheidender Fortschritt in der Behandlung eingetreten. Es bleiben aber nach solchen Markhöhlendrainagen und Sequestrotomien (Sequesterentfernung) erhebliche Narben zurück. Sie können bei Gelenksnähe unsere ganze Mühe nötig machen, um durch ,,Narbenmassage" Voraussetzung zur Muskelgleitfähigkeit zu schaffen. Es schließt sich die übliche Mobilisierung des Gelenkes mit Muskelpflege, Dehnungs- und Wiederstandsübungen an. Beim Erwachsenen entstehen solche *osteomyelitischen Prozesse* durch eine *infizierte Fraktur*. Wenn bei einem Knochenbruch die schützende Hautdecke durchstoßen ist, können mit dem Straßenschmutz Bakterien in die Bruchstelle gelangen. Eine solche *komplizierte Fraktur* (Einriß der Hautdecke) ist also zumeist auch eine *infizierte Fraktur*.

Gelingt es hier nicht, durch Antibiotika rechtzeitig entscheidend einzugreifen, entwickelt sich eine *Frakturosteomyelitis*. Auch hier kommt es zu Eiterungen, Fistelbildungen. Es muß operiert werden. Die Frakturheilung ist gestört. Der Patient liegt oft sehr lange im Beckengips. Gerade in solchen Fällen kann der Masseur durch ein Gipsfenster sehr zeitig mit der ,,*Patellamobilisation*" anfangen. Eine lockere Patella verspricht immer eine ordentliche Kniebeweglichkeit.

k) Zysten. Die *zystischen Erkrankungen* der Röhrenknochen treten bei Kindern wie bei Erwachsenen auf. Es kann durch die Schwächung des Knochens zur *Spontanfraktur* (Knochenbruch ohne äußeren Anlaß) kommen. Solche *Zysten* führen relativ früh zu unklaren Knochen- und Muskelschmerzen. Fühlt der Masseur bei der Behandlung in der Tiefe der Muskulatur schmerzhafte Verdickungen, so ist dieser Befund dem Arzt mitzuteilen.

Die *kartilaginären Exostosen* sind verknöcherte Knorpelwülste aus der Wachstumszeit. Größere Exostosen können Muskel- und Nervenstörungen verursachen. Oft kann man sie tasten. Sie werden gewöhnlich operativ abgetragen.

An den Extremitäten wird im Gegensatz zu den inneren Organen eine Entzündung relativ bald auffällig. Es stellen sich folgende Entzündungszeichen ein: Dolor = Schmerz, Rubor = Rötung, Tumor = Schwellung, Functio laesa = gestörte Funktion, Calor = Hitze. An sich ist die Entzündung ein Abwehrvorgang. Es werden an dieser Stelle Gewebs- und Blutzellen alarmiert, um mit der schädigenden Ursache (Bakterien, Fremdkörper usw.) aufzuräumen. So sagen wir, daß die ,,*Entzündung eine notwendige und nützliche Reaktion des Körpers auf eine Schädigung von innen oder außen*" darstellt. Überall

im menschlichen Organismus sind solche
Abwehrreaktionen möglich und fallen im
Alltag nicht immer ins Gewicht.

B. Muskelerkrankungen

1. Rheumatismus

An der Muskulatur muß zwangsläufig
eine Entzündung rasch auffallen, weil im
täglichen Leben fast alle Muskelgruppen
benutzt werden. Im Volksmunde spricht
man beim Muskelschmerz oft von
„Rheuma" oder rheumatischem Schmerz.
Der Arzt versteht unter *Rheumatismus*
ganz bestimmte Vorgänge, die sich im Anschluß an entzündliche Ereignisse einstellen. Ebenso wie es einen „echten Gelenkrheumatismus" (Polyarthritis) gibt, so
gibt es auch einen „echten Muskelrheumatismus". Doch ist eben nicht jeder Ge-
lenkschmerz ein Gelenkrheumatimus und
nicht jeder Muskelschmerz ein Muskelrheumatismus. Wir wissen, daß die meisten Muskelschmerzen Ausdruck von
Überbeanspruchung (Sauerstoffmangel,
Milchsäureanreicherung) sind. Der
„Muskelkater" nach besonderen Be-
anspruchungen ist Beweis hierfür. Die
„*Myositis rheumatica*"=rheumatische
Muskelentzündung ist ein besonderes
Symptom bei Infektionskrankheiten. Sie
tritt ebenso wie der Gelenkrheumatimus
bei Fokalherden (Zähnen, Mandeln) auf.
Natürlich ist eine *echte Entzündung* nicht
durch Massage beeinflußbar. Es gilt der
Satz: „*Entzündetes Gewebe darf nicht massiert werden.*" Unsere Behandlung hat die
Aufgabe, zunächst „antientzündlich" zu
wirken. Hier gibt es in der Bäderbehandlung vom Kneippschen Verfahren bis zu
den verschiedenen „Badezusätzen" eine
Reihe von Möglichkeiten. Auch Bestrahlungen nach ärztlicher Verordnung und
kalte Packungen sind hier nützlich. Erst
nach Abklingen des akut entzündlichen
Schubes kommt der Zeitpunkt, geschwächte Muskelgruppen zu aktivieren.
Die „Myositis ossificans" ist eine echte

Muskelentzündung, bei welcher es oft im
Zusammenhang mit Gewebszerreißung
und Knochenbrüchen zur Verknöcherung
eines ganzen Muskels oder beträchtlicher
Muskelteile kommt. Die Beugergruppe
am Oberarm, die Kniestrecker am Oberschenkel und gelegentlich die Adduktoren
sind hier besonders bevorzugt. Der Masseur soll gerade an diesen Muskelgruppen
immer aufmerken, wenn bei einwandfreier „Lockerungstechnik" in der Muskulatur zunehmend Verhärtung auftritt.
Bei einem entsprechenden Verdacht ist
dem behandelnden Arzt Mitteilung zu
machen und nicht die Behandlung zu verstärken.

2. Degenerative Muskelerkrankungen

Darüber hinaus gibt es zahlreiche „degenerative" Muskelerkrankungen, von denen die drei wichtigsten genannt werden
sollen:

a) Erbsche Muskeldystrophie (Dystrophia
musculorum progressiva). Es ist eine Erbkrankheit, die im Kindesalter bereits
deutlich wird. Es handelt sich hier um
eine Enzymstörung, deren Einzelheiten
noch nicht bekannt sind. Die wichtigste
Aufgabe ist es hier, Kontrakturen zu verhindern und die weniger betroffenen Muskelgruppen so zu pflegen, daß in schweren
Fällen wenigstens die Sitzfähigkeit und
selbständige Nahrungsaufnahme erhalten
bleibt.

b) Myasthenia gravis („schwere Muskel-
schwäche"). Das ist eine Störung in den
zuführenden Strombahnen, wodurch ein
„Zuwenig" an tonisierenden Dauerimpul-
sen in den Muskelfasern ankommt. Die
Muskulatur ist weich und schlaff (Hypotonus). Sie ist in der Kraftentfaltung
(Kontraktilität) entsprechend geschwächt. Es gibt heute Medikamente,
durch deren ständige Einnahme das Fortschreiten der Erkrankung weitgehend verhindert und eine für den Alltag reichende
Muskelkraft erhalten werden kann. Der

Masseur wird immer wieder zur Beseitigung von Muskelüberlastungshärten und Schmerzen eingeschaltet. Es ist zu berücksichtigen, daß der Behandlungserfolg hier mühseliger erreichbar ist.

c) Myatonica congenita (angeborene Spannungsschwäche). Diese Erbkrankheit, auch Morbus Thomson genannt, macht ein sehr auffälliges Symptom, die *„Pseudohypertrophie"*. Die verlorene Muskelsubstanz wird übermäßig durch Bindegewebe ersetzt. Die nach außen hin kräftigen Muskelgruppen sind in Wirklichkeit die geschwächten. In der Behandlung kommt für die pseudohypertrophischen Gewebe nur ableitende, entstauende Behandlung in Frage. Für alle Beinmuskeln sind Durchblutungsbäder und Kräftigungsmassagen erforderlich. Schließlich ist noch die *schlaffe, hypotonische Muskulatur des Greisenalters* zu besprechen. Die altersbedingte Involution bringt Insuffizienz nicht nur im Eiweißhaushalt des Knochens, sondern auch der Muskulatur mit sich. Hinzu kommt die reduzierte Durchblutung des Greisenmuskels. Die tonisierende Massage erreicht allein so gut wie gar nichts, wenn nicht vitalisierende, durchblutungsfördernde, kreislaufkräftigende Bäder zunächst eine Behandlungsgrundlage schaffen. Die geriatrische Medizin ist heute in der Hand des Hausarztes eine starke Waffe gegen den Kräfteverfall im Alter. Durch unsere hiermit abgestimmten Maßnahmen können wir vorzeitige Gebrechlichkeit abbrechen und den Lebensabend verschönen helfen.

C. Nervensystemkrankheiten

Neben den früher schon besprochenen Systemkrankheiten des Knochens (Osteoporose und Osteomalazie) ist auch gewisse Information über einige Nervensystemkrankheiten im Rahmen dieser Berufsausbildung ratsam.

1. Multiple Sklerose

Die „multiple Sklerose" (Encephalomyelitis disseminata) ist keine seltene Erkrankung, doch sind ihre schweren Verlaufsformen glücklicherweise nicht sehr häufig. Es kommt hierbei zu verstreuten, entzündlich-degenerativen Herden im Gehirn und Rückenmark, die von einem sehr vielfältigen Störungskomplex begleitet sind. Wesentlich sind für uns die allmählich zunehmenden spastischen Lähmungen mit beträchtlicher Kontrakturneigung. Die Bekämpfung dieser Kontrakturen ist ein besonderes Problem. Sie gelingt in den schweren Fällen trotz aller Mühe nicht oder nur operativ. Durch massive Wärmeanwendung wurden gewisse Besserungen und für den Kranken Erleichterung bewirkt, besonders auch für die enorme Verkrampfung der Bauchdecken.

Diese sog. „Überhitzungsbäder" erfordern außerordentliche Aufmerksamkeit. Ihre Durchführung wird im Bäderkapitel beschrieben.

2. Syringomyelie

Die Syringomyelie ist ein Rückenmarksleiden, bei welchem es zur Degeneration um den Zentralkanal des Rückenmarks kommt. Der Prozeß verläuft in den einzelnen Rückenmarksabschnitten durchaus nicht gleichmäßig und ist auch im Verlauf sehr unterschiedlich. Die dabei auftretende „dissoziierte Empfindungslähmung" führt zu Schäden an der „Kaltwarm"- und „Spitz-stumpf"-Empfindlichkeit. Präzisions- und Feinarbeit mit den Fingern kann kaum noch ausgeführt werden, weil die Fingerkuppen das Gefühl verlieren. Unangenehm sind die im Brust- und Lendenteil auftretenden Schmerzen und spastische Deformitäten (z.B. spastischer Spitz-Klumpfuß). Kontrakturbehandlung und schmerzlindernde Stangerbäder werden vom Arzt verordnet. Vorsicht vor Verbrennungen (kein Schmerzgefühl).

3. Spastische (zerebrale) Kinderlähmung

Die spastische (zerebrale) Kinderlähmung
(Morbus Little) entsteht oft durch Virus-
infektion während der Schwangerschaft.
Das embryonale Gehirn erleidet dabei
verschiedene Schäden, die Sprachstörung,
Taubheit, Intelligenzstörung und Muskel-
krampflähmung zur Folge haben können.
Die Krampflähmungen verursachen man-
nigfache Kontrakturen an Armen und
Beinenn. Wie bei *schlaffen* Lähmungen
können auch diese *spastischen* Lähmungen in Form der Diplegie (beide Arme),
Paraplegie (beide Beine), Tetraplegie
(beide Arme und beide Beine) sowie Hemiplegie (ein Arm und ein Bein der gleichen Seite) auftreten. Die häufigsten Deformitäten sind Spitzklumpfuß und
Klumphand. Durch Muskelpflege,
Nachtschienen, orthopädische Apparate
und Operationen können die gröbsten
Fehlstellungen gebessert werden.
Schlimm ist es bei den fortwährenden un-
willkürlichen wurmförmigen Krämpfen
von Hand und Fingern (Atethosen); sie
können kaum nachhaltig gebessert werden.
Auch nach der Geburt können beim
Kleinkind durch Gehirnhautentzündung
(Encephalitis) Schäden an den Sinnesor-
ganen, Intelligenzdefekt und Krampflähmung entstehen. Diese Menschen bleiben
das ganze Leben auf den Arzt und das
medizinische Hilfspersonal angewiesen.

4. Rückenmarkssyphilis

Die (Tabes dorsalis) Rückenmarkssyphi-
lis ist das letzte Stadium des harten Schan-
kers (Syphilis). Diese Geschlechtskrank-
heit kann auch nach sog. Ausheilung
Spätschäden am Nervensystem auslösen.
An den Hintersträngen des Rückenmarks
treten Schäden auf, welche die sog.
„Koordination" stören. Unter „Koordination" versteht man die Kontrolle des harmonischen Bewegungsablaufs. Der Gang
wird unsicher, abgehackt-schleudernd
(*ataktisch*). Außerdem werden Schmerz-

bahnen ausgeschaltet, so daß sich Ge-
lenksflächen auflösen und deformieren,
ohne daß Schmerzen entstehen (tabische
Arthropathie). Gleiches ist auch bei der
Syringomyelie möglich (neuropathische
Arthropathie). Die Nachbehandlung wird
zur Bekämpfung der starken Rumpfgür-
telschmerzen (sog. „lanzinierende
Schmerzen") und zur Entkrampfung von
Muskelgruppen eingesetzt. Die gute „Entschmerzung" durch Stangerbäder ist bei
der Tabes allgemein bewährt. Vorsicht
vor Verbrennungen! Kein Schmerzgefühl!

5. Kältelähmung

Eine andere Gruppe von Nervenkrank-
heit geht mit sog. „Kältelähmung" einher.
Diese Kranken haben völlig normale
Durchblutung und klagen ständig über
„Kälteschmerzen" besonders an der
unteren Extremität. Sie tragen im Hoch-
sommer lange wollene Beinkleider und
können abends wegen der Kälteschmerzen schlecht einschlafen. Hier ist möglicherweise eine Fehlsteuerung vegetativer
Schmerzbahnen vorhanden. Sie ist durch
Medikamente kaum beeinflußbar. Die
Kneippschen Methoden ermöglichen bei
diesen Patienten gewisse Linderung.
Auch bei Amputierten (besonders Oberschenkelamputierten) gibt es merkwür-
dige Brennschmerzen (Kausalgie). Durch
eiskalte Umschläge und kalte Güsse wird
sofort Linderung erreicht. Der sog.
„Phantomschmerz" der Amputierten ist
eine starke Steigerung des normalen
„Phantomgefühls" (gewisse Wahrneh-
mungen am amputierten, also nicht mehr
vorhandenen Körperteil) zu heftig ziehenden Schmerzen.
Durch Überhitzungsbäder und Frischhor-
monbehandlung soll hier gelegentlich Linderung erreicht worden sein.

6. Stumpfhyperpathie

Die Stumpfhyperpathie ist ein sog. „an-
oxischer" Schmerz, entspricht weitgehend
einer Minderdurchblutung der Stumpf-

weichteile. Entsprechend angesetzte Bindegewebsmassage ist hier erfolgversprechend. Die bläuliche und Pigmentverfärbung eines Amputationsstumpfes ist Ausdruck einer solchen Stumpfdurchblutungsstörung. Bei den Saugprothesen kann zu hohes Vakuum (zu starke Saugwirkung) dabei eine Rolle spielen. Die Nervenknoten am Stumpf (Neurome) wurden im anatomischen Kapitel besprochen. Neurome sind etwas Normales am Amputationsstumpf. Ungeschickte Behandlung – Reizung – kann eine „Neuromkrankheit" erzeugen.

D. Orthopädische und chirurgische Erkrankungen

Eine besondere Gruppe von orthopädischen Krankheiten und Operationen soll hier gemeinsam besprochen werden.

1. Angeborene Hüftgelenksluxation (Luxatio coxae congenita) Korrekturoperationen

Durch die unblutige Einrenkung nach Lorenz ist diesem Erbleiden der Stachel entfernt worden. Leider stellt sich trotz guter Einrenkung sehr häufig eine Wachstumsstörung verschiedener Gelenkselemente ein. Das Hüftgelenk hat jetzt die Neigung zur neuerlichen Ausrenkung. Die Hüftpfanne ist flach und der Schenkelhals sehr steil (Coxa valga). Die Muskulatur arbeitet bei solcher Hüfte unter ungünstigen Bedingungen. Es kommt zum Überlastungshinken. Durch einen operativen Eingriff kann jetzt die Anatomie günstiger gestaltet werden (Drehosteotomie oder Pfannendachplastik). Nach entsprechender Gipszeit beginnt die Nachbehandlung unter Aufsicht des Masseurs im Bewegungsbad. Der Masseur gibt jetzt Anweisung zur aktiven Bewegung im Hüftgelenk in der Reihenfolge der Bedeutung der Bewegungsarten:
1. Beugung
2. Streckung
3. Abduktion
4. Adduktion
5. Drehung nach außen und innen

Hat sich die Hüfte gelockert, so kann die Massage der Hüftmuskulatur nach gleicher Reihenfolge hinzugenommen werden. Das Hüftgelenk wird zuerst noch im *Gehwagen* entlastet und wird erst belastet, wenn in Seitenlage kräftige Abduktion gegen Widerstand möglich ist. Ein ungünstig steiler Schenkelhals kann durch Osteotomie (Knochendurchmeißelung bei gleichzeitiger Beseitigung einer Drehfehlstellung) korrigiert werden (Varisierungsosteotomie resp. Drehvarisierungsosteotomie). Hier wird die Nachbehandlung genauso durchgeführt. Die Belastung des Hüftgelenks erfolgt erst, wenn *keine* oder nur geringe Beugekontrakte vorhanden sind.

Die Prüfung der Beugekontraktur erfolgt in Rückenlage. Das gesunde Bein wird in Hüfte und Knie stark gebeugt, bis die Lendenlordose ausgeglichen ist. Geht jetzt der Oberschenkel auf der kranken Seite automatisch nach oben, so liegt eine Beugekontraktur vor. Bleibt er einwandfrei auf dem Tisch liegen, besteht keine Beugekontraktur. Diese Regel gilt weitgehend für alle korrigierenden Operationen im Hüftgelenksbereich.

2. Schulteroperationen (z.B. bei habitueller Ausrenkung, oder Verschraubung am Acromio-clavicular-Gelenk)

Die Bedeutung der verschiedenen Bewegungsebenen wurde schon erklärt. Die Behandlung beginnt mit *Elevation nach vorn* (aktive Bewegung nach vorheriger Kräftigung der entsprechenden Muskeln). Dann geht es der Reihe nach mit der Abduktion, Adduktion, Elevation nach hinten und Außendrehung weiter. Auch hier kann man am besten unter Wasser die allererste Lockerung erreichen.

3. Knie- und Ellenbogengelenksoperationen

Am häufigsten ist die Eröffnung dieser Gelenke wegen Meniskusschaden, Bänderzerreißung und Einklemmung freier Körper. Schädigung des inneren Meniskus ist oft mit Schädigung des Innenbandes und gelegentlich des vorderen Kreuzbandes kombiniert. Ein Meniskus und auch freie Körper (Gelenkmaus), die sich einklemmen, müssen entfernt, die Bänder operativ gestrafft oder ersetzt werden. Während längerer Gipsbehandlung Patellamobilisation durch Gipsfenster oder durch aktive Quadricepsanspannung im Gips. Nach Gipsabnahme am Knie wie am Ellenbogen zuerst Beugung kräftigen (Kniebeuge- resp. Ellenbogenbeugemuskeln tonisieren und Beugewiderstandsübungen durchführen). Schließlich Dehnungsübungen für Kapsel und Bänder einleiten. Die Belastung des Beines erfolgt gewöhnlich dann, wenn Beugung bis zum rechten Winkel und volle Streckung möglich sind. Entsprechende Zwischenschaltung von Bewegungsbädern. Am Knie während der ersten Belastungswochen *Kniefilzkappe* anlegen.

Bei Sehnenoperationen und Muskelverpflanzungen aller Art darf zuerst nur aktive Bewegung (am besten im Hand- und Fußbad) durchgeführt werden. Wenn sich allmählich das Gleitgewebe einspielt, wird die entsprechende Strecker- oder Beugergruppe (Ursprung am Epicondylus ulnaris oder radialis humeri) tonisiert.

4. Große plastische Hüftoperationen

Hier unterscheiden wir drei große Gruppen:

a) Intertrochantere Umstellungsosteotomie einschließlich Resektions-Angulation (nach Milch-Charry) und Schanzsche Osteotomie. Im Beckengips wird bereits mit der aktiven (wenn möglich durch Gipsfenster auch passiven) Patellamobilisation begonnen. Nach Gipsabnahme keinerlei Belastung, sondern nur aktive und später auch vorsichtige schmerzfreie passive Übungen im Bewegungsbad. Reihenfolge wie immer: Beugung, Streckung, Abduktion, Adduktion, Außenration.

b) Endoprothesen-Operation. Nach Absterben des Hüftkopfes durch Unfall und andere Hüfterkrankungen (Hüftkopfnekrose) werden metallische Ersatzstücke (Endoprothesen) eingesetzt.

c) Hängehüften-Operation (nach Voss-Brandes). Hier werden radikale Muskel-Sehneneinkerbungen an folgenden Stellen vorgenommen: Rectus femoris, Adduktoren, kleine Glutaeen (Trochanter maior) und Maissiatsche Streifen (Tractus iliotibialis). Dadurch werden die Kontrakturen und der pathologische Gelenksdruck weitgehend gebessert.

Bei b) und c) folgt die Nachbehandlung denselben Prinzipien wie bei a), nur kommt hier noch die *Längsextension* des Beines mit *Gamaschenzug und Gewichtsrollenzug* hinzu.

Also:

Bewegungsbäder aktiv, dann passive Hilfen (keine Schmerzen!)

die einzelnen Muskelgruppen für Beugung, Streckung, Abduktion und Adduktion durch Trocken- und Unterwassermassage kräftigen

Widerstandsübungen im Trocknen und im Bewegungsbad

Der Patient darf mit Stockstützen die Hüfte belasten, wenn keine Adduktions- und Beugekontraktur mehr vorhanden ist und die aktive Abduktion und Hüftbeugung mit gestrecktem Knie sehr sicher und kräftig ist

5. Schaftosteotomien

Die Geradestellung der Knochenverkrümmungen und in Fehlstellung verheilter Frakturen gehört zur Hauptaufgabe der Orthopädie. Hier hat der Masseur zwei Aufgaben:

a) Die Osteotomiestelle ist am Anfang nach dem Ausgipsen in der knöchernen Heilung noch nicht absolut sicher. Um keinen Preis darf das Risiko einer nochmaligen Schädigung (Infraktion oder Fissur) eingegangen werden. Jede *passive* Übung unterbleibt in solchen

Fällen in den ersten 4–6 Wochen nach Gipsabnahme. Die Muskeln werden tonisiert, die Operationsnarben gelockert. Mit der Beugung der benachbarten Gelenke im Bewegungs- oder Vollbad beginnt die postoperative Mobilisation der Extremität.

b) Das Vorgehen an den Gelenken geschieht nach der Bedeutung der einzelnen Bewegungsebenen. Schließlich werden entsprechende Dehnungs- und Widerstandsübungen hinzugenommen, wenn nach nochmaliger Röntgenkontrolle nicht mehr die geringste Gefahr für die Osteotomie besteht.

Grundsätzlich ist zu sagen, daß die Patienten mit Wundresten, Fisteln und überhaupt unvollständiger Heilung ebenso wie die Patienten mit Unterschenkelgeschwüren, größeren Furunkeln und Abszessen nicht in der allgemeinen Massage- und Bäderabteilung behandelt werden können. Sind keine abgesonderten Behandlungsmöglichkeiten vorhanden, so können dringliche Behandlungen ganz am Schluß vorgenommen werden; danach ist entsprechende Desinfektion der benutzten Einrichtung erforderlich. Ist eine septische oder infektiöse Sonderstation vorhanden, so kann die Behandlung in den Räumen dieser Station erfolgen.

II. Erkrankungen der inneren Organe

A. Die Infektionskrankheiten

Sie haben heute im antibiotischen Zeitalter nicht mehr den bedrohlichen Charakter von früher, doch müssen wir nach wie vor mit ihnen rechnen. „Eine Infektionskrankheit ist eine Reaktion des menschlichen Organismus auf einen bestimmten Erreger mit einem ganz bestimmten Krankheitsverlauf."

1. Krankheitsverlauf

Der Krankheitsverlauf einer Infektionskrankheit ist charakterisiert durch folgende Stadien:

a) *Inkubationszeit* (zwischen Eindringen der Krankheitserreger und Ausbruch der Erkrankung liegt ein bestimmter Zeitraum, meist 1–3 Wochen).

b) *Prodromal- oder Anfangsstadium* (hier treten bestimmte Zeichen auf, z.B. Fieber, Schleimhautreizung, Übelkeit, Appetitlosigkeit=„der Patient brütet etwas aus").

c) *Krankheitsausbruch* (jetzt ist an Hand verschiedener Symptome, z.B. an der Haut, Magen-Darm-Kanal, Fieberverlauf, Bakteriennachweis, Kreislauf, Labortests usw., die Diagnose sicherzustellen).

d) *Krankheitshöhepunkt* (Krise). Die Abwehrreaktion des Organismus hat den Höhepunkt erreicht, das Fieber seinen Höchststand – dann fällt das Fieber langsam ab.

e) *Heilungsphase* (Haut-Schleimhaut-Magen-Darm-Symptome treten zurück – Appetit wird besser – Fieber klingt ganz ab).

f) *Rekonvaleszenz* (Erholungsphase).

2. Übertragung der Erreger

Die Übertragung der Krankheitserreger kann auf folgenden Wegen stattfinden:

Direkt:
Berührung von Haut zu Haut
Tröpfchen (Husten, Niesen, Tränen)
Indirekt:
Staub
Gegenstände
Tiere (Ratten, Flöhe, Wanzen, Fliegen, Mücken)

3. Die wichtigsten Infektionskrankheiten

Die wichtigsten Infektionskrankheiten in Mitteleuropa sind:
Scharlach (mit Mandelentzündung beginnend, Hautexanthem, Gefahr der Nierenbeteiligung und Herzbeteiligung,

Streuung ins Skelettsystem möglich;
oft begleitet von Myokarditis. Die Behandlung darf keinerlei Herzbelastung
bringen).

Typhus (Dünndarmerkrankung – Dünn-
darmgeschwüre – es besteht starke
Kreislaufgefährdung wegen Herzbeteiligung).

Ruhr (Dickdarmgeschwüre, blutig-schlei-
miger Stuhlgang; es besteht starke
Kreislaufbelastung).

Infektiöse Hirnhautentzündung (Meningitis) – (Genickstarre – Rückenstarre
wegen Beteiligung der Rückenmarkshäute).

Kinderlähmung (Poliomyelitis) – Wegen
Impfung sehr selten geworden.

Diphtherie (Erstickungsgefahr durch Ei-
termembranen im Rachen-Kehlkopf-
Bereich). Behandlung für die relativ
gutartigen diphtherischen Lähmungen
wegen der Herzbeteiligung (Myokarditis) nur im Liegen im Bett. Wegen Impfung sehr selten geworden.

Infektiöse Gelbsucht (Hepatitis). Störung
des Gallenflusses – heller Stuhlgang –
Kreislaufbelastung.

Wundstarrkrampf (Tetanus). Infektion bei
Unfallwunden, schwerste Krampfzustände der quergestreiften Muskulatur,
Kiefersperre. Auch mit passiver Immunisierung in schweren Fällen oft tödlich.

Tollwut (Infektion durch Bißverletzung
tollwütiger Tiere – Hunde, Katzen,
Füchse. – Bei Verdacht sofort Impfung
erforderlich).

Pocken (nur selten durch Einschleppung
aus Ländern ohne Impfpflicht in Mitteleuropa auftretend).

Milzbrand (Geschwürskrankheit mit
schwersten allgemeinen Krankheitserscheinungen. Kann von Tieren auf den
Menschen übertragen werden).

Tuberkulose (nach Infektion kommt es
zum Lungenherd, von wo aus Einbruch in die Blutbahn möglich ist
→ Knochen-Tbc, Drüsen-Tbc, Darm-
Tbc, Gelenks-Tbc, Nieren-Tbc, Bla-

sen-Tbc, Hoden-Tbc. Auch nach weit-
gehender Ausrottung der Rindertuber-
kulose ist doch die menschliche Tbc
längst noch nicht zurückgegangen).

Mumps (infektiöse Ohrspeicheldrüsenent-
zündung – Ziegenpeter).

Diese Erkrankungen sind nach dem Bundesseuchengesetz meldepflichtig. Gelegentlich wird der Masseur und med. Bademeister mit ganz bestimmter ärztlicher
Verordnung bei diesen Erkrankungen mit
Behandlungsaufgaben betraut. Dabei sind
die im „Hygiene-Kapitel" aufgeführten
Grundsätze der Desinfektion genauestens
zu beachten.
Die Behandlung aller infektiösen Erkrankungen hat sich durch die wissenschaftlichen Fortschritte gegenüber früher entscheidend verbessert. Dabei haben folgende Männer entscheidenden Anteil:

Domagk (Deutschland), Entdecker der
Sulfonamide und des ersten Tuberku-
lostatikums (*Conteben*).

Fleming (England), Entdecker des Peni-
cillins.

Waksman (USA), Entdecker des Strepto-
mycins, eines sehr wirksamen Mittels
gegen verschiedene Krankheitserreger,
auch gegen das Tbc-Bakterium.

Lehmann (Schweden), Entdecker des
PAS, eines sehr wirksamen Tbc-Mit-
tels.

4. Endemie und Epidemie

Wenn die Infektionskrankheiten in Ein-
zelfällen auftreten, so nennt man dies En-
demie.
Wenn gehäuftes Vorkommen in Städten
oder Dörfern festgestellt wird, so handelt
es sich um eine Epidemie.
Bei schweren Krankheitsverläufen kommt
es schon am Anfang zu Kreislaufversagen, das *schock- oder kollapsartig* manchmal mit Ohnmacht in Erscheinung treten
kann. Dabei wird der Puls klein, flach
und schnell. Die Lippen und Ohrläppchen
werden bläulich (Zyanose). Bei manchen
dieser Erkrankungen verliert der Körper

viel Wasser (Exsikkation), trocknet aus und es muß intravenöse Flüssigkeitszufuhr erfolgen (Infusion). Die Haut läßt sich hier in großen Falten abheben. Manchmal ist auch Blutzufuhr erforderlich (Transfusion); dies ist durch den heutigen Blutspenderdienst (Blutkonserven – Blutbank) ohne Schwierigkeit möglich. Bei ausgeprägter Beteiligung von Leber und Verdauungstrakt kommt es zu starker Abmagerung (Kachexie). Bei verschiedenen Krankheitsgruppen ist starker Mundgeruch (Foetor) bemerkbar, z.B. bei Diphtherie. Bei Diabetes ist Obstgeruch wahrzunehmen.

B. Die nichtinfektiösen Organentzündungen

1. Lungenentzündung (Pneumonie)

Der Ausfall mehrerer Lungenlappen bedeutet eine Mehrbelastung für das Herz. Bei älteren Patienten mit längerer Bettlägerigkeit droht die *hypostatische Pneumonie*. Zur Verhinderung dieser wird durch Atemübungen im Bett und Thoraxmassage (kleine Erschütterungen – siehe Massagetechnik) für genügende Belüftung und ausreichende Entleerung des Bronchialse-

krets gesorgt. Im Anschluß an Lungenkrankheiten können sich „säckchenartige" Erweiterungen der kleinen Bronchien bilden (Bronchiektasien). Der Patient entleert morgens ganze Mundvoll stinkendes eitriges Sekret. Es besteht Kreislaufüberlastung. Auch die Lungenblähung (Emphysem) des Alters bedeutet Kreislaufüberlastung. Unter Umständen können rasch Zeichen für Herzüberlastung (Dekompensation) oder Herzschwäche (Insuffizienz) auftreten: kleiner, flacher, unregelmäßiger (irregulärer), sehr rascher Puls, kalte Stirn, Zyanose.

2. Leberentzündung (Hepatitis)

Die seröse Hepatitis hat verschiedene Ursachen. Vielfach ist mehr oder weniger ausgeprägte Gelbsucht (Ikterus) vorhanden. Natürlich bedeutet die Erkrankung des größten drüsigen Organs des Menschen eine schwere Störung des gesamten Stoffwechsels und zugleich eine beträchtliche Kreislaufbelastung. Nach einer Hepatitis ist man viele Monate in der Rekonvaleszenz; dies ist bei allen Behandlungsmaßnahmen zu berücksichtigen. Bei ungenügender Ausheilung können sich schwere Folgen entwickeln, z.B. die Schrumpfleber (Zirrhose). Jahrelange

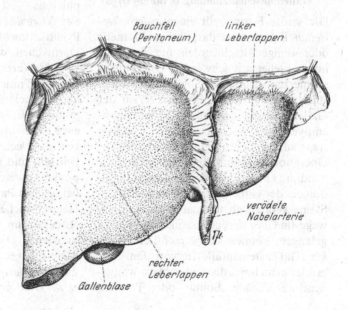

Abb. 58. Leberschrumpfung (Höckerleber) bei Leberzirrhose

übermäßige Alkoholzufuhr kann ebenfalls zur Zirrhose führen. Dabei kommt es zur Rückstauung in der unteren großen Hohlvene (Vena cava caudalis). Das von den unteren Extremitäten in zentraler Richtung strömende Venenblut versucht über Umgehungsbahnen in den subkutanen Bauchhautvenen zum Herzen zu kommen. Dabei kommt es zu monströsen Erweiterungen selbst kleiner subkutaner Venen (Caput Medusae = Medusenhaupt). Auch bei andern Venenverschlüssen im Bauchraum entstehen solche „Rückstrom-Zeichen". Diese Menschen sind schwerkrank und äußerst kreislaufgefährdet. Das schwerste Ereignis bei Lebererkrankung (z.B. schwere Gelbsucht) ist das „Koma". Hier besteht tiefe Bewußtlosigkeit und größte Lebensgefahr. Auch bei der Zuckerkrankheit (Diabetes) kann es zum Koma kommen, wenn zu wenig Insulin zugeführt wurde. Bei zuviel Insulin kommt es zum „hyperglykämischen Schock". Hier ist auch Bewußtlosigkeit vorhanden, aber im Gegensatz zum Koma beträchtliche motorische Unruhe der Kranken. Sehr häufig ist auch die „Virushepatitis" (Ansteckung durch Blut oder Ausscheidungen)!

3. Gallenblasenentzündung (Cholezystitis)

Die seröse Form stellt einen nichtbakteriellen Reizzustand dar, der wohl mehr oder weniger Beschwerden, nie aber sehr hohes Fieber mit schwersten Oberbauchschmerzen verursacht. Solche akuten Zustände werden durch Eitererreger in der Gallenblase hervorgerufen (Gallenblasenempyem). Es besteht wie bei der akuten Appendizitis Lebensgefahr und sofortige Operationsnotwendigkeit. Die seröse Entzündung kann begleitet sein von Steinbildung in der Gallenblase. Die ganz kleinen Steine geraten ab und zu in die Gallenwege und bis sie endlich ins Duodenum gelangen, können sie beträchtliche Koliken (Gallensteinanfälle) hervorrufen. Sehr große, manchmal die Gallenblase weitgehend ausfüllende „Solitär- oder Tonnen-

steine" machen nur Beschwerden, wenn sie durch irgendwelche Umstände in der Gallenblase gelockert und bewegt werden. Dies ist bei der Massage der rechten Oberbauchpartie zu bedenken.

4. Nierenentzündung (Nephritis)

Die schlimmste Form ist die akute Glomerulonephritis, welche sich in beiden Nieren abspielt. Es können sich lebensbedrohliche Zustände einstellen. Beim plötzlichen Nierenversagen kommt es zur Urämie (Harnvergiftung). Begleiterscheinung jeder Nephritis ist hoher Blutdruck. Der Kreislauf ist außerordentlich anfällig. Bei ungenügender Ausheilung kommt es zur Schrumpfniere (Nephrose). Zeichen der Nephrose sind die Nierenödeme am Gesäß, an den Beinen und gelegentlich an den Händen. Außerdem wird im Urin Eiweiß ausgeschieden (Albuminurie). Die nephrotischen Ödeme sind Zeichen dafür, daß der Körper Eiweißverluste hat und deswegen Wasseraustritt ins Unterhautgewebe entsteht.

Die Herzödeme sind nur an den abhängigen Partien, vor allem an beiden Beinen, nachzuweisen. Bei Fingerdruck auf die Schienbeinkante bleiben die Dellen zurück, viel deutlicher als bei der Thrombophlebitis.

Die Nierenbecken-Entzündung nennt man Pyelitis. Sowohl bei Abflußstörungen der Darmvenen wie auch bei chronischem Kreislaufversagen kommt es zu Stauungswasser (Transsudat) in der Bauchhöhle. Diese Bauchwassersucht, wie es im Volksmund heißt, ist keine Krankheit, sondern ein Krankheitssymptom. Die Wassermengen im Bauch (Aszites) können beträchtlich sein und müssen in manchen Fällen punktiert werden. Die Kreislaufbelastung bei solchen Patienten ist erheblich. Durch Herzschwäche erfolgt natürlich auch Rückstau im kleinen Kreislauf (Lungenkreislauf). Die Bronchialflüssigkeit wird dünnflüssiger und reichlicher. Man hört das kleinblasige Rasseln bei jedem Atemzug (Asthma cardiale = Herzasthma).

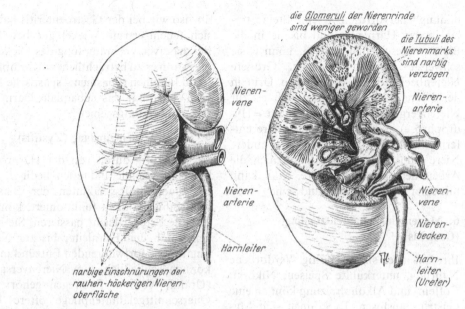

die *Glomeruli* der Nierenrinde
sind weniger geworden

die *Tubuli* des
Nierenmarks
sind narbig
verzogen

Nieren-
vene

Nieren-
arterie

Nieren-
arterie

Nieren-
vene

Nieren-
becken

Harnleiter

Harn-
leiter
(Ureter)

narbige Einschnürungen der
rauhen-höckerigen Nieren-
oberfläche

Abb. 59. Schrumpfniere (nach schwerer Nierenentzündung)

Beim Bronchialasthma (Asthma bronchiale) ist wenig und zäher Schleim in den Bronchien vorhanden. Das Rasseln stammt vom Platzen großer zäher Schleimblasen (großblasiges Rasseln). Nähert sich der Rückstau im kleinen Kreislauf dem Kreislaufversagen, so sammelt sich Blutwasser (Serum) in den Lungenbläschen = Alveolen (Lungenödem). Der normale Gasaustausch ist weitgehend gestört; der Kranke steht vor der „inneren Erstickung". Der Patient ist sehr zyanotisch und kämpft um Luft. Durch Herzstützung, Bronchialabsaugung und Sauerstoff kann manchmal gerade noch geholfen werden.

5. Störung des Gasaustausches

Die Störung des Gasaustausches durch „Ertrinken der Alveolen" kann auch auf andere Art zustande kommen.
Die normale eingeatmete Atemluft setzt sich wie folgt zusammen
Stickstoff   78%
Sauerstoff   21%
Kohlensäure   0,03%

Die verbrauchte ausgeatmete Luft hat folgende Zusammensetzung:
Stickstoff   78%
Sauerstoff   16%
Kohlensäure   3–4,5%
Ungenügende Sauerstoffzufuhr ist in allen Geweben für längere Zeit nicht tragbar – z.B.

Anoxie oder Anoxämie im Muskel = Muskelschmerz – Muskelkater – Verkrampfung
Anoxie oder Anoxämie im Amputationsstumpf = Stumpfschmerz (Hyperpathie)
Anoxie oder Anoxämie im Gehirn = Kopfschmerz – Gefäßkrampf – Migräne – Ohrensausen
Galle- und Leberkranke haben meist ein gewisses gelbliches Hautkolorit, während der chronisch Nierenkranke ein fahlesweißliches Gesicht hat. Beim Herzkranken ist die bläulich-zyanotische Färbung von Lippen, Ohrläppchen, Fingernägeln und Augenschleimhäuten deutlich.
Auch in der Niere (Nierenkelche – Nierenbecken) können Entzündungen „Stein-

bildung" hervorrufen. Kleine Steine treten in den Harnleiter und bis sie in die Blase ausgeschieden werden, können sie schwerste Koliken erzeugen. Größere Nierenbeckensteine können den Urin in der Niere zurückstauen, so daß es zur Nierenvergrößerung (Wasserniere = Hydrophrose) kommt. Muß eine Niere entfernt werden, so paßt sich die andere Niere bald an und übernimmt auch die Arbeit der entfernten Niere. Man kann mit einer Niere recht gesund sein.

6. Magenschleimhautentzündung (Gastritis)

Ihre Ursachen sind vielfältig. Verdorbene Nahrung, unterkühlte Speisen, Nikotin, Coffein- und Alkoholreizung können eine Gastritis auslösen. Es können sich Magengeschwüre bilden und jahrelang chronische Geschwüre führen zur Operation ($^2/_3$-Resektion des Magens). Irgendwelche Kreislaufüberbelastung bleibt kaum zurück. Solche Patienten können bei Kreuzschmerzen, Bandscheibenvorfall usw. ganz normal behandelt werden.
Nach größeren Operationen kann durch Störung am vegetativen Nervensystem Erschlaffung der Darm- und Magenwände (Atonie) einsetzen. Die Peristaltik ist sehr schlecht. Es kommt zu Zeichen wie bei Darmverschluß (Ileus). Dieser sog. atonische oder paralytische Ileus wird durch Medikamente, Wärme und Bauchwickel meist behoben.

7. Dünndarmentzündung (Enteritis)

Durch Bakterien oder verdorbene Speisen kann mit Reizung des Magens zusammen Dünndarmentzündungen entstehen.
„Akute Gastroenteritis" (sog. Brechdurchfall). Die Patienten sind bei längerer Erkrankung sehr geschwächt. Tonisierende Bäder haben sich bewährt.

8. Dickdarmentzündung (Kolitis)

Sie kommt durch Bakterien oder nervöse Reizung zustande (Colitis mucosa).

Ebenso wie bei der Gastroenteritis haben sich feucht-warme Wickel gut bewährt. Bei massiver Verkrampfung des Dickdarmes kann es zu beträchtlichem Krampfzustand kommen (Spasmen – spastische Kolitis). Hier hat das subaquale Darmbad sein Anwendungsgebiet.

9. Harnblasenentzündung (Zystitis)

Sie ist häufig durch von der Harnröhre her eindringende Bakterien bedingt. Da bei Querschnittsgelähmten der Blasenschließmuskel nicht funktioniert, können hier die Erreger leicht passieren. Sie steigen durch den Harnleiter bis zur Niere hinauf. Die fortwährenden Entzündungen können schließlich zum Nierenversagen (Urämie) führen. Deswegen gehört zur Querschnittgelähmtenpflege öftere Blasenspülung. Der Querschnittsgelähmte muß ständig bewegt, umgelagert, gebadet und tonisiert werden. Für den Masseur und med. Bademeister ist hier ein großes Arbeitsgebiet gegeben. Man beginnt mit Extremitätenteilmassage, geht über zu Rücken- und Bauchmassage und kräftigt schließlich alle Rumpfmuskeln (Bauch und Rücken) durch Widerstandsübungen. Was der Querschnittsgelähmte an „Beinmuskelkraft" verloren hat, muß durch „Armmuskelkraft" ersetzt werden. An der oberen Extremität muß er ein „Muskelprotz" werden. Seine Schulter- und Schulterblattmuskeln und ebenso seine Brustmuskeln sollen die Kraft der Menschenaffen erreichen. Auch Übungsgeräte (Expander) und verschiedene Turngeräte können hierzu benutzt werden. Wenn der Patient sich spielend vom Sitz-Rollwagen – sog. Zimmerwagen – ohne jede fremde Hilfe ins Bett schwingen kann, wenn er völlig allein vom Bett mit dem Zimmerwagen zur Benutzung der Toilette fahren kann, dann ist der Schultergürtel und die obere Extremität ausreichend gekräftigt. Bei Teilgelähmten wird natürlich die Gehfähigkeit erstrebt. Konsequente Kontrakturverhinderung (zur Benutzung orthopädischer Apparate) und Kräftigung der geschwächten und gesunden Muskeln ist hier unsere Aufgabe.

10. Pankreas- und Milzentzündung (Pancreatitis und Lienitis)

Die Entzündung der Bauchspeicheldrüse (Pankreas) hat beträchtliche Verdauungsstörungen zur Folge, da die sehr beträchtliche Menge von Pankreas-Verdauungssäften sofort vermindert wird. Die sog. Pankreas-Fettgewebsnekrose tritt z.B. auf, wenn durch Versagen des Ventilsystems Gallenflüssigkeitsteile (die Mündungsstellen von Gallengang und Bauchspeicheldrüsengang sind im Zwölffingerdarm nicht zu weit entfernt) in die Bauchspeicheldrüse eintreten. Dies ist ein lebensbedrohlicher akuter Krankheitszustand. Die Empfindlichkeit im linken Oberbauch kann aber auch durch Reizung und Vergrößerung der Milz begründet sein. Eine solche tritt z.B. bei Blutkrankheiten und septischer Bakteriämie (Eitererreger im Blut), Typhus, Malaria und verschiedenen Tropenkrankheiten auf.

11. Beckenvenenthrombose

Alle länger liegenden Kranken, vor allem Frauen mit Venenerweiterungen oder richtigen Krampfadern und besonders ältere Patienten sind *emboliegefährdet*. Besonders nach Operationen im Bauch- und Beckenbereich steigert sich die Emboliegefahr. Es kann dann direkt zur „Beckenvenenthrombose" kommen. In diesem Fall sind die Unter- und Oberschenkelvenen nicht beteiligt. Die Beckenvenenthrombose zeigt sich durch Anschwellung oft beider Unter- und Oberschenkel. Dazu kann beim Mann die Skrotumschwellung und bei der Frau die Schamlippenschwellung (Labienschwellung) hinzutreten.

Der Masseur hat hier die Aufgabe, schon vorbeugend Entstauungs- und Durchblutungsübungen durchzuführen. Sind die Venen reizlos, kann ableitende – entstauende Massage und abschließend Ein-

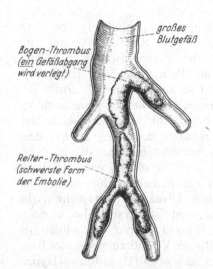

Abb. 60. Schema zu den wichtigsten Embolieformen

reibung von Antithrombotika vorgenommen werden. Diese Antithrombotika-Salben haben das *Heparin,* das ist die chemische Grundsubstanz des Blutegelwirkstoffes Hirudin, zur Grundlage. Wenn der Patient vom Arzt Aufsteherlaubnis bekommt, dann bleibt er nach der Nachtruhe so lange liegen, bis die Behandlung beendet ist und steht dann mit entstauender Bandagierung auf.

C. Kreislaufkrankheiten

Sie entstehen im Grunde genommen entweder durch angeborene oder erworbene Herzschäden, Überlastung des Herzens durch Organkrankheiten (Leber, Lunge, Niere) oder Erkrankungen des Gefäßsystems. Für unsere Heilmaßnahmen durch Massage, Bäder und Wärmeanwendung ist hier von entscheidender Bedeutung, was wir den Kranken an Belastung noch zumuten können. Gewisse Heilbäder sind z.B. für Kreislaufkranke unzumutbar, weil sie das Herz zusätzlich belasten. Auch unsere gewöhnlichen med. Bäder und manche Massagetechnik ist kreislaufbelastend oder wie man sagt *„kreislaufaggressiv".* Gerade Herz-, Leber- und

Nierenkranke sind, abhängig von dem durchgemachten Krankheitsverlauf, im Grunde immer mit Vorsicht zu behandeln. Das Wechselspiel von Herz-Leber-Niere ist so ausgeprägt, daß ernste Erkrankungen eines dieser Organe auch negative Folgen für die anderen bedeuten. Eine besondere Bedeutung kommt dem systolischen Blutdruck zu, der im Normalfall ungefähr so viel über 100 liegt, wie der Patient Lebensjahre alt ist. Der diastolische Druck soll etwas mehr als die Hälfte des systolischen sein, also für einen Mann von 40 Jahren ca. 140/80 RR (Riva-Rocci). Veränderungen dieses Blutdruckes nach oben (Hypertonie = Hypertension) oder nach unten (Hypotonie = Hypotension) haben natürlich auf unsere Behandlungsmaßnahmen gewissen Einfluß. Bei einem ausgesprochenen Hypertoniker (z.B. 40 Jahre alt, RR 200/105) wird jede weitere Blutdruckerhöhung Beschwerden machen. Der Patient glaubt dann auch nicht mehr an die Therapie und ist psychisch nicht genug aufgeschlossen. Behandlungs- oder Kurerfolge sind unzureichend. Diese Veränderungen des normalen Blutdruckes (Normotonus = Normotension) zur pathologischen Abweichung können erworben oder angeboren sein.

1. Hypertonie

Bei angeborenen Herzfehlern entstehen zum Teil charakteristische Abweichungen. Auch der Bluthochdruck kann familiär veranlagt sein (essentielle Hypertonie). Diese essentielle Hypertonie kann oft bis ins Alter kompensiert werden (roter Hochdruck), wohingegen die Hypertonie nach schweren Nierenerkrankungen (Schrumpfniere = Nephrose) als sog. „weißer Hochdruck" (diese Patienten sind sehr blaß) keine so relativ günstige Lebenserwartung hat. Der Hochdruck kann sich in ziemlich gleichen Werten halten (fixierter Hochdruck) oder sehr stark schwanken (labiler Hochdruck). Für die

Prognose (Vorauseinschätzung des Krankheitsverlaufes) ist der labile Hochdruck günstiger zu beurteilen. Die Patienten mit ausgeprägt rotem (gut durchblutetem) Gesicht mit schwankendem erhöhtem Blutdruck halten also vom Standpunkt unserer Behandlung mehr aus, als die blassen Patienten mit gleichbleibenden, vielleicht sogar weniger hohen Blutdruckwerten.

2. Arteriosklerose

Die Gefäßerkrankungen, die in diesen Kreislaufkomplex einstrahlen, sind die Arteriosklerosen (Atheromatose), bei welchen es zur Verminderung des freien Lumens der Gefäße (Gefäßverengung) durch cholesterinartige Ablagerungen an den Gefäßwänden kommt. Diese an großen Gefäßen bei der Sektion vorzufindenden kalkplattenartigen Gefäßwandablagerungen haben nichts mit dem *Kalkstoffwechsel,* sondern mit dem *Fettstoffwechsel* zu tun. Der Ausdruck Arterienverkalkung ist falsch. Das abgelagerte „Cholesterin" gehört zu den fettartigen Stoffen *Lipoiden.* Lange bestand die Ansicht, durch fettarme Nahrung könne man die Arteriosklerose verhindern. So einfach ist das aber nicht. Die Forschung ist hier noch nicht zum Endresultat gelangt. Wir wissen, daß auch der Kohlenhydratstoffwechsel mit den *Zuckersäuren* keinen immer harmlosen Einfluß auf die Gefäßwände hat. Es ist ja nicht nur die Ablagerung an der Gefäßwand, sondern auch die chronische Reizung der Gefäßinnenwand (Gefäß-Intima), welche durch Anschwellung und Verquellung den Gefäßinnenraum (Lumen) verkleinert.

3. Diabetes mellitus

So wissen wir vom Diabetes mellitus (Zuckerkrankheit), daß er zu beträchtlichen Gefäßschäden führen kann, wodurch Gangrän (Brand) von Extremitätenteilen (Großzehe!) ausgelöst wird.

4. Gefäßkrankheiten

Auch Gefäßkrankheiten mit noch nicht ganz geklärter Ursache, nämlich Morbus *Bürger-Winiwarter* (Endangiitis obliterans) können den Kreislauf so stören, daß zu wenig Blut zur Erhaltung vor allem der Extremitätenabschnitte angeboten wird. Es kommt zum *anoxischen* (zu wenig Sauerstoff) Schmerz, verstärkt durch Schlackenanreicherung (Milchsäure) in den Geweben. Die Schmerzen können so heftig sein, daß der Patient eine bestimmte Gehstrecke nur durch Einlegen von Erholungspausen (Intervallen) bewältigen kann. Dieses sog. „intermittierende Hinken" ist kein Beweis für eine bestimmte Gefäßerkrankung, sondern nur ein Symptom beträchtlicher Minderdurchblutung (Hypoxämie). Hier gibt es eine ganze Reihe wertvoller Maßnahmen in unserem therapeutischen Repertoire: Bäder, Güsse, Wickel, Bürgersche Übungen, kräftige Vibrationen der Fußsohle (von Hand oder mit Gerät), Wärme in verschiedener Form und Bindegewebsmassage haben sich hier ausgezeichnet bewährt. Natürlich kommt bei ernsteren Fällen die ärztliche medikamentöse Behandlung noch hinzu. Die betroffenen Extremitäten sind sehr kälteempfindlich. Eine Behandlung wird gerade im Winter (der schlimmen Zeit für alle Gefäßkranken) nur Sinn haben, wenn anschließend sehr warme Socken und sehr bequeme gefütterte Schuhe getragen werden. Enge oder auch nur unbequeme Schuhe sind für diese Patienten nicht zumutbar.

5. Amputationen

Kommt es zu Amputationen, so darf nicht vergessen werden, daß auch der Amputationsstumpf bei Gefäß-Grundkrankheit „unterversorgt" ist. Hier ist die Bindegewebsmassage von erfahrener Hand mit einer schmerzbefreienden, durchwärmenden, leistungsfördernden Wirkung für den Stumpf verbunden.

Auch diese Stümpfe sind im Winter viel geplagter als im Sommer, wozu noch die verstärkte Schwierigkeit mit dem Herzen kommt, weil auch die „Herzkranzgefäße" (Koronarien) bei solchen Gefäß-Systemkrankheiten beteiligt sein können. Die Wirkung der „klassischen" Massage ist gerade bei aller Art von Durchblutungsstörung der Bindegewebsmassage unterlegen.

Die *Kontrolle der Fußpulse,* auf die wir schon hingewiesen haben, ermöglicht uns eine gewisse Kritik im Hinblick auf den nicht erreichbaren oder noch erreichbaren Behandlungseffekt. Wenn die Fußpulse verschwunden sind, holen wir sie nicht mehr zurück. Wir behandeln deswegen, um dem Patienten die Beschwerden zu erleichtern und den „Ersatz- oder Umgehungskreislauf" anzuregen.

D. Steinbildende Organe

Zu den steinbildenden Organen gehört die *Leber* (Gallenflüssigkeit), die *Niere* (Urinflüssigkeit), die *Harnblase* (Urinflüssigkeit), die *Bauchspeicheldrüse* (Bauchspeicheldrüsensaft), die *Prostata* (Vorsteherdrüse des Mannes mit Prostatasekret – sehr selten).

Offensichtlich kann es in mancher Flüssigkeit zur schichtweisen Absetzung von Flüssigkeitsbestandteilen um ein sog. „Kristallisationszentrum" kommen. Auch entzündliche Vorgänge in diesen Organen sind für Steinbildung verantwortlich. Ist bei einem Patienten ein Steinleiden bekannt, so werden wir bemüht sein, das entsprechende Organ bei der Behandlung zu vermeiden und nicht zu reizen.

Die „routinemäßige Befragung" der Patienten: „Haben Sie irgendwann einmal Koliken gehabt" ist gar nicht schlecht. Natürlich können auch Darmreizungen (Spasmen) Koliken hervorrufen. Nicht jeder in Intervallen oder Schüben sich wiederholende Kolikschmerz muß eine

„Steinkolik" sein. Wenn aber unter unserer Behandlung einmal eine Kolik anfängt, dann werden keine eigenen Behandlungsversuche unternommen. Der Patient kommt sofort zum Arzt und wird dankbar dafür sein; gerade ältere Patienten können durch Koliken in beträchtliche Kreislaufkrisen geraten.

Es gibt in Deutschland eine Reihe von Heilbädern, die von Kranken mit Steinleiden oder Neigung zur Steinbildung aufgesucht werden. Bei der entsprechenden Kurbehandlung spielen die „Trinkkuren" eine wesentliche Rolle, wobei aber auch das med. Bad je nach Anordnung des Kurarztes seine Stellung im Heilplan hat.

E. Rheumatismus

Rheumatismus ist ein komplexer Begriff, der nur aussagt, daß ein Schmerzzustand vorliegt. Es gibt in der wissenschaftlichen Literatur ganze Bibliotheken mit „Rheumaliteratur". Es wurde oft versucht, allgemeingültige Definitionen und Einteilungen zu treffen. Diese hochwissenschaftlichen Dinge können für die Praxis des Masseurs und med. Bademeisters nicht übernommen werden. Eine recht einprägsame und verwertbare Einteilung ist folgende:

1. Degenerativer Rheumatismus
(die große Gruppe)

Er umfaßt die ganze Gruppe der Wirbelsäulenaufbrauchleiden:
  Chondrose
  Osteochondrose
  Spondylose – Spondylarthrose
  Arthrose der kleinen Gelenke
  Spondylopathie, Spondylosis deformans
  Lumbalgie, Lumbalsyndrom
  Lumbosakralarthrose
  Arthrose der Luschka-Halbgelenke (Uncovertebralarthrose)
  Zervikalsyndrom

sowie die Gelenksverschleißvorgänge bei
  statischer – traumatischer Arthrose
  angiopathischer Arthropathie
  statisch konstitutioneller Arthrose

2. Stoffwechselrheumatismus

  Wirbelsäulen-Osteoporose
  Wirbelsäulen-Osteomalazie
  Postklimakterische Osteopathie der Wirbelsäule
  Wirbelsäulenbeschwerden bei Morbus Paget
  Wirbelsäulenbeschwerden bei Marmorknochenkrankheit (Osteosklerose)
  Wirbelsäulenbeschwerden bei Lipoidspeicherkrankheit
sowie Gelenkstörungen bei
  diabetischer Arthrose
  psoriatischer Arthrose
  Gicht-Arthrose (zuviel Harnsäure im Blut)

3. Entzündlicher Rheumatismus

  Polyarthritis acuta vera (akuter Gelenksrheumatismus – mit Herzbeteiligung)
  sekundär chronische Polyarthritis (Kontrakturen)
  primär chronische Polyarthritis (Gelenkauflösung und Ankylose)
  Gelenkrheumatoide (Scharlach, Typhus usw.)
  Wirbelsäulenrheumatismus (Infektspondylose, Polyarthritis der kleinen Gelenke, Morbus Bechterew)
  Myositis rheumatica (echter Muskelrheumatismus)
Insbesondere der degenerative Rheumatismus ist eine häufige Erscheinung. Er bedroht die Arbeitsfähigkeit und ruft vorzeitige Berufsunfähigkeit hervor. Die Landesversicherungsanstalten und die Bundesversicherungsanstalt für Angestellte besitzen in zahlreichen Orten und Kurorten eigene Rheumakrankenhäuser und Sanatorien, welche in die Behandlung der vielfältigen rheumatischen Schäden am menschlichen Bewegungs- und Hal-

teapparat eingeschaltet sind. Der akute Rheumatismus zumal mit Herzbeteiligung gehört in die entsprechende Krankenhausbehandlung, da häusliche Pflege nur in wenigen Fällen dem Patienten und der Familie zugemutet werden kann. Nach Abklingen der „akuten Phase" kommen die Patienten in die Massage- und Bäderabteilung der verschiedenen Kur- und Krankenanstalten.

a) *Beim degenerativen Rheumatismus* ist heute zur besseren Beseitigung schwerster Muskelverspannungszustände die zusätzliche Behandlung mit muskelkrampflösenden und psychisch dämpfenden Medikamenten möglich (*Myotonolytica* und *Psychosedativa*).

b) *Beim Stoffwechselrheumatismus* ist heute die Zufuhr von Anabolika (männliche und weibliche Sexualhormone) üblich, welche in der Lage sind, den Stoffwechselverfall des alternden Organismus weitgehend aufzuhalten und aufzubauen. Dazu kommen meist noch Infusionen (Salzlösungen je nach Störung des Salz-[Elektrolyt-]haushaltes) und Vitamine.

c) *Beim entzündlichen Rheumatismus* ist heute die zusätzliche Behandlung mit einer vorzüglichen antirheumatischen Medikamentengruppe, den *Kortikosteroiden*, üblich. Diese Gruppe ist ausgezeichnet antientzündlich, aber leider in der Wirkung *katabol*, d.h. sie greift negativ in den Stoffwechsel ein. Es darf daher nur so dosiert werden, daß nur ihr positiver und nicht ihr negativer Effekt zur Geltung kommt. Die Gruppe gehört zu den Nebennierenrinden-Wirkstoffen. Die *Nebenniere* ist ein kleines Hormonorgan, das in der Nähe des oberen Nierenpoles liegt. Ist dieses Organ geschädigt (z.B. Tbc), so entsteht der *„Morbus Addison"*, gekennzeichnet durch Kräfteverfall, Blutdruckabsinken und auffällige dunkelbraune Pigmentverfärbung der Gesichts- und Körperhaut. Wirken die Kortikosteroide zu intensiv, so kommt es zum „Morbus Cushing"=„Vollmondgesicht".

Weitere Antirheumatika sind Salizylate, Schwermetalle, Pyramidon und Atophangruppe und der Butazolidin-Komplex. Schwefel- und Radiumbäder, Moor- und Moorlaugenbäder sind in der Behandlung des Rheumatismus sehr beliebt. Die *Rehabilitation*=„körperliche Wiederherstellung und berufliche Wiedereingliederung" eines schwerkranken Rheumatikers ist eine mühevolle Aufgabe, bei welcher sich der Arzt auf eine gekonnte und konsequente Mitarbeit insbesondere des Masseurs und med. Bademeisters verlassen können muß.

Über allen therapeutischen Bemühungen bei Arzt und med. Hilfspersonal steht gerade auch beim *„Rheumatiker"* der Satz *„nil nocere"=niemals schaden* – und *„keine Schmerzen bereiten".*

F. Blutkrankheiten

Die Blutkrankheiten besonders mit Reduzierung der Erythrozyten als „Sauerstoffträger" belasten den Kreislauf, d.h. besonders das Herz deswegen, weil der Sauerstoffbedarf der Organe unbedingt befriedigt werden muß und deswegen die reduzierte Erythrozytenzahl vom Herzen pro Minute durch die Gefäße öfter zu transportieren ist. Auch bei ausgeprägtem Blutfarbstoffmangel sind ähnliche Verhältnisse gegeben.

Bei der Lymphdrüsenwucherung (Lymphgranulomatose=Morbus Hodgkin) und dem Lymphdrüsenkrebs (Lymphosarkomatose) kommt es außerdem durch die massiven Wucherungen von Drüsenpaketen noch zur Organverdrängung und Gefäßverlagerung und -einengung, die den Kreislauf zusätzlich belasten.

Das Stichwort „Blutkrankheit" (s. auch anatomisches Kapitel) wird uns daher stets zur Aufmerksamkeit mahnen. Eine Reihe von Blutkrankheiten haben auch *Spätstörungen*. Ein Beispiel soll angeführt

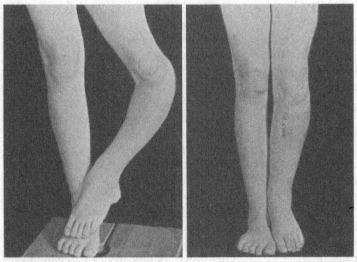

Abb. 61. O-Bein (Genu varum) vor und nach Operation. Hier kommt es auf frühzeitige Patellamobilisation (durch Gipsfenster) sowie bei Behandlung aller Kniemuskeln besonders auf den Vastus lateralis an; dieser muß den überdehnten äußeren Kapselbandapparat *aktiv* straffen

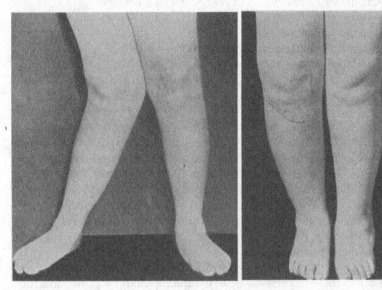

Abb. 62. X-Bein (Genu valgum) vor und nach Operation. Hier kommt es neben der frühzeitigen Patellamobilisation auf die Kräftigung des Vastus medialis an; dieser soll den überdehnten inneren Kapselbandapparat aktiv straffen

werden, da diese Erkrankung nicht selten ist: die sog. „perniziöse Anämie" (Morbus Biermer). Hierbei ist in der Magenschleimhaut und im Leberzellstoffwechsel eine gewisse Fehlfunktion vorhanden, deretwegen die Produktion und Blutfarbstoffaufladung der Erythrozyten nicht stimmt. Im Magen ist deutlich Säuremangel vorhanden. Wird diese Erkrankung nicht rechtzeitig bemerkt und konsequent

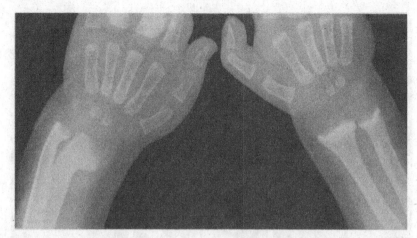

Abb. 63. Ausgeprägte floride (noch fortschreitende) Rachitis beider Hände vor der Behandlung. Am linken Radius und an der linken Ulna sind deutliche Verkrümmungen vorhanden. Die Störungen der rechtsseitigen Wachstumsfugen haben noch nicht zu Verkrümmungen geführt

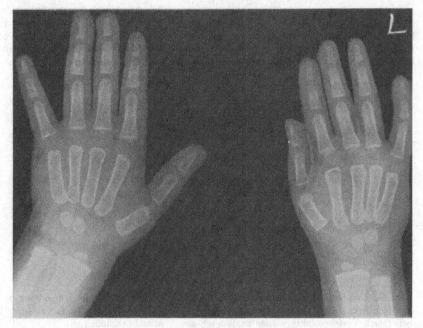

Abb. 64. Die Behandlung erfolgt durch entsprechende Vit.-D-Gaben und Kräftigung der Hand- und Fingermuskeln. Da eine „Klumphand" vorlag (radiale = daumenseitige Achsenkrümmung) mußte besonders die nach ulnar ziehende Muskulatur (Flexor und Extensor carpi ulnaris) zwecks *aktiver* Korrektur gekräftigt werden

behandelt, so kommt es zur *funikulären Myelose"*, das ist eine Rückenmarksdegeneration. Es entsteht eine Nervenreizung, und diese Patienten haben durch ihre wechselnden Neuralgien heftige Beschwerden. Diese sind durch verschiedene Anwendung Kneippscher Methoden und med. Bäder beeinflußbar. Auch die Störung der Blutgerinnungsfähigkeit mit mehr oder weniger klein- oder großflä-

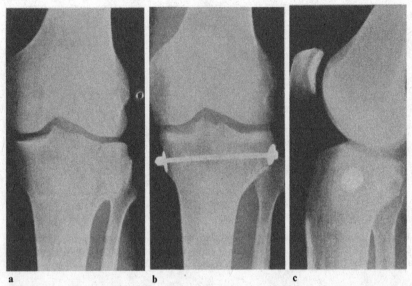

a   b   c

Abb. 65. a–c. Frakturen. **a** Tibiakopffraktur mit Sprengung und Verbreiterung der Tibiakonsole. **b** Durch operative Verschraubung ist der Tibiakopf wieder anatomisch hergestellt. **c** Das Verschraubungsbild in Seitenansicht zeigt auch deutlich den Gelenkraum zwischen Patella und Condylus. Wegen der einwandfreien Verschraubung kann die aktive Bewegungsübung schon nach 2 Wochen begonnen werden. Es ist darauf zu achten, daß auch einwandfreie volle aktive Streckung erreicht wird

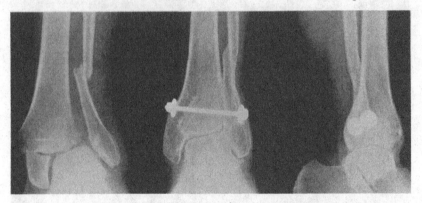

Abb. 66. Komplette Luxationsfraktur des oberen Sprunggelenks. Völlige Sprengung der Knöchelgabel. Durch Verschraubung wieder anatomisch rekonstruiert. Bei der Behandlung ist darauf zu achten, daß kein Hackenfuß entsteht. Etwas Spitzfuß ist nicht schädlich

chenhaften hämatomartigen Hautverfärbungen, den sog. „Hämorrhagien" = „Purpura" wurde schon hingewiesen.

Der Masseur kann gelegentlich „blaue Flecken" bei empfindlichem Gewebe nach der ersten Massage beobachten. Handelt es sich hier um einige wenige münzgroße Flecken, dann sind diese unbedeutend. Mehrere über handtellergroße Verfärbungen, die wiederholt entstehen, nötigen uns, von diesem Vorfall dem behandelnden Arzt Mitteilung zu machen. Die erbliche Blutkrankheit (Hämophilie) wurde schon besprochen.

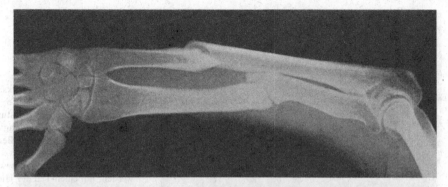

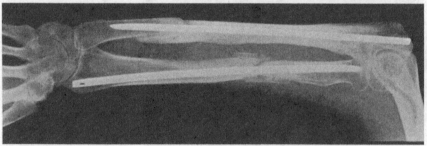

Abb. 67. Komplette Unterarmfraktur (Radius und Ulna sind frakturiert). Die Achsenstellung beider Unterarmknochen ist durch Marknagelung (Küntscher-Nagelung) wieder völlig hergestellt. Es wurde zuerst auf Ellengelenksbeugung und auf Faustschluß gearbeitet

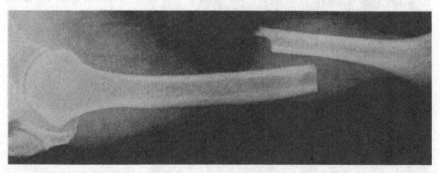

Abb. 68. Oberarmschaft-Querfraktur (Humerusfraktur). Eine solche Fraktur wird meist operativ versorgt (Marknagelung). Bei der Nachbehandlung ist auf die Schultergelenksbeweglichkeit im Sinne der Bedeutung der 6 Bewegungsebenen zu achten

III. Chirurgische Erkrankungen

Auch einige chirurgische Erkrankungen müssen im Rahmen unserer Ausbildung wegen ihrer praktischen Auswirkung besprochen werden.

A. Operative Eingriffe

1. Kropf (Struma)

Die *Vergrößerung der Schilddrüse* muß nicht Ausdruck einer Überfunktion (Hyperthyreose) sein. Wenn aber durch inter-

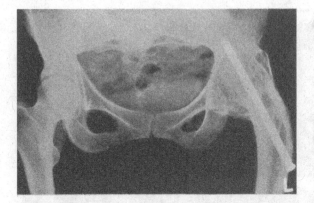

Abb. 69. Hüftarthrodese links. Das linke Hüftgelenk ist nach *Coxitis* eine Ruine und nicht mehr belastungsfähig. Es wird in Mittelstellung (geringe Adduktion, 155–160 Grad Beugung und mittlere Drehstellung, versteift. Das Kniegelenk muß voll beweglich werden, um einen Teil der Hüftversteifung kompensieren zu können

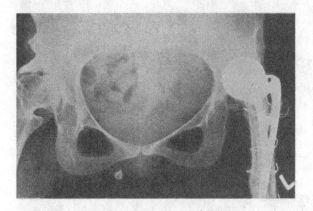

Abb. 70. Mooresche Endoprothese links. Pfannendachplastik rechts (Hüftdysplasie bds.). Entscheidend ist hier die Erreichung einer guten Hüftstreckung beiderseits. Mit einer doppelseitigen Hüftbeugekontraktur würde es einen sehr schlechten Gang geben

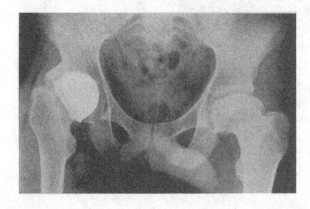

Abb. 71. Muldenplastik und Pfannendachplastik rechts (Hüftarthrose). Die Hüft-Mulden-Plastik wird zugunsten der Mooreschen Endoprothese immer seltener durchgeführt

nistische Untersuchung (erhöhter Grundumsatz) und Störungen am Herzen die Überfunktion gesichert ist und wenn auch andere Zeichen (große, hervorstechende Augen=Exophthalmus als Zeichen erhöhter Schilddrüsentätigkeit [Basedow]) vorhanden sind, wird die Schilddrüse operativ entfernt (Strumektomie). Oft wird längere Vorbehandlung benötigt. Durch Medikamente und med. Bäder kann das vegetative Nervensystem (das hier im Reizzustand ist) sediert werden. Auch nach der Operation können über längere Zeit derartige Bäder nötig sein.

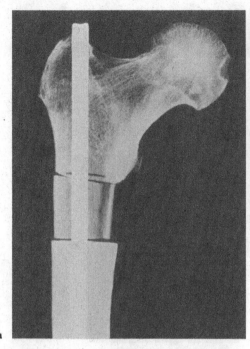

a

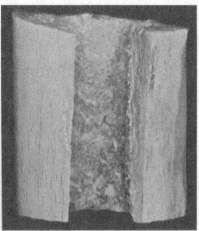

b

Abb. 72b. Dieses Stück Röhrenknochen wird dazwischengesetzt und die Marknagelung durchgeführt

Abb. 72a. Oberschenkelverlängerungsosteotomie

2. Magenresektion

Die Magenresektion wird erforderlich, wenn Magen- und Zwölffingerdarmgeschwüre nicht ausgeheilt werden, in die Bauchspeicheldrüse eindringen oder durchbrechen. Auch bei früh erkanntem Magenkrebs versucht man durch Entfernung von zwei Drittel des Magens die Heilung. Gefürchtet ist nach allen Bauchoperationen die *Atonie* des Magen-Darm-Trakts, der paralytische Ileus (darmverschlußartige Schädigung durch Darmstillstand – Aufhören der Peristaltik). Vor allem in der anschließenden Erholungs- oder Kurzeit haben sich tonisierende, vitalisierende, stoffwechselfördernde Bäder bewährt. Auch embolische Störungen kommen vor und man versucht, ihnen vorzubeugen.

Über die Mitarbeit des Masseurs bei der antithrombischen Prophylaxe wurde schon gesprochen.

3. Gallenblasenoperation

Die Erkrankung der Gallenblase (Cholezystopathie = chronische Cholezystitis)

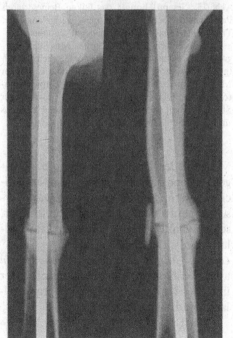

Abb. 73. Marknagelung nach Küntscher bei Querbruch des Oberschenkelschaftes. Die Patienten können früh ins Bewegungsbad (3. Woche nach Operation). Hüft- und Kniemuskulatur wird insgesamt gekräftigt. Beugekontrakturen müssen unbedingt vermieden werden

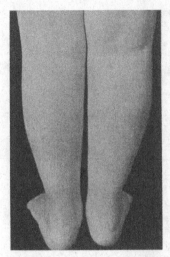

Abb. 74. Ausgeprägter Knick-Plattfuß beiderseits, links stärker als rechts. Bei der Behandlung steht die *Tonisierung* des Tib. posterióor im Vordergrund. Daneben ist Detonisierung der Peronei und Kräftigung der Wadenmuskeln nötig

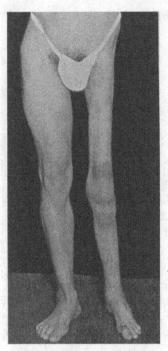

Abb. 75. Gesamtlähmung des linken Beines durch Poliomyelitis (schlaffe Lähmung). Es gelang, den Tractus ilio-tibialis so zu aktivieren, daß das Kniegelenk stabilisiert werden konnte. Mit Schleudergang vom Becken her und orthopädischem Schuh (gegen Klumpfußneigung) ist der Patient in hohem Maß geh- und stehfähig: Man lese im Kapitel Anatomie nach. Der Tractus ilio-tibialis (Maissiatscher Streifen) erhält eine Portion vom Glutaeus maximus und die andere vom Tensor fasciae latae

kann bei ständiger Bakterien- oder Steinreizung soweit fortschreiten, daß die operative Entfernung nötig wird. Bei akuter Vereiterung (Empyem) ist die Entfernung lebensrettend. Die operative Entfernung (Cholezystektomie) gehört auch zu den großen Bauchoperationen wie die Magenresektion. Für die Fettverdauung steht jetzt nur die direkte „Lebergalle" und keine Depot-Galle aus der Gallenblase zur Verfügung.

4. Nierenoperation

Die Entfernung der Niere (Nephrektomie) wird gelegentlich durch Steinleiden (Nephrolithiasis), sonst aber infolge schwerer pathologischer Veränderungen wie Pyo- oder Hydronephrose oder Tbc erforderlich. Auch diese Operation gehört zu den großen Bauchoperationen. Bäder und Trinkkuren zur Anregung der gesunden Niere sind günstig.

5. Andere Operationen

Die *Peritonitis* (Bauchfellentzündung) kann als akuter lebensbedrohlicher Zustand bei Perforation (Durchbruch) von Magen- oder Darmgeschwüren, bei eitriger Appendizitis, bei eingeklemmten Brüchen (Hernien) und bei Ileus (Darmverschluß) auftreten. Es liegt ein brettharter, schmerzhafter Bauch und Kreislaufkollaps vor.
Operative Entfernung von Schleimbeuteln am Ellenbogen (Bursitis olecrani) oder über der Kniescheibe (Bursitis praepatellaris) sind nicht selten.

B. Knochenbrüche

Bei Knochenbrüchen (Frakturen) wird die Behandlung durch sofortige Einrichtung oder durch Gewichtszug (Drahtex-

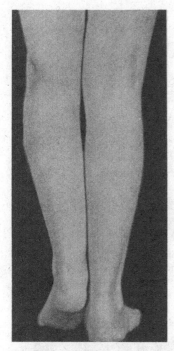

Abb. 76. *Irreelle* Beinverkürzung infolge Kniebeugekontraktur und *reelle* Beinverkürzung nach Unterschenkelfraktur summieren sich hier am linken Bein.
Die Spitzfußstellung reicht zum Ausgleich nicht aus.
Orthopädisches Schuhwerk ist als Verkürzungsaus-
gleich nötig. Hätte man hier die Kniebeugekontraktur vermieden, so wäre das orthopädische Schuhwerk nicht nötig geworden. Man wäre wahrscheinlich mit etwas Absatzerhöhung ausgekommen

tension) mittels eines durch den Knochen
gebohrten Kirschner-Drahtes vorgenommen. Durch eine Reihe von Umständen
(Durchblutungsstörung, Gewebszwi-
schenlagerung, Sperrwirkung usw.) kann
die Knochenheilung ausbleiben. Es bildet
sich an der Bruchstelle ein Falschgelenk
(Pseudoarthrose). Für diese gibt es eine
Reihe von Operationsmethoden, darunter
die Spanverpflanzung. Der Patient ist oft
bis 16 Wochen in Gips und Nachbehandlung für das Ellenbogengelenk oder für
das Knie- und Knöchelgelenk ist nicht
einfach. Wir halten uns dabei wieder an
die Bedeutung der Bewegungsebenen und
das Schema:

a) Aktive Übungen im Bewegungsbad (in
   der Reihenfolge der Bedeutung der Bewegungsebenen)
b) Unterwasserhandmassage und Widerstandsübungen
c) Manuelle Kräftigungsmassage (Trok-
   kenbehandlung nach Bedeutung der
   einzelnen Ebenen)
d) Dehnungsübungen für Kapseln und
   Bänder und Widerstandsübungen.

Ist die Kniebeugekontraktur hartnäckig,
so kann passive Streckbehandlung mit
Gewichtsrollenzug ebenso wie auch passive Beugedehnung vorgenommen werden. Für die Streckung des Ellenbogens
benützt man Schwingübungen mit Schleuderball oder Gewichtsschwingen.
Direkt nach Entfernung des Gipses ist es
nie ganz sicher, ob die Fraktur absolut
fest knöchern verheilt ist. Setzt jetzt sofort
die volle Belastung ein, zumal wenn Stauungen oder Durchblutungsstörungen vorhanden sind, so kann es zur Unterernäh-
rung (Hypoxämie) des Knochens kommen. Diese Erscheinungen sind vor ca. 40
Jahren von Sudeck wissenschaftlich bearbeitet worden. Der Symptomenkomplex heißt „*Sudecksche Dystrophie*" und
verläuft in drei Stadien:

1. Stadium: Schwellung,   Stauung,
   Schmerz
2. Stadium: weiße gespannte Haut
   (Glanzhaut) und kühl-schwitzige Haut
   mit leicht bläulicher Verfärbung (Livi-
   dität), Schmerz und ziemlicher Funktionsstörung. Bei Stadium I und noch
   mehr bei Stadium II ist die Fraktur-
   stelle zu vermeiden. Es wird mit ablei-
   tender, entstauender Technik, Bür-
   gerschen Übungen, Heißluft und auch
   mit Bindegewebsmassage gearbeitet.
   Dazu haben sich entsprechende Güsse
   bewährt, desgleichen auch Wechselbäder. Vom Arzt erfolgt zusätzlich medikamentöse Unterstützung.
3. Stadium (Entgleisung): Unsere ganze
   Behandlung ist darauf abgestellt, den
   Eintritt ins 3. Stadium zu verhindern,
   weil dabei mit schwersten Bewegungs-

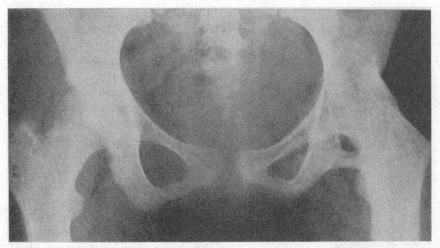

Abb. 77. Das rechte Hüftgelenk ist normal. Das linke wurde durch eine Tuberkulose zerstört und belastungsunfähig. Es wurde am linken Hüftgelenk eine „Arthrodese" (operative Versteifung) durchgeführt.

Bei der Tbc nimmt man dazu an Stelle von Nägeln kräftige Knochenspäne. Lendenwirbelsäule und Kniegelenk müssen gut funktionieren, dann wird die Hüftversteifung gut kompensiert

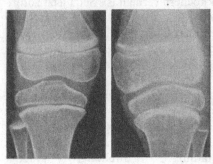

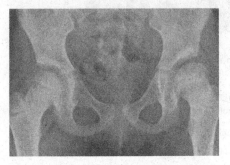

Abb. 78. Das *rechte* Kniegelenk ist normal. Das *linke* ist durch eine Tuberkulose angegriffen. Condylus und Tibiakopf werden ungleich. Durch starke Kapselschwielen beginnt sich eine *Subluxation* auszubilden. Der Artz wird die Tbc-Bakterien durch Tuberkulostatika abtöten. Die unbedingte Beseitigung der Kniebeugekontraktur ist Aufgabe des Masseurs

Abb. 79. Das *rechte* Hüftgelenk hat sich nach Einrenkung (angeborene doppelseitige Hüftluxation) normal ausgebildet. Am *linken* Hüftgelenk hat sich eine Coxa valga eingestellt. Die *varisierenden* (hier also korrigierenden) Muskeln sind zu kräftigen. Eine Beugekontraktur ist zu vermeiden (also Behandlung der „kleinen Glutäen")

störungen zu rechnen ist. Diese sind *irreparabel* (nicht mehr zu bessern).

C. Verbrennungen

Bei größeren Verbrennungen, vor allem über den wichtigsten Gelenken, müssen zur Erhaltung der Funktion Hautverpflanzungen (Transplantationen) durchgeführt werden. Die verpflanzte Haut neigt ebenso zur Schrumpfung wie die normalen Verbrennungsnarben. Es muß

hier, sobald das Transplantat gut ernährt ist, mit aktiven und passiven Übungen begonnen werden, weil aus Haut- und Narbenschrumpfung Kontrakturen entstehen würden. Auch reguläre „Narbenmassage" ist hier am Platze.

D. Bänderzerrungen

Distorsionen sind Bänderzerrungen, bei denen es mehr oder weniger ausgeprägt

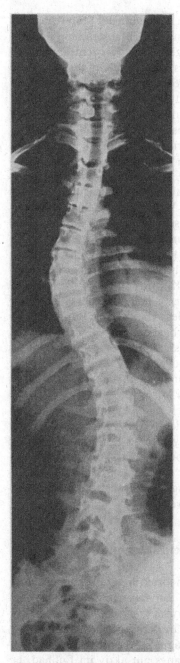

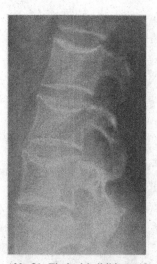

Abb. 81. Fischwirbelbildung (Osteoporose). Infolge Hormon- und Eiweißmangels gben die Grund- und Deckplatten der Wirbelkörper nach. Die Bandscheiben wölben sich dellenförmig in den Wirbel hinein. Solange Schmerzen bestehen, überhaupt keine Massagen, nur Bäderbehandlung

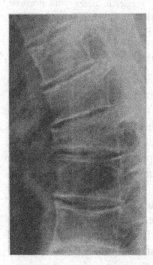

Abb. 82. Keilwirbelbildung (Fraktur). Durch einen Sturz vom Baugerüst ist hier der mittelste Wirbel „keilförmig" umgewandelt. Auch hier, solange Schmerzen (ausstrahlende Gürtelschmerzen und örtliche Rückenschmerzen) bestehen, nur Bewegungsbäder, Stanger-Bäder usw. Dann allmählich Sandsackbelastung (Schulter und Kopf) und Massagen

Abb. 80. „Klassische Skoliose" der ganzen Wirbelsäule. Herzschatten links. Rechts-konvexe Krümmung der BWS. Links-konvexe Krümmung der LWS. Es handelt sich hier um die infolge Wachstums und Pubertät progrediente (fortschreitende) Skoliose eines 12jährigen Mädchens. Es ist also genauestens die Regel zu beachten: Über *Konvexität* tonisieren, in der *Konkavität* detonisieren. So kann das Fortschreiten der Verkrümmung zusammen mit

gymnastischer und Gipsschalenbehandlung meist gestoppt werden

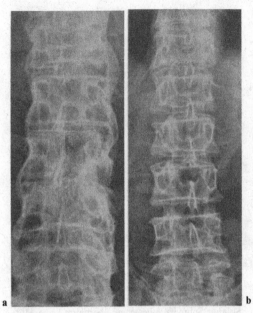

Abb. 83. a Typische „bambusstab"-förmige verkal-
kende Umwandlung der Wirbelsäule bei „Morbus
Bechterew". b. Als Vergleich hierzu eine normale
Wirbelsäule. Keinerlei Massagebehandlung. Aktive
Übungen der HWS (solange daselbst keine Schmerzen bestehen), Stanger-Bäder, Akrothermen, Ra-
dium-Radonbäder (s. Bäderkapitel)

auch zu Bandeinrissen kommt. Bei grö-
beren Unfällen wird (besonders am Knö-
chelgelenk = oberes Sprunggelenk) ein
Unterschenkelgips und am Knie eine sog.
Oberschenkelgipshülse angelegt. Nach
Gipsabnahme erst Kräftigung der Mus-
kulatur, aktive Bewegungsübungen und
Dehnungs- mit Widerstandsübungen.
Passive Übungen am Bandapparat (z.B.
Gebhardtsche Innenbandübungen) sind
heutzutage nicht mehr üblich.

E. Gelenksprellungen

Kontusionen sind Gelenksprellungen
(auch Knochenprellungen) meist mit Gelenkserguß, der aus Gelenksflüssigkeit
(Hydrops) oder Blut (Hämarthros) bestehen kann. Stützverbände dürfen nicht so
fest angelegt werden, daß es zu Blutum-
lauf-, besonders Venenstauung kommen

kann. Nach Abnahme des Stützverbandes
ist „ableitende" Griffanwendung und danach Anlegen einer Filz-Kniekappe ratsam, bis das Gelenk 90 Grad gebeugt und
völlig gestreckt werden kann. Die Schen-
kelhalsfrakturen und eingekeilten subkapitalen Frakturen bei älteren Menschen
(Osteoporose) wurden schon erwähnt.
Bei Kindern bis 14 Jahren fürchten wir
am meisten die sog. *suprakondyläre Ober-
armfraktur.* Hier können durch die Frag-
mente wie auch durch Einrichtung (Reposition) und Verband die Gefäße und Nerven gequetscht werden. Es kommt dabei
zur *Ischämie* (Blutarmut) am Unterarm
und an der Hand. Wird der Zustand nicht
umgehend beseitigt, so entsteht die „ischämische Kontraktur" (Volkmannsche
Kontraktur), bei welcher schwerste
Schäden der Hand- und Fingerbeweglichkeit verbleiben.
Bei der Ausrenkung des Radiusköpfchens
am Ellenbogengelenk und gleichzeitiger
Fraktur der Ulna haben wir die *Monteg-
gia-Fraktur* vor uns.
Die Muskel- und Durchblutungsbehand-
lung bei dieser Frakturform wie bei der
suprakondylären Fraktur erfordert
höchste Sorgfalt und vorsichtiges „Einschleichen". Eventuell kann Neuroton-
Behandlung (Schwellströme) hinzugenommen werden.

F. Knöchelfrakturen

Die Knöchelfrakturen teilen wir ein in:
a) Außen- oder Innenknöchelfraktur.
b) Außen- und Innenknöchelfraktur (bi-
    malleoläre Fraktur, auch Knöchelga-
    belsprengung). Hier muß sehr vorsich-
    tig, anfangs nur aktiv im Fußbad, be-
    handelt werden. Gerade bei Fuß- und
    Handverletzungen (auch nur Distor-
    sion und Kontusion) droht die Sudeck-
    sche Dystrophie. Belastung ohne Gips
    bei älteren Patienten meist erst nach
    der 8. Woche wegen der Gefahr der
    Knöchelgabelerweiterung. Bei Bewe-

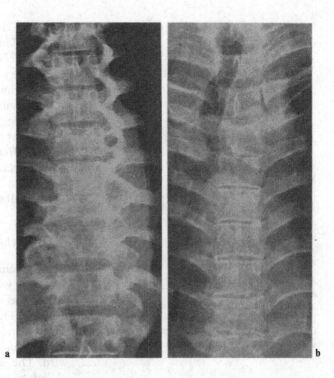

Abb. 84. a Massive Spangenbildung rechts und links der Brustwirbelsäule bei „Infektspondylose". Dringendst jede Auflockerung vermeiden; reagiert sofort mit heftigen Beschwerden. Medizinische Bäder zur Entschmerzung und Entkrampfung, dann vorsichtige Lockerungs-Hyperämisierungstechnik ohne Aufrüttelung der WS. **b** Eine normale Brustwirbelsäule als Vergleich zur „Infektspondylose" a · · · b

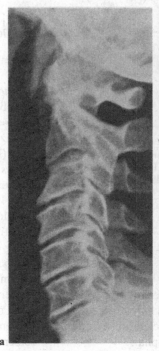
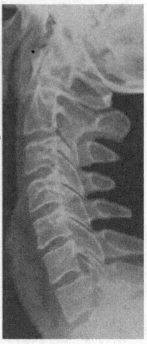

Abb. 85. a Deutliche Verschleißvorgänge an einer Halswirbelsäule bei ausgeprägtem „Zervikalsyndrom". Bandscheibenräume sind verschmälert. Die Wirbelkanten haben spitze spondylotische Ausziehungen. Keinerlei grobe Auflockerung. Sedierende Grifftechnik – am besten mit kleinen Vibrationen beginnend.
b Eine normale Halswirbelsäule zum Vergleich zum HWS-Verschleiß a · · · b

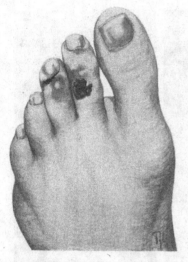

Abb. 86. Erfrierungen zweiten bis dritten Grades an der zweiten und dritten Zehe linker Fuß. Hier handelt es sich nur um eine örtliche Schädigung. Die Fußpulse sind meistens tastbar. Bei der Behandlung stehen Fußbäder, Fußdämpfe und Bindegewebsmassage des Beines im Vordergrund

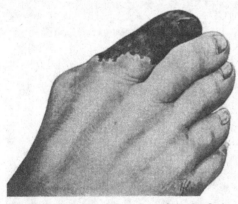

Abb. 87. Gangrän (Brand) an der rechten Großzehe. Dies ist der Ausdruck einer allgemeinen Gefäßschädigung des ganzen Beines. Die Fußpulse sind nicht tastbar. Häufig sehen wir diese Erscheinungen bei Diabetes und Arteriosklerose. Die durchblutungsfördernde Behandlung führt nur zur Linderung der Beschwerden

gungseinschränkung im oberen Sprunggelenk ist eine leichte Spitzfußstellung wegen der Schuhversorgung sehr annehmbar. Hackenfußstellung ist funktionell katastrophal.

c) *Außen- und Innenknöchelfraktur* (bimalleoläre Fraktur) *mit Abriß der hinteren Schienbeinkante* (Volkmannsches Dreieck). Die ideale Einrichtung ist sehr schwierig. Der Reizzustand nach Gipsabnahme ist deutlich. Keine Behandlung darf Schmerzen machen. Gefahr des Sudeck!

d) Alle *Hand- und Fußwurzelfrakturen* sind nach dem Ausgipsen erst im Wasser *aktiv* zu behandeln. Dann langsam Muskelbehandlung.

G. Beckenbrüche

Die Beckenbrüche sind für uns nur bedeutsam, wenn sich wichtige Muskelansätze dabei verschoben haben, z.B. *Spina ilica ant.* Der *Quadriceps* femoris verliert damit den *Rectus-Ansatz,* wodurch der Muskel in der Spannung sehr gestört wird. Die übrigen Muskeln müssen um so besser gekräftigt werden. Die Behandlung der Wirbelsäulenfrakturen wurde im anatomischen Teil schon eingehend besprochen.

H. Schädelverletzungen

Die Schädelverletzungen werden eingeteilt:

Commotio = Gehirnerschütterung (kurze Bewußtlosigkeit).

Contusio = Gehirnerschütterung mit gleichzeitiger Gehirnsubstanzschädigung (längere Bewußtlosigkeit).

Compressio = Gehirndruck durch Knochenverletzung oder Gehirnblutung (es tritt *Vaguspuls* ein). Hier ist meist Schädeleröffnung (Trepanation) zur Blutstillung und Hämatomausräumung erforderlich.

Schädelbasisbruch = längere Bewußtlosigkeit mit Knochenrissen um das große Hinterhauptsloch herum (Blut aus Nase oder Ohr). Da hier die 12 Hirnnerven austreten, ist Schädigung derselben möglich.

Die langdauernden Bewußtseinsverluste stellen an das Pflegepersonal höchste Ansprüche. Bei korpulenten Patienten ist die laufende Entstauung der Beine in solchen Fällen besonders wichtig.

J. Marknagelungen

Manche Frakturen können durch die gewöhnlichen Behandlungsmethoden (konservative Methoden) nicht ideal wiederhergestellt werden. Deswegen haben *operative Methoden* in der Unfallmedizin heute ihren festen Platz. Dazu gehört die Marknagelung nach Küntscher sowie verschiedene andere Stabilisierungsmethoden (Nägel, Schrauben, Platten usw.). Diese „Osteosynthese"-Operationen erfordern die Freilegung der Frakturen. Aus der bis dahin evtl. geschlossenen Fraktur muß eine offene gemacht werden. Zwar haben wir jetzt eine ideale Achsenstellung der Knochen, aber der biologische Heilungsverlauf wird dadurch doch gestört. Die „periostale Kallusbildung" basiert auf dem *Frakturhämatom*, welches bei einer offenen=komplizierten oder operierten Fraktur natürlich abfließt. So benötigen die mit Osteosynthese versorgten Frakturen manchmal sehr lange Zeit, bis sie wirklich knöchern einwandfrei durch sog. „endostale Kallusbildung" verheilt sind. Bei der Nachbehandlung solcher operativ gestellter Frakturen ist diese verspätete knöcherne Heilung zu berücksichtigen. Das Operationsgebiet ist manchmal ziemlich vernarbt, das Gleitgewebe klebt (ist adhärent). Hier kann durch Narbenlockerung geholfen werden. Das Frakturgebiet selbst wird dabei geschont, der Knochen soll nicht „federn". Die benachbarten Gelenke werden in üblicher Weise erst im Wasser aktiv, dann gegen Widerstand, später passiv beübt. Nebenher kann auch außerhalb des Frakturbereiches die Muskulatur gelockert, dann gekräftigt werden.

Manchmal werden Osteosynthese-Verfahren mit Spanverpflanzung kombiniert, um sichere achsengerechte Heilung bei „*Pseudoarthrosen*" zu erreichen. In diesem Falle ist noch die „Spanentnahmestelle" zu berücksichtigen. Auch hier entstehen Vernarbungen und Verklebungen, die besonders im Bereich der vorderen Schienbeinkante Beschwerden machen können, wenn der eigentliche Knochenbruch längst ausgeheilt ist. Auch an der „Spanentnahmestelle" ist die Extremität infolge Entfernung eines größeren Knochenstückes deutlich geschwächt. Dies ist zu beachten. Die Narbenauflockerung ist zur Verhinderung einer Verklebung von Haut und Periost hier ebenfalls wichtig.

K. Blutungszwischenfälle

Es kann dem Masseur und med. Bademeister passieren, daß es bei der Behandlung zu Blutungszwischenfällen kommt.

1. *Patient spuckt frisch-rotes Blut.* Es kann sich hier um *Tbc, Infarkt* oder *Lungentumor* handeln.
2. *Patient bricht Blut (helles Blut).* Magengeschwür, Magenkrebs, massive Gastritis oder Venenerweiterungen (Varizen) im Ösophagus können die Ursache sein. Letztere treten z.B. bei *Leberzirrhose* auf.
3. *Patient bekommt heftig Stuhldrang und hat rotes* (nicht schwarz verändertes) *Blut dabei.* Hier sind Hämorrhoiden, Dickdarm-Tumor, Dickdarm-Geschwür (Ruhr) häufigste Ursache.
4. *Blut aus Harnröhre.* Verletzung beim Katheterisieren, Blasengeschwür sowie massive Blasenentzündung (Zystitis).
5. *Heftige Blutung am Unterschenkel.* Kann durch Platzen einer Krampfader=Varix-Knotens entstehen.
6. *Bei Patienten mit Eiterungen* kann ohne und nach Operation septische Nachblutung – Arrosionsblutung entstehen.

Bei Fall 1.–4. wird die Behandlung abgebrochen und der Patient zum Arzt geschickt, den man sogleich benachrichtigt.
Bei Fall 5.–6. wird steril Mull auf die Blutung gepreßt und unter Umständen (bei septischer Nachblutung) mit beträchtlicher Kraft komprimiert, bis der herbeigerufene Arzt den Patienten übernimmt.

L. Krampfanfälle

Des weiteren kann es zu Krampfanfällen kommen:
a) Z.B. bei der Entstauungsbehandlung der unteren Extremitäten bei Schwangerschaft kann plötzlich Bewußtlosigkeit und schwerster Krampf und krampfartiges Werfen (sog. Eklampsie) auftreten.
b) Bei Epilepsie (angeborenes Leiden) kann unter der Behandlung ein Anfall eintreten. Der große epileptische Anfall ist von Bewußtlosigkeit und heftigen Schüttelkrämpfen (Zungenbiß!) begleitet.
Der Masseur darf sich bei solchen Zwischenfällen nicht entfernen. Der Patient würde von der Massagebank stürzen und könnte sich z.B. am Schädel verletzen. Man bleibt beim Patienten und verhindert unter allen Umständen einen Sturz, bis herbeigerufene Hilfe kommt.

M. Tumoren

Bei den Tumoren (Gewebsneubildungen und Geschwülste) unterscheiden wir *gutartige* und *bösartige*. Die *gutartigen* wachsen mehr oder weniger rasch in die gesunde Umgebung hinein und können natürlich durch Vernarbung, Organverdrängung, Nerven- und Gefäßbeeinträchtigung sowie Blutungen recht unangenehm werden. Auch wenn sie in die Blutbahn einbrechen, bilden sie keine Tochtergeschwülste (Metastasen); das ist ihr entscheidender Unterschied zu den *bösartigen* Tumoren.

1. Gutartige Geschwülste

Die für den Masseur wesentlichen gutartigen Geschwülste sind folgende:
a) Fibrome (Fasergeschwulst)
Sie kommen an der Haut oft als kleine gestielte Knoten vor, können aber viel größer werden. Die entartete Operations- oder Verletzungsnarbe (Keloid) gehört zu den Fibromen, desgleichen die gutartige Hirngeschwulst (Meningeom).
b) Chondrome
Sie führen infolge Wachstums von Knorpelzellen vor allem an den Fingern zu entsprechenden, die Knochenwand durchbrechenden Knoten.
c) Lymphangiom
Geschwulstartige Neubildung von Lymphgefäßen.
d) Myome
Sie gibt es an der quergestreiften und glatten Muskulatur. Gutartige Muskelgeschwulst der Gebärmutter (Uterus).
e) Das Lipom
Es ist eine gutartige Fettgeschwulst und kommt in der Subkutis des ganzen Körpers vor.

2. Bösartige Geschwülste

Folgende Gruppe bösartiger Geschwülste sind für uns wissenswert:
a) Sarkome
Sie treten im Kindesalter und meist vor dem 4. Lebensjahrzehnt auf, wachsen sehr rasch und metastasieren nach überall. Viele der gutartigen Geschwülste können *sarkomatös* entarten, wenn das Alter entsprechend ist.
b) Karzinome
Sie treten am häufigsten vom 4. Lebensjahrzehnt bis ins hohe Alter auf. Ihre häufigsten Vertreter sind die Magen-Darm-, Drüsen- und Lungenkarzinome. Patienten mit bösartigen Tumoren nehmen rasch an Gewicht ab, ma-

gern stark ab *(Kachexie)* und werden sehr schwach und hinfällig *(Asthenie)*. Mit Hilfe von Operationen (Brustamputation) und Entfernung von Darmanteilen (Resektion) gelingt zusammen mit der *Röntgen-Radium-Betadron*-Bestrahlung bei früher Diagnose die Heilung.

IV. Hauterkrankungen

Auch mit manchen Erkrankungen aus anderen medizinischen Fachgebieten kommt der Masseur und med. Bademeister in Berührung.

A. Akne

Im Vordergrund stehen die Erkrankungen der Haut (dermatologische Krankheiten). Sie können unter Umständen eine Behandlung, insbesondere Massage, unmöglich machen. Häufig – insbesondere bei Jugendlichen in der Pubertät – ist die *Akne*. Sie ist gekennzeichnet durch multiple Infiltrate, abszedierende kleine Knötchen und Follikulitiden. Auch größere entzündliche Knoten können auftreten. Stationäre und ambulante Patienten mit eitrigen Entzündungen der Haut können nur als letzte mit Massage und med. Bad behandelt werden. *Der sicherste Weg für eine Bäder- und Massageabteilung zu einem schlechten Ruf zu kommen, ist das wiederholte Auftreten von Hauterkrankungen im allgemeinen Betrieb.* Gefahren von Bakterienübertragung auf Menschen mit gesunder Haut sind nur unter ganz bestimmten Umständen gegeben, aber der Laie fühlt sich im allgemeinen strapaziert, wenn man ihm zumutet, mit Hautkranken die gleiche Wanne oder die gleiche Massagebank zu benutzen.

B. Ekzeme

Sie sind of Ausdruck einer *Allergie*, das ist eine Überempfindlichkeitsreaktion der Haut auf die verschiedensten Stoffe oder Flüssigkeiten (sog. Allergene).
Beispiel: Bleiekzem (in Industriebetrieben oder bei Verwendung von bleihaltigem Benzin = Bleibenzin). Es gibt trockene und feuchte Ekzeme. Die Behandlung gehört immer in die Hand des Facharztes.
Schuppenflechte (Psoriasis) ist für den Patienten selbst unangenehm, aber von irgendeiner Übertragung ist bei dieser Stoffwechselstörung der Haut keine Rede. Allerdings erscheint dem Laien besonders bei Verteilung über den ganzen Körper die Sache nicht geheuer, so daß man hier mit Taktgefühl das Zusammentreffen mit anderen Patienten vermeiden muß.
Papulöse Bläschen treten bei verschiedenen Hautentzündungen (Dermatitis) auf. Der Bläscheninhalt kann hochinfektiös sein. Die Behandlung solcher Patienten wird mit Hinweis auf die für eine Bäder- und Massageabteilung erforderliche Hygiene höflich aber bestimmt abgelehnt. Der Masseur kann sich darauf berufen, daß die Gesundheitsbehörde bei entsprechenden Klagen sofort die Abteilung schließen könnte.

C. Geschwüre

Geschwüre aller Art können bei verschiedenen Hautkrankheiten auftreten und infektiös sein (z.B. bei Tbc). Für uns gehören sie zur Gruppe der „offenen Wunden", die in einem Allgemeinbetrieb nicht behandelt werden dürfen. Es gibt vor allem an den dermatologischen Kliniken und Abteilungen Möglichkeiten, auch bei Hautkrankheiten und chronischen Hautgeschwüren evtl. die erforderliche Bäderbehandlung vorzunehmen. Auch gibt es private Kuranstalten, die speziell für Hautkranke die erforderlichen balneologischen Einrichtungen besitzen.

D. Alopecien

Das sind rundliche Haarausfälle, die gelegentlich bei Schulkindern zu sehen sind, sprechen für *Pilzerkrankung* der Haare. Die Haare sind brüchig und deswegen stellenweise nur Haarstummel vorhanden. Diese Pilzerkrankungen sind leicht übertragbar und gehören umgehend zum Hausarzt.

E. Mykosen

Sie sind der große Schrecken der Bäder- und Massagebetriebe. Die Interdigitalmykosen (Pilzbefall zwischen den Zehen) können natürlich auf den Holzrosten, Matten und anderen feuchten Stellen Sporen hinterlassen, die bald an anderen Füßen hängenbleiben. Wenn in den großen Badeanstalten nicht immer gründlichst gegen die Pilze gearbeitet werden würde, würde bald eine richtige „Pilzseuche" entstehen. Auch andere Körperstellen können Pilzarten aufnehmen. Meist sind es rundliche, rosettenartige, teils leicht entzündliche, teils abschilfernde Hautveränderungen. Sie treten anfangs einzeln und in geringem Umfang auf, können sich aber vergrößern und an anderen Stellen verteilen. Pilzverdächtige Patienten mit relativ geringen Befunden kann man nicht mit einem vielleicht völlig falschen Verdacht vor den Kopf stoßen. Man muß im Gespräch die Rede auf Hautkrankheiten bringen und was einem im Beruf schon alles vorgekommen ist. Dabei weist man darauf hin, daß „die Stelle dort" sicherlich leicht von einem Hautarzt zu kurieren sei, bevor sie ärgere Erscheinungen macht. Die sog. „Pilzschleusen", die für die Zulassung neuer moderner Abteilungen erforderlich sind, dürften sich allmählich überall durchsetzen.

F. Nesselsucht

Nesselsucht (Urtikaria) wird manchmal auch von Fieber begleitet, ebenfalls Ausdruck allergischer Hautreizung, wie von Brennnesseln berührt. Sie kann durch pflanzliche Allergene (z.B. Erdbeergenuß) hervorgerufen werden, ebenso wie der *Heuschnupfen* durch die Gräserpollen entsteht.

V. Gynäkologische Erkrankungen

Auch gynäkologische Erkrankungen, z.B. Entzündung von Eierstock und Eileiter (Adnexitis) können zu balneologischen Verordnungen führen. Bei Neigung zu Scheiden- oder Darmsenkung (mit Neigung zum Prolaps = Vorfall) werden muskeltonisierende Massagen hinzugenommen (Sitzbäder). In fortgeschrittenen Fällen wird operiert. Bei Krankheitsprozessen der Scheide (Vagina) und der Gebärmutter (Uterus), insbesondere bei Geschlechtskrankheiten oder Genitalkrebs kommt es zu stinkendem Fluor (Ausfluß). Solche Patienten gehören in die Behandlung einer gynäkologischen Fachklinik, aber nicht in eine allgemeine Abteilung. Relativ häufig kommen gutartige Muskelgeschwülste der Gebärmutter (Uterus) vor; dies sind die sog. *Myome*.

Es wurde schon darauf hingewiesen, daß Fisteleiterungen, schmierig belegte Operationswundreste und Patienten mit Abszeßdrainagen, künstlichem Darmausgang (Anus pränaturalis) ebenso wie solche mit künstlichem Blasenausgang (Blasenfistel) auf der *Sonderstation* zu behandeln sind. Das gleiche gilt für eitrigen Ausfluß aus der *Harnröhre* (wie er z.B. bei Tripper [Gonorrhoe] vorkommt). Feigwarzen (um die Eichel herum) können ebenso durch die dauernde Absonderung bei Tripper entstehen. Ständiges Jucken im Afterbereich kann mit Hämorrhoiden, aber auch mit Madenwürmern (Oxyuren) zusammenhängen, da diese Würmer sich am Enddarm aufhalten.

Ständiges Jucken im behaarten Genitalbereich kann auf Filzläuse zurückzuführen sein, die übertragbar sind, wenn nicht jedesmal das Leinen der Massagebank gewechselt wird. Bei entsprechenden Verdachtsfällen hilft nur die besondere Gründlichkeit in der Beachtung der „Betriebshygiene".

Die Behandlung einer *tabischen Schmerzhaftigkeit*, einer *Neurolues* oder einer *progressiven Paralyse* (alles Spätfolgen nach Syphilis) ist ohne Ansteckungsgefahr, weil in diesem Stadium der Krankheitserreger keine Rolle mehr spielt.

VI. Hals-Nasen-Ohren-Erkrankungen

Ausgeprägte Krankheitsbilder von der Hals-Nasen-Ohrenheilkunde spielen nur eine Rolle, wenn es zu *stinkendem Ohrausfluß* (chronische Mittelohreiterung = Otitis chronica), zu Auswurf bei *Mandelabszessen* (Tonsillitis chronica), ständiger reichlicher Eiterentleerung aus den *Nebenhöhlen* (Stirn- und Kieferhöhlen) und zur *Stinknase* (Ozaena) kommt. Hier kann man durch entsprechende Einteilung meist doch den Patienten einigerma-

ßen störungsfrei für den Betrieb unterbringen.

Auf die Behandlung von Querschnittsgelähmten mit Blasen- und Mastdarmlähmung und die sich ergebenden Probleme in einer allgemeinen Abteilung wurde schon hingewiesen.

Blinden und beträchtlich sehbehinderten Patienten muß geholfen werden, damit sie nicht stürzen, sich anschlagen oder mit einer Apparatur in Berührung kommen. Bei grober Fahrlässigkeit bekommt der aufsichtsführende Masseur und med. Bademeister unnötige Schwierigkeiten mit der Haftpflichtversicherung.

Diese Sehschäden sind *angeboren* oder *erworben*. Bei den erworbenen spielen die Hornhautverätzung, der *graue* Star (Linsentrübung des Alters) und der *grüne* Star (Schädigung durch krankhafte Erhöhung des Augeninnendruckes) die größte Rolle.

Bei den *psychiatrischen Krankheiten* stehen die akuten Psychosen verschiedener Ursachen im Vordergrund. Manisch-depressives Irresein, Schizophrenie und fortschreitende Psychosen (z.B. nach schweren Erkrankungen) können zum Daueraufenthalt in der Heilstätte führen. Die *Epilepsie* (Schüttelkrampfanfall) kann angeboren oder durch Gehirnverletzung erworben sein.

Allgemeine Hygiene mit besonderer Berücksichtigung der Berufshygiene

I. Bakterien

Die wichtigste Gruppe von Krankheitserregern sind die Bakterien. Sie sind die kleinsten Lebewesen und vermehren sich durch Teilung. Entsprechend ihrer Form unterscheiden wir Kugel-, Schrauben-, Faden-, Stäbchen-Bakterien. Manche sind unbeweglich, andere können sich (manchmal mit kleinen Härchen = Geißeln) fortbewegen. Nach dem Stoffwechsel der Bakterien teilen wir ein: *Aerobe Bakterien*. Diese können nur bei Vorhandensein von Sauerstoff leben. *Anaerobe Bakterien*, welche nur bei Unmöglichkeit von Sauerstoffzutritt existieren können.

Die krankmachende Wirkung der Bakterien beruht zum großen Teil auf Giften, die sie ausscheiden (Ektotoxine) und Giften, die beim Zugrundegehen der Bakterien frei werden (Endotoxine).

Die meisten pathogenen Krankheitserreger vermögen nur von lebenden Nahrungsquellen zu leben. Manche Bakterien sind gegenüber der Umwelt noch besonders gesichert, z.B. das *Tbc-Bakterium*, welches von einer feinen Wachsschicht umgeben wird.

Die *modernen Heilmittel* sind (z.B. Penicillin, Streptomycin) sog. *Bakteriostatika*, sie zerstören die Bakterien nicht, sondern hemmen ihre Vermehrung und stören ihren Stoffwechsel. Die *„Entseuchung"*, das ist Beseitigung und nachhaltige Schwächung der Bakterien geschieht durch *„Desinfektion"*. Hiermit kann man weitgehend fäulnis- und krankheitserregende Kleinstlebewesen reduzieren = „Keim-Armut" herstellen, z.B. bei *Protozoen, Bakterien, großen Viren*.

II. Desinfektion

Es gibt verschiedene Desinfektionsmittel für verschiedene Zwecke, z.B. Phenol, Kresol, Lysol, Sublimat, Oxycyanat, Formalin, Chlorkalk, Chloramin, für Hand- und Instrumentendesinfektion (für Tbc am besten 70% Isopropylalkohol).

Manche Bakterien sind sog. *Sporenbildner*, d.h. sie sind imstande, besonders widerstandsfähige Überlebensformen herzustellen, z.B. die Milzbrandsporen und die Tetanussporen. Diese Sporen können durch gewöhnliche Desinfektionsmaßnahmen nicht unschädlich gemacht werden. Völlig vernichtet werden sie aber durch hochgespannten strömenden Heißdampf. Der englische Arzt Lister und der Wiener Arzt Semmelweis haben vor hundert Jahren als erste mit ihren Methoden „desinfiziert" und für die damaligen Verhältnisse aufsehenerregende Erfolge gehabt.

Lister ließ die Haut des Patienten und Operateurs und die Operationstücher mit Karbol waschen und stellte über dem Operationstisch noch Karbolzerstäuber auf. Unter diesen Bedingungen glückten die ersten primären Wundheilungen, und es begann der Siegeszug der Chirurgie.

Semmelweis desinfizierte alles Leinen und Mobiliar seiner Geburtshilfeabteilung und hat als erster dem Tod der jungen Mütter durch „Kindbettfieber" Einhalt geboten.

Die Operationswäsche, der Operationsmull, das Instrumentarium, die Operationshandschuhe usw. werden nicht *desinfiziert* = „keimarm" gemacht (Desinfektionsmittel), sondern *sterilisiert* = „keimfrei" gemacht (Sterilisationsverfahren). Folgende Sterilisationsverfahren werden angewendet:

1. Heißdampf-Sterilisation (Autoclav)

Zirka 15–20 Minuten bei 120 Grad Temperatur und 1,5 atü Überdruck. Der heiße gespannte Dampf zieht von unten nach oben durch die Materialtrommeln hindurch. Eine solche Anlage muß zirka zweimal jährlich geprüft werden. Es werden völlig dichte Metallkapseln mit sehr widerstandsfähigen „Heusporen" in die Sterilisationstrommeln eingelegt und nach Sterilisation ins Bakteriologische Institut geschickt. Sind die Sporen völlig abgetötet, dann arbeitet der Autoclav einwandfrei. Wenn wir in eigener Praxis oder als Dienstaufgabe „med. Fußpflege" betreiben, muß ein Sterilisationsgerät erreichbar sein. Man kann seine Trommel z.B. in einer Krankenanstalt sterilisieren lassen (Instrumente – Tupfer). Es gibt heute schon recht günstige Klein-Autoclaven, deren Bedienung einfach ist.

2. Heißluft-Trockensterilisator

Elektrisch beheizter Kasten, der ohne Überdruck durch stark erhitzte Heißluft Instrumente einwandfrei sterilisiert – 170–180 Grad, ca. 20–25 Minuten. Dieser Apparat steht heute anstelle des Instrumentenkochers auf allen Krankenstationen.

3. Das Auskochen

Das Auskochen der Instrumente im Instrumentenkocher (10–15 Minuten im kochenden Wasser), entweder destilliertes Wasser oder Leitungswasser mit Zusatz von Instrumentensoda (gegen Wassersteinbildung), hat gegenüber der Heißluft-Sterilisation z.B. den Nachteil, daß Sporen und auch der Erreger der „homologen Serumhepatitis" nicht abgetötet werden. Wenn man z.B. eine Injektionsnadel auskocht, die zuvor bei einer solchen Hepatitis (Gelbsucht) verwendet wurde, so kann mit dieser Nadel dem nächsten Patienten eine Gelbsucht übertragen werden. Es wird daher heute aus beruflichen und rechtlichen Überlegungen heraus das alleinige Auskochen der Instrumente nur noch im Notfall Anwendung finden. Für Instrumente allein genügt der Heißluft-Trockensterilisator. Für Wäsche und Verbandstoffe benötigt man einen Heißdampf-Sterilisator (Autoclav).

Für die Händedesinfektion gibt es heute mehrere sog. „Schnellwaschmittel", z.B. Ph-isohex, Riseptin und Rapidosept. Gebräuchliche Desinfektionsmittel für Hände und Instrumente sind folgende:

Lysol, Kresol, Sagrotan, Zephirol – für Hände 1–2%,
Lysol, Kresol, Sagrotan – für Instrumente 2–4%.
Für Instrumente geht auch noch Oxycyanatlösung (blaue Tabletten) oder Sublimatlösung (rote Tabletten, sehr giftig) in die Verdünnung 1:1000 bis 1:3000.

Von diesen Desinfektionsmitteln zu unterscheiden sind diejenigen, welche für die Wunddesinfektion („Erste Hilfe") und für die Vorbereitung der Haut für operative und z.B. auch fußpflegerische Maßnahmen in Frage kommen. Wegen seiner Reizlosigkeit (kein Ekzem oder Allergie) wird hier „Dijozol" (Fa. Trommsdorff, Aachen) empfohlen.

Für Scheuerdesinfektion (Räume und Mobiliar) Lysol, Kresol 3–5%.

Zur Desinfektion von Exkrementen (Stuhl, Urin, Speichel) dienen 10% Lösungen. Zur Raumdesinfektion werden verschiedene Gase, besonders Schwefeldämpfe benutzt.

4. Desinfektion von Exkrementen

Auf einer *Infektionsabteilung* (und überhaupt bei Infektionskrankheiten) ist die *laufende Desinfektion* sehr wichtig. Dazu gehört Desinfektion von Urin und Stuhl, Auswurf, bevor sie in die Kanalisation gespült werden, Desinfektion der Bett- und Leibwäsche, des Tischtuches, der Taschentücher, Handtücher usw. in entsprechenden Lösungen, bevor sie an die Wäscherei gegeben werden. Eigenes Geschirr und Besteck, eigene Bettschüssel, eigene Urinflasche.

Vor Betreten und nach Verlassen der Infektionsabteilung Wechsel der Berufswäsche. Vor Verlassen sorgfältige Hand- und Armdesinfektion bis Ellenbogen. Wer längere Zeit auf der Infektionsabteilung arbeitet und am Abend zur Familie heimkehrt (evtl. Kinder!), nimmt am besten noch ein desinfizierendes Vollbad. Mangels besserer Zusätze kann etwas Kaliumpermanganat bis zur leichten Rosafärbung des Wassers zugesetzt werden.

Wenn die Patienten geheilt entlassen werden, erfolgt die *Schlußdesinfektion*. Jetzt werden Fußböden, Mobiliar, Matratzen und der ganze Raum, notfalls durch einen staatlich geprüften Desinfektor, desinfiziert.

Auf der Infektionsabteilung gilt also der Begriff „Desinfektion" und im Operationssaal der Grundsatz „Sterilisation".

Die Analyse der Begriffe ergibt folgendes:

Desinfektion = „Keim-Armut" = Antisepsis,

Sterilisation = „Keim-Freiheit" = Asepsis.

Für die Haut der im Operationssaal wie in der Fußpflege zu behandelnden Patienten gilt folgendes:

a) Entfettung durch Wundbenzin,
b) Vordesinfektion mit 70% Alkohol,
c) Desinfektion mit Dijozol.

Die Hände des Masseurs sind sein kostbarstes Berufskapital. Bei der Massage sind Verletzungen nicht zu befürchten. Es sind uns aber Verletzungen beim Umgang mit Fußpflegeinstrumenten und elektrischen Geräten bekannt geworden. Es kann hier nur sehr ernst gewarnt werden, Verletzungen an Händen und Fingern zu bagatellisieren. In Kranken- und Kuranstalten ist trotz aller Hygiene jeder Türgriff als Bakterienaufenthalt zu betrachten. Bei geringsten Schmerz- und Entzündungszeichen *keine Selbstbehandlung*, sondern den Arzt des Vertrauens aufsuchen, der im besonderen Fall natürlich auch für die „sog. Bagatellverletzung" Verständnis haben wird.

5. Die Körperhygiene des Masseurs

Sie soll Ausdruck seiner Einstellung zum Beruf und der Wertschätzung seiner Patienten sein. Eine saubere charakterliche Grundhaltung mit absoluter Korrektheit gegenüber dem anderen Geschlecht ist gerade für den Masseur und med. Bademeister unabdingbares Gebot.

Ein verschwitzter Masseur gehört vor Arbeitsbeginn unter die Dusche. Die Dienstkleidung besteht aus weißer Hose, weißem Mantel und luftigen Sandalen. Der Mantel kann kurze Ärmel haben. Die Unterwäsche richtet sich nach der Temperatur des Arbeitsraumes. Natürlich kommt mancher eher und mancher später bei der Arbeit zum Schwitzen. Nicht alle Menschen haben einen unauffälligen Schweißgeruch. Besonders für die Schweißdrüsen der Achselhöhle sind zuweilen desodorierende Sprays oder Stifte dringend ratsam. Für starken, intensiv riechenden Fußschweiß gibt es in der Drogerie verschiedene trocknende und desodorierende Mittel. Wenn der Magen, die Zähne oder Mundschleimhaut entzündet sind, gibt es unangenehmen Mundgeruch. Dafür gibt es stark desodorierende Mundwässer und Chlorophyll („Pflanzengrün"-Tabletten). Das Arbeitshemd hat einen lockeren, weichen Kragen und ist aus natürlichen Fasern, die die Körperfeuchtigkeit besser als Kunstfasern aufnehmen. Am besten ist es, das Arbeitshemd täglich und den Mantel und die Hose jeden zweiten Tag zu wechseln.

Die Hand des Masseurs muß trocken-„fühlig" sein. Als wichtigstes Handwerkszeug müssen die Hände ständig systematisch und gezielt gepflegt werden. Manche Hände neigen zur Feuchtigkeit, manche zur Trockenheit, manche zur Rauheit-Rissigkeit. Es gibt heute sehr wirksame Hautmittel, welche stoffwechselbedingte Störungen im Säure- und Fettmantel der Haut gut beeinflussen können. Auch stehen heute bioaktive Stimulatoren (Vitamin-Enzympräparate) zur Verfügung, mit denen empfindliche Haut ausgeglichen werden kann. Hobbyarbeiten dürfen nicht zur Blasen- und Schwielenbildung führen.

Im Zweifelsfalle hat es keinen Sinn herumzuprobieren, sondern einen Hautfacharzt zu konsultieren.

Die Fingernägel verlangen ebenfalls ständige Pflege, sollen abgerundet sein und dürfen nicht über die Fingerweichteilkuppe hinausstehen.

Nach einer alten Regel soll die Hand des Masseurs

   hygienisch einwandfrei (d.h. Handwäsche vor und nach jedem Patienten und bei Patienten mit Hautreizungen Desinfektion)
   gut vorgewärmt
   geschmeidig-elastisch (locker in den Gelenken) sein.

Fingerringe dürfen bei der Berufsarbeit *nicht* getragen werden, desgleichen auch keine Armbänder oder Armbanduhren.

6. Berufskleidung

Zumindest bei Beginn des Arbeitstages und auch nach der Mittagszeit sind – nach der sorgfältigen Händewaschung und Nagelpflege – einige der bekannten Elastizitäts- und Lockerungsübungen für die Hände, Finger- und Handgelenke durchzuführen (s. Massagetheorie). Abschließend kurze Cremung und dann sind die Hände arbeitsbereit.

Die gesamte Körper-, Hand- und Kleidungspflege des Masseurs hat die Aufgabe, eine „Kontaktfähigkeit" herzustellen. Die Benutzung von Kosmetika (Lippenstift, Parfüm) bei Masseusen und med. Bademeisterinnen ist mit kritischer und sehr dezenter Auswahl zu treffen. Die Überschreitung der kritischen Grenze würde hier sehr rasch als „Aufmachung" abgelehnt werden. Der kranke Mensch ist sensibler und kritischer als jeder andere. Zur Behandlung wünscht er sich taktvolle, erstklassige Fachkräfte ohne überflüssige Takelage. Ganz kleine Halskettchen und Ohrringe stören an sich nicht, werden aber bei manchen Bädern (z.B. natürlichen Schwefelbädern) durch Oxydation geschädigt. Auch die „innere Sauberkeit" des Masseurs ist wichtig zur Herstellung seiner „Kontaktfähigkeit". Bekanntlich wird niemand mit bestimmten Strafen im polizeilichen Führungszeugnis zur Fachschulausbildung zugelassen. Entsprechende einschlägige Bestrafungen können zum Entzug der staatlichen Anerkennung durch die zuständige Gesundheitsbehörde führen. Jede staatliche Anerkennung bedeutet Erlaubnis zur Behandlung beider Geschlechter.

7. Berufsverhalten

Voraussetzung ist die Verordnung des Arztes und Einverständnis des Patienten. Reife und moralisch einwandfreie Charaktere haben hier keine Schwierigkeiten. Bei der ersten Behandlungssitzung ist noch nicht ohne weiteres auch entsprechende „*Kontaktbereitschaft*" des Patienten vorauszusetzen. Diese erschließt sich erst, wenn der Masseur außer seinen technisch-beruflichen Fähigkeiten auch menschliche Qualitäten beweist. Zu diesen gehört die prinzipelle Bereitschaft zum Dienst am kranken Menschen, deren Echtheit einer dauernden Prüfung und Belastung unterworfen ist. Wir müssen davon ausgehen, daß der Kranke, besonders der Schwer- und Dauerkranke, psychische Veränderungen durchmacht.

Nicht jeder ist in der Lage, ein schweres Geschick mit Gleichmut und Gottvertrauen zu ertragen. Außer psychischer Labilität sind regelrechte Depressionen und Hoffnungs- und Mutlosigkeit möglich, ohne daß immer objektive Gründe vorliegen.

Hingegen trifft man bei Schwerstkranken immer wieder auf unbegründete Hoffnungen (Euphorie) oder fehlende Krankheitseinsicht. Der Arzt hat für die Patienten oft nur relativ wenig Zeit, der Masseur und med. Bademeister hat oft täglich und wochenlang mit den Patienten Kontakt. Der Patient versucht, bewußt und unbewußt, den Masseur auszufragen. Unser Grundsatz ist hier, *niemals Erläuterungen und Kommentare zur Diagnose und Prognose zu geben.*

Knappe und vorsichtige Allgemeinaussagen sind erlaubt. Wenn der Patient fragt: „Was ist Spondylose?", so kann man einige Worte über Wirbelsäulenaufbruch sagen, wie sie in einem volkstümlichen Lexikon auch zu finden sind. Wenn dann aber Stellungnahme zur eigenen Krankheit oder Behandlung vom Patienten verlangt wird, so lassen sich bei einiger Erfahrung immer Ablenkungen vom Thema finden. Die zunehmende Wirksamkeit der Behandlung und der tägliche Umgang führt dann dazu, daß der Kranke Vertrauen zum Masseur bekommt. Jetzt ist der Zeitpunkt gekommen, um aufmunternden oder beruhigenden Einfluß auszuüben. Verfehlt ist jedoch ohne „Kontakterfolg" weise Sprüche anzubringen, die letztlich nur eine Schranke zwischen Masseur und Patienten aufrichten.

Ein Arzt, der das uneingeschränkte Vertrauen seines Patienten hat, hilft nicht nur durch seine Behandlung, sondern kann auch mit der „psychischen Aufgeschlossenheit und aktiv-körperlichen Mitarbeit" des Patienten rechnen. Ähnlich geht es dem Masseur und dem Bademeister. In hohem Maß ist Takt, Geduld, Ausdauer und Freundlichkeit für die Berufsarbeit erforderlich. Nur die ständige Selbstkritik, Selbsterziehung führt zur fachlichen und menschlichen Reifung.

8. Die Körperhygiene des Patienten

Für diese ist der Kranke selbst nur bis zu einem gewissen Grad verantwortlich. Der Schwerkranke ist dabei völlig vom Pflegepersonal abhängig. Es wurde schon darauf hingewiesen, daß bei eiternden oder sekretabsondernden oder geschwürigen Störungen der Körperhautdecke (Dekubitus, Verbrennungswunden) die Behandlung von den allgemeinen Behandlungsräumen auf die Krankenstation zu verlegen ist.

Patienten mit langer Bettliegezeit, Gipsschalenbehandlung oder Querschnittslähmung haben eine schlecht durchblutete, trockene und wenig elastische Haut. Patienten mit langer Gipszeit haben oft eine ausgesprochene „Gipshaut". Diese ist spröde, schilfernd, faltig-atrophisch und oft verkrustet (Schweiß, Sekret). In den ersten Behandlungstagen werden wir uns hier vor allem um die Pflege der Haut zu kümmern haben, weil von ihrer guten Beschaffenheit Massage und med. Bad beträchtlich abhängig ist. Bäderzusätze mit Schaumentwicklern und Tonikum-Zusatz helfen bei der Hauterholung. Abreibungen mit Kampferspiritus, Franzbranntwein und Fichtennadelspiritus härten die Haut ab. Weiche Creme und Öle helfen bei der Wiederherstellung der Geschmeidigkeit. Sehr fettige Salben stören nur die Hautatmung. Trockene Ekzeme reagieren oft gut auf *Ph5-Eucerin-Creme.*

Bei verschiedenen Stoffwechselstörungen, bei Leberkrankheiten und bei bestimmten intensiv angewandten Medikamenten (z.B. Vitamin-B-Komplex) hat der Patient sehr intensive Ausdünstung. Die Massagebehandlung bei solchen Patienten kann recht unangenehm sein. Es gibt hier eine Reihe ausgezeichneter desodorierender Sprays, die zugleich der Hauternährung dienen. Auch für Querschnittsgelähmte, die ohne offene Wunden sind und in den allgemeinen Behandlungsräumen behandelt werden, gibt es vortreffliche Sprays mit desodorierender und tonisierender Wirkung. Diese Hilfen dienen aber nicht nur uns allein, sondern auch den darauffolgenden Patienten, die sonst die Ausdünstungen des Vorgängers geboten bekommen.

In alten, ganz geschlossenen Massagekabinen kann man auch „desodorierende Verdunstungsmittel" anbringen. Selbstverständlich wird das Leinen auf der Massagebank nach jedem Patienten gewechselt. Der Patient darf dies ebenso bemerken wie die für ihn bestimmte Händewaschung des Masseurs. Es werden solche Kleinigkeiten von den Patienten sehr wohl bemerkt und dienen der Gütebeurteilung einer Abteilung und seines Personals. Für spezielle Einstreichbehandlungen in dermatologischen Fachkliniken ist zum Schutze der Hände des Masseurs gegen stark wirkende Mittel Benutzung von Gummihandschuhen erforderlich. Das gleiche gilt auch für intensiv wirkende antirheumatische oder durchblutungsfördernde Substanzen. Hier würde es zur Dermatitis der Masseurhände kommen, wenn keine Gummihandschuhe benutzt würden.

Vorsicht ist notwendig, wenn der Masseur Berührung mit „Streptomycin-haltigen" Wirkstoffen bekommt. Dabei können Haut- und Schleimhautallergien (Augen!) entstehen.

Wie die Haut der massierenden Hand muß auch die Haut des Patienten *trocken und warm* sein. Bei manueller Nachmassage nach med. Bädern oder Unterwasserdruckstrahlmassage ist die Haut trocken zu reiben. Kommt es zum Nachschwitzen, soll immer wieder trockengerieben werden.

Der ambulante Patient, wie er von der Straße kommt, ist gerade zur kalten Jahreszeit nicht sofort zur Massage geeignet. Hier ist „Vorwärmen" mit Heißluft, Lichtbügel oder Infrarot Voraussetzung zum Behandlungserfolg und zur Schonung der eigenen Kräfte (ökonomi-

sche Massage). Ist die Haut dann recht trocken, sind Gleitmittel nötig. Die normale Behaarung der Patienten macht kaum Behandlungsschwierigkeit. Übermäßige Behaarung (Hypertrichose) kann bei manchen Massagegriffen sehr störend sein, insbesondere bei „distal kinetischer" Technik. Es kann zur schmerzhaften Hautreizung, ja zur Haarbalgentzündung kommen. Selbst wenn tägliche Behandlung verordnet ist, muß man jeweils einen Tag aussetzen oder kann nur relativ kurz massieren. Rasur ist keine Patentlösung hierbei, weil kurze Zeit danach die Haut meist juckt und die rasch nachwachsenden Haarstummel zuweilen recht empfindlich sind. Mit statischen Griffen (wenn sie für die Erreichung des Massageerfolges ausreichend geeignet sind) kommt man auch bei Hypertrichose meist gut zurecht. Nicht immer ist der Patient *in der gleichen psychischen Verfassung.* Die eigene Krankheit, finanzielle und berufliche Sorgen, familiäre Schwierigkeiten führen zu Stimmungsschwankungen, die auch für unsere Behandlung nicht ohne Einfluß sind. Es ist eine Prise Wahrheit in dem alten Satz, daß der erfahrene Masseur die „psychische Ausgangslage" bei einem schon länger bei ihm behandelten Patienten „ertasten" kann.

Der schwerkranke Patient kann auch sehr hart und ungerecht in seinem Urteil sein. Er schimpft über das Essen, die Ärzte und Schwestern. Er ist mit sich und der Welt unzufrieden. Hier hilft nur eines: ausschimpfen lassen und solche *psychischen Ventilierungsvorgänge* nicht zu beeinflussen versuchen.

Der Schwerkranke hat im Krankenhaus eine Art Ausnahmestellung und auch eine Art „Narrenfreiheit". Falsch ist es, ihm richtige „Bösartigkeiten" durchgehen zu lassen. Man erzieht sich sonst durch eigene Schuld regelrechte „Haustyrannen". Durch Besprechung zwischen Arzt, Stationsschwester und Masseur läßt sich immer eine Lösung finden. Man kann sehr nett und freundlich auch bei solchen Patienten seine Pflicht tun, man muß sich aber nicht beleidigen und schikanieren lassen.

Der Umgang mit kranken, schwerleidenden Kindern gehört zu den tiefen Erlebnissen im Krankenhaus. Sie sind meistens die geduldigsten und dankbarsten Patienten. In Ausnahmefällen können sie sich auch zu sehr niedlichen Diktatoren entwickeln. Hier dürfen wir nicht vergessen, daß das Krankenhaus- und med. Hilfspersonal auch gewisse erzieherische Aufga-

ben hat. Ein Recht von Autorität soll man sich aber auch beim sehr kranken Kind nicht vergeben.

Patienten im Greisenalter können unglaublich hilflos – wie Kinder – sein. Man soll sich ihrer so annehmen, als ob es die eigenen Eltern wären. Man darf hier nicht vergessen, daß – bedingt durch die Arteriosklerose und Minderdurchblutung des Gehirns – zuweilen recht beträchtliche psychisch-charakterliche Veränderungen ablaufen.

Theorie der Massage

I. Geschichtliches

Die Geschichte der Massage ist so alt wie die menschliche Heilkunst selbst. Der griechische Arzt Hippokrates (460–377 vor Christi Geburt) hat in Verbindung mit Dampfbädern schon Massagen angewandt. Aus der Blütezeit der ägyptisch-pharaonischen Reiche (1000–500 vor Christi Geburt) existieren Hinweise über Massage- und Bäderheilmethoden. Hochberühmt war das „römische Bad", in welchem ausgezeichnete Masseure arbeiteten. Die Ruinen der „Kaiserthermen" in Trier vermitteln uns einen Eindruck über Großzügigkeit und technische Raffinesse dieser Anlagen. Im Mittelalter gab es in Deutschland öffentliche Bäder mit Massageanwendung. Ende des vergangenen Jahrhunderts haben sich deutsche Ärzte (Cornelius, A. Müller, Kirchberg u.a.) um den wissenschaftlichen Aufbau der Massage verdient gemacht. Wir selbst sind während der Studienzeit durch einen faszinierenden Könner und Lehrer wie W. Kohlrausch (Freiburg-Freudenstadt) von der Massage als Heilmittel überzeugt worden. Im Rahmen einer einjährigen Ausbildung muß man die entscheidend wichtigen Grundlagen herausheben und „didaktische Vereinfachung" in den Vordergrund stellen.

Wir unterscheiden *zwei Formen der Massage*
  a) klassische Massage,
  b) Bindegewebsmassage (nach Leube-Dicke).

II. Der Massageraum

Für jede Art von Massage ist eine gewisse Mindestausrüstung und Einrichtung erforderlich.
Der Massageraum (die Massagekabine) muß unbedingt so groß sein, daß die Massagebank von allen Seiten erreichbar ist. Die Wände sind hell- bis lichtgrün, der Boden ist aus „warmem" Material, leicht zu reinigen und muß Desinfektionsmittel vertragen.
Die abgelegte Straßenbekleidung der Patienten gehört in eine gesonderte Kleiderablage. Die Beleuchtung ist gedämpft und direkte Helligkeit soll wegen der besseren Entspannung die Augen des Patienten nicht erreichen. Das Waschbecken ist gut erreichbar, zumindest aber muß bei einer größeren Abteilung für zwei Masseure ein Waschbecken vorhanden sein. Die Anbringung von Seifen- oder Desinfektionsmittelspendern am Waschbecken hat sich sehr bewährt. Bei größeren Abteilungen gehören zu jedem Massageplatz zwei Ruheplätze, weil die Vorwärmung und Nachruhe (insbesondere bei Kombination mit med. Bädern) sonst nicht möglich ist und so der Masseur nicht kontinuierlich und geplant arbeiten kann.

III. Die Massagebank

Die Massagebänke sollen in der Größenordnung 185–190 cm lang und 43 bis

50 cm breit sein. Die Höhe der Massagebänke ist bei einer Durchschnittsgröße
des Masseurs von 170–175 cm mit 70–
75 cm anzusetzen. Für kleinere Masseure
ist die Bank entsprechend niedriger zu
wählen, wobei die Regel gilt: „Die geschlossene Faust des Masseurs soll im Stehen bei hängendem Arm und leicht gewin-
keltem Ellenbogen gut den Patienten berühren." Die Massagebank hat leichte
Kunststoffpolsterung und Kunstleder-
oder Plastiküberzug, der abwaschbar ist.
Ein stets frisches Leinen deckt die Massagebank und kann wegen des guten Ein-
drucks auf den Patienten durch keine Abwaschung der Massagebank ersetzt werden. Manche ambulanten Patienten bringen ihr eigenes Leinen oder eigenes Handtuch mit. Gerade im ambulanten Großbe-
trieb ist dies recht günstig und die Patienten lassen sich auch ohne Schwierigkeiten
dazu anhalten. Günstig, aber nicht absolut nötig, ist ein verstellbarer Kopfteil an
der Massagebank. Es läßt sich aber durch
Schaumgummikissen verschiedener Größe
auch ersetzen.

Der *Massagearmtisch* ist erforderlich für
Massagen der oberen Extremität und der
Schulter- und Schulterblattmuskulatur.
Er ist leicht gepolstert und bezogen wie
die Massagebank und ist ca. 1 m hoch
(in der Höhe möglichst verstellbar, Plat-
tengröße ca. 40 × 40 cm).

Massagehocker erfüllen zwei verschiedene
Zwecke. Sie dienen dem *Masseur* zum Sitzen bei verschiedenen Teilmassagen und
außerdem sitzt auf ihm der *Patient* für
verschiedene Teilmassagen.

Massagerollen und -kissen verschiedener
Größe und Stärke (meist Schaumgummi)
dienen zur Entlastungshaltung für Rumpf
und Extremitäten. Die entscheidende Regel lautet: „Der Patient wird so zur Massage gelagert, daß die jeweils wichtigste
Muskelgruppe in gute Anspannungsstel-
lung kommt (Näherung von Muskelansatz und Ursprung).

IV. Der Massagezeitpunkt

Die Wahl des Massagezeitpunktes ist von
einer ganzen Reihe von Umständen abhängig.

Bei *ambulanten Patienten* ist Anmarsch-
weg und Witterung zu berücksichtigen.
Im übrigen ist vormittags nach einem kleinen Morgenimbiß die beste Zeit für Ganzmassagen, insbesondere bei zusätzlicher
kräftiger Anwendung der Unterwasserdruckstrahlmassage.

Ein voller Bauch ist von seiten des Masseurs und des Patienten ein ziemliches Be-
handlungshindernis.

Der Patient muß in der kalten Jahreszeit
so angezogen sein, daß plötzliche Abkühlung vermieden wird.

Schwerkranke *ambulante Patienten* (z.B.
Schlaganfälle – Apoplexie) werden anfangs bei Hausbesuchen behandelt und
später mit Taxi zur Massagepraxis gebracht.

Schwerkranke *stationäre* Patienten werden zur Behandlung gefahren oder getragen. Im Zweifelsfall ist mit Stationsschwester oder Stationsarzt Rücksprache zu
nehmen. Dies ist bei *Herz-, Leber- und
Nierenkranken* von größter Bedeutung.

Die Teilmassagen werden bei stationären
wie ambulanten Patienten am besten auf
den Nachmittag gelegt.

Sedierende Ganzmassagen bei ambulanten Patienten gegen Abend sind oft besser
als ein Schlafmittel. Bauchmassagen, At-
mungsgymnastik und Brustmassagen (Erschütterung) sollen nach entsprechendem
Abstand vom Mittagessen durchgeführt
werden.

Im Krankenhaus soll kein Patient im Anschluß an eine Infusion oder Transfusion
behandelt werden.

Vor Vollbädern und Ganzmassagen soll
besonders bei Kreislaufkranken immer an
Blasen- und Darmentleerung gedacht
werden.

V. Die Massagedauer

Die Massagedauer wird vom Arzt *nicht* verordnet. Wir rechnen bei einer korrekten Ganzmassage mit ca. 40–45 Minuten für die erste Sitzung. Die nun folgenden Sitzungen können ebenso lange dauern, benötigen meist aber nicht mehr die volle Zeit, weil ja das Gewebe von Mal zu Mal weicher wird.

Bei *Schwerarbeitern* mit multiplen Muskelüberlastungsschmerzen sind die ersten Sitzungen dieser Art eine erhebliche Beanspruchung für den Masseur, wenn er nicht zumindest einleitend die Unterwasserdruckstrahlmassage anwendet. Oft ist diese nicht verordnet, aber im Notfall wird der Arzt bei entsprechender Bitte in der nächsten Rezeptur dies berücksichtigen. Bei Kassenrezeptur wird ja zunächst meist nur eine Serie von 5–6 Sitzungen genehmigt, die nicht ausreicht. Bei mehr oder weniger ausgeprägten Kontrakturen, bei Muskelüberlastungsvorgängen, bei arthrotischen Gelenkreizungen, bei Lumbal- und Zervikalsyndrom, bei orthopädischen Behandlungen (Skoliose usw.) und bei Nachbehandlungen nach Operationen (z.B. Hängehüfte) ist anfangs die tägliche Behandlung (mindestens 4–5mal pro Woche) normal. Bei deutlichem Fortschritt kann auf 3mal pro Woche gegangen werden. Alle Behandlungen über längere Zeiträume, z.B. bei Muskel- und Nervensystemkrankheiten, werden für gewöhnlich 2mal wöchentlich durchgeführt.

Es wurde schon in verschiedenen Abschnitten darauf hingewiesen, daß der Arzt durch seine Verordnung u.U. über Wochen den Patienten dem Masseur anvertraut. In diesem Zeitraum können sich „Warnzeichen" verschiedener Art oder bei einem Rheumatismus erste Rückfallschübe einstellen. Natürlich ist dann die Verordnung nur weiterzuführen, wenn der Patient neuerlich dem überweisenden Arzt vorgestellt wurde. Solche Warnsignale sind z.B. das Auftreten einer Purpura, Gleichgewichtsstörungen, anormale Schmerzzustände nach der Massagebehandlung, Ohrensausen, ungewöhnlicher Stuhl- und Urindrang, Sehstörungen, Haltlosigkeit in den Beinen, Kraftauslassen in den Armen, Kreislaufkollaps während der Behandlung und ungewöhnliche Hautentzündungen. Das sind aus der Praxis gesammelte Beispiele, bei denen die Aufmerksamkeit des Masseurs einsetzende Schäden verhindern half.

VI. Wichtige Grundsätze der Massage

1. Die Hand des Masseurs ist ein unersetzliches, weil „fühliges" Arbeitsorgan, das durch Massageapparate nicht zu ersetzen ist. Wer außer am Fuß Massageapparate verwendet, schadet dem erwählten Beruf. Physikalische Geräte, dazu gehört auch „Ultraschall", sind davon natürlich ausgenommen.

2. Die Massagehandgriffe gehen bis auf wenige Ausnahmen herzwärts und folgen den Gefäßsträngen. Dabei ist zu berücksichtigen, daß man einen Unterschenkel oder Fuß nicht entstauen kann, wenn die höher gelegenen Abschnitte (hier Oberschenkel) als Barriere oder Staudamm wirken. Die Entstauung einer Extremität beginnt also mit den rumpfnahen Abschnitten und setzt sich nach den körperfernen (distalen) Regionen fort. Jeder beschleunigte venöse Abstrom begünstigt den erwünschten arteriellen Zustrom.

3. Die Hände passen sich der Muskel- und Muskelgruppenform elastisch an und die Grifftechnik richtet sich bei Fortbewegung nach der Längsrichtung des Muskelfaserverlaufs.

4. Die Kraftausübung der Hände erfolgt herzwärts gerichtet, aber auch beim

Rückgleiten der Hände zum neuen Ansatz bleibt der Kontakt mit der Haut des Patienten erhalten. Die Massage wirkt auf diese Weise insgesamt als an- und abschwellende ununterbrochene Kreislaufpumpe.

5. Das fließende Ineinanderübergehen der Handbewegungen unterliegt fast einem musikalischen Takt, wobei das Hin wie auch das Zurück zum Ausgangspunkt im gleichen Tempo abläuft.

6. Die richtige Massagedosis bringt den besten Behandlungserfolg; was für den 20jährigen richtig ist, kann dem 60jährigen schaden. Die Massage darf „fast unangenehm" sein, also bis zur Erträglichkeitsgrenze gehen. Im übrigen gilt wie für die Krankengymnastik auch für die Massage das Wort Böhlers: „Keine Behandlung darf Schmerzen verursachen."

7. Innere und äußere Entspannung des Patienten erleichtert die Behandlung. Sie wird erreicht durch Vorwärmung, Kontaktaufnahme im Gespräch und sachkundige Lagerung.

Die „ökonomische Massage" erfordert eine entsprechende Arbeitshaltung des Masseurs. Ist diese Haltung schlecht, dann wird der Masseur vorzeitig müde und die Intensität seiner Behandlung läßt nach. Auf das Berufsleben übertragen bedeutet das Verschleiß vor Erreichung der Altersgrenze.

Wichtig für die innere Entspannung des Patienten ist die Einhaltung folgender Regeln:

– Unnötiges Umbetten und Erschütterungen vermeiden!

– Jede Art von Aufregung (z.B. durch zu starkes Mitteilungsbedürfnis von seiten des Masseurs, durch zu heftige Berührungen) vermeiden!

– Eine dem Patienten stets freundlich zugewandte Einstellung erleichtert die Behandlung.

Die Weisungen des Arztes sind *bindend,* nur er vermag zu entscheiden, wie die Behandlung zum Erfolg führt.

Die 5 Regeln für die Masseurshaltung bei der Arbeit:

1. Die Beine sind leicht innengedreht.
2. Beide Hüft- und Kniegelenke sind leicht gebeugt und schwingen im Arbeitsrhythmus.
3. Ein krummer, gebeugter Rücken wird durch die richtige Lagerungshöhle des Patienten unbedingt vermieden. Er nimmt dem Masseur die Luft und seiner Arbeit die Kraft und Ausdauer.
4. Die Arme sind im Schulter und Ellenbogengelenk leicht gewinkelt und schwingen bei der Massage mit elastischer Federung.
5. Der Masseur nutzt und überträgt Bewegung und Gewicht seines Körpers zur Verstärkung seiner Handgriffe.

Der Masseur sollte vor allem in seinem eigenen Interesse auf ein gesundes Arbeitsklima (genügend Licht, keine zu hohen Temperaturen, kein Staub) achten!

VII. Die Lagerung und Entkleidung des Patienten

Sie steht unter drei Gesichtspunkten:

a) Sie soll zur weitgehenden Entspannung beitragen

b) Sie soll dem Masseur „ökonomische" Arbeit erleichtern

c) Es darf keine „Strömungsbarriere" bestehen

Die Lagerung. Die Lagerung ist deshalb so wichtig, weil bei unsachgemäßer oder unbequemer Lagerung sich einzelne Muskelpartien verspannen, ohne daß der Patient etwas dazu kann.

Zur Lagerung braucht der Masseur verschiedene Kissen, um sie als Unterlage zu benutzen.

Beispiel: Bei Hohlkreuz wird bei der Bauchlage ein Kissen unter den Unterbauch gelegt, um somit das Hohlkreuz auszugleichen.

Die Palpation. Man streicht mit flach aufgelegter Hand beiderseits der Wirbelsäule mit einigem Druck vom Becken zum Nacken hin, um die Scapula herum, wobei man eventuell Verspannungen bzw. Myogelosen ertasten kann. Voraussetzung hierfür ist, daß der Patient eine entspannte Lagerung eingenommen hat. Patient liegt auf dem Bauch, Kopfteil ist flach gestellt, und die Arme liegen seitlich am Körper.

Bei der Ganzmassage ist der Patient bis auf eine Badehose entkleidet. Auch bei den verschiedenen Teilmassagen soll die Kleidung abgelegt werden. Dabei ist zu beachten, daß Gürtel, Hosenträger, Strumpfhalter, Hüfthalter usw. fast immer stauend wirken, ja selbst der straffe Gummi- oder Textilfaserzug der Badehose schon abflußstörend wirken kann.

Ist die Raumtemperatur nicht mehr als 20 Grad Celsius, so sollte man bei einer Ganzmassage die bereits massierten Körperteile zudecken. Die hierzu benutzte Decke ist schon oft Gegenstand einer Kritik gewesen. Allgemein wird die „Wolldecke" abgelehnt. Sie ist in hohem Grade unhygienisch und kann nie von Patient zu Patient ausreichend gereinigt werden. Am besten ist es, jeweils ein doppelt oder dreifach gelegtes, frisches Leinentuch zu nehmen. Es entspricht allen hygienischen Anforderungen und genügt, um den Wärmeverlust für die Behandlungszeit zu vermindern. Es ist bei älteren sowie bei korpulenten Patienten besonders günstig, die Beine etwas hochzulagern, wenn andere Körperteile behandelt werden. Zum einen wird die zentral strömende Blutmenge vermehrt und zum anderen gibt es hierdurch eine gewisse Entstauung. Wenn der Patient nicht gleichmäßig, entspannt und ruhig atmet, sondern mit Brust- und Bauchmuskulatur verkrampft ist, hilft manchmal nicht gutes Zureden allein. In solchem Falle sind Lockerungsübungen und abschließende lockernde Handgriffe für Brust und Bauch ratsam.

In einem Krankenhaus oder Kursanatorium mit vorwiegend Kreislaufkranken ist das Vorhandensein eines einfachen Sauerstoffgerätes in der Bäder- und Massageabteilung vorteilhaft.

Bei asthmoiden und anginösen (Angina pectoris = Koronargefäßverengung) Attacken während der Massage- oder Bäderbehandlung kann mit Sauerstoffbeatmung recht gut der Zeitraum bis zum Eintreffen des Arztes überbrückt werden. Zuweilen ist der Patient der Ansicht, er müsse vom Masseur auch angenehm unterhalten werden. Nun ist es gerade für erfahrene Kurpatienten gar nicht schwer, sich auch bei einem solchen Schwätzchen gut zu entspannen. Für den Masseur ist dies z.B. bei der Unterwasserdruckstrahlmassage auch ohne Schwierigkeiten möglich. Bei den meisten manuellen Massagen geht aber ein richtiges Gespräch während der Behandlung auf Kosten des Masseurs. Der Masseur braucht seine volle Kraft und Konzentration zur Arbeit. Mit einigen freundlichen Worten wird er dies seinem Patienten klarmachen.

Der Operateur muß sich ebenfalls konzentrieren – der Operationssaal ist ein Schweigeort – die Konzentration und Kräfteschonung erfordern dies.

Bei den *Teilmassagen* – Arm, Schulterbereich, Hals-Nacken, Gesicht – ist immer auch der Anschluß zu den Hauptgefäßbahnen zu berücksichtigen; z.B. bei Gesichtsmassage die Ableitung zu den Halsgefäßen. Auch eine Teilmassage ist eben nur ein Teil einer Ganzmassage, und es ist von der Massagetechnik her die Verbindung zum Ganzen stets zu berücksichtigen. Bei Armteilmassagen muß der ganze Schultergürtel einbezogen werden. Ohne den Zusammenhang zum Ganzen hat die Teilmassage auch nur „Teilerfolg".

VIII. Die Wirkung der Massage

Grundlage der Massage. Massage ist eine Behandlungsmethode, oder ein Verfahren am menschlichen Körper, welches durch bestimmte Griffe der allgemeinen Körperpflege oder zu Heilzwecken dient. Wichtig ist, daß wir bei der Anwendung eine sorgfältige Kenntnis der Wirkung der Massage auf den menschlichen Körper haben.
Die Massage wirkt durch die Vermittlung von Reflexen auf die Körperorgane z.B. auf den Blutkreislauf, die Blutverteilung, die Drüsenabsonderung, auf die Nerventätigkeit und auf die seelische Stimmung. Durch die Wiederholung einer Massage wird eine verstärkte Reaktion herbeigeführt.
Die Massage wird unterteilt in das zentrale und in das periphere Anwendungsgebiet. Das zentrale Gebiet ist Kopf und Rücken, das periphere Arme, Beine, Brust und Bauch.
Zusammenfassend unterscheiden wir bei der Massage:
a) eine örtliche Wirkung
b) eine allgemeine Wirkung
c) eine reflektorische Wirkung.
Die örtliche Wirkung teilt sich auf in:

Eine kräftigende Wirkung. Sie erfolgt durch Beeinflussung der Ernährung des Gewebes, insofern als unsere Griffe einen Reiz auf die Zellen ausüben. Dadurch wird der Stoffwechsel angeregt und eine erhöhte Leistungsfähigkeit erreicht.

Eine ableitende Wirkung. Sie kommt zustande durch die Wirkung unserer Griffe auf die Blut- und Lymphzirkulation.

Eine aufsaugende Wirkung. Sie tritt ein, wenn Flüssigkeit aus den Geweben oder Organen, z.B. Müdigkeit oder Verletzung in Form eines Ergusses oder Ausschwitzung sich angesammelt hat.

Eine Wirkung der mechanischen Zerkleinerung. Sie bezieht sich auf Ablagerungen aller Art, d.h. auf festere Stoffe im Gewebe. Sie sollen durch unsere Behandlung zerkleinert werden.

Allgemeine Wirkung. Auf die Haut, auf die Blutbewegung, Einwirkung auf die Lymphbewegung, Einwirkung auf die Drüsen, Einwirkung auf die Muskeln, Einwirkung auf die Körperhöhlen: auf die Schädelhöhle, auf die Brusthöhle, auf die Bauchhöhle.

Reflektorische Wirkung. Reize, die örtlich an irgendeiner Stelle des Körpers ausgeübt werden und auf ein entfernt gelegenes Organ eine Wirkung haben.

Physiologische Wirkung der Massage.
1. Einwirkung auf das Venen-Lymphsystem.
2. Einwirkung auf die arterielle Durchblutung.
3. Einwirkung auf die Muskulatur.
Diese Einteilung darf nicht so aufgefaßt werden, daß die genannten Wirkungen völlig voneinander zu trennen sind. Mit der Förderung des Venen-Lymphstromes in der Körperdecke und in der Tiefe der Muskulatur ist immer auch eine Anregung der arteriellen Durchblutung verbunden. Die knetende Durcharbeitung der Muskulatur wirkt nicht nur auf deren Spannung, sondern auch auf den Venen-Lymphstrom und auf die arterielle Durchblutung. Es ist jedoch möglich, die genannten Wirkungen durch die Wahl einer bestimmten Massagetechnik so zu gestalten, daß sie jeweils deutlich in den Vordergrund treten.
Die allgemeine, örtliche und reflektorische Wirkung der Massage auf den menschlichen Organismus kann also sehr mannigfach sein, jedoch ist es auch möglich, bestimmte Gewebe besonders nachhaltig zu beeinflussen. Wir unterscheiden mehrere Wirkungsweisen und -möglichkeiten:

a) *Muskulärer Effekt* (hauptsächlich über die Hyperämie = Mehrdurchblutung)

b) *Vasaler Effekt* (günstige Gefäßbeeinflussung für Arterien und Venen)

c) *Nervaler Effekt* (Wirkung über und auf die Nervenbahnen)

d) *Segmenteffekt* (Bindegewebsreaktion infolge Beziehung zwischen Haut und inneren Organen)

e) *Psychosedativer Effekt* und Anregung des Gesamtstoffwechsels (beruhigende Wirkung vor allem auf das vegetative Nervensystem)

f) *Analgetischer Effekt* (entschmerzend)

Die Erreichung solcher Wirkungen ist abhängig von *Diagnose* und der hierzu genau *passenden Technik.* In den letzten Jahren sind verschiedene wissenschaftliche Untersuchungen zur Frage erfolgt, inwieweit die Massagewirkung auch mit naturwissenschaftlichen Methoden gemessen werden kann. Die verschiedenen Veröffentlichungen kann man auf folgenden gemeinsamen Nenner bringen:

1. Klassische Massage

a) *Massage eines Beines – Nahwirkung:* Deutliche, ziemlich gleichmäßige Erwärmung von Haut und Muskulatur. *Fernwirkung:* Einwandfreie „konsensuelle Reaktion" an der *Haut* des anderen Beines (also einwandfreie Mehrdurchblutung der Haut). Schwankende, nicht sichere „konsensuelle Reaktion" an der Muskulatur des anderen Beines. Die Wirkung der Armmassage ist ähnlich, aber nicht so deutlich erfaßbar.

b) *Rückenmassage* *Nahwirkung:* Eindeutige Temperaturerhöhung an der Haut und Muskulatur. *Fernwirkung:* Eindeutige Durchblutungszunahme (Temperaturerhöhung von Haut und Muskulatur) beider Beine. Es ist heute wissenschaftlich nachweisbar, daß auch die Technik der „klassischen Massage" reflektorische Fern-

wirkung hervorzurufen vermag; durch geeignete Massagegriffe am Stamm kann die Durchblutung beider Beine deutlich verbessert werden.

c) *Brustkorbmassage* *Nahwirkung:* Eindeutige Temperaturerhöhung als Zeichen für bessere Durchblutung an Haut und Muskeln, auch noch längere Zeit nach der Behandlung. *Fernwirkung:* Eindeutige Temperaturerhöhung von Haut und Muskeln beider Arme.

Am besten ist die Wirkung bei der Behandlung *beider* Brustkorbhälften und *beider* Rückenhälften.

2. Bindegewebsmassage

Sie ist die beste und wissenschaftlich gut begründete Form der Segment- oder Zonenbehandlung (kuti-viszeraler Reflex). Zuverlässige und deutliche Temperaturerhöhung der Haut als Zeichen der Durchblutungsbesserung ist zu erwarten. Temperaturerhöhung der Muskulatur ist in ca. einem Drittel der behandelten Patienten zu erwarten.

Kohlrausch sieht in der indizierten Kombinationsanwendung der klassischen und der Bindegewebsmassage die Möglichkeit zur optimalen Wirkung, wobei er den sog. Septenstrichen wesentliche Bedeutung beimißt. Natürlich ist es für den Anfänger unmöglich, hier eine klare Entscheidung für das „wann", „wie" und „wo" zu treffen. Wer sich aber in der Bindegewebsmassage fortbilden will, sollte sich nach einwandfreier Erlernung der Technik die Gedanken von Dicke und Theirich-Leube zunutze machen.

a) **Massagereaktion.** Die Massagereaktion ist die Gesamtheit der *erwünschten* allgemein wahrnehmbaren (= objektiven) und vom Patienten angegebenen (= subjektiven) sofortigen und späteren Wirkungszeichen. Bei der *klassischen Massage* gehört zu den Wirkungszeichen das sofortige Gefühl der Erwärmung, der zunehmenden Lockerung, freieren Durchatmung. Der Masseur beobachtet mehr oder weniger intensive Rötung und tast- und sichtbare Normalisierung krankhafter Hartspannwülste und merkt deutliche Erwärmung der Gewebe.

Zur normalen Massagereaktion gehört zumal bei sensiblen Patienten (chronische Krankheiten) die Wahrnehmung erhöhter Schmerzen einige Stunden später. Die Behandlung mit intensiven Massagen am späten Nachmittag ist nicht gut und kann die Nachtruhe völlig durcheinanderbringen. Deswegen ist ja überhaupt bei ängstlichen und nervösen Patienten die Behandlung *weniger intensiv oder zeitlich kürzer* vorzunehmen (einschleichende Behandlung). Eine sehr ausgeprägte „Massagereaktion" würde solche Patienten abschrecken. Auch ist es günstig, auf die Tatsache solcher möglichen Reaktionen hinzuweisen, damit von vornerein eine Fehlauswertung der Behandlung gebremst wird.

Die Wirkung einer gekonnten, ineinanderfließenden, alle technischen Möglichkeiten ausschöpfenden Massage stellt man sich auf die anatomischen Gebilde übertragen etwa folgendermaßen vor:

Es öffnen sich zunächst die feinen Haargefäße (Kapillaren) und allmählich auch die kapillaraufnehmenden größeren Arteriolen- und Arteriengeflechte. Die gleichzeitige Ausstreichung verbessert den Abtransport von Venenblut, Lymph- und Gewebsflüssigkeit um das Doppelte bis Dreifache. Diese verstärkte Durchströmung aller Gewebe wirkt sich auch auf die Muskelzellen und -fasern aus, deren Energiegewinn dem Protoplasma nun bessere Kontraktilität bringt. Die Belebung des Muskelprotoplasmas bedeutet für verkrampfte Muskeln *Lockerung* und für atrophisch-hypotonische Muskeln *Tonus- und Substanzgewinn*. Der atrophische Muskel kräftigt sich (nimmt an Umfang zu) und bekommt bessere Spannkraft (Tonussteigerung).

Reine Hyperämisierung (verstärkte arterielle Zufuhr) ohne gleichzeitige Abflußsteigerung kann unter bestimmten Bedingungen die Schwellung einer Extremität durch Rückstau des vermehrt angebotenen arteriellen Blutes verstärken. Ebenso wie wir immer den „*Muskelantagonismus*" berücksichtigen, ist auch die Art des „*Gefäßgleichgewichts*", die gute Übereinstimmung von Arterien und Venen, bei der Behandlung einzubauen. Die Gleitfähigkeit der Muskeln gegeneinander, auf den Knochen, Kapseln und Bändern und über den Gelenken wird durch verschieden strukturiertes, für den speziellen Zweck eingerichtetes Bindegewebe gewährleistet. Nicht nur die durchblutungsfördernde Fernwirkung, sondern auch der elastisierende örtliche Effekt der Bindegewebsmassage ist überall auszunutzen. Hochinteressant ist die Einwirkung der Massage auf den Gesamtorganismus des Menschen. Heute besteht kein Zweifel mehr, daß dadurch gefäß- und gewebsaktive Substanzen mobilisiert werden. Sicher ist z.B. die Mobilisierung von Histamin bei Hautreizung. Dieser enzymatische Körper erhöht die Durchblutung.

Auch Nebennierenrindenhormone können vermehrt auftreten. Man macht sie für evtl. Blutdrucksteigerung verantwortlich. Die *schmerzstillende* Wirkung von Histamin ist ebenso bekannt wie die *schmerzschaffende* Wirkung der Natrium-Kaliumverschiebung im intermediären Stoffwechsel. Es sind also auch das Blut und die Gewebssäfte – das sog. „humorale System" mit chemischen Stoffen in der Massagegesamtwirkung beteiligt.

3. Segment- oder Zonenbehandlung

Sie wurde wahrscheinlich schon in diesem Sinn in der alten indischen und chinesischen Volksheilkunde verwendet. Bis in die heutige Zeit haben sich Stichelungen (Akupunktur), Schröpfköpfe und Ansetzen von Insekten (Ameisen, Bienen usw.) erhalten. Das Vorhandensein von Segmentzonen hat sich auch von der arabisch-spanischen Medizin des Mittelalters (die auf erstaunlich hoher Stufe stand) schließlich auf die europäische Medizin übertragen. So gab es auch zu Zeiten Napoleons „Feldscher"-Methoden, die auf der Kenntnis des Zusammenhangs von Haut und Organen beruhten. Die fortschreitenden Erkenntnisse der embryonalen Entwicklung des Menschen befruchteten viele Forscher und schließlich kam Head zu seiner Zoneneinteilung (1889). Diese Headschen Zonen gehören zur wichtigsten Substanz der Bindegewebsmassage. Heute hat diese Massage einen wissenschaftlich anerkannten Platz in der Medizin. Es wurde nachgewiesen, daß Bronchiolenerweiterung und ebenso auch Verbesserung der Herzdurchblutung (durch Koronargefäßerweiterung) durch Segmentreizung möglich ist.

Die Schmerzentstehung in typischen Hauptfeldern bei Erkrankung innerer Organe erklärt der Anatom Benninghoff auf folgende Art:

1. Die Entzündung innerer Organe erzeugt Impulse.
2. Diese gelangen auf Sympathikusfasern zu ihrem Rückenmarkssegment.
3. Im Rückenmark springen die Impulse auf die ihnen benachbarten Hautschmerzfasern über.

Das Ergebnis dieses Vorgangs ist, daß wir Hautschmerzen verspüren, die gar keine echten, sondern projizierte Hautschmerzen sind. Es werden nicht die sensiblen Nervenenden in der Haut, sondern die im Rückenmark einstrahlenden sensiblen Fasern gereizt. Bei der Bindegewebsmassage tritt die umgekehrte Projektion ein. Hier wird die Haut (Cutis) gereizt, der Reizimpuls wird im Rückenmark auf sympathische Fasern umgeschaltet und erreicht mit diesen das Organ (Viscerum); daher der Name kuti-viszeraler Reflex für den Wirkungsweg der Bindegewebsmassage, womit diese in die Gruppe der „Reflexzonenmassagen" einzugliedern ist.

4. Nervenpunktmassage

Eine reflektorisch wirkende Massage hat zu Beginn dieses Jahrhunderts Cornelius mit seiner Nervenpunktmassage durchgeführt. Es folgten andere mit anderer Technik, darunter auch Vogler mit seiner „Periostmassage". Sie alle arbeiteten mehr oder weniger mit den Griffen der klassischen Massage.

Demgegenüber benutzt die Bindegewebsmassage nach Leube-Dicke eindeutig eine ganz andere Technik. Wir haben hier eine neue und andere Art der Massage insofern vor uns, als durch ziehende Verschiebungen (Striche) Haut und Unterhaut gegeneinander in bestimmtem Sinn bewegt werden. Der Rücken mit seiner günstigen nervalen Versorgung gilt dabei als Idealgebiet zur Auslösung „zentripetaler" (zum Rückenmark ziehender) Reizungen.

Die Grundtechnik ist der „große und kleine Aufbau" mit verschiedenen, für besondere Zwecke gültigen „Ergänzungs- oder Zusatzstrichen".

Thulcke zählt auf Grund seiner reichen Kenntnisse und Erfahrungen die „chiropraktische Technik" und besonders die Schule der „Osteopathen" zur großen Gruppe der „reflextherapeutischen Behandlungsarten". Wahrscheinlich ist das überhaupt die beste Erklärung, welche dieses Verfahren aus einer eigenen Theorie auf den Boden allgemeinverständlicher therapeutischer Tatsachen stellt.

Es gibt eine Reihe von Gegenanzeigen (Kontraindikationen), welche normalerweise eine Massage nicht gestatten:

a) Großflächige und weitverstreute Entzündungen der Haut (Dermatitis)
b) akuter Gelenkrheumatismus
c) akute Entzündungen der Herzgewebe
d) akute Entzündungen großer Organe und Gefäßstraßen
e) die Zeit der Schwangerschaft (außer bei besonderer ärztlicher Verordnung)
f) frische Verletzungen (z.B. Bänderriß mit Bluterguß)

Es wurde schon dargestellt, daß bei Punkt a aus technischen Gründen, bei Punkt b–d wegen der Kreislaufbelastung, bei Punkt e wegen der Gefahren nicht massiert werden sollte. Bei Punkt f kann außerhalb der frischen Verletzung ableitende milde Massage vorgenommen werden.

Mancherorts ist es auch üblich, die *Ganzmassage* folgendermaßen zu unterteilen:

a) Vollständige Ganzmassage (Rücken, Brust, Bauch, Extremitäten)

b) unvollständige Ganzmassage (Rücken, Brust, Bauch)

Teilmassagen. Die Massage beider Arme stellt *zwei* Teilmassagen dar, das gleiche gilt für die Beine oder einen Arm und ein Bein. Die Massage von Oberarm und Unterarm ist eine *große* Teilmassage und die des Ober- und Unterschenkels ebenfalls. Die Massage z.B. nur des Oberarmes oder nur des Unterschenkels ist eine *kleine* Teilmassage.

Manche Patienten lernen es, nach der Massage völlig abzuschalten und dabei von der Großzehe bis zu Bauch und Armen jede Muskelgruppe zu entspannen. Der Masseur sollte diese Art „Abschaltung", welche dem sog. „autogenen Training" entspricht, seinen Patienten für die Zeit der „Behandlungsnachruhe" in der Ruhekabine empfehlen. Der Grundsatz für die Behandlungsnachruhe lautet: *ruhig liegen, zudecken, nachschwitzen, nachreiben.*

5. Ganzmassage

Die *wichtigsten Grundübungen* (Vorbereitungsübungen) zur Vorbereitung der Arme des Masseurs für die Berufsarbeit (früh und nach der Mittagspause) sind: Ausschütteln beider Hände in Schulter-, Ellenbogen- und Handgelenk. Gegenseitiges Ausstreichen der Arme von den Fingerspitzen bis zur Achselhöhle. Gegenseitiges Ausstreichen der Oberarme vom Ellenbogen über die Achselhöhle zum Schlüsselbein.

Gegenseitiges Dehnen-Strecken sämtlicher Finger rechts und dann links. Gegenseitige zirkulierende Reibung der Handgelenke.

Aktive Streckung der rechten Hand mit federnder passiver Nachhilfe.

Aktive Streckung der linken Hand mit federnder passiver Nachhilfe.

Aktive Beugung von Hand und Fingern rechts und links mit federnder passiver Nachhilfe.

Kreiseln der Finger 1–5 rechts durch Hilfe der linken Hand.

Kreiseln der Finger 1–5 links durch Hilfe der rechten Hand.

Schüttelung und Kreiselung der Handgelenke.

6. Grundbegriffe

Wir haben in unserem „*technischen Repertoire*" zur Erreichung mancher Effekte verschiedene „Griffe". Zur Vorbereitung für den praktischen Unterricht soll folgende *Aufstellung* dienen

a) *Hyperämisierende* (=durchblutungsfördernde) *Griffe:* Reibungen, Hackungen, Streichungen (mit ganzer Hand), Fingerstreichungen.

b) *Dehnungsgriffe* (Narben-Muskel-Weichteilschrumpfung; dienen zugleich der Lockerung): Schlangengriff, Schlangen-Spiralgriff, Zirkelungen, Dehnschüttelung, Rollungen, Schleuderungen.

c) *Ableitende Griffe* (langsame, korrekte Ausführung), resorbierend, entschlackend, entstauend: Abgesetzte Streichungen, Reibungen, Spiralknetungen, intermittierende Drückungen.

d) *Verteilende Griffe* (Fettpolster-Prominenzen: Kreiselnde Knetungen, Friktionen, Hautverschiebung.

e) *Lockernde Griffe* (lockere, weiche Griffanwendung; hyperämisierend, detonisierend, erweichend): Hautverschiebung, Schüttelungen, Rollungen, schwingende Schüttelung, Schleuderung, Walkung, schwingende Knetung, Schlangengriff, weiche Knetungen, Vibrationen, ganz weiche Friktionen,

Scherengriff (Sportmassage – Wade), Haut-Muskel-Zupfungen.

f) *Kräftigende = tonussteigernde Griffe,* härtere Griffanwendung (tonisierend = gegen Muskelatrophie): Muskelstöße, starke Knetungen, tiefe Streichungen, harte Friktionen, Plättgriff.

g) *Nervenberuhigende Griffe* (sehr weiche, lockere Griffanwendung), dämpfend, sedierend: Lockere, intermittierende Drückungen, weiche Streichungen, Vibrationen.

h) *Kosmetische Griffe* (zur Massage von Gesicht und Büste, zur Turgorsteigerung (Erhöhung der Spannfähigkeit) und Elastizierung der Haut: Schnelle, kräftige Streichungen, Blitzgriffe, Kammgriff (Knöchelstreichungen), Reibungen von Hand (evtl. auch Bürste).

Alle diese Griffe kann man in zwei große Gruppen einteilen:

a) Die Hände arbeiten an einer Stelle ohne Fortbewegung = statische Griffe

b) Die Hände sind bei der Griffanwendung in ständiger Fortbewegung = kinetische Griffe.

Technik zur Vorbereitung und Einleitung (zugleich ableitend, entstauend): Streichungen Hand über Hand (erst locker, dann intensiver werdend).

Technik zur Thoraxentleerung (Hustennachhilfe): Erschütterungen (erst kleine, schwache, dann kräftiger und nachdrücklicher werdend).

Technik zur Herzmassage (bei Herzstillstand, besonders bei Rettung vom Ertrinken): Örtliche, kleine, kurze Erschütterungsstöße in die Herzgegend.

Technik der Zwischengriffe (bei nachdrücklicher Rücken-, Gesäß- oder Oberschenkelmassage zur kurzen Pause für Patienten und Masseur): Zickzackförmige, gleichbleibende, großzügige Reibungen, Scherengriff (mit wechselnder Hand = Einhandgriff).

Entfettungsmassage gibt es nicht. Durch entsprechende großzügig verteilende Grifftechnik können vor allem Fettpolster im Hüft-Lendenbereich zwar besser verteilt, aber nicht verkleinert werden.

7. Sportmassage

Die Aufgaben der Sportmassage:

a) allgemeine Körperpflege

b) Vorbereitungsmassage vor und während des Trainings

c) Hochleistungsmassage (unmittelbar vor dem Wettkampf)

d) Entmüdungsmassage (in Pausen)

e) Heilmassage

zu a) Es kommt darauf an, einen bisher sportunfähigen Körper sportfähig zu machen.

zu b) Der Sportler muß täglich massiert werden. Die Massagegriffe müssen der Sportart angepaßt werden. Es ist wichtig, daß bei der Vorbereitungsmassage die Muskelgruppen, die bei der jeweiligen Sportart weniger beansprucht werden, durch die Massage in ausgleichender Weise vorgenommen werden.

zu c) Vor dem Wettkampf, da die Muskeln kraftvoll gespannt sein müssen.

zu d) Alle Massagegriffe werden angewendet.

Muskelkater: Hier wird keine Massage verabreicht. Heißes Bad ist empfehlenswert.

Praxis der Massage

Der Masseur hat sich über die anatomischen Gegebenheiten des menschlichen Organismus informiert, er hat seine Nägel gepflegt, seine Hände gewaschen und den Patienten richtig gelagert. Die Arm-, Hand- und Fingerübungen sind durchgeführt, die Behandlung kann beginnen.

Es erhebt sich jetzt die Frage, „Gleitmittel" oder nicht. Von manchen werden sie völlig abgelehnt und von anderen für grundsätzlich nötig erachtet.

Wir bewegen uns hier in der „goldenen Mitte", und zwar aus folgenden Gründen:

a) Eine spröde und trockene Haut benötigt unbedingt ein Gleitmittel. Chemisch völlig reines Öl – verteilt über die Hohlhand des Masseurs – ist das beste. Schon die alten Römer haben mit reinem Olivenöl gute Erfahrungen gemacht.

b) Ist der Patient ein Typ, der schnell „feuchtelt" oder – wie man auch sagt – „transpiriert", so erfüllt etwas „Massagepuder" in der Hohlhand des Masseurs als leicht trocknendes Gleitmittel seinen Zweck. Verschiedene Massagepuder sind im Handel. Das billige „Talkumpuder" ist dabei sowieso die Grundlage; man kann es ruhig ohne Zusätze verwenden.

c) Irgendwelche sog. „medizinische Gleitmittel" mit sog. „Wirkstoffzusätzen" benötigen wir nicht. Sie stören nur die Kontrolle unserer „manuellen Dosierung", und im übrigen ist der beste Wirkstoff bei der Massage die gekonnte und gezielte Technik einer berufserfahrenen Persönlichkeit.

In der Massagetheorie haben wir erfahren, daß verschiedene Handgriffe verschiedene Wirkungen hervorrufen können.

Die *praktische Durchführung* der wichtigsten *Griffgruppen* soll nun beschrieben und ihre Wirkungsweise besprochen werden. Das wichtigste ist das Erlernen der 10 Hauptgriffe.

I. Die Hauptgriffe

1. Streichungen (Effleurage)

Wir üben diese Griffanwendung am besten am Oberschenkel und dann am Rücken. Die Streichungen sind nach allgemeiner Erfahrung der wesentliche Teil der Vorbereitung, stehen also am Anfang jeder Massage.

Die physiologische Wirkung der Streichung, die in der Richtung von der Peripherie zum Zentrum hin ausgeführt wird, besteht in einer Anregung des Venen-Lymphstromes.

Je nach Körperfläche unterscheiden wir Einhand-, Zweihand- und Fingerstreichungen. Sollen die Streichungen kräftig und dehnend auf die Körperoberfläche einwirken, werden sie mit beschwerter Hand ausgeführt.

Großflächige beidhändige Streichungen dienen meistens zur Einleitung und Abschluß der Massage.

Gezielte Streichungen orientieren sich am Verlauf von Knochenleisten oder Muskeln.

An Extremitäten ausgeführte Streichungen werden von distal nach proximal durchgeführt. Sie werden als zentripetale Streichungen bezeichnet. Alle Streichungen wirken beruhigend und leicht durchblutungsfördernd.

1. Einleitungs- und Abschlußstreichung
Die Hände werden paravertebral am Nacken angelegt, fahren mit Druck nach kaudal, die Schulterblätter mit einbezogen, paravertebral zum Bekkenkamm, lateral um beide Glutäen herum und ohne Druck (= Plättgriff) nach kranial zum Ausgangspunkt.

2. Streichung um das Schulterblatt
Sie werden mit den Fingerspitzen ausgeführt.

3. Streichung zum Griffwechsel
Mit den drei Kreisen (Schulterblatt, Rippenbogen, Gluteus)

4. Streichung auf dem Gluteus
   a) auf dem Beckenkamm
   b) auf der Mitte des Gluteus
   c) in Richtung des Trochanter

a) Handstreichungen. Sie haben *oberflächliche Wirkung* und wirken z.B. am Rücken durchaus ausreichend auf die Gruppe der „flachen, breiten oder oberflächlichen Rückenmuskeln", z.B. Latissimus oder Trapezius. Ungenügend wirken sie auf die „tiefen oder langen Rückenstrecker" (Erector spinae).

b) Fingerstreichungen. Bei der Behandlung von Kindern und Jugendlichen kann besonders bei wenig Gewebswiderstand auch die Fingerstreichung (mit den Fingerkuppen) durchgeführt werden, desgleichen auch bei Erwachsenen bei Hand- und Fußmassagen. Die immer herzwärts laufende Streichung schiebt die Haut *wellenförmig* vor sich her, wobei sich die „Hand" (also bei Handstreichung) immer genau der anatomischen Form des Muskels anpaßt, damit die Kontaktfläche zwischen Massagehand und Massageobjekt immer möglichst groß ist. Das Hin und Zurück der Hände erfolgt ohne Pausen

und Übergangsstriche; das Gefühl steter Haftung soll bei Patient und Masseur nie gestört sein. Es wäre unklug, die Streichungen, mit denen ja jede Massage beginnt, gleich mit voller Kraft auszuführen, weil der „Gewebswiderstand" am Anfang jeder Massage zu ausgeprägt ist. Erst allmählich werden die Streichungen kräftiger. Die *flache-schwache Streichung* übt angedeutet Hautreizung aus, die *Streichung unter Druck* erzeugt bereits einen Reibungswiderstand, weswegen fast schon „reibende Faktoren" hinzutreten. Das Streichen muß einem „Schwellstrom" gleichen (herzwärts zunehmend = anschwellende Stärke, und vom Herzen weg abnehmend = abschwellende Stärke). Durch die Streichungen werden die Abflußschleusen geöffnet und der nun einsetzende arterielle, hyperämisierende neue Zustrom hat genügend Zuflußraum. Insgesamt wird der Flüssigkeitsstrom im Gewebe beschleunigt, wodurch die Stoffwechselschlacken schneller abtransportiert werden. Die Drüsen der Haut, welche für einen einwandfreien *chemischen* Schutzmantel zu sorgen haben, werden angeregt.

2. Knetungen (Petrissage)

Allgemeines zur Knetung. Diese Technik besteht in einem intensiven, allgemeinen und gezielten Durchbewegen der Muskulatur und des Bindegewebes. Die physiologische Wirkung wird hauptsächlich darin gesehen, daß durch das kräftige Ausdrücken der gefaßten Stellen Ermüdungs- und Krankheitsstoffe aus ihnen herauszubringen und den Blutzufluß zu ihnen, sowie den Abfluß aus ihnen zu erleichtern.

Durch das Kneten drücke ich das verbrauchte Blut aus den Muskeln. Hierzu ist eine besondere Grifftechnik für die Muskulatur notwendig, wobei sich die Griffe an der anatomischen Form des Muskels orientieren.

Kein Rutschen und kein Kneifen! Wir unterscheiden Zweihand-, Einhand- und Fingerknetung. Zweihand-Knetung unterteilt sich in

a) Knetung mit angelegtem Daumen
b) Knetung mit weitgespreiztem Daumen

Flächige Zweihand-Knetung. Muskeln, die nicht abgehoben werden können, werden mit breitflächig aufgelegten Händen bearbeitet. Beide Hände mit abgespreiztem Daumen dicht nebeneinander, z.B. über den Latissimus dorsi, den schrägen und geraden Bauchmuskeln, jeweils quer zur Faserrichtung der Muskeln fest angelegt und führen in grundsätzlich gleicher Weise wie auch bei der Fingerknetung eine gegenläufige Bewegung aus, wobei die flächigen Muskeln in sich bewegt werden. Die Bewegung der fest aufgesetzten Hände ist sehr klein, bei größeren Bewegungen wird lediglich die Unterhaut mit der Körperfaszie verschoben, nicht aber der durch Faszie fest umhüllte Muskel.

Die Längs- oder Einhandknetung. Sie wird hauptsächlich an den Armen und Beinen durchgeführt, aber auch an den Muskelrändern und bei stark verspannter Muskulatur. Die Einhand-Knetung ist eine leichte Form der Knetung. Sie kann auch zwischen verschiedenen Griffen als Erholung für den Muskel angewandt werden. Die Knetung erfolgt durch abwechselndes Eng- und Weitmachen von Daumenballen und Handteller und das mit einer kleinen drehenden Bewegung gegen den Handteller, und mit einer kreisenden Handbewegung verbunden ist. Das wird durch eine lockere Schulterbewegung ausgelöst.

Zur Knetung

1. Wenn bei der Knetung das druckfreie Durchbewegen des Muskels in ganzen oder in einzelnen Teilen im Vordergrund steht, so wird in erster Linie die Muskelspannung beeinflußt.
2. Wenn die Knetung als weiches, allgemeines Durchbewegen von Muskelgruppen an Extremitäten ausschließlich von distal nach proximal ausgeführt wird, so erfolgt außer der Einwirkung auf die Muskelspannung auch eine Anregung der arteriellen Durchblutung, da der Druck in die Tiefe eine Reibungswirkung hat.

3. Rollungen

Diesen Griffanwendungen ist absolut einwandfreie Lockerung zuzuschreiben. Daneben wird auch Mehrdurchblutung hervorgerufen. Wesentlicher Dehnungseffekt ist nicht zu erwarten.

Rollungstechnik. Die Hand liegt mit ihrer Längsachse genau in der Muskelfaserrichtung. Sie umfaßt den Muskel resp. die Muskelgruppe so, daß einwandfreies Hin- und Herrollen möglich ist. Die Muskeln des Ober- und Unterschenkels und des Oberarms sind für diese Technik besonders geeignet. Wird die Rollung sehr intensiv ausgeführt und an der Dehnungsgrenze noch nachhaltig nachgefedert, so ist die Rollungstechnik auch zur Dehnung kontrakter Muskelgruppen geeignet (z.B. Spitzfußkontraktur!). Bei schmalen Muskelgruppen, z.B. Hand- und Fingerbeuger- und -streckergruppe, fassen und arbeiten wir nicht mit der ganzen Hand, sondern betont zwischen Daumen und Zeigefinger. Bei den Rollungen ist vor allem die Zweihandtechnik üblich, aber bei starker Arbeitsbelastung auch wechselnd Rollgriff mit der rechten und nach einigen Minuten mit der linken Hand durchaus üblich.

4. Schütteln – Schleudern

Auch diese Gruppe ist wie Gruppe 3 eine „klassische Lockerungsgruppe".
Der Griffansatz ist im Grunde wie bei Knetung und Walkung, doch ist die Haftung von Hand und Fingern an der Muskulatur natürlich um einiges „klebriger" als z.B. beim Walken. Wenn man z.B. mit der rechten Hand bei leichter Hüftabduktion die rechtsseitigen Adduktoren

zwischen Daumen und Finger mäßig klebend greift, kann man mit raschen Drehungen im Handgelenk gute Schüttelungen produzieren; dabei ist das Handgelenk mäßig stabilisiert, wenn man jetzt das Handgelenk völlig freigibt, so entsteht zur *Schüttelung* noch eine *schwingende Komponente.* Dies sind die „schwingenden Schüttelungen".

Wenn diese Griffanwendung ordentlich intensiviert wird und der Drehdrall im Handgelenk wesentlich verstärkt wird, entwickelt sich aus der Schüttelung eine *Schleuderung.* Wenn jetzt wieder das Handgelenk völlig dem Schwung überlassen wird, entstehen die sog. *schwingenden Schleuderungen",* die sehr wirksam, aber auch recht schwierig und ermüdend sind.

Für die Schüttelungen und Schleuderungen sind die Adduktoren am besten und an nächster Stelle die Ellenbogenbeuger (Biceps und Bracchialis humeri) sowie die Wadenmuskeln geeignet. Auch der seitliche Latissimus-Rand kommt in Frage.

5. Intermittierende Drückungen

Diese intermittierenden Drückungen sind bei sehr exakter, tiefgehender Griffanwendung gut geeignet, vor allem die Muskelgruppen der oberen und unteren Extremitäten auszudrücken und zu entschlacken. Auch die tiefen Kapillaren werden angeregt. Es liegt hier im Prinzip ein sehr schöner statischer Griff vor, der bei chronischen Hautreizungen oft günstig angewandt werden kann. Bei allen Dermatiden, ekzemartigen Reizen und Ödemen kann als einziger dieser Griff angewandt werden. Auch Schuppenflechten und Fischhaut (Ichthyosis) vertragen diese Griffe ohne Reizung.

Diese Handgriffe können ein- und beidhändig und auch wechselnd mit „beschwerter Hand" ausgeführt werden. Diese Drückungen dienen der Entschlackung und Entsaftung. Das Unterhautfettgewebe wird bei kardialen (herzbedingten) oder nephrogenen (nierenbedingten) Flüssigkeitsansammlungen zur *Resorption* angeregt.

Auch ein Gelenkserguß muß resorbiert oder abgeleitet werden. Dafür sind die intermittierenden Drückungen gut geeignet. Die Griffanwendung muß gerade wegen der häufigen Gelenkergüsse, die zu behandeln sind, einwandfrei beherrscht werden. Ihre Beherrschung in der Höchstvollendung ist nicht ganz einfach. Der Griff eröffnet erst die gelenkfernen Abflußbahnen und wandert proximal-distal.

6. Handballen und Fingerzirkelung

Diese Technik wird überall da angewandt, wo auf umschriebenen Muskelabschnitten gezielt eingewirkt werden soll. Der Handballen einer Hand wird über den jeweiligen Muskelabschnitt aufgesetzt und der von Faszien fest umhüllte Muskel durch kleinste kreisende Bewegungen geknetet. Die Zirkelung der Hand kann durch die andere beschwert werden, so daß sich die eine ganz auf das Fühlen einstellen kann, während die beschwerende Hand verhindert, daß die Zirkelung zu groß wird.

Fingerzirkelung. Die Fingerzirkelung wird zur gezielten Einwirkung auf umschriebene Muskelhärten eingesetzt. Die Finger 3 und 4 einer Hand werden leicht auf den Muskel aufgesetzt und in zirkelnder Weise leicht in die Tiefe gekreist, ohne zu rutschen, den leichten Druck nachlassen und gleitend auf den nächsten Punkt übergehen.

Die Ballen- und Fingerzirkelung wird auf dem Beckenkamm, auf dem Erector spinae, im Kreuzgebiet, um das Schulterblatt herum und in den Gruben des Schulterblattes ausgeführt. Sowie an den Extremitäten und auf dem Sternum und Colon.

7. Hautreizgriffe

Technik der Reibungen. Reibungen mit den Fingerkuppen I–IV, bei Raummangel an Hand, Fuß und zwischen den Rippen auch nur mit Fingerkuppen II und III.

Reibungen mit der Daumenkuppe für die Zwischenknochenräume an Hand und Fingern und die Interkostalräume besonders geeignet.

Reibungen mit Daumenballen oder Handballen, wie oben auch in herzwärts fortschreitender Richtung zur Verteilung alter seröser Ergüsse oder besseren Abtransport aller Blutergüsse.

Werden diese Reibungen blitzschnell in geraden kurzen oder langen Linien oder Zickzack-Kurven über eine Muskelfläche geführt, so sind sie besonders anregend (sog. „Blitzgriff").

Knöchelreibung: Wird das Mittelgelenk der Finger II–V kräftig gebeugt (praktisch weicher Faustschluß), so haben wir mit diesen „Fingerknöcheln" ein ordentliches Massageinstrument. Wenn die Vernarbungen (Verwachsungen) nach schweren Distorsionen (Zerrungen) und schweren Kontusionen (Prellungen) sehr erheblich sind, benötigen wir gute Tiefenwirkung. Dafür ist die Knöchelreibung geeignet.

Hautrollen. Hautrollen quer: Beide Hände werden mit abgespreizten Daumen quer zur Wirbelsäule aufgelegt, dabei ist zu beachten, daß die distale Hand am unteren Rippenbogen liegt. Die Finger ziehen die Haut erst nach oben, dann wird mit Druck von den Daumen her nach unten geschoben, wobei aber die Finger in gleicher Stellung bleiben. Hautrollen längs: Die Hände werden mit weit abgespreizten Daumen über dem Becken angelegt. Die Daumen schieben nun die Haut nach oben, während die Finger leicht mit nach oben laufen.

Achtförmige Reibung. Die achtförmige Reibung wird mit zwei Händen so ausgeführt, daß sich eine Acht ergibt.

Sägegriff. Mit geschlossenen Fingern werden die gestreckt gehaltenen Hände mit der Kleinfingerseite im Abstand von 1–2 cm parallel zueinander über dem Kreuzbein angesetzt und mit gegenläufiger Be-

wegung – Sägebewegung – mit kleinem Weg rasch hin und her bewegt. Mit dieser Bewegung wandern die Hände von der Analfalte bis zum oberen Rand des Kreuzbeins und über das Lendenteil und wieder zurück zur Analfalte. Die Anwendung des Sägegriffs erfolgt 3–5mal hintereinander. Es entsteht hierbei eine außerordentliche Durchwärmung im Bereich des Kreuzbeins, oft auch ein starkes Wärmegefühl im Bauch- und Beckenraum, während die Hyperämie der Haut in vielen Fällen nur angedeutet eintritt. Die Anwendung dieses Griffes erfolgt daher in solchen Fällen, wo über das Nervensystem eine Durchwärmung im Bauch- und Rückenraum erwünscht ist, z.B. bei Verstopfung, bei Menstruationsbeschwerden, Blasenbeschwerden, Durchblutungsstörungen der Beine, bei Ischialgiebehandlung.

Harkengriff. Die Finger werden am Nakken fest aufgesetzt und mit einem energischen schlängelnden Zug bis zu den Hüften durchgezogen. Das Zurückführen der Hände erfolgt im Plättgriff.

Hobelgriff. Die Finger werden in den Grund- und Mittelgelenken gebeugt und bei gestreckten Endgliedern an den Daumenballen angelegt. Die fest aufgesetzten Fingerflächen werden kräftig vom Nakken bis zu den Hüften durchgezogen. Das Zurückführen erfolgt im Plättgriff.

Zu den Hautreizgriffen. Bei Kindern, insbesondere bei Säuglingen und Kleinkindern und bei alten Menschen müssen die Hautreizgriffe abgewandelt werden, da sie bei der bisher beschriebenen Form auch bei leichtester Ausführung zu grob wirken. Als leichteste Form eignen sich Klopfungen mit den Fingerkuppen. Die Hände werden mit dem Handrücken nach oben gehalten, die Finger leicht gespreizt und in den Mittel- und Endgliedern leicht gebeugt. Durch schnelle, kurze Auf- und Abbewegungen der in Form gehaltenen

Hände, werden die Fingerkuppen leicht aufgeklopft.

Wirkung der Hautreizgriffe. Bei oberflächigen Reibungen entsteht eine Hyperämie im Bereich der Haut. Starke Reibungen, Hobel- und Harkengriffe, Sägegriffe auf dem Kreuzbein regen die Durchblutung in den tieferen Gewebsschichten an. Je größer die bearbeitete Hautfläche ist, desto stärker ist die Allgemeinwirkung auf den Körper. Diese bestehen einmal in einer Entlastung der Pumptätigkeit im linken Herzen durch Eröffnung peripherer Stromgebiete und außerdem in einer Anregung der Verbrennungsvorgänge und damit Steigerung des Stoffwechsels, da der mechanische Reiz der Massage mit einer Wärmesteigerung verbunden ist.

8. Vibrationen

Vibrationen sind feinste Erschütterungen, die sowohl mit der ganzen Hand als auch mit den Fingerkuppen durchgeführt werden.

Vibrationen der ganzen Hand. Die gestreckte Hand wird mit der ganzen Fläche fest auf den zu behandelnden Gewebeabschnitt gelegt, durch feinste Schüttelbewegungen des ganzen Armes werden in der Hand Vibrationsstöße hervorgerufen, die sich in Richtung von außen nach innen in das Gewebe fortpflanzen und diese vibrieren. Um eine richtige Vibration zu erzeugen, wird der im Ellenbogen leicht gebeugt gehaltene Arm höher gehalten als die aufliegende Hand, und während der Vibration in seiner Stellung immer wieder etwas verändert. Hierdurch werden krankhafte Muskelspannungen am Arm vermieden (beim Masseur).

Vibration der Finger. Die Fingerspitzen der leicht angebeugt gehaltenen Finger werden fest auf das Gewebe gesetzt, Ellenbogen und Handgelenke liegen etwa in gleicher Höhe, so daß sich die feinen

Schüttelbewegungen des ganzen Armes über die in Formspannungen gehaltenen Finger als Vibrationsstöße in das Gewebe von außen nach innen fortpflanzen. Die oberflächige oder tiefere Wirkung der Vibrationsstöße werden durch verschieden starken Druck der aufgesetzten Fingerspitzen und auch durch Veränderung des Übertragungswinkels zwischen Finger und Gewebe erzielt. Bei steil gestellten Fingern wirken die Vibrationsstöße tiefer, bei flach aufgesetzten oberflächlicher. Erschütterungen sind grobschlägigere Vibrationen (flächigen).

9. Erschütterungen

Diese Griffanwendung wird vor allem für den Thorax benützt. Es gibt eine ganze Reihe von Lungenstörungen, bei denen eine genügende Entleerung des Bronchialsekretes nicht erfolgt. Um dasselbe in den Bronchien aufzulockern und den Eigentransport von seiten des Bronchial-Flimmerepithels anzuregen, führen wir die „Erschütterungen" durch.

Auch in den ersten Tagen nach größeren Brust- und Bauchoperationen, wenn der Patient noch relativ erschöpft ist und zu wenig aushustet, wird die Behandlung zum Inhalieren gern hinzugenommen.

Technik der Erschütterungen. Auch hier kennt man *große und kleine Erschütterungen*.

Bei den *großen Erschütterungen* werden beide Hände flach auf den Thorax aufgelegt. Während die Vibrationen in der Hand und im Handgelenk erzeugt werden, kommt der Impuls der Erschütterung federnd aus dem Ellenbogen und etwas aus der Schulter.

Zunächst wird die *untere vordere* Thoraxpartie einmal rechts und einmal links erschüttert. Die Hände werden immer wieder nach 1–2 Minuten Erschütterungen neu angesetzt, so daß schließlich auch hinten und seitlich der untere Thoraxbereich aufgelockert ist.

Wenn wir nun auf diese Art etagenförmig
zum Kopf (kranial) weitermachen, dürfen
wir im Mittel- und Obergeschoß allmählich zu den *kleinen Erschütterungen* übergehen.

Hierbei werden die Finger leicht gespreizt
aufgelegt und vom Arm her wie bei den
großen Erschütterungen Impulse zum
Thorax übertragen. Da jetzt die Finger
zur Impulsverteilung aufgesetzt sind, erfolgt die Impulsübertragung mit kleineren
aber schnelleren Wellenbewegungen, was
für die Bronchialentleerung dienlich ist.

Behandlung bei Hypertonus und Myogelose

a) *Hartspann oder Hypertonus.* Er ist ner-
vös-reflektorisch bedingt, er ist gegen
Druck empfindlich, unter Umständen
schon bei der Palpation, durch Eigen-
reflexe mit weiterer Spannungssteige-
rung. Der reflektorische Hypertonus
reagiert nicht auf Knetungen, sondern
nur auf feine Vibrationen und Schüttel-
lungen.

b) *Muskelhärte oder Myogelose.* Die
Größe und Form der Myogelosen, die
sich dem untersuchenden Finger bieten, ist verschieden. Sie ist abhängig
von der Art der Erkrankung und vom
Sitz der Muskeln. In einem großen,
fleischigen Muskel kann sich eine
größere Myogelose als in einem kleinen Muskel bilden. Die Feststellung
der Myogelose in frischen Fällen erfordert eine große Erfahrung und besonders gut ausgebildete Tastgefühle. Die
veränderte Konsistenz der Muskulatur
bei frischen Myogelosen ist nur bei
ganz vorsichtiger Untersuchung und
bei völlig entspannter Muskulatur
nachweisbar. Die Myogelosen, die
schon längere Zeit bestehen, sind wesentlich leichter festzustellen. Sie haben meist einen beträchtlichen Härte-
grad und sind scharf von ihrer Umgebung abgetrennt.

Hinweise zur Untersuchung von Hypertonus und Myogelose.

Hypertonus:
1. Relativ große der Spindelform des
   Muskels angepaßte Form des Verspan-
   nungsareals.
2. Bei Druck feinste Gegenspannung (Ei-
   genreflex).
3. Bei längerer Vibration Nachlassen der
   Härte, eventuell völliges Verschwinden.
4. Bei kräftiger Zirkelung Vermehrung
   der Spannung, dumpfer Schmerz.
5. Ein Hypertonus verschwindet bei der
   Narkose.

Myogelose:
1. Erbsen- bis bohnengroße im Muskel
   gelegene Gebilde, zum Teil mit höckri-
   ger Oberfläche.
2. Tonklumpengefühl (keine eigenreflek-
   torische Gegenspannung).
3. Vibrationen ohne Einfluß.
4. Bei Knetung wird die Myogelose allmählich beseitigt. Es kann bei Zirkelung zu einem stichartigen, scharfen,
   kaum erträglichen Schmerz kommen
   (leichte Zirkelung).
5. Die Myogelose bleibt in der Narkose
   bestehen.

II. Die Massage der einzelnen Körperregionen

Die erlernten Haupt- und Sondergriffe
haben ihre bevorzugte Anwendung an bestimmten Muskelgruppen. Wir müssen
jetzt zusätzlich erlernen, wie man z.B.
schematisch bei den verschiedenen Kör-
perabschnitten massieren soll. Natürlich
kann der Masseur mit zunehmender Berufserfahrung dieses Schema abwandeln
und jedem Fall noch besonders anpassen.
Das Entscheidende aber ist nun einmal
die Beherrschung einer Grundlage nicht
nur von Griffanwendungen, sondern auch
für jede *wesentliche Körperregion:*

1. Rückenmassage

Der Massageraum muß gut gelüftet sein, die Temperatur muß stimmen, und die Hände des Behandlers müssen gewaschen sein. Er gibt dem Patienten Anweisungen, was er auszuziehen hat, und was er anbehalten kann. Wenn nötig, läßt man den Patienten duschen und die Blase entleeren.

Man bittet ihn, sich in Bauchlage auf die Massagebank zu legen, die Arme seitlich anzulegen und den Kopf auf die Seite des Behandlers zu legen. Danach legt man ihm ein Kissen unter die Füße und wenn nötig, bei einem Hohlkreuz, ein Kissen unter den Bauch. Wenn der Patient entspannt liegt, beginnt man mit der Behandlung, also mit der Palpation. Die Hände werden weich und mit großer Fläche aufgelegt. Man tastet sich langsam mit der einen Hand vom Kreuzbein aus an der WS entlang, nach kranial, wobei die andere Hand die Haut straff zieht. Dann erfolgt das gleiche vom Beckenrand aus nach oben bis zum Schulterblatt und um das Schulterblatt herum. Sind keine Verhärtungen festzustellen, beginnt das gleiche mit mehr Druck, dabei kann man auch in die Tiefe kreisen.

Nun beginnt die Massage. Man nimmt sich etwa einen Tropfen Massageöl, verreibt ihn auf der Handfläche und beginnt mit der Einstreichung. Es ist eine beidhändige Streichung, paravertebral, Schulterblätter mit einbeziehend, mit Druck nach kaudal, ohne Druck wieder nach kranial, die Schulterblätter wieder mit einbeziehend, dann mit Druck nach kaudal, den Beckenkamm von medial nach lateral, um den Gluteus herum streichen, dabei darf die Analfalte nicht auseinander gezogen werden. Dann die Dreierstreichung am Gluteus. Nun erfolgt die Gluteusknetung. Es ist eine Zweihandknetung, man arbeitet lateral am Gluteus mit Druck und Gegendruck, d.h. mit Handballen und Finger im Wechsel, damit eine S-Form entsteht. Die Daumen müssen angelegt sein,

man darf nicht rutschen und die Analfalte nicht auseinander ziehen. Beim Übergang zur Zweihandknetung des Latissimus dorsi wird der Daumen abgespreizt. Man arbeitet quer zur Faserrichtung des Muskels nach kranial, wieder mit der Bewegung Druck und Gegendruck. Dabei kneten die Handballen und Finger. Mit der gleichen Bewegung nach kaudal und nochmals die Gluteusknetung. Nun erfolgt die Fingerknetung am Erector spinae. Wieder hat man die Bewegung Druck-Gegendruck. Da der Muskel schmal ist, knetet man mit Daumen und Finger. Die Hand darf nicht steil nach oben gerichtet sein. Die Richtung ist nach kranial und zurück nach kaudal. Nun erfolgt die Dreierstreichung. Es ist eine Streichung mit großen Kreisen. Der erste Kreis führt um das Schulterblatt, der zweite Kreis um den Brustkorb, der dritte Kreis um den Lendenteil des Rückens. Man fährt nun weiter zum Beckenkamm. Hier beginnt man mit der Zirkelung. Der 3. und 4. Finger einer Hand wird auf den Muskel aufgesetzt und mit kleinen Kreisen, also zirkelnd fährt man in die Tiefe. Dann wird der Druck nachgelassen und geht zum nächsten Punkt über. Wie bei der Gluteusstreichung wird dreimal von medial nach lateral gezirkelt. Dann fährt man zum Kreuzbein und zirkelt nach kranial an der WS entlang. Wenn Verhärtungen vorhanden sind, sollte man die Handballenzirkelung anwenden. Sie ist großflächiger und deshalb weniger schmerzhaft. Die Handballenzirkelung erfolgt durch kleine Zirkelungen, kleine kreisende Bewegungen über dem Muskelgebiet. Man kann bei beiden Zirkelungen die eine Hand mit der anderen beschweren. Somit wird verhindert, daß man zu groß zirkelt. Danach streicht man den medialen und lateralen Rand des Schulterblattes aus. Dann wird am lateralen und medialen Rand des Schulterblattes gezirkelt, die Hände werden dabei getauscht. Nun wird das Schulterblatt wiederum ausgestrichen.

Nun folgt wieder die Dreierstreichung. Dann werden die Intercostalräume ausgestrichen. Mit gespreizten Fingern vom lateralen Brustkorbrand zur WS hin. Dies geht nur bis zum Schulterblatt. Dieses Gebiet muß dann wieder ausgestrichen werden. Danach die Dreierstreichung und das Hautrollen quer. Die Hände werden flach am Brustkorb aufgelegt, die distale Hand liegt am unteren Brustkorbrand. Mit der flachen Hand die Haut hochgeschoben, mit dem Daumen abgerollt. Dabei müssen die Finger 2 und 3 abgehoben werden, denn sonst kneift man den Patienten. Zum Hautrollen längs fährt man zum Beckenkamm hinunter. Die Daumen schieben die Haut nach kranial, wobei die Finger wie bei einer Spinne nur mitlaufen und keine Funktion haben. Ist man mit den Fingern an der Scapula, werden sie gebeugt, der Daumen wird mit der anderen Hand beschwert und über den Trapeziuswulst geschoben. Nach der Dreierstreichung kommt der Sägegriff. Mit geschlossenen Fingern werden die gestreckten Hände mit einem Abstand von 1–2 cm parallel an der Analfalte aufgesetzt. Mit einer gegenläufigen Bewegung (wie bei einer Säge) werden die Hände bis zum Kreuzbein und Lendenbereich rasch hoch geführt und wieder zurück. Dies wird 3–5mal wiederholt. Nach der folgenden Dreierstreichung fährt man zur Achterreibung über. Diese Bewegung wird wie eine Acht ausgeführt, doch die Kreise der Hände müssen ineinander fahren. Diese Reibung muß schnell ausgeführt werden. Nach der Dreierstreichung fährt man im Plättgriff mit einer Hand nach kranial und beginnt mit dem Harkengriff. Die Finger sind gespreizt, die Fingerkuppen abgewinkelt, und in einer schlängelnden Bewegung mit Druck fährt man nach kaudal. Dann im Plättgriff nach kranial, um den Harkengriff zu wiederholen. Dabei nicht über die WS hinausfahren. Die Dreierstreichung wird wieder durchgeführt. Bei dem nächsten Griff handelt es sich um die Vibration. Diese Vibration

muß an der ganzen Rückenhälfte angewandt werden. Dauer jeweils $1/2$ Minute. Nun wieder die Dreierstreichung, der Hobelgriff ist der letzte Griff der Rückenmassage. Man fährt im Plättgriff nach kranial, macht eine Faust und fährt mit dieser nach kaudal. Von dort im Plättgriff zum Schulterblatt und im Hobelgriff bis zum Brustkorbrand. Dann wieder im Plättgriff nach kranial und Wiederholung des Griffes. Nun erfolgt noch die Schlußstreichung. Sie ist das gleiche wie die Einleitungsstreichung. Die Seite wird nun gewechselt und die Behandlung beginnt von vorne. Die Hände dürfen bei der Massage nicht vom Körper genommen werden. Bei der Behandlung sollte man immer auf die Reaktion des Patienten achten. Dann ist man ihm eventuell beim Ankleiden behilflich.

2. Arm- und Beinmassage

Hand- über Handstreichung am liegenden Bein:

Die proximale Hand wird am Fußgelenk angelegt und streicht unter gleichmäßigem Anschmiegen langsam am Unterschenkel aufwärts. Wenn die Hand am Knie (Ellenbeuge) angekommen ist, wird die andere Hand distal aufgesetzt und streicht ebenfalls aufwärts. Die 1. Hand hat ihre Streichung am Oberschenkel (Oberarm) fortgesetzt. Wenn sie an der Hüfte (Schulter) angekommen ist, wird sie durch weiteres Überkreuzen über den anderen weiterstreichenden Arm, wiederum distal aufgesetzt. Diese Streichung kann zunächst auch nur über Unterschenkel (Unterarm) oder Oberschenkel (Oberarm) ausgeführt werden.

Längsstreichung am Arm: Beugseite

a) Wir fassen die Hand des Patienten, dessen Arm in leichter Beugehaltung liegt, von der Daumenseite her am Handrücken, die andere Hand wird mit dem Handteller an der ulnaren Seite des Handgelenks angesetzt und streicht langsam über den Handbeuger aufwärts zum Ellenbogen. Hier wird die Hand nach oben gedreht und streicht über den Brachialis und Bizeps bis zur vorderen Deltaportion weiter. Hier wird sie weggenommen und erneut an der ulnaren Handgelenksseite angelegt.

Längsstreichung am Arm: Streckseite

b) Die Hand des Patienten wird von der kleinen Fingerseite her am Handrücken gefaßt. Die andere Hand wird wie bei a) an der radialen Handseite angesetzt und streicht langsam über die Handstrecker aufwärts bis zum Ellenbogen. Hier wird die Hand nach unten gedreht und streicht über den Triceps bis zur hinteren Deltaportion weiter. Hier wird sie weggenommen und erneut an der radialen Handgelenksseite angesetzt.

Längsstreichung mit beiden Händen: Die Hände werden mit weit abgespreiztem Daumen dicht nebeneinander am Fußgelenk (Handgelenk) angelegt. Wir streichen mit weichem, gleichmäßigem Druck aufwärts, während die Hände am Arm bis herauf zur Schulter mit gleichbleibender Haltung streichen, müssen sie am Unterschenkel in der Höhe der Waden parallel aneinander verschoben werden. Die proximale Hand wird durch das Senken des Handgelenks mehr an der Außenseite, die distale durch Verschieben des Handgelenks mehr an der Innenseite des Unterschenkels aufgelegt. Die Hände streichen mit gleichmäßigem Druck, der über dem Knie etwas verringert, am Oberschenkel verstärkt wird, langsam aufwärts.

a) Armmassage

b) Beinmassage. Massagegriffe auf der Streckseite des Beines werden am besten in der Rückenlage, die an der Beugeseite am besten in der Bauchlage ausgeführt. Nach allgemeiner großflächiger Einleitungsstreichung gilt folgender Aufbau:

1. Fußmassage
2. Unterschenkelmassage
3. Kniegelenksmassage
4. Oberschenkelmassage
5. Hüft- und Gesäßmassage

Einleitungsstreichung

Zwei-Hand-Streichung vom Knöchel mit Druck nach proximal, Kniegelenk aussparen, ohne Druck zurück in Ausgangsstellung. Hand- über Handstreichung am Oberschenkel, Kniegelenk auslassen.

Fußmassage

Zweihändige Streichung an der Fußsohle und am Fußrücken, auch beidhändig. Zehenstreichung, wobei Zehenkuppe mit zwei Fingern fixiert wird, Zirkelung der Zehen, Ausstreichung der Interossei, Verschiebegriff der Interossei, Knetung der Außenseite, Zirkeln der Interossei, des lateralen Randes und des Quergewölbes, Antispreizfußgriff, Reibung.

Unterschenkelmassage

Hand- über Handstreichung, Fingerknetung des Tibialis anterior, Fingerzirkelung des Tibialis anterior, Vibrationen des Tibialis anterior, Reibung.

Beugeseite

Der Patient bleibt in Rückenlage und beugt das Knie, Hand- über Handstreichung, Einhandknetung, versetzt mit beiden Händen, Fingerzirkelung versetzt, Vibration, Lockerung des Gastrochemius, Reibung.

Massage des Kniegelenks

Beidhändige Ballenstreichung mit dem radialen Ballen um die Kondylen, Daumen bzw. Fingerstreichung um die Patella, Gelenksspalt bleibt frei, Fingerzirkelung, Patellaverschiebegriff in 2 Ebenen bei gut entspanntem Quadriceps.

Oberschenkelstreckseite

Hand- über Handstreichung, Knetung, Zirkelung, Vibration, Reibung.
Beugeseite: Einleitungsstreichung. Einhandknetung am Unterschenkel. Zirkelung, Vibration, Reibung.

Oberschenkel: Hand- über Handstreichung, 2-Handknetung, Vibration, Zirkelung.

Spezialgriff

Das intermettierende Drücken.
Sie werden besonders an der Wade ausgeführt und werden bei einzelnen Krankheitsbildern angewandt.

c) Bauchmassage. Patient liegt in Rückenlage, Rolle unter den Knien, Kopf nur leicht erhöht, Arme seitlich am Körper.

Einleitungsstreichung

Einleitungsstreichung im Kolonverlauf erst absteigender Ast, querverlaufender Ast, aufsteigender Ast.
Isolierte Streichung längs am Rippenrand im Verlauf des Colon transversum, beidhändige Streichung über die schräge Bauchmuskulatur, von dem unteren Rippenrand in Richtung Symphyse, parallele Streichung quer über den Bauch, 2-Handknetung des Rectus abdominis, 2-Handknetung des schrägen Bauchmuskels, Fingerzirkelung im Kolonverlauf, einmal ohne Atmung, einmal mit Atmung, Schüttelung der Bauchdecke, einmal mit gestreckten Beinen vom Sprunggelenk aus.

3. Thoraxmassage

Patient liegt in Rückenlage mit Knierolle. Großflächige allgemeine Einstreichung ausgehend vom Epigastrium an beiden Pektoralishälfte. Gezielte Streichung: Auf dem Sternum mit beschwerter Hand von kaudal nach kranial.
Fingerstreichung: Im Subclavicula-Gebiet, mit beschwerter Hand von medial nach lateral.
Ausstreichung der Interkostalräume, Fingerknetung an beiden Pektoralishälften, Fingerzirkelung auf dem Sternum, im Subclavicula-Gebiet von medial nach lateral, und von lateral nach medial, Vibration der Interkostalräume, Klatschungen können hier ausnahmsweise vorgenommen werden (zur Sekretlockerung der Bronchien, zum Abhusten bei der Diagnose Bronchitis!).

4. Halsmassage

1. Ausstreichung der Zungenbeinmuskulatur: wir legen die Finger so an, daß der Zeigefinger auf dem Unterkieferknochen liegt, die übrigen drei sich weich an der oberen Halspartie anschmiegen können. In abwechselnden Streichungen gehen wir jeweils vom Kinn bis zum Ohr, wobei die Umfassung des Unterkiefers richtunggebend ist.
2. Streichung: Weich legen sich die Daumenballen hinter den Ohren an und streichen mit den Fingern zur Schulterhöhe.
Ausstreichung des Muskulus sterne-cleido mastoideus. Beide Handgelenke werden bei leicht erhobenem Ellenbogen so abgewinkelt, daß der Handrücken mit dem Zeigefinger eine Linie nach unten bildet. Der Zeigefinger wird vom Proc. mastoideus abwärtszeigend vor dem Muskulus sterno-cleido-mastoideus angelegt. Oberhalb faßt der Daumen im Mittelglied gebeugt, den Muskel. Die Streichung erfolgt gleichmäßig bis zum Brustbeinansatz. Das Handgelenk wird dann so gedreht, daß die Handrücken zueinander schauen und die Streichung mit dem nach proximal verlängerten Zeigefinger vollendet wird. Die Zeigefinger gehen dabei parallel nebeneinander vom Körper ab. Durch die gebeugte Stellung des Daumens wird ein Anstoßen am Schlüsselbein vermieden.
Knetung des M. sterno-cleido-mastoideus. Bei gleicher Handhaltung wie unter 2. übernimmt hier der Zeigefinger mehr die Aufgabe des Gegendrucks, während der Daumen leicht von oben kreisend gegen ihn knetet.
Zirkelung: Oberer Teil des Brustbeins, die Rippen unterhalb des Schlüsselbeins, bis zur Schulterhöhe.
Ausstreichung. Zungenbeinmuskulatur wie unter 1., obere Brustpartie bis zur

Achselhöhle, seitliche Halspartie bis zum Trapeziusrand.

Gesichtsmassage

Ausstreichung: Beide Hände arbeiten zugleich von der Mitte der Stirn zu den Seiten.

    a) von Stirnmitte zur Schläfe
    b) übers Nasenbein zum Jochbein
    c) vom Oberkiefer zum Ohr
    d) vom Unterkiefer zum Ohr

Zirkelung: In drei Bahnen auf der Stirn. Von der Mitte zur Schläfe. Nasenrücken, von der Nasenspitze aufsteigend zur Nasenwurzel, Seitenwände der Nase, beide Mittelfinger beginnen am Nasenrücken und gehen seitlich zum Jochbein, Kinn: von der Mitte ausgehend zum Ohr.

Knetung: a) Jochbeinmuskulatur
           b) Unterkiefermuskulatur

Sämtliche Ausstreichungen.

5. Kopfmassage

Sie dient zur besseren Durchblutung der Kopfhaut.

Verschiebung bzw. Lockerung der Kopfhaut:

a) Die Fingerspitzen werden gespreizt an beiden Schläfenbeinen angelegt und verschieben gemeinsam arbeitend die Kopfhaut zur Mitte zu. Die Hände nähern sich in etwa 3–4 Griffen, und gehen dann ineinander.

b) Handhaltung wie a) Ausgangspunkt der linken Hand oberhalb der Stirn, der rechten am Hinterhaupt von hier ebenfalls zueinander zur Mitte gehend.

c) Die Hände arbeiten in beiden gleichen Ausgangsstellungen in großen abwechselnden Kreisen, die Kopfhaut nur verschiebend, nicht reibend.

Zirkelung: Nur bei speziellen Indikationen mit beiden Daumen oder Mittelfingern in abwechselnden Kreisen von innen nach außen.

Friseurgriff: Die gespreizten, steil aufgesetzten Finger arbeiten kreisend über die gesamte Kopfplatte.

6. Kreislaufmassage

Es ist eine leichte Ganzmassage ohne Bauch und Thorax mit großflächigen Griffen im Sinne der zentripetalen Kreislaufunterstützung. Schwergewicht liegt auf den Extremitäten. Alle Griffe sind mit Auspreßwirkung. Zur Anwendung kommen: alle Streichungen, Knetungen, Quer- und Längsrollen am Rücken, und die intermettierenden Drückungen (Oberschenkel, Wade).

Reihenfolge: rechtes Bein, rechter Arm, linkes Bein, linker Arm.

Aus der Bauchlage beide Beine (re. + li.) Rücken

Dauer: 30 Minuten.

7. Massage für schlaffe und spastische Lähmungen

Neurogene Lähmung. Eine Störung der peripheren Nerven außerhalb des Rückenmarks rufen schlaffe Lähmungen hervor. Zur schlaffen Lähmung kommt es, wenn z.B. Viren in den Körper eindringen (Poliomyelitis). Es kommt zu Lähmungen an Arm, Bein und Bauch. Wird die Bauchmuskulatur oder das Zwerchfell gelähmt, so muß der Patient künstlich beatmet werden. Durch Unfälle können auch die peripheren Nerven gestört werden, wenn die motorischen Nerven, die die Bewegung dirigieren, durchtrennt werden. Hier kann der Muskel keinen Reiz mehr empfangen. Auch auf Grund von Vergiftungen können schlaffe Lähmungen hervorgerufen werden. Alle schlaffen Lähmungen haben Durchblutungsstörungen (bläuliche Ringe und kalter Schweiß auf der Haut).

Massage: Keine Lockerungsgriffe. Nur Streichungen, Knetungen und Reibungen.

Spastische Lähmung. Treten auf in den Nerven, die im knöchernen Bereich gestört sind, also im Gehirn und Rückenmark.

Massage: Streichungen, weiche, rhythmische Knetungen, viele Lockerungsgriffe, viele Vibrationen.

Apoplexie   = Schlaganfall
Hemiplegie   = Halbseitenlähmung
Diplegie   = Doppelseitige Lähmung
Monople-
gie   = ein Gliedmaß ist
               gelähmt
Tetraplegie = alle vier Gliedmaße
               sind gelähmt
Ataxie   = Störung der Bewegungs-
               koordination,
               Gangstörung

Spastische Lähmungen werden detonisierend massiert.

Schlaffe Lähmungen werden tonisierend
massiert.

8. Vorschlag zur Behandlung für Wini-Water und M. Raynuod

1. Erzielung konsentieller Gefäßreaktion durch kraftvolle Muskelarbeit mit Steigerung zu schnell kräftigen Übungen des nicht erkrankten Armes oder Beines oder bei Erkrankung beider Beine durch Übung der Arme. Diese Übungen werden 1–2 Minuten ausgeführt und dann in entspannter Lage abgewartet, bis die als warme Welle in der arbeitenden Muskulatur geführte Durchblutungsreaktion abgeklungen ist. Oft wird dabei auch an dem erkrankten Glied eine Mitreaktion gefühlt.

2. Anlegen einer Stauung: 2–3mal hintereinander, anfänglich erfolgt die Hyperämie, verzögert und fleckig, nach einigen Tagen verbessert sich die Reaktion, dann erfolgen …

3. Umlagerungen durch kurzes Hoch- und Tiefhalten. Das Hochhalten darf nie so lange erfolgen, bis Schmerzen auftreten – wegen Gefäßspasmen. Erst wenn längeres Hochlagern, z.B. 5 Minuten, ohne Schmerzen ertragen wird, erfolgt das …

4. Anlegen einer Drosselung, die anfänglich nur 10 Sekunden liegen bleibt, da hierbei erfahrungsgemäß die Gefahr eines schweren, u.U. länger anhaltenden Gefäßspasmus entstehen kann.

Wenn diese kurz dauernde Blutleere ohne spastische Gefäßreaktion vertragen wird, kann sie auf 1–3 Minuten allmählich verlängert werden. Bei 2–3mal hintereinander angelegter Drosselung verbessert sich die reaktive Hyperämie deutlich. Es erfolgen isometrische Spannungsübungen und muskelkräftigende Übungen.

Stauung. Bei der Stauungsbehandlung wird eine Gummibinde oder Blutdruckmanschette am Oberschenkel oder Oberarm mit mäßigem Zug so angelegt, daß der arterielle Zustrom unbehindert bleibt und nur der Venenrückstrom gehemmt wird.

Der Puls muß noch deutlich zu fühlen sein. Am Arm wird der Radialispuls, am Bein der A. dorsalis pedis geprüft. Die Stauung bleibt einige Minuten liegen, bis der gestaute Gliedabschnitt tief bläulich-rot gefärbt ist. Während der Stauung darf kein Gefühl des Einschlafens oder Kribbelns entstehen. Nach dem Abnehmen der Stauung verschwindet die Blaufärbung rasch, wenn die Reaktion abgeklungen ist und das Glied wieder seine vorherige Farbe hat, wird die Stauung noch 1–2mal angelegt und dann die reaktive Hyperämie auf Umlagerung oder Gefäßübungen geprüft.

Drosselung. Bei einer Drosselung wird der arterielle Zustrom behindert, die Gummibinde muß also so fest angelegt sein, daß kein arterielles Blut in das gedrosselte Glied einströmen kann, die Zuführung der Arterie völlig abgebunden ist. Das feste Anlegen der Gummibinde ist bei empfindlichem Gewebe oft sehr unangenehm, so daß die Anwendung der Blutdruckmanschette ratsam ist. Diese wird soweit mit Luft gefüllt, bis der systolische Blutdruckwert überschritten ist.

Für Armdrosselungen ist in allen Fällen die Blutdruckmanschette zu verwenden, da der Druck der Gummibinde über den Sulcus radialis an der Mitte des Oberarms u.U. zu Nervenstörungen führen kann. Vor dem Anlegen der Blutleere wird das betreffende Glied gründlich ausgestrichen, so daß wenig Venenblut in dem Glied bleibt.

Nach dem Anlegen der Drosselung muß Hand und Unterarm bzw. Fuß und Unterschenkel schnell blaß werden und schließlich Totenfarbe bekommen. Bei gestörter Hautdurchblutung wird die Haut nicht einheitlich blaß, sondern es bleiben verschiedene Hautstellen bläulich verfärbt, d.h. das venöse Blut strömt nicht im richtigen Fluß von den Hautwegen in die Tiefe, das Venenblut zum Herzen zurückführende Venenkomytantes. Das ist z.B. der Fall bei Kälteschäden der Haut. In solchen Fällen streichen wir die bläulichen Bezirke während der Drosselung leicht aus. Die Dauer einer Drosselung ist verschieden zu gestalten, bei spastischen Gefäßerkrankungen wird die Blutzufuhr für 5–10 Sekunden gedrosselt.

Bei einer Dystrophie nach Verletzungen usw. bewähren sich in der Regel 1–2–3 Minuten. Bei schweren Kapillarschädigungen, nach Erfrierungen und Lähmungen kann 10 Minuten und länger gedrosselt werden. Nach dem Abnehmen der Drosselung tritt bei dem liegenden oder locker herunterhängendem Glied eine reaktive Hyperämie auf. Bei gesunder Gefäßreaktion ist die volle Hyperämie in etwa 10–15 Sekunden erreicht. Bei geschädigter Gefäßreaktion wird sie verzögert und tritt ungleichmäßig ein und erreicht oft erst in 1–3 Minuten die gewünschte Reaktion.

Nach einer Drosselung empfiehlt es sich, die Erwärmung des Gliedes mit Hilfe eines Lichtkastens.

9. Ausstreichung am hochgelagerten Bein

Der Fuß wird auf die mit einem kleinen Kissen gepolsterte Schulter gelegt. Beide Hände werden an der Außen- und Innenseite des Fußes angelegt und streichen mit weichem, breitem Griff und gleichmäßigem Druck unter guter Anformung an die Konturen der Gelenke und Weichteile langsam aufwärts zur Hüfte. Hier werden sie weggenommen und erneut am Fuß angesetzt. Bei starken Ödemen wird auf diese Weise zuerst der Oberschenkel ausgestrichen, dann wird der Griff allmählich immer weiter distal angesetzt, bis schließlich vom Fuß bis zur Hüfte gearbeitet werden kann.

10. Das Trockenbürsten

Außer den Hautreizgriffen dienen zur Anregung der Hautdurchblutung auch Bürsten, Hanfhandschuhe, Luffaschwämme und dergleichen mehr Verwendung wie sie häufig bei Bädern im Wasser üblich sind.

Das Trockenbürsten findet Anwendung bei bettlägerigen Kranken, bei welchen noch keine aktive Übungsbehandlung möglich ist. Das Trockenbürsten ist oft angenehmer als die Hautreizgriffe.

Man verwendet am besten eine Perlonbürste mit abgerundeten Stäben. Die zweckmäßigste Hyperämie wird durch kreisende Bewegungen erzielt. Hierdurch wird auch in tiefen Gewebsschichten ein Reiz und eine Anregung der arteriellen Durchblutung erzielt. Zur allgemeinen Anregung der Hautdurchblutung werden Rücken, Arme und Beine in etwa 10 Minuten bearbeitet.

Die Bürstungen können auch zu einer gezielten Unterstützung bewegungstherapeutischer Behandlung bei verzögerter Frakturheilung, Lähmungen und Paresen sowie bei Durchblutungsstörungen venöser Art angewendet werden.

Das Trockenbürsten kann auch im Sinne der Neuraltherapie angewendet werden. Das ziehende Verschieben der Haut, das bei leichtem Aufsetzen zwischen Unterhaut und Faszie erfolgt, wirkt bei geeigneter Ausführung im Sinne der Bindegewebsmassage. So können z.B. durch die Bearbeitung der Hüften und Oberschenkelaußenseiten nächtliche Krämpfe der Beine, Fuß- und Wadenkrämpfe, wie sie bei Krampfadern häufig auftreten beeinflußt und zum Verschwinden gebracht werden. Das gleiche gilt für nächtliche Störungen der Arme, kribbeln und Einschlafen der Hände. Hier wird die jeweilige oder beide Brustkorbseiten, das Gewebe auf dem Schulterblatt und eventuell die Rückseiten der Oberarme in kleinen Kreisen und mit mehr oder weniger Mitbewegen des Gewebes im Sinne der Haut- und Unterhauttechnik der BGM bearbeitet. Wir können dem Pat. zeigen wie er das Trockenbürsten selbst durchführen kann, er soll sich am Abend 3–5 Minuten selbst bürsten.

11. Massagemöglichkeiten bei verschiedenen Diagnosegruppen

Arthrose

ist eine degenerative Veränderung des Gelenks. Dabei kann es zu Tonusveränderungen kommen. Es kann zu Dauerspannungen und schmerzhaften Bewegungseinschränkungen, zu Myogelosen kommen, die Sehnenansätze sind schmerzhaft. Es kann massiert werden.

Coxarthrose = Hüftgelenksveränderungen
Gonarthrose = Kniegelenksveränderungen
Omarthrose = Schultergelenksveränderungen

Arthritis

Entzündungen eines Gelenkes. Keine Massage. Schmerzhaft, geht mit Rötung und Schwellung einher, Bewegungseinschränkungen im Gelenk.

Spondylarthrose

Degenerative Veränderung eines oder mehrerer Wirbelgelenke. Hieraus entsteht die Bewegungseinschränkung im entsprechenden Segment. Hier kann massiert werden.

Lumbago

Rückenschmerzen mit Bewegungseinschränkungen. Auch hier Spannungsvermehrung der umgebenden Muskulatur, einseitig oder doppelseitig. Die chronische Lumbago kann massiert werden.

Ischialgie

Schmerzhafter Zustand entlang des N. ischatas verursacht durch eine Raumnot, in seinem Ursprung im Wirbelkanal. Hier muß der Arzt erst klären ob massiert werden darf.

Schultersteife
(Periarthritis humero syapulares)

Keine Arthritis! Name ist irreführend! Schmerzhafte Bewegungseinschränkungen im Schultergelenk infolge eines Unfalls oder Belastungsirritationen der langen Bizepssehne oder der Sehne Muskulus supra spinatus oder einer von der HWS ausgehenden Irritation in der Wirbelkapsel. Darf massiert werden.

Neuralgie

Z.B. Interkostalneuralgie oder Gesichtsneuralgie. Es ist ein Nervenschmerz der verschiedensten Ursachen. Meist handelt es sich um einen Schmerz infolge eines Herdinfekts. Hier muß der Arzt entscheiden ob massiert werden kann, z.B.:
a) Gesichtsneuralgie – bei Herdinfekt durch Zahn – keine Massage
b) Interkostalneuralgie – bei Blockierung eines Wirbelgelenkes – Massage der umgebenden Muskulatur ist angezeigt

Epicondylitis (Tennisellenbogen)

Keine Entzündung. Hier handelt es sich um einen Reizzustand des Sehnenansatzes. An der Knochenhaut hervorgerufen durch Überlastung des Muskelansatzes infolge Arbeit, Sport oder fehlerhafter Funktion, bei fehlerhafter Gelenkstellung oder Gelenksbeweglichkeit. Hier entscheidet der Arzt, ob massiert werden kann.

Sehnenscheidenentzündung

Nur die echte Sehnenscheidenentzündung mit Lederknarren beim Bewegen der Strecksehnen der Finger verdient diesen Namen. Wenn der Untersuchende die

Hand um den schmerzenden Unterarm legt und der Patient die Faust öffnet und schließt, so spürt er ein deutliches Knarren. Dazu tritt eine schmerzhafte Schwellung und vielleicht eine Rötung ein. *Keine Massage.* Ansonsten handelt es sich um einen Schmerzzustand bei fehlerhafter Gelenkskoordination im Handgelenk mit Spannungsvermehrung des Handgelenks bewegender Muskulatur. Massage und physikalische Therapie kann angebracht sein, die Entscheidung trifft der Arzt.

Trigeminusneuralgie Schädelfrakturen Schädelbasisfrakturen Operationen am Ohr Schiefhalsoperation Kieferoperationen Drüsenabszeß Halsbereich Nackenkarbunkel Operation bei Hirntumoren Meningitis ⎱ Kopfschmerz Enzephalitis ⎰ Augennerventzündung	Kopfmassage kleine Zirkelungen Friktionen Nackenbereich Gesichtsmassage kleine Vibrationen Hals-Nackenbereich Bindegewebsmassage Hals-Nacken- bereich
Zervikalsyndrom (Spondylose, Spondylarthrose, Osteochondrose) Halswirbelfrakturen (auch Dornfortsatz- frakturen) Schleudertrauma Halswirbelsäule Hinterkopf-Nacken-Schmerz (Migraine cervicale) Okzipitalneuralgie Morbus Bechterew Brachialgie geringes Skalenussyndrom alte Spondylitis HWS	klassische Massage der langen und breiten Rückenstrecker, große und kleine Vibrationen Schulter- Nacken-Bereich (vorderer Trapezius- rand) Zirkelungen der Nacken-Sehnenplatte Bindegewebsmassage Hals-Nacken Extension Glissonschlinge
Schlüsselbeinfrakturen Brustbeinfrakturen Verrenkungen im Sternoklavikulargelenk Verrenkungen im Akromeoklavikular- gelenk Schulterluxationen Schulteroperationen Schulterarthrose Arthrose Schultereckgelenk Schulterblattfrakturen Periarthritis humeroscapularis Schultertendopathie Bizeps-Sehnenruptur Supraspinatus-Syndrom Frakturen der oberen 8 Rippen Rheumatismus Schultergelenk	klassische Massage der hauptbeteiligten Muskelgruppen unter Berücksichti- gung der Wichtigkeit der Schulterbe- wegungsebenen und evtl. der kompen- satorischen Schulterblattbeweglichkeit Pektoralis- ⎱ Zirkelungen Latissimus- ⎰ Walkungen Dehnungsübungen für die Schulter Widerstandsübungen für die Schulter Atemgymnastik Bindegewebsmassage Rücken – Brust – Arme

nach Entzündung des Herzens $\left.\rule{0pt}{8em}\right\}$
nach Lungenentzündung
nach Rippenfellentzündung
nach Leberentzündung
nach Nierenentzündung
nach Thoraxoperationen
nach Bauchoperationen
nach Rippenserienfrakturen

Teilmassagen der Beine
Teilmassagen der Arme
Bindegewebsmassage
  1. Bauch
  2. Brust
  3. Beine
Atemgymnastik
Bindegewebsmassage Herzzone
Bindegewebsmassage Leber-Gallen-Zone

Wirbelfrakturen BWS und LWS $\left.\rule{0pt}{9em}\right\}$
Wirbeloperationen
Bandscheibenoperationen
Lumbalsyndrom
Lumbago
Bandscheibenaufbruch
rheumatische Erkrankungen der Wirbel-
  säule
alte Spondylitis
Muskelhartspann bei Wirbelsäulenfehl-
  statik

klassische Massage der langen und breiten
  Rückenstrecker
Unterwasserdruckmassage
Zirkelungen im Becken- und Gluteal-
  bereich
Myelogelosenmassagen (Gelotripsie)
dosierte Sandsackbelastung der Wirbel-
  säule
aktive Rückenmuskelübungen mit und
  ohne Widerstand
Bindegewebsmassage Rücken, Bauch
Beinmassagen
Ganzmassagen

Hüftarthrosen $\left.\rule{0pt}{9em}\right\}$
Hüftverletzungen und Operationen
Beckenfrakturen
Oberschenkelfrakturen
alte Hüftgelenksentzündungen
rheumatische Hüfterkrankungen
Oberschenkelamputationen
Muskelüberlastung bei Hüftfehlstatik
Durchblutungsstörungen

klassische Massage der Gesäß-, Lenden-
  und Oberschenkelmuskeln
Bewegungsübungen Hüftgelenk nach der
  Bedeutung der Bewegungsebenen am
  Hüftgelenk
Massage des Beckenbereiches (klassische
  und Bindegewebsmassage)
klassische Massage zur Kontraktur-
  behandlung unter Beachtung des
  Muskelantagonismus
Dehnungs- und Widerstandsübungen
Bindegewebsmassage Becken-, Bein- und
  Lendenbereich

schulternahe Oberarmfrakturen $\left.\rule{0pt}{9em}\right\}$
Oberarmfrakturen
Ellenbogenfrakturen und -operationen
Gelenkrheumatismus an Hand, Fingern
  und Arm
Unterarmfrakturen und -operation
Hand- und Fingerfrakturen und
  -operation
Durchblutungsstörungen der Arme
Sudeck-Syndrom

Bindegewebsmassage Hals-Nacken-
  Schulter-Bereich und Arme
klassische Massage der Beuger, Strecker
  und Pronatoren des Unterarmes
Zirkelungen und Vibrationen im Schulter-
  und Ellenbogenbereich
Unterwasserdruckstrahlmassage für
  Hand und Finger
aktive Bewegungsübungen mit und ohne
  Widerstand

12. Durchschnittliche Dauer der Massagen

Armmassage

Bei Neuralgien, bei Rheumatismus, nach Frakturen.
Dauer: 12–15 Minuten

Bauchmassage

Bei Obstipation, zur Kräftigung der Bauchmuskulatur, Anregung der Leber- und Gallenfunktion.
Dauer: etwa 15 Minuten

Thoraxmassage

Nach Rippenfellentzündungen, bei Asthma, bei Bronchitis, bei Zwischenrippenneuralgien.
Dauer: 12–15 Minuten

Beinmassage

Bei Athrophien, bei Ankylosen (Gelenkversteifungen), bei Arthrosis deformans, bei Kinderlähmungen, nach Frakturen, nach Arthritis, bei Fußmißbildungen, Durchblutungsstörungen venös.
Dauer: 15 Minuten

Ellenbogenmassage

Nach Gelenksentzündungen, Arthrosis deformans, Ankylosen, Gelenksrheumatismus, nach Verstauchungen, nach Verrenkungen, nach Frakturen, nach Epicondylitis.
Dauer: 10–12 Minuten

Fußmassage

Bei Fußschwäche, Fußschmerzen, Ischialgie, nach Frakturen, nach Verstauchungen und Verrenkungen.
Dauer: 10–12 Minuten

Fußgelenksmassage

Nach Frakturen, nach Blutergüssen, nach Verstauchungen, nach Verrenkungen, bei Ödemen, zur Kräftigung der Gelenksbänder und bei Ankylosen.
Dauer: 10–12 Minuten

Gesichtsmassage

Zur Beruhigung, zur besseren Durchblutung, bei schlaffer Gesichtshaut, bei einer Fascialislähmung, bei Erkältung, nach Trigeminusneuralgie.
Dauer: 7–10 Minuten

Ganzmassage

Zur Anregung allgemeiner Art, zur Schönheitspflege, zur Kräftigung der Muskulatur.
Dauer: 30 Minuten

Handmassage

Rheuma, Gicht, Arthrosis deformans, nach Frakturen, nach Sehnenscheidenentzündungen.
Dauer: 7–10 Minuten

Ischiasmassage

Nur im Lenden-Kreuzgebiet, vor allem Reibung und Sägegriff.
Dauer: 10–12 Minuten

Kopfmassage

Zur besseren Durchblutung der Kopfhaut, bei Neuralgien, Vorbeugen gegen Kopfschmerzen.
Dauer: 10 Minuten

Kreuz-Beckenmassage

Bei Lumbago bei Wurzelischias, bei Spritzrückständen, bei allgemeinen Kreuzschmerzen, Darmstörungen allgemeiner Art, bei chronischen Frauenleiden.
Dauer: 10–12 Minuten

Nackenmassage

Bei Kopfschmerzen, bei Myogelosen, bei Rheumatismus, bei Steifhals, Bandscheibenschaden, Bechterew, Torticodlis (Schiefhals), bei Zervikalosteochondrose.
Dauer: 15 Minuten

Rückenmassage

Anregung der Lymphbewegung, bei Myogelosen, Nachbehandlung von Bandscheidenvorfall, bei Lumbago, bei Bechterew.

Dauer: 15 Minuten

Schultergelenksmassage

Nach Arthritis, bei Arthrose, bei Periarthritis humeri scapularis, nach Luxation.

Dauer: 12–15 Minuten

III. Technik der Dehnungs- und Widerstandsübungen für die Extremitätengelenke

1. Hüftgelenk

a) Beugung ⟨ Spinamuskeln / Iliopsoas

Lagerung: Rückenlage.
Vorbereitende Detonisierung der Bauchdecken und der Spinagruppe.

Technik der Dehnung

Das gesunde Bein wird weitgehend zur Brust angezogen und vom Patienten mit beiden Armen gehalten.

Jetzt zeigt sich die Beugekontraktur des erkrankten Hüftgelenkes in vollem Umfange. Jetzt erfaßt die rechte Hand des auf der erkrankten rechten Hüftseite stehenden Masseurs den Oberschenkel und fixiert mit der anderen Hand das Becken. Umgekehrt steht der Masseur bei erkrankter linker Hüfte links, die linke Hand faßt den Oberschenkel und die rechte Hand fixiert das Becken. Es werden federnde Bewegungen im Hüftgelenk durchgeführt, bis sich der Oberschenkel immer mehr der Massagebank nähert. Das gesunde Bein wird dabei stets vom Patienten an der Brust gehalten (notfalls kann das Becken mit flachem Sandsack etwas hochgelagert werden).

Technik der aktiven Widerstandsübung

In der gleichen Stellung wird der Patient aufgefordert, das Hüftgelenk zu beugen.

Gegen diese aktive Beugung durch die Spina- und Iliopsoasgruppe wird mit der den Oberschenkel haltenden Hand zuerst schwächer .und dann stärker werdender Widerstand geleistet.

Natürlich dürfen wir bei einer Hüftbeugekontraktur jetzt nicht die Widerstandsübungen der Beuger, die wir gerade gedehnt haben, anschließen. Wir müssen jetzt die antagonistische Muskelgruppe, den Glut. maximus, mit Massage und aktiver Widerstandsübung kräftigen. So können wir die Hüftbeugekontraktur beseitigen.

b) Streckung (Glutaeus maximus). *Lagerung:* Rückenlage.

Technik der Dehnung

Das Hüftgelenk wird, ebenso wie das Kniegelenk, stark gebeugt. Der Masseur steht jeweils auf der kranken Seite und federt jetzt den Oberschenkel des Patienten mit mäßiger Kraft an den Rumpf heran. Da bei stärkerer Beugung im Hüftgelenk etwas Abspreizung eintritt, wird dies bei der Führung des Oberschenkels berücksichtigt.

Die Überstreckkontraktur im Hüftgelenk ist selten.

Lagerung: Bauchlage.

Technik der aktiven Widerstandsübung

Patient wird zur kräftigen Streckung und Überstreckung mit Hochhebung des Oberschenkels aufgefordert. Der Masseur hat eine Hand auf dem Oberschenkel, fixiert mit der anderen Hand das Becken und leistet gegen die Hüftstreckung zunehmenden Widerstand.

c) Abduktion (kleine Gluteen – s. Anatomie). *Lagerung:* Seitenlage.

Technik der Dehnung

Der Masseur steht auf der Rückenseite des Patienten. Ist die rechte Hüfte erkrankt (Abduktionskontraktur), so wird mit der rechten Hand der Oberschenkel gefaßt und mit der linken Hand das Becken fixiert. Bei erkrankter linker Hüfte faßt die linke Hand über den Oberschenkel. Nun wird das Hüftgelenk geringfügig gebeugt und der Oberschenkel zur gesunden Seite federnd bewegt.

Diese Technik ist wichtig bei Oberschenkelamputationen, welche immer wieder zu Abduktionskontrakturen neigen.

Technik der aktiven Widerstandsübung

Der Patient wird zur aktiven Abduktion aufgefordert. Die auf dem Oberschenkel liegende Hand des Masseurs leistet dabei zunehmenden Widerstand.

Doch darf man jetzt nicht die Widerstandsübung anschließen, welche neuerliche Abduktion begünstigt.

Man muß jetzt die Antagonisten, das sind die Adduktoren, durch Massage und aktive Widerstandsübungen kräftigen.

d) Adduktion (die Adduktorengruppe). *Lagerung:* Rückenlage (beim jeweils nicht behandelten Bein hängt der Unterschenkel seitlich über den Rand der Massagebank).

Technik der Dehnung für die langen Adduktoren

Das im oberen Sprunggelenk dorsalflektierte und im Kniegelenk gestreckte Bein wird passiv zunehmend abgespreizt. Dabei wird das Hüftgelenk nicht gebeugt, sondern bei Lagerung nahe der Kante der Massagebank eher etwas gestreckt.

Technik der Dehnung für die kurzen Adduktoren

Das Bein wird im Hüft- und Kniegelenk gebeugt. Der Oberschenkel wird zunehmend abduziert, wobei der Handballen den besonders verkürzten Adductor brevis drückt und walkt.

Natürlich darf bei einer ausgeprägten Adduktionskontraktur jetzt nicht die Widerstandsübung zur Kräftigung der Adduktoren folgen, sondern es muß die antago-

nistische Muskelgruppe – die Abduktoren, kleine Gluteen – durch Massage und Widerstandsübung gekräftigt werden.

Technik der aktiven Widerstandsübung

Der Patient bekommt den Auftrag, das Bein zu adduzieren, wobei die Hand des Masseurs zunehmend Widerstand leistet.

e) Außenrotation (die kleinen Hüftmuskeln). Eine ausgeprägte muskuläre Außendrehkontraktur zu beseitigen ist deswegen so schwierig, weil kräftige aktive Innendreher im eigentlichen Sinne nicht vorhanden sind. Es bleibt hier also nur die Aufgabe der konsequenten Dehnung, auch im Wasserbad.
Lagerung: Rückenlage.

Technik der Außenrotatorendehnung

Das Bein wird im Hüftgelenk bis 90 Grad und im Kniegelenk weitgehend gebeugt. Beide Hände umfassen das Kniegelenk und nehmen schonend federnd die Innendrehung auf. Sehr große Vorsicht bei älteren Patienten wegen der Gefahr des Schenkelhalsbruches!

2. Das Kniegelenk

a) Streckung (M. quadriceps). *Lagerung:* Bauchlage (Knie liegt auf weichem Polster).

Technik der Dehnung:

Der Masseur hält eine Hand aufs Gesäß und bewegt mit der anderen Hand das Kniegelenk schonend-federnd in zunehmende Beugestellung.

Technik der aktiven Widerstandsübung
Lagerung
Rückenlage: Zur Einleitung „Patellazug" nach distal. Das im Kniegelenk gestreckte Bein wird bei gleichzeitiger kräftiger Dorsalflexion des Fußes gegen zunehmenden Widerstand von seiten der Masseurhand aktiv vom Tisch abgehoben.
Sitzend: Patient läßt den Unterschenkel über den Rand der Massagebank hängen.

Nach einleitender lockerer Pendelung erfolgt aktive Streckung im Kniegelenk gegen den zunehmenden Widerstand des Masseurs.

b) Beugung (Semi- und Bizepsgruppe). Die Kniebeugekontraktur ist bei Arthrosen sowie schlaffen und spastischen Lähmungen sehr lästig und stört auch beim Tragen orthopädischer Apparate.

Lagerung: Bauchlage (Knie liegt auf weichem Polster).

Technik der Dehnung

Die eine Hand des Masseurs hält den Oberschenkel und die andere bringt durch federnde Kraft am Unterschenkel das Kniegelenk zunehmend in Streckstellung. Es wäre ungut, durch Widerstandsübungen die eben gedehnten Beuger zu kräftigen. Jetzt muß die antagonistische Muskelgruppe – der M. quadriceps – durch Massage und aktive Widerstandsübungen gekräftigt werden.

Technik der aktiven Widerstandsübungen

Der Patient wird aufgefordert, das Knie gegen den zunehmenden Widerstand der Hand des Masseurs zu beugen.

3. Oberes Sprunggelenk

a) Beugung (Triceps surae). *Lagerung:* Bauchlage.

Technik der Dehnung

Das Kniegelenk ist rechtwinklig gebeugt. Der Masseur faßt den Fuß und drückt die Fußsohle im „Antispitzfußsinne" = Hackenfußstellung. Wenn hier eine reguläre „Spitzfußkontraktur" vorliegt, kann jetzt selbstverständlich keine Kräftigung der Fußbeuger erfolgen. Jetzt muß die antagonistische Muskulatur (Fußheber und Zehenstrecker) durch Massage und Widerstandsübung gekräftigt werden.

Technik der aktiven Widerstandsübung

Der Patient wird zur aktiven Plantarflexion des Fußes aufgefordert, wobei die

Hand des Masseurs zunehmenden Widerstand ausübt.

b) Streckung (Tib. anterior, Ext. digitorum longus, Ext. hallucis longus). *Lagerung:* Sitzend (Unterschenkel herabhängend).

Technik der Dehnung

Der Fuß wird in „Spitzfußstellung" überführt (das Knie soll rechtwinklig gebeugt sein). Wenn eine Hackenfußkontraktur vorliegt, darf natürlich die Fuß- und Zehenhebergruppe nicht noch gestärkt werden. Dann wird der Triceps surae als Antagonist in jeder Form gekräftigt.

Technik der Widerstandsübung

Der Patient wird zur aktiven Spitzfußbewegung aufgefordert. Die Hand des Masseurs leistet hiergegen zunehmenden Widerstand.

4. Schultergelenk

a) Abduktion (Deltamuskel). Da der Deltamuskel eine vordere, seitliche und hintere Portion hat, muß bei der Behandlung eine vordere und hintere Einstellung erfolgen, wobei die seitliche Portion miterfaßt wird.
Lagerung: Im Sitzen (der Masseur steht hinter dem Patienten).

Technik der Dehnung der vorderen Portion = Pars clavicularis

Der im Schultergelenk 40 Grad abduzierte und im Ellenbogen rechtwinklig gebeugte Arm wird durch den Masseur nach hinten geführt.

Technik der aktiven Widerstandsübung

Die bei der in Abduktion und Elevation nach hinten erreichte Endstellung ist Ausgangsstellung. Der Patient bekommt den Auftrag, den Arm nach vorn zu führen (Elevation nach vorn), wobei die eine Hand des Masseurs zunehmend Widerstand leistet und die andere das Schulterblatt fixiert.

Technik der Dehnung der hinteren
Portion = Pars spinalis

Der behandelte Arm bleibt im Schultergelenk normal in Mittel- resp. Ausgangsstellung, wobei das Ellenbogengelenk stark gebeugt wird. Der Masseur faßt den Arm mit der einen Hand am Ellenbogen und führt ihn nach vorn-medial, so daß die Hand des behandelten Armes die gesunde Schulter berührt (Velpeau-Stellung). Die andere Hand des Masseurs fixiert das Schulterblatt der behandelten Seite.

Technik der aktiven Widerstandsübung

Die durch die Übung erreichte Endstellung (wie zum Velpeau-Verband) ist Ausgangsstellung für die Widerstandsübung. Der Patient erhält den Auftrag, den Arm wieder zur alten Stellung (Normalstellung des Schultergelenkes) zurückzuführen. Der Masseur leistet mit der einen Hand durch Erfassung des Ellenbogens zunehmenden Widerstand, wobei die andere Hand das Schulterblatt fixiert.

b) Adduktion (Pectoralis). *Lagerung:* Sitzend (der Masseur steht hinter dem Patienten).

Technik der Dehnungsübung

Der Arm wird bis zum rechten Winkel im Schultergelenk abduziert und danach stark nach hinten geführt, wobei die andere Hand des Masseurs das Schulterblatt fixiert.

Technik der aktiven Widerstandsübung

Der Patient bekommt den Auftrag, den Oberarm so weit wie möglich über die Brust zu legen. Die eine Hand des Masseurs leistet zunehmend Widerstand und die andere fixiert das Schulterblatt.

c) Elevation nach vorn und hinten. Hier gelten die gleichen Übungen wie für die hintere und vordere Deltaportion.

d) Rotation (Außen-). Wichtiger als die Innendrehung ist die Außendrehung (Außenrotation). Die Außendrehmuskeln sind der Infra- und Supraspinatus. Ist durch Kräftigung dieser Muskeln und durch Dehnung des Kapselbandapparates nicht genügend Außenrotation zu erreichen, dann muß das Schulterblatt durch Massage und Übung mobilisiert werden. Was am „Nackengriff" und am „Lendengriff" an Schultergelenksbeweglichkeit noch fehlt, wird in diesem Fall durch „Schulterblattbeweglichkeit" ersetzt. Folgende Schulterblattmuskeln sind dabei zu dehnen und zugleich zu kräftigen: Trapezius, Rhomboidei, Serratus lateralis, Levator scapulae.

Lagerung für Rotation: Im Sitzen (der Masseur steht hinter dem Patienten).

Technik der Rotationsdehnung

Der Arm ist im Schultergelenk 70–80 Grad abduziert und im Ellenbogengelenk rechtwinklig gebeugt. Die eine Hand des Masseurs fixiert das Schulterblatt, die andere faßt das Ellenbogengelenk und macht spielerisch lockere Innenrotation. Ist diese Ebene genügend eingespielt, werden zuerst ganz leichte und dann zunehmend stärkere federnde Außenrotationen durchgeführt. Diese Übung benötigt gerade bei älteren Patienten mit hohen Oberarmfrakturen und subkapitalen Oberarmfrakturen (am Collum chirurgicum) viel Einfühlungsvermögen. Der Knochen der älteren Patienten ist *osteoporotisch*, wie wir bereits gelernt haben. Es könnte leicht zu „Refraktionen" oder „Infraktionen" (neuerliche Knochenrisse im alten Schadensbereich) kommen. Die Übung darf keine Schmerzen bereiten, kann aber bei jüngeren Leuten bis an die Schmerzgrenze gehen.

Technik der aktiven Widerstandsübung

Der Patient hat den Arm wie bei der Dehnung 70–80 Grad abduziert und im Ellenbogen rechtwinklig gebeugt. Er wird aufgefordert, nach außen zu drehen, wobei die Hand des Masseurs Widerstand leistet und die andere das Schulterblatt fixiert.

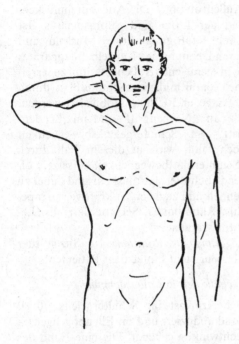

Abb. 88. Nackengriff

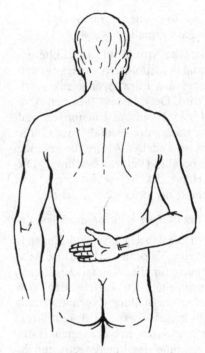

Abb. 89. Kreuz-Lendengriff

Erst wenn die Kraft der Außendrehung zunimmt, wird die aktive Widerstandsbewegung in gleicher Weise auch für die Innendrehung durchgeführt.

5. Ellenbogengelenk

a) Beugung (Biceps und Bracchialis). *Lagerung:* Sitzend. Der Ellenbogen (Olecranon) wird auf das gepolsterte, verstellbare Armtischchen gelegt (der Masseur sitzt vor dem Patienten).

Technik der Dehnung

Die eine Hand des Masseurs schient (umfaßt) den Oberarm des Patienten dicht am Ellenbogen. Die andere Hand faßt den Unterarm am Handgelenk und übt im Ellenbogengelenk federnde Beugebewegungen aus.

Technik der aktiven Widerstandsübung

Bei gleicher Lagerung bekommt der Patient den Auftrag, das Ellenbogengelenk zu beugen. Wieder schient die eine Hand

des Masseurs dicht am Ellenbogen den Oberarm des Patienten, die andere Hand übt zunehmenden Widerstand gegen die aktive Ellenbogenbeugung aus.

b) Streckung (Triceps humeri). *Lagerung:* Auch hier hat der Patient die Ellenspitze auf das gepolsterte, auf die richtige Höhe eingestellte Armtischchen gelegt.

Technik der Dehnung

Der Masseur sitzt vor dem Patienten, schient mit der einen Hand den Oberarm des Patienten dicht kranial vom Ellenbogengelenk und führt mit der anderen Hand (die das Handgelenk des Patienten umgreift) Streckbewegungen im Ellenbogengelenk aus. Die Kapsel der Beugeseite ist schwieriger zu dehnen als die der Streckseite. Hier muß also wesentlich mehr Vorsicht und Einfühlung aufgewendet werden als bei der ersten Bewegungsebene (besonders bei Kindern und älteren Patienten).

Die Übung darf keine Schmerzen bereiten!

Technik der Widerstandsübung

Der Patient ist gelagert wie bei der Dehnung. Die eine Hand des Masseurs schient am Oberarm und die andere leistet Widerstand gegen die vom Patienten selbst durchgeführte Streckung.

Bei einer regulären *Beugekontraktur des Ellenbogengelenkes* geht man wie bei jeder Beugekontraktur wie folgt vor:

a) Dehnung im Streckungssinne (wodurch der Kapselbandapparat der Beugeseite gedehnt wird).

b) Kräftigung der antagonistischen Muskelgruppe, das ist der Streckmuskel des Ellenbogengelenkes – der M. triceps humeri. Die Kräftigung erfolgt durch Massage aller drei Trizepsköpfe und durch aktive Widerstandsübung in der Streckerebene.

c) Jetzt muß die Beugemuskulatur des Ellenbogengelenkes (Bizeps und Brachialis) detonisiert werden, weil sie sonst bei der aktiven und passiven Streckung hindert. Außerdem kann sich die überdehnte Streckmuskulatur dann besser erholen.

c) Rotation (Pronator teres, Pronator quadratus, Supinator). Die Drehmuskeln können nur indirekt massiert werden, weil sie zur tiefen Schicht der Unterarmmuskeln gehören. Es wurde im anatomischen Teil schon dargestellt, daß es entscheidend ist, die Pronation (Arbeits- und Schreibhand) herzustellen. Die Pronation ist die Bewegung, welche bei Parallelstellung beider Handflächen die beiden Daumen zueinander führt. Die Supination führt die beiden Daumen auseinander und erzeugt eine „Spuck- und Bettelhand", wenn sie stärker ist als die Pronation. Es wird deswegen bei unserer Behandlung vorwiegend auf die Pronation geachtet, die Supination stellt sich dann schon ein, wenn kein anatomisches Hindernis vorliegt.

Die Pronationsdehnung

Lagerung: Der Patient sitzt und hat den Unterarm mit leicht gebeugtem Ellenbogengelenk auf dem passend eingestellten Armtischchen liegen.

Technik: Der Masseur sitzt vor dem Patienten, schient mit der einen Hand oberhalb des Ellenbogengelenkes am Oberarm und führt mit dem am Handgelenk gefaßten Unterarm des Patienten Innendreh- = Pronations-Bewegungen leicht federnd mit langsam zunehmender Kraft aus.

Gerade für alle Übungen am Ellenbogengelenk, Handgelenk und Fingergelenken ist vorbereitende Armbad- und Heißluftbehandlung (täglich im Wechsel) sehr zu empfehlen.

Technik der aktiven Widerstandsübung

Armlagerung wie bei der Pronationsdehnung. Der Patient erhält den Auftrag, den Unterarm zu pronieren. Während die eine Hand des Masseurs wieder am Oberarm schient, übt die andere zunehmend Widerstand gegen die vom Patienten durchgeführte Pronation aus.

Wenn eine *Supinationskontraktur* (Spuck- oder Bettelhand) vorliegt, ist die Pronationsdehnung und aktive Widerstandsübung sehr wichtig für den Patienten. Leider gibt es außer den beiden Pronatoren (teres und quadratus) keine weiteren Pronatorenmuskeln. Auf die Kräftigung dieser zwei Muskeln durch „indirekte Tonisierung" muß daher geachtet werden.

6. Handgelenk

a) Beugung (die vom Epicondylus ulnaris humeri entspringenden Flexoren). *Lagerung:* Patient hat den Unterarm auf das in richtige Höhe eingestellte Armtischchen gelegt. Der Masseur sitzt vor dem Patienten.

Technik der Dehnung

Die eine Hand des Masseurs schient den unteren Unterarm des Patienten und die andere Hand erfaßt die Mittelhand und führt Volarflexion (Beugung) aus, zuerst ganz feine Bewegungsausschläge, dann zunehmend. Die Übung darf natürlich keine Schmerzen bereiten. Sie kann einmal mit und dann ohne Fingerbeugung (Faustschluß) durchgeführt werden.

Technik der aktiven Widerstandsübung

Die Lagerung ist wie bei der Dehnung. Der Patient bekommt den Auftrag, das Handgelenk zu beugen (Volarflexion); zuerst ohne, dann mit Faustschluß. Die Hand des Masseurs leistet dabei zunehmend Widerstand.

Bei einer *Handgelenksbeugekontraktur* gehen wir wieder folgendermaßen vor:
a) Dehnung im Streckungssinn, wodurch der Kapsel-Band-Apparat der Beugeseite gedehnt wird.
b) Kräftigung der antagonistischen Muskelgruppe, das sind die vom Epicondylus radialis humeri entspringenden Hand- und Fingerstrecker.
c) Detonisierung der Hand- und Fingerbeuger, damit die überdehnten Hand- und Fingerstrecker sich besser erholen können.

Die Behandlung der *Fingerbeugekontrakturen* (Streckkontrakturen sind sehr selten) ist von der Vorbehandlung durch Handbad, Vierzellenbad und Heißluft sehr abhängig. Auch hier wieder der gleiche Grundsatz:
a) beugeseitige Kapsel dehnen
b) Fingerstrecker kräftigen
c) Fingerbeuger detonisieren

b) Streckung (Extensorengruppe mit Ursprung am Epicondylus radialis humeri). Die Handstreckung ist für die stärkste Kraft beim Faustschluß sehr wichtig. Wie jeder leicht feststellen kann, läßt eine deutliche Beugung des Handgelenkes einen sehr kräftigen Faustschluß nicht zu. Ältere Frauen brechen sich beim Stürzen, Ausgleiten wegen der Osteoporose leicht den Radius (Radiusbasisfraktur). Wegen der Materialschwäche rutschen die Frakturen manchmal etwas im Gipsverband

und die Beweglichkeit des Handgelenkes wird gestört. Wir werden solche Gelenke nicht zur Beugung „zwingen". Wenn gute Streckung vorhanden ist, wird die im Alter benötigte Funktion ausreichen.

Lagerung: Der Patient sitzt und hat den Unterarm auf das richtig eingestellte Armtischchen gelegt. Der Masseur sitzt vor dem Patienten.

Technik der Dehnung

Der Masseur faßt den Unterarm mit der einen Hand im unteren Drittel und führt mit der anderen Hand Dorsalflexionen (Streckungen) des Handgelenkes mit feiner Federung und sehr langsam steigender Kraft aus.

Technik der aktiven Widerstandsübung

Der Patient bekommt den Auftrag, das Handgelenk zu strecken (Dorsalflexion); zunächst ohne, dann mit gleichzeitiger Fingerstreckung. Die Hand des Masseurs leistet dabei langsam steigenden Widerstand. Eine gute Vorbehandlung mit Unterarmbädern oder Heißluft wirkt sich sehr günstig aus.

IV. Allgemeine Regeln zur Gelenks- und Wirbelsäulenbehandlung

1. Allgemeines

Darüber lassen sich viele Seiten füllen. Es sollen hier nur ganz klar die für den Unterricht wesentlichen Grundsätze und Regeln hervorgehoben werden.

Jede entzündliche Reizung am Gelenk führt zur *Beugekontraktur.*

Jede traumatische (unfall- oder operationsbedingte) Reizung eines Gelenkes führt zur *Beugekontraktur.*

Kein entzündlich oder traumatisch gereiztes Gelenk darf *direkt* mit Massage angegangen werden. Fast immer bestehen Gelenksschwellungen. Diese werden unter

Aussparung der Gelenke verteilt – abgeleitet (siehe Massagetechnik). Dazu benutzt man ferner Mittel, welche den entzündlichen Kapselreiz hemmen; das sind sog. *antiphlogistische* Packungen oder *Kataplasmen*.

Ferner benutzt man Mittel, welche die Durchblutung des Gelenkes kräftig anregen:
a) Heißluft,
b) Hitzepackungen,
c) Rubefazientia (Hautröter).

Selbstverständlich sind auch Kurzwelle und Diathermie geeignet.

Bei Gelenksergüssen gibt es ferner *resorbierende* Packungen verschiedener Art. Alle diese Dinge werden örtlich verschieden in die Gelenksbehandlung eingeschaltet.

Von entscheidender Bedeutung ist die *allmähliche* Kapsellockerung. Durch rheumatische Entzündung, aber auch durch Unfallschaden und Operationsnarben können im Kapselbereich enorme Schwielenbildungen stattfinden. Diese zu lockern, *ohne neuerlichen Reiz* durch die Behandlung zu setzen, ist Aufgabe des Masseurs, wozu Erfahrung und Fingerspitzengefühl gehört. Berufserfahrung erwirbt sich jeder, der beobachten kann und kritisch ist. Für die Einfühlung in ein Behandlungsverfahren ist auch ein wenig Menschenkenntnis erforderlich und die Beachtung des Grundsatzes: *„Keine Gelenksbehandlung darf Schmerzen bereiten, besonders nicht bei Beginn der Behandlung. Es darf keine Gelenksschwellung auftreten."*

Treten im behandelten Bereich Schwellungen auf und nimmt die Beweglichkeit ab, dann ist die Gefahr eines „Sudeck" vorhanden. Es ist dann der zuständige Arzt einzuschalten, da es hierfür auch Medikamente gibt. Tritt in der näheren oder weiteren Umgebung des Gelenkes Verhärtung im Muskel auf, ist an die „Myositis ossificans" zu denken. Auch hier können Medikamente vorteilhaft sein.

Solange sich das Gelenk noch deutlich im Reizzustand befindet, können wir folgende Behandlung vornehmen:
a) ableitende-verteilende Technik in der Gelenksumgebung unter Aussparung des Gelenkes selbst,
b) Detonisierung der Beugemuskulatur zur Hemmung der Kontraktur (Verkürzung der Muskelfasern),
c) Tonisierung der Streckmuskulatur zur Hemmung der Überdehnung,
d) Anleitung zur *isometrischen Muskelanspannung*. Bei der isometrischen Muskelkontraktion spannt sich der Muskel an, *ohne daß das zugehörige Gelenk sich bewegt.*

Wir können also mit fast allen quergestreiften Muskeln bei etwas Übung *Kontraktionen ohne Bewegungseffekt* hervorrufen.

Für die „Patella-Beübung" im Gips ist das sehr wichtig. Die Patella kann hier unter Spannung gesetzt werden, bekommt etwas Gleitschub und die Verwachsung und Vernarbung wird verhindert. Ist der Gips entfernt, fängt man aus den gleichen Gründen mit dem „Patellazug" an. Dadurch werden Sehne und Kapsel im Patellabereich gedehnt. Im Gips kann durch ein „Gipsfenster" auch vorsichtig passive Patellalockerung durch den Masseur erfolgen. Die *isotonische* Muskelanspannung ist die übliche Willensaktion zur Bewegung eines Gelenkes.

Isotonische Kontraktion ist also Muskelanspannung *mit* Bewegungseffekt.

Sehr günstig ist die Einleitung der Gelenksbewegung und Kontrakturbehandlung im Bewegungsbad (für Arme auch Teilbad). Grundsätzlich wird ein „rheumatisches Gelenk", „Unfallgelenk" und „Operationsgelenk" während der ersten Behandlungszeit *nicht belastet*. Der Patient schont die Extremität im Gehwagen oder mit Unterarmstockstützen.

Für die Einleitung einer postrheumatischen, posttraumatischen und postoperativen Gelenksbehandlung hat sich folgender Ablauf bewährt:

a) vorsichtige aktive Bewegung im Bewegungsbad (Anleitung durch den Masseur in der Reihenfolge der Bewegungsebenen)

b) zunehmende passive Nachhilfe im Bewegungsbad in Reihenfolge der Bedeutung der Bewegungsebenen

c) aktive Widerstandsübungen im Bewegungsbad

d) Trockenmassage der Muskelgruppen nach Bedeutung der Bewegungsebenen, Detonisierung verkürzter Muskeln, Tonisierung überdehnter Muskeln

e) Dehnungs- und Widerstandsübungen auf der Massagebank (bei starken Kontrakturen notfalls Rollenzüge)

Eventuelle Entschmerzung gereizter Gelenke zwischendurch nach allgemeinen Regeln ist nötig.

Für die Hüftgelenke ist Heißluft, Diathermie und Kurzwelle immer wieder einzuschalten.

Für alle anderen Gelenke kann auch „Infrarot-Bestrahlung" sehr günstig verwendet werden.

Schließlich kann auch die manuelle Massage außer der Muskelmassage mit Erfolg zur Abschwellung eingesetzt werden. Besonders sind beim Fortschreiten der Behandlung *kleine Vibrationen* an der Gelenkskapsel und *Streichungen* zur laufenden Entstauung gut einzubauen.

Bei völlig *reizlosem* Gelenk und bestehender Kontraktur ist zu *beachten: die beugeseitige Kapsel* ist meist der am stärksten verdickte und geschrumpfte Kapselanteil. Hier ist Detonisierung und Dehnung der entscheidende Behandlungsgrundsatz.

Die *streckseitige Kapsel* ist der am meisten verwachsene Kapselanteil. Hier ist die vibrierende Lockerung im Vordergrund.

Die großen Erfahrungen der operativen Gelenksbehandlung lehren uns, daß die *Gelenke mit Ergüssen* zwar sehr vorsichtig, doch mit viel Erfolg zu behandeln sind. Hingegen sind die verdickten Gelenke ohne Erguß nur mit viel Ausdauer und Mühen von seiten des Masseurs und

der Patienten zu einer zufriedenstellenden Funktion zu bringen.

Für *chronisch kranke Gelenke* ist die Hinzunahme medizinischer Bäder ein wesentlicher Faktor vor allem zur Beschwerdenlinderung, weniger für die Funktion.

2. Die Kontrakturbehandlung mit Rollenzügen

Wenn wir bei sehr schweren postrheumatischen, posttraumatischen und postoperativen Beugekontrakturen nach 6–8 Wochen intensiver täglicher Behandlung im Bewegungsbad und im Trockenen nicht mindestens *ein gutes Drittel* der im Gelenk möglichen Beugung erreicht haben, dann gibt es zwei Möglichkeiten weiterzukommen:

a) Bewegung in Narkose (brisement forcé)

b) Dauerrollenzüge

c) Eispackungen

Die Entscheidung hierüber fällt von ärztlicher Seite. Die Narkosebeugung mit vorsichtiger Dosierung hat zur rechten Zeit ihre gute Seite. Sie wird von einem besonders erfahrenen Arzt vorgenommen.

Die *Dauerrollenzüge* überwacht der Masseur. Es gibt hierzu in vielen Fachkliniken die verschiedensten Einrichtungen. Das Prinzip der Dauerrollenzüge ist folgendes:

a) Das Gelenk wird durch entsprechende Lagerung einschließlich Gurten- und Riemenfixation möglichst einwandfrei geführt,

b) der zu beugende Unterarm oder Unterschenkel wird von einer Manschette gefaßt. Von der Manschette führt ein Seil über eine Rolle. Unterhalb der Rolle wird das Seilende mit einem Gewicht beschwert.

Mit dem Dauerrollenzug kann man *außerhalb der Schmerzgrenze* länger wirkende Kräfte am Gelenk angreifen lassen, die unter langsamer Erhöhung des Gewichts am Rollenzug zur Kapseldehnung führen. Wichtigste Grundregel ist: *Lieber längere Einwirkungszeit, aber nur sehr langsam das Gewicht am Rollenzug erhöhen.* Gelenksreizung (Schwellung, Erguß) darf dabei nicht auftreten.

3. Klappsche Kriechübungen

Der lt. Bundesgesetz festgelegte Lehrplan umfaßt bei Punkt 4 „Praktische Ausführung der Massage in Verbindung mit Bewegungsübungen". Die Auslegung dieses Punktes darf nicht zu weit und auch nicht eng sein. Es ist Erfahrungstatsache, daß mit zunehmendem Mangel an Krankengymnastinnen bei Gesundheitsämtern und in der orthopädischen Praxis vielfach Masseure für wichtige, unentbehrliche Übungen eingeschaltet werden müssen.

Die *Klappschen Kriechübungen* (vor allem im Gruppenturnen) sind für die Behandlung von Skoliosen und Haltungsfehlern unentbehrlich. Sie sollen daher im Unterricht in ihren Grundzügen mit behandelt werden. Wer sich hier fortbilden will, hat mit der einschlägigen Literatur der Krankengymnatik die Möglichkeit hierzu[1].

Die Klappschen Kriechübungen werden vom Arzt meist verordnet:

bei Skoliosen,
bei Rundrücken (Kyphosen),
bei ausgeprägten Haltungsfehlern.

Durch diese Übungen wird dreierlei erreicht:

Lockerung und Korrektur der kindlichen Wirbelsäule,
Dehnung des Brustkorbes (Vergrößerung des Atemvolumens),
Stärkung und Wachstumsanregung für die Wirbelsäulenmuskulatur.

a) Grundhaltung: Vierfüßlergang. Kniegelenke, Fußrücken und Hände halten engen Bodenkontakt. Die bodenberührenden Körperteile tragen Polster oder die Übungen finden auf großer Matte statt.

b) Grundregeln. Die Oberschenkel zeigen immer möglichst senkrecht zum Boden.

1 Das Klappsche Kriechverfahren. Von Dozent Dr. B. Klapp

Beim Schieben der Hände und Knie wird der Kopf stets zur „Standhand" gerichtet.

Die Arm- und Beinbewegungen sind möglichst raumgreifend und das Becken soll nicht aus der Waage kippen.

Die Brustwirbelsäule wird möglichst flach oder lordotisch gehalten und die Lendenwirbelsäule möglichst rund oder kyphotisch (insgesamt also eine völlige Umkehrung der normalen BWS-Kyphose und LWS-Lordose).

Der *Paßschritt:* er ist der eigentliche Korrekturschritt. Beim Vorziehen rechter Arm und rechtes Bein entsteht eine rechtskonvexe Krümmung der Brust- und eine linkskonvexe Krümmung der Lendenwirbelsäule. Die meisten idiopathischen Skoliosen (70–80%) sind an der BWS rechtskonvex und an der LWS linkskonvex.

Bei den poliomyelitischen, rachitischen oder angeborenen Skoliosen gibt es keine festliegende Krümmungsneigung. Diese Skoliosen können die verschiedensten Formen haben. Die Masse aller Skoliosen wird während der Schulzeit erkannt und verschlechtert sich bis zur Pubertät. Wenn trotz Gipsschalenbehandlung und ständiger Skolioseübungen in der Pubertät an Hand von Röntgenkontrollen rapide Verschlechterung auftritt, dann kann sich eines Tages die Notwendigkeit der Skolioseoperation ergeben. Ein 13jähriges Mädchen z.B. kann bei rapidem Fortschreiten (Progredienz) der Spoliose innerhalb eines Jahres einen „massiven Rippenbuckel" bekommen. Der Rippenbuckel ist gerade für Mädchen nicht nur eine kosmetische Entstellung, sondern bedeutet auch eine Kreislaufstörung. Es kommt zum sog. „Einflußstau" am rechten Herzen durch die Verlagerung und Verziehung der Thoraxorgane. Bei starker Rippenbuckelbildung, der „Kyphoskoliose", sieht man diese Kreislaufstörung an der Blaufärbung (Zyanose) von Lippen und Ohrläppchen. Der rechtsseitige Paßschritt würde also die rechtskonvexe Krümmung der

Brustwirbelsäule verstärken, wohingegen sie durch den linksseitigen Paßschritt korrigiert wird.

Der *Kreuzschritt:* hier erhalten wir eine Verbiegung der ganzen Wirbelsäule. Auf der Seite, auf der sich Schulter und Becken nähern, entsteht die Konkavität. Bei der *Stellung linker Arm vor – rechtes Knie vor* nähert sich die rechte Schulter dem rechten Becken und es entsteht an der ganzen Wirbelsäule eine Rechtskonkavität und Linkskonvexität. Da bei der idiopathischen Skoliose an der Brustwirbelsäule eine Rechtskonvexität vorliegt, ist also dieser Kreuzschritt korrekturfördernd.

Bei der *Stellung rechter Arm vor – linkes Knie vor* nähert sich die linke Schulter dem linken Becken und es entsteht an der ganzen Wirbelsäule eine Linkskonkavität und Rechtskonvexität. Für eine idiopathische Skoliose mit Rechtskonvexität der Brustwirbelsäule ist dieser Schritt nur lockernd, aber nicht korrigierend.

Wir können also feststellen, daß der *Paßschritt linksseitig* auf die gewöhnlich an der Brustwirbelsäule rechtskonvexe idiopathische Skoliose nicht nur lockernd, sondern auch korrigierend wirkt.

Beim Kreuzschritt linker Arm – rechtes Knie wird ebenfalls nicht nur lockernde, sondern auch korrigierende Beeinflussung der an der Brustwirbelsäule rechtskonvexen idiopathischen Skoliose erreicht.

Es ist also für den Masseur genau wie bei der Massagebehandlung der Skoliose die Kenntnis um die Lage der Konvexität und Konkavität der Skoliosen sehr wichtig, weswegen die Markierung der Dornfortsätze, also das Anzeichen der Interspinallinie, gerade für den Anfänger seine Bedeutung hat.

Es ist nun klargestellt, daß wir für die *Haupt- oder Primärkrümmung* der idiopathischen Skoliose ganz bestimmte *einseitige* = unsymmetrische Übungen brauchen werden. Bei ganz wenigen Skoliosen handelt es sich um eine einzige großbogige Krümmung, die mit solchen unsymme-trisch-asymmetrischen Übungen beeinflußbar sind.

Der Großteil der Skoliosen besteht aus Hauptkrümmung = Primärkrümmung, welche z.B. bei der idiopathischen Skoliose an der Brustwirbelsäule rechtskonvex ist, und einer Gegenkrümmung = Sekundärkrümmung, welche z.B. bei der idiopathischen Skoliose an der Lendenwirbelsäule linkskonvex ist. Um aber Primär- und Sekundärkrümmung einer Skoliose beeinflussen zu können, wenden wir die Kriechübungen nicht als symmetrische Übungen an, d.h. sie werden rechts wie links ausgeführt.

Von entscheidender Bedeutung für das Klappsche Kriechen ist die Höhe des Schultergürtels, da hiervon der Scheitelpunkt der Krümmung und somit die Beeinflussung der Skoliose-Primär- und -Sekundärkrümmung abhängig ist.

Wir unterscheiden *3 Haupteinstellungen der Schultern:*

a) tiefes und halbtiefes Kriechen = 1.–7. BWK,

b) horizontales und halbsteiles Kriechen = 8.–12. BWK,

c) steiles Kriechen nach seitlich hinten = 1.–5. LWK.

Es wurde schon bedeutet, daß die langen und breiten Rückenmuskeln die „aktiven Haltetaue" der Gliederkette der Wirbelsäule sind. Wenn die Muskulatur schlecht entwickelt oder auch untrainiert ist, haben wir *„keinen guten Korrekturfaktor".*

Alle passiven Übungen der korrigierenden Dehnung und Lockerung machen eine Fehlachse nur schlimmer, wenn nicht genügend richtige Muskulatur vorhanden ist, die Korrektur zu sichern.

Die Muskulatur hat also zwei Aufgaben:

a) die passiv erzielten Korrektureffekte zu sichern,

b) selbst korrigierende Kräfte zu entfalten.

Für die Wirbelsäule überhaupt und insbesondere die „fehlstatische Wirbelsäule" ist eine gute Rückenmuskulatur also lebenswichtig. Für diese Rückenmuskeln und Bauchmuskeln gibt es eine Reihe von Übungen, die man zum Klappschen Kriechen gut einschalten kann:

a) aktive Rückenstreckung (in Bauchlage)
mit Heben der Arme,
mit Heben der Beine
b) aktive Rückenstreckung
mit Heben re. Arm – li. Bein,
mit Heben li. Arm – re. Bein
c) aktive Rückenstreckung
mit wechselndem Heben der Arme und Beine in Korrekturlagerung.

Hierbei ist die Skoliose gegensinnig umgekrümmt, d.h. statt rechtskonvexer Einstellung der BWS wird passiv eine linkskonvexe Einstellung herbeigeführt, statt linkskonvexer Einstellung der LWS wird passiv eine rechtskonvexe Einstellung der LWS herbeigeführt. In dieser korrigierenden Umlagerung werden jetzt die Übungen von a) und b) vorgenommen.

V. Massage bei wichtigen Krankheitsgruppen

1. Klassische und diffuse schlaffe Lähmungen

Im anatomischen Kapitel wurde schon darauf hingewiesen, daß eine komplette Peroneus-Lähmung einen Spitzklumpfuß hervorruft. Es handelt sich hier um die natürlich schlaffe Lähmung bei Schädigung eines peripheren Nerven (sog. klassische Lähmung).

Der Spitzklumpfuß kann auch bei multiplen Lähmungen des Muskelapparates und bei „unvollständiger Querschnittslähmung" vorhanden sein.

Was sind dabei unsere Behandlungsaufgaben:

Es werden Teilmassagen (ganzes Bein) durchgeführt aus folgenden Gründen:

a) gelähmtes-atonisches Gewebe begünstigt Störungen im Blutablauf (= Stase). Daher ableitende verteilende Handgriffe und Entstauungsübungen (Bürgersche Übungen).
b) Die nicht gelähmte Muskulatur soll nicht atrophisch werden, wenn das Bein jetzt wegen der Lähmung geschont wird. Es werden daher hyperämisierende Handgriffe durchgeführt.
c) Die gelähmten Muskeln müssen einwandfrei gepflegt werden, damit nach Nervennaht = Neurolyse oder Spontanregeneration die wieder auf den Muskel treffenden zentralen Impulse genügend kontraktiles = kontraktionsfähiges Muskelplasma (Sarkoplasma) in den Muskelfasern vorfinden. Es wird daher eine sorgfältige hyperämisierende und bei den ersten durchkommenden Impulsen tonisierende Grifftechnik eingesetzt.

Bei der geringsten Neigung zur Kontraktur werden die entsprechenden *passiven* Dehnungen angesetzt.

Bei einer kompletten Peroneus-Lähmung bekommen

a) die Wadenmuskeln und langen Zehenbeuger,
b) der Tibialis posterior die Überhand,

weil das „Muskelgleichgewicht" gestört ist. Die Muskelgruppen dürfen sich nicht verkürzen, weil damit der fortschreitenden Kontraktur alle Wege offen stehen. Diese Muskeln müssen *täglich passiv gedehnt* und *detonisiert werden.*

Von ärztlicher Seite wird durch entsprechende Lagerung und durch Verwendung von „Nachtschienen" aus Gips oder Kunststoff dabei mitgewirkt. Diese Behandlung kann auch unter dem zusätzlich lockernden Einfluß von Bädern (Voll- oder Teilbäder) erfolgen. Die gelähmten Körperabschnitte sind für jede Form von Wärmezufuhr dankbar.

2. Spastische Lähmungen

Es wurde schon gesagt, daß die *spinale Spastik* für unsere Behandlung günstiger

ist als die *zerebrale Spastik*. Am schlechtesten ist die von „wurmförmigen Fingerbewegungen" (sog. Athetosen) begleitete zerebrale Spastik. Die große Schwierigkeit liegt darin, daß es bei oft ganz geringfügigen therapeutischen Griffen zur Auslösung des *Spasmus = Dauerkrampf* oder *Klonus = Schüttelkrampf* kommen kann. Das beste ist in solchen Fällen die vorbereitende Entspannung im Bad und die Anwendung kleiner und schließlich großer *Vibrationen*. Bei der *spinalen Spastik* gelingt jetzt täglich fortschreitend unter Verwendung der ganzen detonisierenden Grifftechnik langsam die Besserung muskulärer Verspannungen. Der Masseur wird sich zur rechten Zeit wundern, warum jetzt nicht auch die Beugekontrakturen verschwinden. Nun sind ja die Kontrakturen bei längerdauernder Krankheit, insbesondere auch bei Rheumatikern, längst keine reinen muskulären = myogenen Kontrakturen mehr. Auch die Sehnen verkürzen sich = tendogene Kontraktur. Schließlich ist auch die Kapselschrumpfung = kapsulogene Kontraktur und Bänderschrumpfung = ligamentäre Kontraktur bei einer Gelenkfehlstellung mit beteiligt. Wenn Kapseln und Bänder besonders beteiligt sind, sprechen wir auch von „arthrogener Kontraktur". Durch Verlötung und Auflösung von Gelenkflächen kann es zu regulären knöchernen Fehlstellungen im Gelenk, den sog. ossären Kontrakturen kommen. Bei schwersten Kontrakturformen kommt die konservative Therapie mit Detonisierung, Muskeldehnung, Bänder- und Kapseldehnung natürlich nicht mehr zurecht. Es müssen dann operative Maßnahmen (Sehnenverlängerungen, Muskelverpflanzungen, Muskel-, Kapsel- und Bändereinkerbungen) hinzugenommen werden. Es ist erstaunlich, welch schwere Kontrakturen auf diese Art noch zu beheben sind.
Das wichtigste ist dann, nach der Operation die Muskeln nach Sehnenverlängerung und die verpflanzten Muskeln im Gleitgewebe zu lockern und aktionsfähig

zu machen und Abflußstörungen (Schwellungen im Gips) zu beseitigen. Das geschieht durch intermittierende Drückungen. Die Lösung und Lockerung der Operationsnarben ist dabei zu bedenken.

3. Neurologische Systemkrankheiten

Dazu gehören die Neurolues, die Tabes, die multiple Sklerose und die Syringomyelie als besonders häufige Vertreter. Das entscheidende Behandlungsziel heißt, zunächst *entschmerzen, entkrampfen* und *Kontrakturen verhüten!* Die „lanzinierenden" Schmerzen der Tabes sind gefürchtet. Neben der Bindegewebsmassage hat das Stanger-Bad hier eine gute Position. Auch Ganzmassagen haben in der Behandlung neurologischer Systemkrankheiten einen guten Platz, weil sie neben einer entsprechenden krankengymnastischen Gehschulung auch die gestörte Koordination, d.h. das harmonische Zusammenspiel der Muskeln, fördern.

4. Große Operationsnarben

Die größten Operationen am Bauch werden an den großen Organen (Galle, Magen, Dick- und Dünndarm, Niere und Milz) aus chirurgischer respektive urologischer Indikation durchgeführt. Auch große gynäkologische Operationen können weite Narbengebiete hinterlassen.
Im Thoraxbereich sind es vor allem die Herzoperationen und die Entfernung erkrankter Lungenlappen, die mit großen Narben verbunden sind.
Die orthopädischen Operationen im Hüftbereich (Arthrodese = Hüftversteifung; Endoprothese = Einsetzung eines künstlichen Hüftkopfes), an der Wirbelsäule (bei Skoliosenoperationen) und am Kniegelenk (nach Bänderplastiken) hinterlassen größere narbige Verwachsungen. Gerade bei orthopädischen Operationen beginnt man wegen der Gelenksfunktion gern schon *nach* der dritten Woche mit

der *Narbenmassage*. Vor diesem Zeitpunkt ist die Operationsnarbe meist noch zu sehr im Reizzustand. Der erste Akt der *Narbenmassage* ist die *Narbendehnung*. Man faßt die Narbe mit Daumen und Zeigefinger, versucht, sie von der Unterlage abzuheben und die Kutis und Subkutis von der Faszie zu lösen. Gelingt die Abhebung, dann kommt als zweiter Akt die *Narbenverschiebung*. Jetzt wird die Narbe vorerst in Längsrichtung und dann zunehmend kreiselnd auch in die Querrichtung verschoben. Schließlich kommt als dritter und letzter Akt die *Narbenerweichung* hinzu. Diese wird durch kleine und dann auch große Zirkelungen (Friktionen) erreicht. Alle drei Akte der Narbenmassage werden durch Einreibung mit *narbenaufweichender Salbe* abgeschlossen.

5. Gefäßkrankheiten (Angiopathien)

Bei arteriellen Gefäßkrankheiten darf nicht massiert werden.
Hierzu rechnen sowohl die arteriellen Systemkrankheiten (Morbus Burger-Winiwarter, Arteriosklerose, diabetische Gefäßleiden) als auch die venöse Abflußstörung (chronische Thrombophlebitis).

1. *Grundregel:* Zuerst die Abflußbahnen frei machen, dann bessert sich die arterielle Zufuhr schon zu einem Teil von selbst. Daher abgesetzte und durchgehende, erst flache und dann tiefe Streichungen, dann intermittierende Drückungen.
   Sind Bindegewebszonen zu finden, kann zusätzlich Bindegewebsmassage (Leube-Dicke) durchgeführt werden.
2. *Grundregel:* Öffnen der Kapillaren (feine Haargefäße), Heißluft.
3. *Grundregel:* Öffnung der Arteriolen und kleinen Arterien durch Schüttelungen und Bindegewebsmassage (Armzone – Beinzone).
4. *Grundregel:* Aktive Übungen (z.B. Fußkreisen und Bürgersche Übungen).

6. Herzkrankheiten

Hier ist der oberste Grundsatz: *nicht schaden*, da dem erkrankten und geschwächten Herzen keinerlei Behandlungsbelastung zugemutet werden kann.
Wir unterscheiden zwei Gruppen von Herzkrankheiten:

a) Die *angeborenen*. Dazu gehören die Fehlbildungen an der Trennwand zwischen rechtem und linkem Vorhof (For. ovale), offener Ductus Botalli usw.
b) Die *erworbenen*. Dazu gehören die von einer Endokarditis stammenden Klappenfehler, wie Aorteninsuffizienz, Aortenstenose. Bei der *Insuffizienz* sind die Klappen undicht. Bei der *Stenose* sind sie erstarrt und nur ein kleiner Durchgang ist offen.
Der Arzt erkennt die Fehler an den verschiedenen Herzgeräuschen. Die größte Gruppe von Herzschäden wird gekennzeichnet durch einen „Myokardschaden = Myokardinsuffizienz = Myokardiopathie".
Die Herzmuskelschäden stammen meist von Infektionskrankheiten (Scharlach, Diphtherie) oder von Eiterherden (Foci, wie z.B. chronische Mandeleiterungen). Bei der Behandlung dieser Herzkrankheiten gibt es drei Regeln:
a) *mit kleinster Belastung anfangen*
   z.B. Armmassage links, bei der nächsten Sitzung kann man bei guter Verträglichkeit auch den zweiten Arm dazunehmen. Also Teilmassage in Form Massage beider Arme.
b) *Belastung langsam steigern*
   Anstelle der Arme erst ein Bein, dann beide Beine behandeln. Schließlich beide Beine und einen Arm und dann alle vier Extremitäten.
c) *Koronarerweiterung und Entkrampfung*
   Bindegewebsmassage an der Herzzone, später auch an den Extremitäten.
Durch diese schonende Extremitätenbehandlung werden hier die venösen Bahnen entstaut und die arteriellen Bahnen eröff-

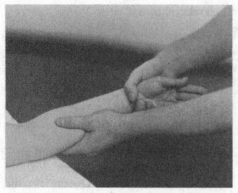

Abb. 90. Einstreichung des Armes, Hand dreht im Ellenbogen und geht über den biceps brachii nach außen ab, Phase 2, nun hält die linke Hand die Hand des Patienten und streicht über die Oberseite des Armes, dreht im Ellenbogen und fährt über Triceps brachii und dann nach außen. Die Streichung immer von distal nach proximal

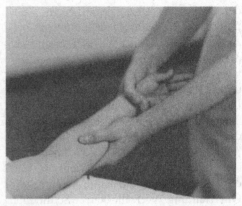

Abb. 93. Einhandknetung am Unterarm von distal nach proximal

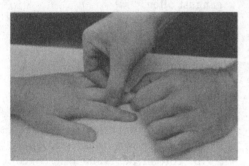

Abb. 91. Einstreichung der Finger, wobei die freie Hand des Behandlers den Finger des Patienten seitlich fixiert, von distal nach proximal

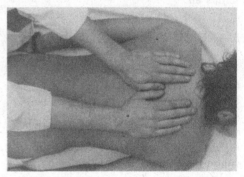

Abb. 94. Beginn der Einleitungsstreichung von kranial nach kaudal, die Schulterblätter mit einbeziehen

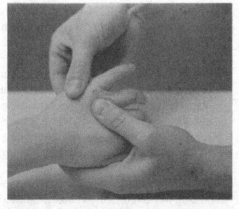

Abb. 92. Kneten der interossei = Verschiebegriff

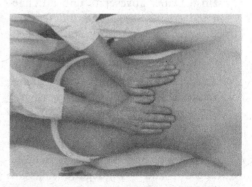

Abb. 95. Phase 2. Man fährt von kranial nach kaudal bis zum Beckenkamm, wobei die Hände parallel liegen bleiben

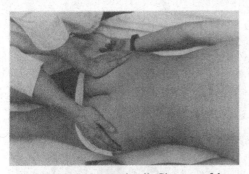

Abb. 96. Phase 3. Nun werden die Glutaen umfahren

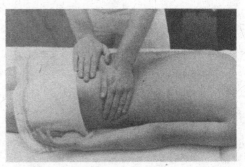

Abb. 97. Phase 4. Hier hält die eine Hand die Analfalte zu, die 2. Hand streicht über den Beckenkamm, über die Mitte des Glutaeus, und am unteren Teil des Glutaeus mit leichtem Druck von medial nach lateral und geht ohne Druck sanft von lateral jeweils auf den neuen Ausgangspunkt

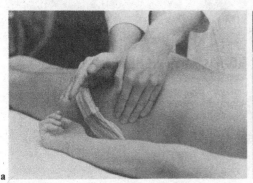

a

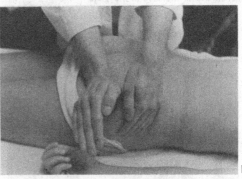

b

Abb. 98a, b. Phase 5. Glutaeusknetung, dies ist eine Zweihandknetung mit anliegenden Daumen. Abwechselnd gibt der distale Teil des Handtellers der einen Hand und die Finger der anderen Druck

und Gegendruck, so daß der Glutaeus in eine „S-Form" gelegt wird, diese Bewegung wird so ausgeführt, daß die Hände nicht verrutschen und der Patient kein Kneifen verspürt

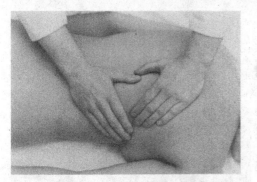

Abb. 99. Phase 6. Die flächige Zweihandknetung, sie wird bei allen Muskeln angewendet, die nicht abgehoben werden können, die schließt sich an die Glutaeusknetung an, hier werden die Daumen abgespreizt, üben aber *keine* Funktion aus, der Druck wird vom Handteller der linken Hand und den Fingern der anderen Hand gegeben, dies wird von kaudal nach kranial und zurück durchgeführt

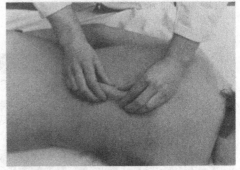

Abb. 100. Phase 7. Die Fingerknetung, sie wird an den Muskeln ausgeführt, die klar im einzelnen gefaßt werden können, wie hier zum Beispiel am erector spinae, der Druck kommt vom Daumen der einen Hand und von den Fingerkuppen der anderen Hand, dies wird fließend von kaudal nach kranial und umgekehrt durchgeführt

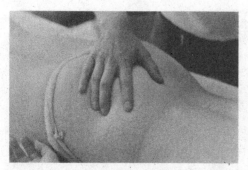

Abb. 101. Phase 8. Die Fingerzirkelung, sie wird am Rücken auf dem Glutaeus und am erector spinae und um die Schulterblätter durchgeführt. Finger 3. und 4. gehen mit leichtem Druck kreisend in die Tiefe und kreisend wieder nach oben, gleiten dann etwa 2 cm weiter ohne die Haut zu verlassen und gehen wieder kreisend in die Tiefe

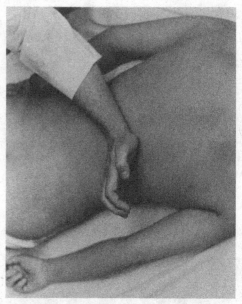

Abb. 102. Die Handballenzirkelung, sie wird angewendet, wenn die Fingerzirkelung noch zu schmerzhaft ist. Hier arbeitet nur der distale Handrücken, kreist abwechselnd der Kleinfingerballen und dann der Daumenballen

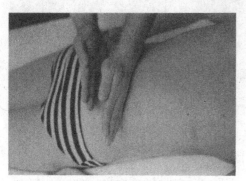

Abb. 103. Der Sägegriff am Kreuzbein, er dient zur Hyperämisierung im Bauch-Beckenraum. Er wird gegenläufig vom Steißbein bis zur LWS von kaudal nach kranial und zurück 3–4mal ausgeführt

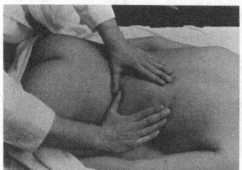

a

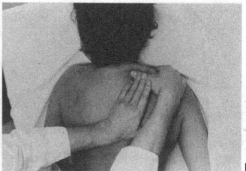

b

Abb. 104a, b. Das Hautrollen längs, beide Hände werden mit abgespreizten Daumen am Beckenkamm aufgelegt und führen die Haut mit leichtem Druck nach kranial, wobei die Finger in der Ausgangsstel- lung bleiben und nur sanft mitlaufen. In der Phase 2 übergibt die innere Hand der äußeren die Hautfalte und fährt über den Trapeziuswulst hinüber

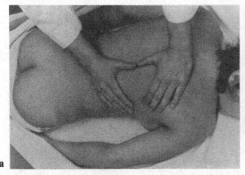

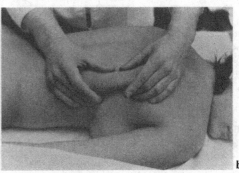

Abb. 105a, b. Das Hautrollen quer, die distale Hand liegt am unteren Rippenbogen, die Daumen sind abgespreizt, nun fahren die Daumen von medial nach lateral mit einigem Druck s. Phase 2, die Haut-falte, wobei nur Finger 2. und 3. leicht abgehoben werden und die übrigen Finger der Ausgangsstellung bleiben

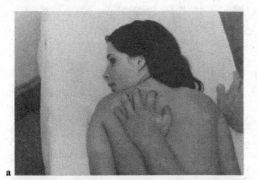

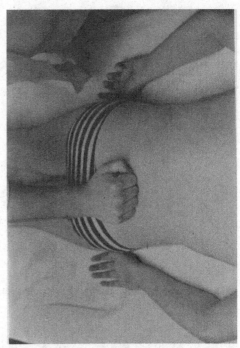

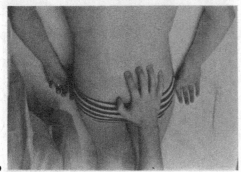

Abb. 106a, b. Der Harkengriff, hier werden die Finger gespreizt über der Scapula angelegt und fahren mit einigem Druck in einer schlängelnden Linie von kranial nach kaudal bis zum Beckenkamm und im Plättgriff zurück

Abb. 107. Der Hobelgriff, die geballte Faust wird über der Scapula angelegt und fährt so von kranial nach kaudal bis zum Beckenkamm, oder von dem unteren Teil der Scapula bis untere Rippenlage und im Plättgriff zurück

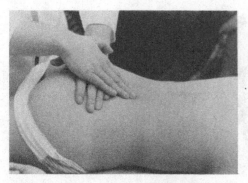

Abb 108. Die Palpation, hier wird mit einer Hand mit leichtem Druck von kaudal nach kranial gefahren, wobei die andere Hand durch Gegenzug verhindert, daß sich eine Hautfalte bildet

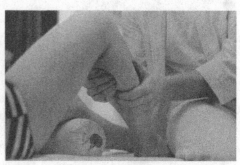

Abb. 111. Knetung des Gastrocnemins in Rückenlage von distal nach proximal

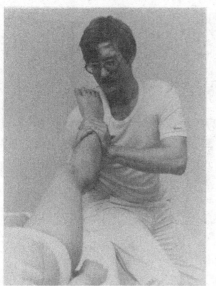

Abb. 109. Ausstreichung am hochgelagerten Bein von distal nach proximal

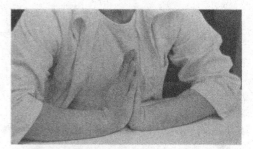

Abb. 112. Dehnung der Unterarmmuskulatur

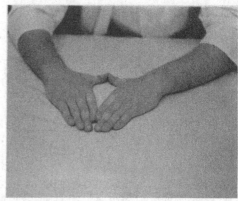

Abb. 113. Dehnung der Daumenmuskulatur

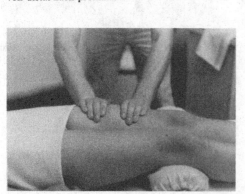

Abb. 110. Intermettierende Drückung

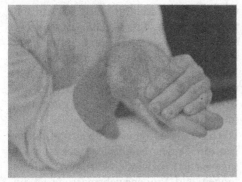

Abb. 114. Lockerung und Dehnung des Handgelenks

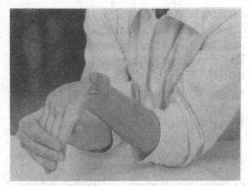

Abb. 116. Dehnung der Grundgelenke

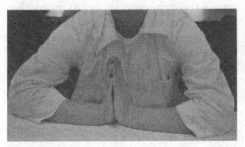

Abb. 115. Ausgangspunkt s. Abb. 112, nun drückt die rechte Hand die linke Hand nach links und umgekehrt, dient auch zur optimalen Dehnung des Handgelenks

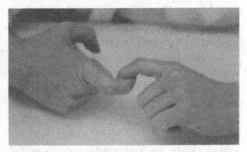

Abb. 117. Dient zur Kräftigung der einzelnen Finger

net. Sowohl der Zu- wie auch der Abstrom vom Herzen wird gebessert, wodurch Entlastung entsteht. Die Bindegewebsmassage hilft zur besseren Durchblutung des Herzmuskels. Schließlich ist auch bei gleichzeitiger internistischer Behandlung das Herz wieder kräftiger, so daß auch Bauch, Rücken oder Brust wechselweise behandelt werden können. Ganzmassagen sind normalerweise nicht verordnet. Bei recht guter Kreislauferholung können sie zum Abschluß einer Kur in schonender Form schließlich vertreten werden. Bäderbehandlung wird vom Arzt nach Untersuchung genau verordnet. Eigenmächtige Bäderbehandlung ist dem Masseur und med. Bademeister nicht gestattet.

7. Lungenerkrankungen

Vom Asthma cardiale (Rückstau im Lungenkreislauf) und Asthma bronchiale (allergischer Bronchiolenspasmus) haben wir schon gesprochen. Das Herz wird dabei ständig überlastet. Die Überlastung kann bedrohlich sein, wenn die Herzmuskeldurchblutung wegen einer arteriosklerotischen Koronargefäßverengung gemindert ist. Schmerzen in der linken Brust, Beklemmungs- und Angstgefühl sind für solche Anfälle einer „Angina pectoris" charakteristisch. Auch große Narben nach Lungenabszessen, Rippenfellschwarten (nach Rippenfellentzündung), Tbc-Behandlung mit Pneumothorax, chronische Bronchiolenerweiterung mit eitrigem Sekret in den Bronchiolen (Bronchiektasie) belasten den kleinen Kreislauf und damit das Herz in hohem Grade.

Die drei Regeln für unsere Behandlung lauten:

a) Extremitätenteilmassagen zur Herzentlastung

b) Atemgymnatik (Drucksaugmassage nach Friedlander-Künzler, Widerstandsübungen bei Ein- und Ausatmung. Bindegewebsmassage)

c) Brustkorbdehnung (BWS-Lordosierung und Schulterblattrückführung, BWS-Kyphosierung und Schultervorführung, Rumpfbeugen und -strecken bei Ein- und Ausatmung, Übungen mit dem Blasebalg [Ausatmung gegen Widerstand]).

Auch gibt es noch verschiedene Hilfsgeräte für einfache Übungen der Atemgymnastik als Einzel- oder Bettgymnastik und als Gruppengymnastik im Krankenzimmer.

Die Aufgabe ist hier eindeutig folgende: *die gesunden Lungenteile elastischer zu machen*. Sie sollen nicht überdehnt werden. Das ist oft ein Altersleiden und heißt Lungenblähung = Lungenemphysem.

Ein durch längeres Liegen oder Alter etwas rigide = starr gewordener Thorax soll elastischer und dehnbarer werden, damit das Atemvolumen oder auch die sog. Atemkapazität vergrößert wird. Ferner sollen die Atemhilfsmuskeln gekräftigt werden, wozu letzten Endes auch die Bauchmuskulatur gehört. Die „Zwerchfellkräftigung und Erhöhung seiner Dehnbarkeit" erfolgt gerade durch alle Übungen, die mit tiefer Endeinatmung und tiefer Endausatmung einhergehen.

Letztlich ist z.B. beim Morbus Bechterew mit seinem total starren Thorax gerade die Bauchmuskulatur als kompensatorische Atemmuskeln mitzubehandeln. Die Kräftigung der Atemmuskulatur und Brustkorbdehnung bei ausgeprägten Haltungsfehlern und Haltungsverfall bei Kindern und Jugendlichen wurde schon besprochen. Hier ist die Rücken-, Brust-

und Bauchmuskulatur und die Aufrichtung des Rumpfes gleichbedeutend mit einer Zunahme der Thoraxbelüftung und Entlastung des kleinen Kreislaufes.

Nicht zu vergessen ist bei älteren Patienten und Operierten die Förderung der Bronchialentleerung, der Expektoration (des Aushustens).

Die besondere Eignung von Erschütterungen mit beiden Händen, Drucksaugmassage nach Friedlander-Künzler, Schüttelungen und Bindegewebsmassage ist unzweifelhaft. Sie ist besser als die Wirkung eines Inhalators, weil dieser zwar sekretolytisch (bronchialsekretlösend), nicht aber auch expektorierend (anhustend) wirken kann. Zum Aushusten gehören kräftige Ringmuskeln in den Bronchiolen und brauchbare Interkostalmuskeln, die bei Schwerkranken nicht vorausgesetzt werden können. Hier hat also die vom Masseur von außen her angesetzte mechanische Einwirkung eine besondere Bedeutung.

8. Schwangerschaft und Entbindung

Gewöhnlich werden hier durch die Entbindungsheime und geburtshilflichen Abteilungen Krankengymnastinnen eingesetzt. Es ist aber schon längst keine Seltenheit mehr, daß besonders von Belegärzten und bei Hausentbindungen für die geschwächten, überdehnten Bauchmuskeln Massagen verordnet werden.

a) Massage während der Schwangerschaft erfolgt nur auf ausdrückliche Verordnung und bei ständiger Kontrolle durch den zuweisenden Arzt.

Wir unterscheiden also bei der Schwangerschaft zwei Massagegruppen

α) leichte, sehr schonende Tonisierung der Bauchmuskeln bei Überdehnungsgefahr

β) schonende Detonisierung der Rückenmuskeln bei Hartspann in der „Schwangerschaftslordose".

b) Nach der Entbindung. Hier gilt es, zwei sehr wünschenswerte therapeutische Effekte zu erreichen,

die *Tonisierung der überdehnten, schlaffen Bauchdecken* und damit die Erreichung der günstigsten physiologischen Muskelfaserkontraktion zur Ausgangsstellung vor der Schwangerschaft,
ferner die *Entstauung der unteren Extremität*, welche wegen des starken Bauchdruckes in der Schwangerschaft einen monatelangen „Venenstau" ertragen mußte.

Für die Entstauung der unteren Extremitäten sind flache Streichungen, kreisende Knetungen und kräftige Hautverschiebungen besonders geeignet.

Die zusätzliche Hinzunahme der Bindegewebstechnik zur besseren Erschließung der Venen und Lymphbahnen kann ratsam sein (Venen-Lymphzone der Beine!).

Nach der Entbindung erfolgt schlagartig eine Umstellung aus der oft recht ausgeprägten Schwangerschaftslordose zur Normaleinstellung, wobei die zunehmende Kraft der Bauchdecken wesentlich mitspielt. Dabei kann es zu beträchtlichen Kreuzschmerzen kommen. Jetzt muß man der verspannten langen und breiten Rückenmuskulatur die Dehnung erleichtern und muß intensiv „detonisieren".

9. Magen- und Darmkrankheiten

Die Reizvorgänge der Schleimhäute durch unvernünftige Lebensweise, Nikotin- und Alkoholmißbrauch und sich summierende Streßvorgänge spielen hier eine große Rolle. Der Begriff „Streß", eingeführt von dem Amerikaner Selye, hat in unserer Zeit eine große Bedeutung. Schlichtweg verstehen wir darunter die Ausschüttung von hormonell wirkenden Stoffen mit negativer Organ- und Kreislaufbeeinflussung. Das unangenehme Ergebnis im Magen und Darm (aber z.B. auch Gallentrakt) sind die Verkrampfungen im Bereich aller glatten Muskeln. Dadurch entstehen Krämpfe der Gallenwege (Cholangio-Spasmen), Krämpfe der Nierenkanäle (Nephrospasmen), Krämpfe des Magens (gastrische Spasmen), Krämpfe des Dünndarms (Enterospasmen), Krämpfe des Dickdarms (Kolonspasmen).

Diese Krämpfe können den Kranken zur wiederholten Einnahme von stark wirkenden Medikamenten nötigen, wobei die Belladonna- (Atropin-)Präparate im Vordergrund stehen. Diese haben bei dauernder Einnahme Nachteile, und so hat die physiotherapeutische Behandlung hier ein breites Anwendungsgebiet.

Auch die Entkrampfung der quergestreiften Muskulatur, die hier erheblich mitwirken kann, ist bedeutsam. Entscheidend aber ist die Entkrampfung der glatten Muskulatur und für diese Aufgabe ist die Bindegewebsmassage insbesondere in Kombination mit allgemein entspannenden medizinischen Bädern oder Heilbädern ideal geeignet. Es sind hier mit der Technik nach Leube-Dicke die entsprechenden Zonen (Magen, Darm, Blase usw.) zu behandeln. Schon mit der zweiten Sitzung beginnt die Entkrampfung, die oft wesentlich länger wirkt, als es mit Medikamenten erreichbar ist. Man behandelt bis zur völligen Beschwerdefreiheit. Günstig ist es, bei den erheblich verkrampft gewesenen Patienten noch über mehrere Wochen einmal eine Nachbehandlung aller betroffenen Zonen vorzunehmen, da es gern zu Rückfällen kommt. Selbstverständlich läuft dabei die diätetische und sonstige ärztliche Behandlung weiter. Auch Wärmeanwendung (Kurzwelle, Infrarot) werden dazu verordnet. Von den med. Bädern ist das Stanger-Bad bei diesen Patienten beliebt. In den verschiedenen Kurorten treten die natürlichen Heilquellen hinzu.

Bei der Bindegewebsmassage für Magen-Darm-Spasmen beginnt man mit dem „kleinen Aufbau", um nach insgesamt 6–7 Sitzungen mit zunehmender Besserung der Beschwerden zum „großen Aufbau" überzugehen. Natürlich sprechen auf diese Behandlung die sog. „funktionellen" Störungen und Beschwerden am besten an. „Funktionell" sind solche Beschwerden, die noch keine eigentlichen anatomischen Veränderungen erkennen lassen. Es ist z.B. die Magenschleimhaut geringfügig gereizt, aber es besteht keine eigentliche „Gastritis" (eindeutige Schleimhautentzündung), es liegt auch kein richtiges Magengeschwür vor. Der Magen ist „übernervös" und reagiert mimosenhaft auf seelische und körperliche Beanspruchung.

Sehr hoch hängen die therapeutischen Lorbeeren bei „organischen" Störungen. Hier sind im Gegensatz zu den „funktionellen" Beschwerden echte krankhafte Veränderungen an den anatomischen Elementen eines Organs eingetreten. Aus jeder sehr lang dauernden „funktionellen" Störung kann eines Tages eine „organische" entstehen, wenn die Ursachen nicht erkennbar und der Behandlung zugängig sind. Die „ulzerierende Gastritis", eine Magenschleimhautentzündung mit ganz kleinen Geschwüren, und das relativ frische, noch in der Entstehung befindliche Magen- oder Zwölffingerdarmgeschwür spricht auf die Bindegewebsmassage (neben der ärztlichen Behandlung laufend) noch recht gut an. Die chronisch-vernarbenden Geschwüre bekommen durch med. Bäder, Wärmebehandlung und Bindegewebsmassage wohl gewisse Erleichterung. Diese hält aber meist nicht lange an.

Über die sog. „Maximal-Punkte" besteht wohl in mancher Hinsicht eine gewisse Einigkeit. Zum Teil gehen aber die Meinungen doch noch sehr auseinander. Nach Dicke sind z.B. beim Zwölffingerdarmgeschwür sichere Maximalpunkte nicht vorhanden. Bei den Darmerkrankungen sind für die Bindegewebsmassage ebenfalls nur die „nervösen" Zustandsbilder aktuell. Alle akuten Krankheitsbilder des Darmes gehören in Krankenhausbehandlung.

Die chronische Obstipation (Stuhlträgheit) ist sowohl für die Bindegewebsmassage als auch für die klassische Massage (siehe Bauchmassage) geeignet.

10. Krankheiten des Urogenitaltraktes (Nieren-Blasen-Leiden)

Die Spasmen beim Nierensteinleiden sind eine allgemein beim Patienten gefürchtete Erscheinung. Wenn durch plötzliche Umlagerung ein großer Stein im Nierenbecken sich bewegt, können stundenlange heftige Ausstrahlungsschmerzen entstehen. Der Stein ist zu groß, um in den Harnleiter (Ureter) einzutreten und reguläre Koliken hervorzurufen. Die Reizvorgänge bei Bildung und Bewegung großer Steine sind bei „chronischen Steinkranken" bekannt und er ist dankbar für jede Linderung.

Bei akuten Nierenprozessen hat allein die ärztliche Kunst es in der Hand, schwere Komplikationen (Urämie = Harnvergiftung) zu vermeiden.

Auch hochsitzende Kreuzschmerzen können durch Krampfzustände der Nieren (Verkühlung, Überlastung) ausgelöst sein. Man darf sie nicht verwechseln mit den oft recht ähnlichen unangenehmen Spannungsschmerzen bei Hartspann und Muskelhärten des Quadratus lumborum und bei der Lösung und Passage großer Stuhlballen Kotsteine) im Dickdarm.

Bei allen nicht akuten „funktionellen" Reizen des Nierenbereiches hat sich die Bindegewebsmassage ausgezeichnet bewährt. Die Behandlung beginnt mit dem „kleinen Aufbau", der aber nur in den kaudalen Strichen (Fundament) durchgeführt wird, weil wir sonst direkt in die Schmerzstellen hineinarbeiten würden. Schon nach zwei Behandlungen können wir hier auf den „erprobten und anerkannten *Maximalpunkt*" bei Th4 eingehen.

Helmrich konnte auf Grund seiner großen Erfahrungen den Abgang von Nierensteinen „provozieren" und die damit verbundenen Schmerzen „gegenregulieren" durch Behandlung am Maximalpunkt. Das ist natürlich die ganz hohe Kunst einer vom Arzt persönlich durchgeführten Bindegewebsmassage. Das Beispiel soll uns nur zeigen, was in der Bindegewebstechnik alles steckt.

Es ist ein weiter Weg vom Anfänger bis zu derartigen therapeutischen Hochleistungen. Eine gründliche Kenntnis der Zonen und Maximalpunkte ist Voraussetzung hierfür. Das Erlernen dieser ist für den Anfänger schwer. Es kann auch im Rahmen dieses Lehrbuches nur auf die Grundsubstanz, nicht aber auf die vielen Feinheiten eingegangen werden. Das ausgezeichnete Werk ,,Die Bindegewebsmassage" von Helmrich ist für jeden, der sich fortbilden will und schon Berufserfahrung hat, ein Wegweiser vor allem wegen seiner instruktiven Bilder in einem eigenen Bildband.

11. Der Kreuzschmerz der Frau

Gerade von der Orthopädie her ist dieses Problem gründlich durchleuchtet worden. Dabei wurde erkannt, daß nicht immer die Knochen und Weichteile der Wirbelsäule verantwortlich für die Schmerzen sind, sondern oft auch *gynäkologische Störungen* eine wesentliche Rolle spielen. Entzündungen der Eierstöcke und Eileiter (Adnexitis), gutartige Muskelgeschwülste (Myome), Verwachsungen nach Operationen, Verlagerungen (Knickungen) der Gebärmutter (Uterus), Erkältungen der Scheide (Vagina) mit Ausfluß (Fluor) und Störungen der Monatsblutung (Menses) u.a. können zur Entstehung von Kreuzschmerzen (*tiefer Kreuzschmerz*) führen. So schickt der Orthopäde bei ungenügender Erklärung von seiten seines Fachgebietes die Patientinnen als nächstes zum Gynäkologen. Im Wechsel der Frau (Klimakterium) können sich auch kleinere Reizvorgänge unangenehm bemerkbar machen. Für die Bindegewebsmassage ist hier absolut systematisches Vorgehen erforderlich.

Der ,,kleine Aufbau" wird konsequent durchgeführt, bis erste Erleichterung eintritt, dann wird mit dem ,,großen Aufbau" systematisch weiter durchbehandelt.

12. Kopfschmerzen (Zephalgien)

Die Ursachen der Kopfschmerzen sind vielfältiger Natur. Wir können drei große Gruppen unterscheiden:

a) **Die rheumatischen Kopfschmerzen.** Sie sind auf infektallergische Umstellung des Organismus zurückzuführen, auf Grund welcher es zu Spasmen der Blutgefäße des Gehirns kommt. Diese führen zu einem Sauerstoffdefizit und in Abhängigkeit hiervon zu mehr oder weniger heftigen Schmerzattacken. Die verschiedenen Infektionskrankheiten, Infektionen (z.B. Wundrose = Erysipel, Zahnherde, Darmherde, Mandelentzündungen) können zu solcher Infektallergie führen.

b) **Die zentralen Kopfschmerzen.** Sie sind Ausdruck krankhafter Vorgänge am Gehirn selbst. Die grippale Gehirnentzündung (Enzephalitis) oder eine Gehirnhautentzündung (Meningitis) machen beträchtliche Kopfschmerzen. Blutergüsse nach Unfall (subdurale oder epidurale Hämatome) erhöhen den Hirndruck und verursachen Kopfschmerzen. Erkrankungen der Augen, insbesondere Sehnerventzündung (Neuritis N. optici), Erkrankungen der Stirn- und Kieferhöhlen, Erkrankungen des Ohres usw. verursachen immer wieder mehr oder weniger starke Kopfschmerzen. Gehirnschwellungen durch Unfall oder direkte Sonneneinwirkung (Sonnenstich) zeigen sich immer mit zunehmendem Kopfschmerz an, ebenso wie Hirnturmoren aller Art.

c) **Zervikale Kopfschmerzen (Migraine cervicale).** Sie werden direkt auf nervösem Wege oder über die Gefäßreizung von der Halswirbelsäule her übertragen. Sehr häufig kommt es bei Verschleißvorgängen aller Art zur Reizung des sympathischen Geflechts der A. vertebralis. Diese versorgt aber zum wesentlichen Teil die arterielle Hirnbasis (Circulus Willisii). Von hier aus gehen wichtige Äste für die verschiedenen Hirnabschnitte ab. Wenn dieser arterielle Gefäßbasisring zu wenig Blut bekommt, tritt ein Sauerstoffdefizit mancher Hirnabschnitte ein, das letztlich für die Schmerzen verantwortlich ist.

Beim diagnostischen Strich gibt es hier eine Trapezius-Schwelle und nach Dicke liegt der Maximalpunkt im 2. Brustsegment zwischen Schulterblatt und Wirbelsäule.

Kopfschmerz kann also Symptom verschiedener Erkrankungen sein. Wohl kann man bei einem Patienten, der aus eigenem Antrieb kommt, einen Behandlungsversuch machen. Wenn dieser nicht überzeugend ausgeht, darf keine Zeit verloren werden. Der Patient gehört dann zum Arzt und wird jetzt nur noch auf ärztliche Verordnung behandelt.

Die Behandlung ist sehr systematisch: Kleiner Aufbau in exaktester Ausführung, nach 4–6 Sitzungen großer Aufbau und Berücksichtigung des Maximalpunktes und von Zonen im Trapezius-Nacken-Bereich.

Die „klassische Massage" des Kopfes (siehe Kapitel Kopfmassage) kann in schonender, einschleichender Ausführung gleich von der ersten Sitzung an hinzugenommen werden.

13. Postapoplektische Zustände

Der Schlaganfall kann aus zwei ganz verschiedenen Ursachen mit demselben Ergebnis auftreten:

a) *Der weiße Störungsherd* im Gehirn tritt auf, wenn durch Arteriosklerose, embolischen Gefäßverschluß, schweren Gefäßkrampf, Gefäßkrankheit (Diabetes, Morbus Bürger-Winiwarter) zu einem bestimmten Gehirnabschnitt die Blutzufuhr unterbrochen ist.

Der *nicht ernährte* Teil des Gehirns löst sich auf, wird nekrotisch. Es entsteht ein *weißer* Erweichungs- und Zerfallsherd. Je nach Größe und Sitz des Herdes kommt es zu entsprechenden neurologischen Störungen, meist zur Sprachlähmung,

Schlucklähmung, Gehör- und Augenstörung und zur spastischen Arm- und Beinlähmung. Die verschiedenen Formen dieser spastisch-apoplektischen Lähmung (oft Hemiplegie = linker Arm und linkes Bein [auch Gesicht!] oder rechter Arm und rechtes Bein) wurden bereits erwähnt.

b) *Der rote Störungsherd* im Gehirn tritt auf, wenn durch zu hohen Blutdruck (Hypertonie) ein kleines Gefäß zerreißt und aus demselben Blut in die Gehirnsubstanz eintritt. Ein solcher Herd zeigt bei der Eröffnung Blutreste oder rötliche Flüssigkeit. Auch hier ist von Größe und Sitz (Lokalisation) des Herdes Art und Ausdehnung der Schädigung abhängig.

Bei der Behandlung ist zu beachten, daß es sich meist um ältere Patienten handelt. Es ist grundsätzlich eine sehr schonende, weiche Strichführung erforderlich. Zu intensive Behandlung zeigt sich in deutlicher Massagereaktion (Ermüdung, Abgeschlagenheit). Jedes zu rasche Fortschreiten der Behandlung ist ungut. Der „kleine Aufbau" wird mindestens 10 Sitzungen lang ruhig und konsequent durchgeführt. Der „große Aufbau" braucht nur in sparsamer Ausführung erfolgen.

Sehr wichtig ist die Pflege der betroffenen Extremitäten. Hier hat sich die detonisierende" klassische Massage bestens bewährt.

Nach allgemeinen Erfahrungen ist es günstig, 2 Behandlungen Teilmassage für die betroffenen Extremitäten mit einer Sitzung Bindegewebsmassage im Wechsel vorzunehmen. Also *2mal klassische und 1mal Bindegewebsmassage* und möglichst Behandlung (also 5–6mal pro Woche). Die klassische Massage ist „ausgesprochen einschleichend". Von einem bestimmten Punkt ab gibt der Muskelspasmus deutlich nach. Jetzt beginnt man langsam den Übergang von den detonisierenden zu den tonisierenden Handgriffen, weil ja ganz allmählich die Extremität wieder zu Kräften kommen soll. Die älteren Patienten müssen bald aus dem Bett, da sie von der *hypostatischen Pneumonie* und der *Embolie* gefährdet sind, wenn die Bettruhe lange dauert.

14. Sudeck-Syndrom

Hier ist über nervöse Reizung eine Strömungsverlangsamung des Blutes (Stase) aufgetreten, die allmählich zur Entgleisung des Knochen- und Weichteilstoffwechsels einer Extremität führt, wenn sie fortschreitet. Die 3 Stadien des „Sudeck" wurden schon früher besprochen.
Die Bindegewebsmassage hat hier den großen Vorteil, daß sie weit außerhalb der betroffenen Extremität mit ihrer Arbeit beginnt: kleiner Aufbau – großer Aufbau. Bei Betroffensein des Armes kommt die ganze Technik für den Nacken-Schulter-Achsel-Bereich hinzu.
Bei Betroffensein des Beines kommt die Beckentechnik und die Behandlung der Venen-Lymph-Zone der Beine hinzu. Schließlich gehen wir zur Bindegewebstechnik auf die betroffene Extremität selbst über. Entscheidend ist als Voraussetzung, daß Schwellung (Ödem), Glanzhaut und zyanotisch livide Verfärbung weitgehend verschwunden sind. Die Gelenke sollen recht locker aktiv beweglich sein. Jetzt ist auch nach mehreren Sitzungen Bindegewebstechnik der Zeitpunkt zum Übergehen auf die klassische Massage gekommen. Jetzt sollen ja die eingerosteten und atrophischen Muskeln wieder zur kräftigen Aktion gebracht werden. In diesem Punkt ist aber die klassische Massage der Bindegewebstechnik überlegen.

Abschließend kann noch folgendes gesagt werden:
a) Grundsätzlich ist es günstig, bei Kindern und Jugendlichen längere Zeit als beim Erwachsenen im Sinne des „kleinen Aufbaues" zu behandeln.
b) Sowohl Hypertonus (Bluthochdruck) wie Hypotonus (Blutunterdruck) können durch Bindegewebsmassage gün-

stig beeinflußt werden. Ohne ärztliche Mithilfe (laufende Blutdruckkontrollen) ist aber diese Behandlung nicht ratsam, weil man die Reaktion des Organismus nicht voraussagen kann. Es sind unliebsame Überraschungen möglich. Dasselbe gilt auch für Schilddrüsenhypertrophie (Thyreotoxikose, Morbus Basedow). Ohne ständige Herzkontrolle kann eine verantwortliche Bindegewebsmassage durch den Masseur nicht übernommen werden.
c) Bei ausgesprochenen Pyknikern (gedrungener korpulenter Körperbau) mit Neigung zu hohem Blutdruck (labiler Hochdruck) muß gerade in höherem Alter an Apoplexiegefährdung gedacht werden. Durch unsere Behandlung im Sinne des kleinen und großen Aufbaus wird ja Blutvermehrung im Schädel erreicht. Hierbei besteht die Möglichkeit, daß die Gefäße die Mehrdurchblutung nicht aushalten (roter Störungsherd durch Gefäßzerreißung).

15. Übungen mit Gerät

In verschiedenen Kurorten (Rehabilitationseinrichtungen und Einrichtungen der gesundheitlichen Vorbeugung) gibt es die verschiedensten Behandlungsmethoden. Es ist nicht Aufgabe dieses Buches, alle diese Dinge für den Unterricht zu besprechen. Wer seinen Dienst in solchen Spezialeinrichtungen aufnimmt, muß über die vorgeschriebene Ausbildung des Masseurs und med. Bademeisters zusätzliche Kenntnisse erwerben. Es gibt hierzu in der Bundesrepublik eine ganze Reihe von privaten Fachschulen, wie es auch Schulen für Kneipp-Bademeister gibt, obwohl ja die Grundausbildung in den Kneippschen Verfahren Ausbildungsaufgabe der staatlichen und staatlich anerkannten Schulen für Masseure und med. Bademeister ist.
Die wichtigsten Geräte sind: (Sprossenleiter), Balancebalken, das kleine Pferd, der Gehbarren, Widerstandsgeräte, z.B. ste-

hendes Fahrrad mit Trittwiderstand, Ru-
dergeräte, Federwiderstandsgeräte – Expander, starre Stäbe, elastische Stäbe, federnde Stäbe, Punching-Ball (der federnd
aufgehängte Ball für Stoß-Schlag-Koordi-
nationsübungen), Schleuderball (Schul-
terübungen), Schleuderkeule (Schwung-
übungen), Medizinball.

Die Übungen sind unter Anleitung relativ
rasch zu erlernen. Für den Versehrten-
und Querschnittsgelähmtensport treten
noch Sondergeräte, z.B. Pfeil und Bogen,
Kurzspeer u.a. hinzu, damit auf jede er-
denkliche Art und Weise Schultergürtel
und Arme zum Ausgleich für die untere
Extremität optimal gekräftigt werden.

Grundzüge der Wärme- und Lichtbehandlung
Einführung in die Elektrotherapie und Grundbegriffe der Strahlenheilkunde

1. Einführung

Wärme und Kälte sind nicht absolut feststehende Begriffe, weil es darauf ankommt, von welcher Materie aus sie auf den menschlichen Organismus einwirken.

Je besser das *Wärmeleitvermögen* eines Körpers (einer Materie, eines Stoffes), mit dem wir Kontakt haben, ist, um so kälter empfinden wir denselben, wenn seine Temperatur unter dem *Indifferenzpunkt* liegt. Unter Indifferenzpunkt verstehen wir den Temperaturgrad, den wir weder als kalt noch als warm empfinden.

Da *Wasser* ein guter Wärmeleiter ist, entspricht sein Indifferenzpunkt einer Temperatur von *35–36 Grad* (das ist also die sog. neutrale oder indifferente Wassertemperatur).

Luft ist ein sehr schlechter Wärmeleiter. Der Indifferenzpunkt der Luft liegt zwischen *22 und 24 Grad*.

Toleranzpunkt ist jener Temperaturgrad, den der menschliche Organismus gerade noch ohne Schaden vertragen kann. Er liegt bei *Wasser* ca. um 45–46 Grad. Darüber hinaus können bereits äußere oder innere Schäden entstehen. Der Toleranzpunkt der trockenen, stehenden Luft beträgt 100 Grad. Bei dieser Temperatur kann der Mensch 20–30 Minuten lang noch aushalten.

Die Übertragung von Wärme von einem Material zum anderen geschieht durch *Strahlung*. Hier muß kein unmittelbarer Kontakt vorhanden sein. Die Strahlung wird erst in „infrarot" umgesetzt und diese wird beim Auftreffen auf den Körper wieder zu Wärmestrahlen zurückverwandelt. Die *Wärmeleitung* ist an die direkte Wärmeübertragung von Körper zu Körper gebunden.

Bei Flüssigkeiten und Gasen kommt es zur *„Wärmestromung"*, der sog. *Konvektion*.

2. Wärme und Kälte (als Hautreizmittel)

Für unsere Behandlung bedeutsam ist die Wirkung zunächst der *Wärme* auf die verschiedenen Gewebe und Organe des menschlichen Körpers.

a) Gefäßwirkung. Sowohl die Haut- wie Muskelgefäße werden durch jede Art von Wärmeeinfluß erweitert. Dieser Vorgang ist ein nervöser Reflex über die vegetativen Fasern der Gefäßwände. Wahrscheinlich wird der gefäßerweiternde Parasympathikus (Vagus) gereizt. Die gefäßerweiternde Wirkung ist allgemein und fortschreitend. Sie erfaßt auch die entfernteren Körperabschnitte, so daß wir hier ähnlich wie bei der Massage von einer „konsensuellen Reaktion" sprechen dürfen, das heißt bei Massageerwärmung z.B. des rechten Beines überträgt sich die Wirkung auch auf das nicht behandelte linke Bein.

b) Organwirkung. Auch das Blut gehört zu den Organen und bei der nötigen Tiefeneinwirkung durch die verschiedenen physikalischen Geräte (Kurzwelle, Diathermie, Heißluft, Infrarot) wird es ebenfalls erwärmt. Die Erwärmung des Haut- und Muskelgewebes erfolgt *direkt* durch Wärmeleitung und *indirekt* infolge der stärkeren Durchblutung (Hyperämie). Für die Erwärmung des Blutes spielt aber praktisch nur die direkte Wärmeleitung eine Rolle. Die Gefäßerweiterung und Blutanwärmung muß natürlich einen Einfluß auf das Herz haben.

Wird die Wärme nur *lokal* appliziert (angewandt), dann kann von einer echten Beeinflussung praktisch keine Rede sein. Wird die Wärme aber *allgemein* (Heißluftkabine, Dampfbad oder sehr warmes Vollbad) verabfolgt, so ist die ganze Körperoberfläche bei der Wärmeaufnahme sowohl durch „Wärmeleitung" wie durch „Wärmeströmung"(Konvektion)beteiligt. Jetzt erfolgen kreislaufbeeinflussende Umstellungen, wodurch die Pulszahl (Pulsfrequenz) ansteigt. Natürlich ist die reaktive Pulsveränderung weitgehend vom Alter abhängig. Im allgemeinen gilt die Faustregel, daß beim kreislaufgesunden Durchschnittsmenschen bei *einem Grad* Erhöhung der Körpertemperatur die Pulszahl pro Minute um *15* zunimmt. Der Blutdruck (Riva-Rocci) sinkt bei im weiteren Sinne indifferenten Bädern (36–39 Grad) geringfügig ab, weil durch die Erweiterung der Rumpf- und Extremitätengefäße eine Entlastung erfolgt. Im ausgesprochen heißen Bad (über 40 Grad) und im ausgesprochen kalten Bad (unter 15 Grad) ist je nach Reaktionsvermögen des Organismus (besonders bei Arteriosklerose und Gefäßkrankheiten) mit einem *Blutdruckanstieg* zu rechnen.

Die Wärmewirkung auf die *parenchymatösen Organe* (Leber, Nieren, Lungen, Magen-Darm) ist ausgesprochen günstig. Die bessere Leberdurchblutung regt Gallenfluß an, die bessere Nierendurchblutung führt zur Harnausschwemmung (Diurese), die bessere Lungenbelüftung verhindert Absiedlung von Krankheitskeimen und führt zur Entscheidung, die bessere Magen-Darm-Durchblutung regt die Peristaltik (die Muskelbewegung der Magen-Darm-Wände) an und fördert Stuhlgang und Entschlackung. Zugleich wird übermäßige Spannung der glatten

Muskelfasern gelöst und dadurch erfolgt einwandfreie Entkrampfung. Diese krampflösende = spasmolytische Wirkung ist gerade auch bei Kuren und Heilbädern sehr erwünscht.

Diese *spasmolytische Wirkung* des warmen und überwarmen Bades tritt natürlich auch bei der quergestreiften Muskulatur ein.

Bei *allen Arten spastischer Lähmung* (spinale und zerebrale Formen) sowie *spastischen Kontrakturen* bei neurologischen Systemkrankheiten (z.B. multiple Sklerose) ist die intensive Wärmeanwendung besonders unter den Bedingungen des Bades (Gewichtserleichterung, Auftrieb) ein sehr wesentlicher therapeutischer Faktor.

Nach einem chemischen Grundgesetz laufen die chemischen Reaktionen bei Verdoppelung der Versuchstemperatur doppelt so rasch ab. Auf den menschlichen Stoffwechsel kann das natürlich nicht übertragen werden, aber die Beschleunigung der *Zellarbeit* bei höherer Temperatur ist sicher, was wiederum mit der erhöhten Gewebsdurchblutung zusammenhängt.

Wie beim Fieber fängt der Mensch bei Wärmebehandlung zu schwitzen an, wenn 39 Grad Körpertemperatur überschritten werden. Das Schwitzen hat, schlicht gesagt, doppelte Bedeutung:

a) Auch im Bad ist eine aus dem Körper austretende salzreiche Flüssigkeit eine Art kühlende Isolierschicht. Auf den nicht vom Wasser bedeckten Stellen tritt die kühlende Wirkung der Verdunstung noch hinzu.

b) Bei sehr warmen Bädern ist der Stoffwechsel beschleunigt, und somit entstehen auch in erhöhtem Maße „harnpflichtige" Stoffe, z.B. Harnstoff, Harnsäure, Kreatin usw. Diese Stoffe werden durch den Schweiß ausgeschieden, wodurch die Niere entlastet wird. Bei ausgeprägten *Nierenstörungen* wirkt starkes Schwitzen entlastend, so daß man das *Schwitzen des Nieren-*

kranken als *Nierenersatzfunktion* ansieht.

Der Wärme sind noch weitere wichtige Effekte zuzuschreiben: Schmerzstillende Wirkung (vor allem durch Entspannung, Entschlackung und Sauerstoffzufuhr); entzündungshemmende Wirkung. Diese ist der starken Hyperämie zuzuschreiben, weil ja das Blut aktive Abwehrelemente (weiße Blutkörperchen) und passive Abwehrfaktoren (z.B. fertige Gegengifte oder eingenommene Medikamente) an den Krankheitsherd heranbringt.

Bei übermäßiger Wärmezufuhr entsteht starke Hautreizung (Rötung und Schwellung) mit heftigem Brennschmerz als Zeichen der Verbrennung 1. Grades. Bei der Verbrennung 2. Grades entstehen Blasen und beim 3. Verbrennungsgrad kommt es zu Nekrosen (Verbrennungsschorf). Von hier aus gehen giftige Stoffe in den Organismus, so daß Verbrennungen von mehr als 30% der Körperoberfläche schon sehr bedrohlich sind.

Auch die *Kälte* kann unter bestimmten Bedingungen positiv auf den Menschen einwirken. Grundsätzlich bewirkt die Kälte im Gegensatz zur Wärme eine Gefäßverengung (bis zur weitgehenden Gefäßverkrampfung). Nach relativ kurzer Zeit wird der Kältereiz abgefangen und ausgeglichen, und es kommt zur reaktiven Hyperämie. Jeder kennt diese Erscheinung im Winter, daß die Hände und Füße bei Bewegung allmählich wieder warm werden. Bei langer intensiver Kältewirkung läßt die Gefäßspannung auffällig nach (Kältelähmung der Gefäße). Der Blutkreislauf – die Strömungsgeschwindigkeit des Blutes – verlangsamt sich beträchtlich und das Gewebe wird unterernährt, es entsteht „Leichenfarbe", livide Blässe an den betroffenen Körperstellen (Erfrierung 1. Grades). Dieser Zustand ist gerade noch reparierbar. Bleibt die Kältewirkung, so entstehen Blasen (Erfrierung 2. Grades) und schließlich stirbt der ganze Abschnitt ab (Nekrose, Gangrän). Ganz allgemein ist Kältewirkung gleichzusetzen

mit Sympathikusreizung, ebenso wie der Wärmeeffekt durch Parasympathikusreizung erklärt wird.

So ist auch erklärlich, daß die Wärme z.B. Abfall des Blutzuckers und eine Entsäuerung (Alkalose) des Organismus herbeiführt, während die *Kälte* Anstieg des Blutzuckers und Ansäuerung des Organismus (Azidose) erzeugt. Daraus ist ersichtlich, welch schwere Schädigung die Kälte für einen Diabetiker oder Leberkranken (mit ihrer erhöhten Azidose) bedeuten kann.

Ist die Azidose (Ansäuerung) des Organismus über Grenzwerte angestiegen, so kommt es als äußeres Zeichen zur sog. „großen Kussmaulschen Atmung". Der Patient macht einen großen Atemzug, dann einige kleiner werdende und hört schließlich zu atmen auf. Nach einer beängstigenden Pause kommt wieder die große Einatmung, und so wiederholt sich dies, bis der Patient im „*tiefen Koma*" ist.

Das tiefe Koma ist ein lebensbedrohlicher Zustand höchsten Grades. Wenn der Masseur einmal auch nur andeutungsweise diese Atmungsform beobachtet, ist jede Behandlung sofort abzubrechen und sofort der Arzt zu holen.

Bekannt ist, daß auch Kälte schmerzstillend wirken kann. Die Vereisung mit Chloräthyl für kleine chirurgische Eingriffe und die Gefühllosigkeit einer erfrorenen Zehe sind ja bekannt. Die ausgeprägte Rigidität = Starre = Verkrampfung einer kalten Muskulatur ist geläufig.

Jeder Hochleistungssportler wird sich vor dem Sport warmlaufen und beim Pferdesport ist es nicht anders.

Bei hohem Fieber hat man früher kühlende Teilbäder verabfolgt, und heute noch sind fiebersenkende kühle Wadenwickel gang und gebe.

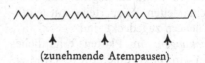

(zunehmende Atempausen)

Abb. 118. Schema der Kussmaulschen Atmung

Die Wirkung von Wärme und Kälte ist weitgehend abhängig von der Anwendungsweise, z.B. wirkt ein heißes Luftbad intensiver und rascher als ein Heizkissen. Feuchte Wärme oder kaltes Bad wird durchwegs besser vertragen als trockene Wärme oder eiskalte Luft (Kaltventilation).

3. Die verschiedenen Formen der Wärmeanwendung

a) Packungen (Kataplasmen). Sie können allein durch ihre Wärmestrahlung wirken. Oft sind aber auch noch entzündungshemmende, schmerzstillende oder antirheumatische Zusätze enthalten.

Heublumenkompressen. Mehrere Handvoll Heublumen werden in einem Beutel aus dünner Leinwand gelegt oder genäht. Dieser wird im Wasserbad von 46 bis 48 Grad eingetaucht und hat beim Auflegen ca. 45–46 Grad Eigentemperatur feuchter Wärme (Kreuzschmerzen, Bauchschmerzen, Interkostalneuralgien).

Heil-Lehmerdepackungen. Das Material wird zum dicken Brei angerührt und muß dabei 42–43 Grad erreichen. Jetzt wird es auf kräftigen Leinenstoff fingerdick aufgetragen und auf Rücken oder Gesäß aufgelegt (Neuritis, Wurzelischias), so daß der heiße Brei direkt auf die Haut zu liegen kommt. Praktisch ist vorheriges Einölen der Haut mit Olivenöl oder Paraffinöl von 37 Grad.

Heißölpackungen. Möglichst eingedicktes Oliven- oder Paraffinöl wird auf 42 Grad erwärmt und gut durchgerührt. Es hat danach noch ca. 40 Grad Temperatur und wird mit einem groben Wattebausch über Brust oder Rücken mit dicker Schicht verteilt. Jetzt wird ein ganz gut vorgewärmtes Leinentuch aufgelegt und der Patient bleibt bei Raumtemperatur von ca. 22 Grad 20–30 Minuten liegen, wobei die nichtbehandelten Körperteile mit einfachen Tüchern zugedeckt sind.

Parapackungen. In Platten erhältliches Paraffin wird bis Temperatur 65 Grad erhitzt und gelöst und auf die vom Arzt angeordneten Stellen aufgetragen. Raumtemperatur ca. 22 Grad. Die nicht behandelten Stellen werden mit angewärmten Tüchern abgedeckt. Das Paraffin wird in 5–7 Schichten mit metallfreiem Pinsel aufgetragen. Darüber kommt ein Stück Plastik, dann ein Wolltuch. Die Packung bleibt ca. 1–2 Stunden liegen.

Moorparaffin-Packungen. Hier handelt es sich um sehr konzentrierte Moorlaugenlösung in Verbindung mit Paraffin. Zu dem reinen Hitzeeffekt des Paraffins kommt noch die spezifische Wirkung der Moorlauge.

Moorpackungen. Hier handelt es sich um Moorextrakte, die in Leinenbeutel eingenäht sind.

b) Lichtbügel- und Heißluftkasten. Den „*Lichtbügel*" liefert die Industrie zur Rumpfbehandlung in Großausführung, aber auch als Spezial-Lichtkästen für Kopf und Arme.

Die Wärme in diesen „Lichtbügelkästen" wird erzeugt von Kohlenfadenglühbirnen, die ein schwaches Licht, aber starke Wärmeerzeugung haben. Alle Metallgegenstände (Amulette, Kettchen, Orringe) sind zu entfernen, desgleichen auch Haarspangen aus Zelluloid oder Haarklemmen aus Kunststoffen. Da die Temperaturen im Lichtbügel 65–75 Grad erreichen können, können solche Kunstharz- oder Metallteile zu lokalen Verbrennungen führen oder sich auflösen.

Wenn die Kohlenfadenglühbirnen innen nicht mit einem feinen Maschendrahtgitter abgesichert sind, soll der Patient ein dünnes Leinentuch aufgelegt bekommen, damit nicht durch irgendeine ungewollte oder Reflexbewegung eine Birne in direkten Kontakt mit der Haut kommen kann. Das gibt ziemliche Verbrennungen. Hat ein Patient sehr spröde, trockene Haut, ist er zuvor mit einem Hautöl kurz einzufetten. Querschnittslähmungen, Tabes, Syringomyelie und andere neurologische Systemkrankheiten haben eine völlig oder beträchtlich gestörte Sensibilität. Der Patient bemerkt hier eine Verbrennung erst, wenn es „stinkt". Bei solchen Patienten ist äußerste Vorsicht am Platze und ständige Temperaturkontrolle. Die normale Behandlungszeit von 30 Minuten ist hier zu kürzen. Jeder Lichtbügelkasten hat ein Thermometer, das nur etwas wert ist, wenn es stimmt. Der Masseur ist für sein Gerät verantwortlich. Beim geringsten Verdacht auf Ungenauigkeit sind Kontrollen erforderlich. Arbeit mit ungenügend abgesichertem Material läuft bei einer Schädigung des Patienten auf schuldhafte oder fahrlässige Verletzung der beruflichen Sorgfaltspflicht hinaus.

Die Heißluftkästen haben im Inneren Heizschlangen, die zum Körper hin mit Asbestschichten isoliert sind. Es gibt größere Kästen zur Rumpfbehandlung und kleinere zu verschiedenen Teilbehandlungen. Die Behandlungstemperatur liegt zwischen 75 und 85 Grad, wobei die am Thermometer ablesbare Wärme etwas höher ist (ca. 5 Grad), als die eigentlich auf die Haut des Patienten einwirkende Temperatur. Die Behandlungszeit liegt um 20 Minuten, wobei für Patienten mit Sensibilitätsstörungen dieselben Vorsichtsgrundsätze gelten, wie für die Lichtbügelbehandlung.

Es gibt Ansichten, wonach beim Lichtbügel mehr „stehende" und bei der Heißluft mehr „strömende" Wärme einwirke. Der wesentliche Unterschied ist der, daß man beim „Lichtbügel" etwas länger und bei ziemlichem Luftabschluß behandelt, hingegen beim „Heißluftkasten" etwas höhere Temperaturen einwirken.

c) Dampf- und Heißluftzelle (oder Kabine). Die *Dampfzelle* weist Vorrichtungen auf, wobei ziemlich wassergesättigter Dampf in einen geschlossenen Raum eingeleitet wird. Dieser Dampf ist ein recht guter Wärmeleiter. Temperaturen von 40–50 Grad werden vertragen, wenn man sich ruhig hält. Behandlungszeit ca. 25–30 Minuten, dann kalte Dusche. Eine Sonderart der Dampfbehandlung ist die *Sauna*. Hier werden durch einen Backsteinofen Temperaturen (trockene Hitze) von 75–85 Grad erzeugt. Durch Wassergüsse auf die auf dem Ofen liegenden, sehr heißen Granitsteine kommt es zu stark wasserhaltigen Dampfschüben, die den Körper bis zur Grenze des Erträglichen aufheizen. Anschließend rasche Abkühlung im Schnee oder Eiswasser. Die Dampfzelle und die Sauna ist nur für Menschen mit gesundem Kreislauf geeignet. Die Behandlungszeit für die Sauna wird mit ca. 45 Minuten Gesamtzeit angesetzt.

Die *Heißluftzelle* wird mit völlig wasserfreier heißer Luft beschickt. Es werden Raumtemperaturen von durchschnittlich 70 Grad erreicht. Längerer Aufenthalt (je nach Anweisung des Arztes) mit einer Kopf- und Herzkühlung ist möglich. Weitere technische Angaben folgen im Kapitel „Hydrotherapie".

Die *Dampfdusche*. Hier ist von entscheidender Bedeutung, daß nur der von der Hand des Masseurs gelenkte Heißdampf den Körper des Patienten trifft und keine Kondenswassertropfen dabei sind. Das sich stets sammelnde Kondenswasser wird kurz mit Volldruck abgeblasen.

Der Patient ist ca. 1 m entfernt. Die Gesamtbehandlungszeit (ob Teil- oder Ganzbehandlungen) soll 20 Minuten nicht überschreiten. Auf Schutz vor jeglicher Zugluft ist zu achten. Abschließend kalte Dusche.

4. Die Lichtbehandlung

Unter Licht verstehen wir natürlich das Tages- respektive Sonnenlicht. Dies ist aber physikalisch gesehen eine Komposition verschiedener Wellenlängen.

Wenn das Sonnenlicht durch ein Prisma (besonders geschliffene Linse) oder durch eine Wolkenschichtung beim „Sonnenregen" in die „Regenbogenfarben" zerlegt (gebrochen) wird, so erhalten wir eine „Auseinanderziehung" (sog. Spektrum) aller Wellenlängen des Sonnenlichtes von *rot* über gelb-grün zu *violett*.

Über das *rote* sichtbare Licht hinaus gibt
es noch weitere Strahlen, die Wärme erzeugen, aber für das menschliche Auge
nicht sichtbar sind *(infrarote Strahlen)*.
Über das *violette* sichtbare Licht hinaus
gibt es hochwirksame unsichtbare Strahlen, die *ultravioletten* oder UV-Strah-
len.

Während sich die Schallwellen mit 330 m/
sec fortpflanzen, hat das ganze elektromagnetische Spektrum (also auch das Licht)
eine Geschwindigkeit von 300 000 000 m/
sec.

Die wichtigsten Wellenlängen sind:

elektrische Wellen:	bis 1 mm
infrarote (= Wärme-)	1 mm bis 780 mμ
Strahlen:	(1 mμ = $^1/_{1\,000}$ mm)
sichtbare Lichtstrahlen:	780–360 mμ
ultraviolette Strahlen:	360–10 mμ
Röntgenstrahlen:	10 bis 0,001 mμ

a) Infrarotbestrahlung. Infrarote Strahlen
haben eine ausgezeichnete Tiefen-Wärme-
Wirkung. Gerade bei der Arthrose und
Unfall-Reizzuständen an den Extremitäten haben sie sich gut bewährt. Außerdem
sind sie für Kreuz- und Rückenschmerzen
sehr wirksam. Auch bei Bauchschmerzen
und zur Entschleimung und Auflockerung
im Bronchialbaum wird Infrarotbestrahlung verwandt.

Die Bestrahlung erfolgt mit der *Infrarot-
Lampe* (auch Kombination mit UV-Lam-
pen gibt es) bei Zimmertemperatur von
ca. 22 Grad bei ca. 40 cm Abstand und
dauert durchschnittlich 30 Minuten für
eine Körperstelle. Verschiedene Medikamente in Liniment- oder Salbenform wirken nach dieser Bestrahlung besonders
gut.

**b) Finsenbestrahlung (Kohlenbogen-Licht-
lampe).** Sie wird insbesondere bei bestimmten Hautkrankheiten auch heute
noch verordnet. Die Lampe strahlt
Wärme und ultraviolettes Licht aus. Um
die große Hitzestrahlung zu mildern, ist
eine kühlende Bergkristall-Vorschaltung
vorhanden, so daß man zur intensiven

Einwirkung nahe an die erkrankte Haut-
stelle gehen kann.

**c) UV-Bestrahlung (künstliche Höhen-
sonne).** Die Ultraviolettbestrahlung mit
den heutigen modernen Quarz-Brennern
stellt eine hochwirksame Reizbestrahlung
dar. Der Patient ist streng auf die Einhaltung der Bestrahlungszeit hinzuweisen.
Die Augen sind mit einer UV-Brille zu
schützen. Zur Sicherheit ist ein für die
Behandlungszeit einstellbarer „Wecker"
einzustellen, so daß der Patient sofort aufhören kann, wenn das Läutsignal er-
tönt.

Für die sehr häufige Ganzbestrahlung ist
ein Abstand von ca. 1–1,3 m nach Größe
der Person vorgeschrieben. Am 1. Tag
wird die Vorderseite $^1/_2$ Minute und dann
die Rückseite $^1/_2$ Minute bestrahlt.

Wenn eine sehr auffällige Rötung (Ery-
them) und Störung der Nachtruhe beim
Patienten eintritt, muß am nächsten und
übernächsten Tag die gleiche Zeit bestrahlt werden. Dann kann man 1 Minute
die Vorderseite und 1 Minute die Rückseite bestrahlen. Wenn diese Anwendung
gut vertragen wird, kann täglich 1 Minute
zugelegt werden. Höchstzeit ist 10 Minuten für die Vorderseite und 10 Minuten
für die Rückseite in einer Sitzung. In Ausnahmefällen darf auf 15 Minuten für vorn
und hinten gesteigert werden.

Die Höhensonne wird nicht nur bei allen
Formen und Stadien der Rachitis, sondern auch bei Hautkrankheiten und zur
Kräftigung (Roborierung) nach schweren
Erkrankungen verwandt. Bei akuten Infektionen und besonders Tuberkulose
darf UV-Bestrahlung nicht erfolgen.

Bei der *örtlichen Bestrahlung* (besonders
Gesichtsbereich) beträgt der Abstand ca.
40–50 cm und die zeitliche Dosierung ist
ähnlich wie bei der Ganzbestrahlung.
Durch intensive UV-Bestrahlung können
Bakterien abgetötet werden. Trotz Brille
wird eine Bestrahlung des Gesichts über
8 Minuten als ungut angesehen.

d) Rotlicht-Bestrahlung. Die Rotlicht-Lampe übt auf die Oberfläche und auch etwas tiefer eine gute Wärmewirkung aus. Sie wird relativ dicht an die kranke Stelle herangebracht (bis zu 10 cm) und ist für Zahn- und Kieferkrankheiten sowie Hals-Nasen-Ohren-Krankheiten gut geeignet. Die Bestrahlungszeit soll 25–30 Minuaten nicht überschreiten. Bei guter Verträglichkeit kann man auch 2mal täglich im Abstand von mindestens 6 Stunden bestrahlen. Eindeutig ist die schmerzlindernde und hyperämisierende Wirkung, die insgesamt die Heilung begünstigen.

c) Blaulicht (hat keine Wärmewirkung). Es wird bei verschiedenen Hautreizzuständen zur Beruhigung der Hautnerven verwandt.

5. Die Elektrotherapie

Sie wird angewandt im Trockenen und im Wasser. Die Trockenbehandlung insbesondere bei Lähmungen und nach apoplektischen Paresen (Schlaganfall) kann mit transportablen Geräten auch im Bett (also im Krankenzimmer) erfolgen, wenn der Patient noch nicht transportfähig ist.

Die Elektrotherapie im Bad erfolgt in Form des Vierzellenbades oder des elektrischen Vollbades (Stanger-Bad).

a) Trockene Elektrotherapie. Bei der trockenen Elektrotherapie unterscheidet man die Behandlung mit Gleichstrom *(Galvanisation)* und mit *Wechselstrom* (Faradisation).

Der galvanische Strom wurde 1786 durch den Italiener Galvani entdeckt.

Die Fa. Siemens liefert ein Großgerät (Neuroton), mit welchem sowohl die Galvanisation wie Faradisation durchgeführt werden kann. Daneben gibt es transportable Kleingeräte für verschiedene Behandlungen.

Die *Galvanisation* ist eine Behandlung mit konstantem Gleichstrom, dessen Stromrichtung durch Anlegen der *Elektroden* bestimmt werden kann. Der Gebrauch der Elektroden liegt jeder Apparatbeschreibung bei. Die „Anode"=der positive Pol, ist mit + bezeichnet, die „Kathode"=der negative Pol, mit –. Der Strom fließt immer von + → –. Um die Stromflußrichtung zu ändern, betätigt man am Apparat den Schalter „Polwender". In der Normalstellung „N" fließt der Strom von + → –. In der Stellung „W" ist der Strom gewendet und fließt jetzt umgekehrt, weil aus der +-Elektrode eine –-Elektrode und aus der –-Elektrode eine +-Elektrode geworden ist. Der für Elektrotherapie jeweils benutzte Apparat muß erdschlußfrei sein=er muß gegen den Netzstrom isoliert, geerdet sein=Anschlußklemme für Wasserleitung.

Auf diese Art ist sichergestellt, daß kein „Netzstrom" aus der elektrischen Leitung in den Körper des Patienten gelangt. Zur Regulierung der Stromstärke ist ein „Ampèremeter" (es ist auf Milliampère geeicht) vorhanden. Man beginnt mit kleiner Stromstärke und „schleicht" sich langsam mit der Einstellung höher. Der Strom darf nicht brennen oder gar schmerzen. Ist nach der Behandlung Hautrötung vorhanden, wird eine kühlende Creme aufgestrichen.

Bei *Muskel- und Gelenkrheumatismus*, bei *Muskelteillähmungen* (Paresen), bei *trophischer Anregung* (für die Haut von Querschnittslähmungen, Rückenmarksmißbildung (Myelodysplasie) und Kinderlähmung – die Haut ist hier blau-rot verfärbt oder sehr blaß und pergamentdünn –), bei *Gefäßkrankheiten* (Arteriosklerose, Diabetes, Bürger-Winiwarter) ist die Stromflußrichtung gleichgültig, weil unabhängig von der Richtung eine *entschmerzende, hyperämisierende* und *Trophik-stimulierende* Wirkung durch die Galvanisation erfolgt.

Bei *kranial-kaudal* absteigender Stromflußrichtung (also wenn die +-Elektrode z.B. neben der oberen BWS und die –-Elektrode z.B. auf der Wade liegt) kommt es zur *Deneurotisation* (Impulshemmung zur Peripherie), so daß auch starke Spasmen gut gemildert und geschwächt werden können. Dies machen wir uns bei der Behandlung aller spastischen Lähmungen zunutze, z.B. bei zerebraler Kinderlähmung (Morbus Little), spastischer Halbseitenlähmung (Hemiplegie) nach Schlaganfall (Apoplex), spastischen Kontrakturen bei multipler Sklerose, spastischen Kontrakturen bei Syringomyelie, allen Formen der spinalen und zerebralen Spastik. Die kranio-kaudale Galvanisation ist also *antispastisch*.

Bei kaudal-kranial ansteigender Stromrichtung (also wenn ich bei der oben beschriebenen Elektrodenlage die „Polwendung" betätige) kommt es zur *Neurotisation* (Impulsverstärkung), welche wir bei allen schlaffen Lähmungen ausnutzen (Kinderlähmung, Nervennaht, Neurolyse).

Man erreicht also durch eine *Galvanisation* in jedem Falle eine Pflege von geschädigten Haut- und Muskelpartien. Durch eine *kranio-kaudal* absteigende Galvanisation erreiche ich zusätzlich eine *Detonisierung* und durch eine *kaudo-kraniale* (aufsteigende Stromflußrichtung) erreiche ich zusätzlich eine *Tonisierung*.

Die Galvanisation hat ein großes Anwendungsgebiet vor allem bei den verschiedenen Formen der Nervenentzündungen (Neuritiden) und Neuralgien, Myalgien und chronischen Entzündungen kleiner Gelenke (Arthralgien). Beispielsweise kann man die gerade im Gesichtsbereich nach Gürtelrose (Herpes zoster) enormen neuralgischen Beschwerden sehr gut durch Galvanisation beeinflussen. Die hyperämisierende Wirkung ist sehr tiefgehend und anhaltend – besser als z.B. die Diathermie.

Die *Faradisation* ist eine Behandlung mit niederfrequentem Wechselstrom im Gegensatz zur „Diathermie" und „Kurzwelle", welche mit hochfrequenten Wechselströmen arbeiten. Alle medizinischen Geräte mit hochfrequenten Wechselströmen müssen einwandfrei „entstört" sein.

Notfalls ist bei Unklarheiten der technische Dienst der Bundespost einzuschalten. Der Benützer von Hochfrequenzgeräten ist nach der heutigen Rechtslage für den störungsfreien Betrieb seiner Geräte verantwortlich, wobei ihn auch die Garantie des Lieferscheines nicht entlastet.

Bei der *Faradisation* haben wir entsprechend dem neurologischen Befund die Auswahl von verschiedenen Stromformen.

Als Faraday (englischer Physiker) 1827 seine Entdeckung eines bewegten Stromfeldes mitteilte, konnte man nicht ahnen, wie schnell die Entwicklung weitergehen würde.

Mit Hilfe der verschiedenen *Stromformen* wird eine reguläre „*Reiztherapie*" ausgeübt. Während man mit galvanischen Strom nur bei der Ein- und Ausschaltung eine *Muskelkontraktion* (Zuckung) erzielen kann, ermöglicht die Faradisation eine systematisch gelenkte Impulsgebung auf den geschädigten Muskel, wodurch sich in bestimmten Abständen (Intervallen) verschieden starke Kontraktionszuckungen auslösen lassen. Sind die Elektroden angelegt (siehe Gebrauchsanweisung des Gerätes), so suchen wir mit langsam steigender Stromstärke die gewisse Mindeststärke, bei welcher gerade eine eben erkennbare Muskelzuckung erfolgt; das ist die sog. *Rheobase*. Verdoppelt man die Rheobase und bestimmt die Wirkungszeit des Stromstoßes auf den Muskel (Nutzzeit), so erhält man nach der Regel

$$\frac{\text{doppelte Rheobase}}{\text{Nutzzeit}} = Chronaxie.$$ Diese ist

also eine Maßeinheit für die Erregungsfähigkeit eines Nerven. Der neurolagische Facharzt läßt diese Werte auch gern durch zuverlässige Mitarbeiter aus den med. Hilfsberufen bestimmen, um seine Schlüsse hinsichtlich Art und Lage eines Nervenschadens zu ziehen. Die Bestimmung dieser Werte (Rheobase und Chronaxie) ist nur eine Frage der sorgfältigen Einarbeitung.

Die Einwirkung *faradischer Ströme* auf schwer geschädigte Muskulatur zeigt eine sog. *„Entartungsreaktion"*; der Muskel spricht auf den Stromstoß „verzögert" an und die Kontraktionswelle ist „flach" und „träge". Eine derart geschädigte Muskulatur ist nur *direkt* reizbar; man kann also keine Reizung über den zuständigen motorischen Nerven erreichen. Die *Peroneusgruppe* am Unterschenkel kann ich z.B. durch *direkte Stromstöße* auf den Muskel reizen, oder durch Stromstöße *hinter dem Fibulaköpfchen*, weil ich hier den Nervus peronaeus reize (*indirekte Reizung*).

Allgemein gilt für die Strombehandlung das sog. *„polare Erregungsgesetz"*. Es lautet: Beim Schließen des Stromkreises geht der Reiz zur Muskelerregung (Zuckung) von der Kathode (=negative [−] Elektrode) aus, bei der Öffnung des Stromkreises geht der Reiz zur Muskelerregung (Zuckung) von der Anode (=positive [+] Elektrode) aus.

Bei der *Faradisation* ist die *einpolige Reizung* so vorzunehmen, daß die sog. *aktive Elektrode* (die Kathode) in die Hand des Behandlers kommt, während die passive Elektrode an der am besten geeigneten Körperstelle des Patienten angelegt wird. Die aktive Elektrode besitzt einen Unterbrecherkontakt, so daß Öffnung und Schließung des Stromkreises möglich ist.

Bei der *zweipoligen* Reizstrombehandlung wird die eine Elektrode auf den Muskelursprung und die andere auf den Muskel-Sehnen-Übergang der Ansatzsehne des zu behandelnden Muskels aufgelegt.

Für die *indirekte Reizbehandlung* kommt nur die *einpolige* Anwendung in Frage, weil dann mit der *aktiven Elektrode* (Kathode) der Nervenreizpunkt aufgesucht werden kann. Für die *direkte Behandlung* ist sowohl die ein- wie auch die zweipolige Anordnung geeignet.

Die Wahl der Stromart ist von großer Bedeutung. Sehr beliebt ist der *Schwellstrom*, weil die dadurch hervorgerufenen Kontraktionen den normalen willkürlichen weitgehend gleichen; somit ist diese Reizbehandlung in höchstem Grade physiologisch, weil auch die richtigen Pausen zwischengeschaltet sind, so daß keine vorzeitige Ermüdung durch die Behandlung eintritt. Ist allerdings der *motorische Nerv* gestört oder die Nervennaht und Neurolyse erst kurz zurückliegend, wird eine Schwellstrombehandlung nicht möglich sein. Oft ist ja auch schon Veränderung im Sinne der Entartungsreaktion vorhanden. In solchem Falle ist die *Exponential*-Strombehandlung ratsam und möglich. Sie ist längst nicht so wertvoll wie die Schwellstrombehandlung, bedeutet aber doch eine Art ständiger Aufmunterung für den Muskel, die Kontraktilität nicht zu vergessen.

Sehr günstig ist es, diese Behandlung mit der Muskelpflege durch *Galvanisation* abzuwechseln.

Die Wirkung der Reizstrombehandlung läßt sich wie folgt zusammenfassen: Erhaltung der Durchblutung, weil ohne aktive Muskelfunktion Gefäßschrumpfung eintritt; Erhaltung der Muskelsubstanz – Bewahrung vor Muskelatrophie; Erhaltung der Nervenleitungsfähigkeit – auch Nerven können atrophieren; schwer geschädigte Muskeln mit intakter Nervenversorgung können neben der Massagepflege durch Reizstrom zusätzlich tonisiert und gekräftigt werden.

Neben dieser klassischen faradischen Niederfrequenztechnik gibt es eine Hochfrequenz-Wechselstromtherapie, von der einige Methoden große Bedeutung erlangt haben:

b) Kurzwellendiathermie (sog. Kurzwelle [KW]). Die dabei verwandten Hochfrequenzströme haben eine Frequenz zwischen 50 und 100 Millionen Hz (nach dem Physiker Hertz 1886). Laut Bundesgesetz vom 9.8.1949 sind für medizinische Verwendung nur bestimmte Wellenlängen zugelassen (22,12 m; 11,06 m; 7,37 m).

Zur Behandlung wird der Hochfrequenzstrom selbst und nicht seine abgestrahlten

Wellen benutzt. Es liegt hier eine echte direkte Stromwirkung und kein Strahleneinfluß vor. Die Behandlung erfolgt zwischen zwei Elektroden (im Elektrodenfeldbereich).

Ausreichende Entkleidung, um die Behandlung nicht abzuschwächen.

Alle Metallgegenstände ablegen (einschließlich Haarspangen mit Metallteilen). Metallsplitter, Knochenschrauben, Marknägel, Ohrringe, Sicherheitsnadeln, Granatsplitter (Kriegsverletzung) können im Stromfeld zu Verbrennungen führen.

Die Elektroden berühren nicht direkt die Haut, sondern erhalten einen bestimmten Abstand durch *nichtleitende* Schichten aus verschiedenstem Material.

Je näher die Elektroden zum Körper liegen, um so intensiver ist die Tiefendurchwärmung.

Alte oder frische Entzündungsherde (alter Gelenkrheumatismus, alte Knocheneiterung) können durch KW gereizt werden, so daß beträchtliche Schmerzen entstehen. Bei solcher Reaktion ist die Behandlung abzubrechen. Zu starkes Hitzegefühl ist eher schlecht als richtig. Der Patient soll eine milde tieflockernde Wärme verspüren.

Der Patient muß während der Behandlung, die ca. 15–20 Minuten dauert, ruhige Lagerung oder ruhiges Sitzen haben; es darf sich nicht bewegen.

c) Langwellendiathermie (sog. Diathermie). Hier werden die Elektroden so dicht und anliegend wie möglich aufgesetzt. Mancherorts ist gewisse Befeuchtung der Haut üblich.

Es gelten hier folgende Behandlungsregeln:

Es soll ein gutes Durchwärmungsgefühl zustande kommen. Der Patient darf nicht über Brennen, Jucken oder stichartige Schmerzen klagen.

Der Patient ist genügend entkleidet und ruhig gelagert oder bequem im Sitz. Metallgegenstände sollen abgelegt werden.

Die Elektroden sollen nicht auf Knochen oder stark in Knochennähe gelegt werden, da es ebenso wie bei Auflage in Nähe der Gefäßbahnen zu starkem Erwärmen kommen kann.

Die Stromstärken liegen je nach Elektrodengröße (s. Bedienungsanweisung) zwischen 0,5 und 2,5 Ampère.

Die Elektroden sollen sich möglichst parallel gegenüberstehen.

Die KW und Diathermie werden bei rheumatischen Erkrankungen, Neuralgien, Muskelkrampfzuständen, Aufbrauchsreaktionen an Wirbelsäule und Gelenken, bei chronischen Lungenleiden, bei chronischen Darmleiden usw. angewendet und tragen oft zur Linderung bei.

d) Die sog. „Mikrowelle". Die Wellenlängen liegen hier zwischen 10 cm und 1 m. Zwischen der Mikrowellenbehandlung und KW und Diathermie besteht ein sehr großer Unterschied.

Bei der „Mikrowelle" wirkt nicht der elektrische Strom direkt auf den Körper ein, sondern es werden elektromagnetische Wellen erzeugt, mit denen der entsprechende Körperteil regelrecht „bestrahlt" wird.

Auf die Behandlungsstelle werden die Strahlen mittels eines Reflektors gerichtet.

Es gelten folgende Behandlungsregeln:

Die Haut soll trocken sein. Schweiß muß entfernt werden, da sich die Tröpfchen sehr erhitzen können. Es soll nur ein gutes Wärmegefühl verzeichnet werden.

Bestrahlungen in Nähe der Sinnesorgane erfolgen nur nach genauer Besprechung mit dem Arzt.

Oberflächliche Knochen (z.B. Brustbein) können sich unangenehm erhitzen. Bei Durchblutungsstörungen muß man, wie überhaupt bei allen Formen der Strombehandlung, wegen der

Empfindlichkeit des schlecht ernährten Gewebes vorsichtig sein.

Die „Mikrowelle" ist nicht so tiefenwirksam wie KW und Diathermie. Die beste Wirkung soll bei einer Tiefe von 2–3 cm liegen. Sie erreicht wohl auch nicht ganz den Effekt einer richtig angesetzten Infrarotbestrahlung. Im übrigen gibt es, wie für KW und Diathermie, ausgezeichnete Behandlungstabellen.

e) Die „Iontophorese". Hierbei handelt es sich um galvanische Ströme, mit deren Hilfe medikamentöse Substanzen durch die Haut zur intensiven pharmakodynamischen Wirkung gebracht werden.

Es gibt folgende Arten:

aa) Salben-Iontophorese

Hierbei werden die Medikamente in Salbenform auf die zu behandelnden Stellen aufgetragen. Darüber wird ein feuchter Leinenlappen gelegt, damit die Elektrode guten Schluß hat.

bb) Histamin-Iontophorese

Hier wird in einer entsprechenden Lösung der mehrfach gelegte Leinenlappen getränkt und dann die Elektrode aufgesetzt.

Grundsätzlich wird die *Anode* (+-Pol) zur *Eintreibung* der Medikamente benutzt, jedoch bei Salizyl und Jod die Kathode (–-Pol). Die Histaminbehandlung ist gut durchblutungswirksam.

cc) Jod-Iontophorese

Hier wird 10% Jodtinktur aufgepinselt, dann ein Leinen angefeuchtet aufgelegt und schließlich die *Kathode*.

Man arbeitet bei der Iontophorese durchschnittlich mit 3–6 mA (Milliampère), und zwar für ca. 3–6 Minuten. Deutliche Hautrötung soll entstehen. Hautschwellungen (auch Quaddeln) sollen vermieden werden.

f) Das „elektrische Bad". Allgemein bekannt ist das „Stanger-Bad". (Stanger war ein Stuttgarter Handwerker, der als erster der Stromwirkung im Bad Beachtung geschenkt hat)

Es ist ein *„galvanisches" Vollbad*, das in speziellen Badewannen verabfolgt werden kann. Wichtig ist, wie bei allen elektrischen Geräten, die absolute Betriebssicherheit (erdschlußfreie Apparatur und einwandfreie Erdung). Die Stromstärken werden nach Milliampère angezeigt. Da es verschiedene Apparaturen gibt, muß man sich genau nach der Betriebsvorschrift richten. Entscheidend ist, daß der Patient ein Prickeln und ganz angedeutetes Hautbrennen spüren darf – mehr aber nicht. Ein reguläres Brenn- oder Schmerzgefühl ist zu vermeiden. In jedes Stanger-Bad gehört ein „Badezusatz". Er erhöht die Stromleitung und hat natürlich auch eine eigene Wirkung.

Die Wassertemperatur liegt bei 38–40 Grad.

Das Stanger-Bad hat also drei therapeutische Einwirkungen: Wasser – Zusatz – elektrischer Strom. Es erzeugt Entspannung und Beruhigung und wirkt entschmerzend.

Es wird bei allen Neuritiden, Neuralgien und Nervenleiden, Nervensystemkrankheiten und starken Muskel- oder Gelenkschmerzen gern angewendet.

Daneben gibt es die Sonderform des „Vierzellenbades", welches als Voll- und Teilbad möglich ist. Das Vierzellenvollbad ist eine Art Sitzbadewanne, bei welcher die Arme und Beine in je einen eigenen Badebehälter gesteckt werden.

Auch hier gibt es verschieden konstruierte Apparaturen, deren Betriebsvorschrift zu beachten ist.

Für alle elektrischen Bäder gilt der Grundsatz des *langsamen Ein- und Ausschleichens* der Stromstärke, damit keine unangenehmen Gefühle auftreten.

Dieses elektrische Bad wirkt muskelkräftigend und gelenkslockernd. Es wird daher bei Lähmungen und nach Gelenkoperationen gern angewandt.

6. Die Radium- und Röntgenstrahlen

Im Grunde genommen haben wir bei unserer Tätigkeit mit diesen Strahlen nicht zu tun. Andererseits sind manche Masseure und med. Bademeister oft ein Leben lang in Krankenhäusern und Kliniken tätig, in welchen diese Strahlen verordnet werden. Es sollen daher einige Grundbegriffe klargestellt werden.

Die *Radiumbehandlung* wird immer noch am häufigsten in der Gynäkologie zur Behandlung verschiedener bösartiger Geschwülste an den weiblichen Organen verwendet. Alle Formen der Radium-Einlagen oder -Spickung werden zu dem Zweck angesetzt, die Krebszellen zum Absterben zu bringen. Die Behandlung ist nicht immer schmerzlos. Oft sind solche Patienten sehr elend. Sie bedürfen größter Pflege, und das med. Bad wird hier neben der Massage gelegentlich eingeschaltet. Jede Behandlung dieser Art ist sorgfältig mit dem Arzt abzusprechen, damit keine Gefährdung von Personal oder anderen Patienten erfolgen kann.

Die *Röntgenstrahlen* gehören heute zur entscheidenden diagnostischen Ausrüstung jedes Krankenhauses. Die Apparate und Räume sind auf Grund der heutigen Schutzbestimmungen gut abgesichert. Daneben finden sie aber auch *therapeutische* Verwendung bei verschiedenen Krankheiten, nicht nur bei Tumoren.

Bei den Röntgenstrahlen gibt es eine sog. Summation, d.h. im Laufe vieler Jahre kommt bei leichtsinnigem Umgang in den Räumen und in der Nähe der Geräte Strahlendosis auf Strahlendosis, bis sich eines Tages Schäden einstellen können. Man richte sich genau nach den Anweisungen des erfahrenen Personals, welches jahrzehntelang mit diesen Strahlen arbeiten muß und bei entsprechenden Schutzvorkehrungen trotzdem keine Schäden bekommt.

Die *Radioaktivität* wurde vom französischen Ehepaar Curie und die *Röntgenstrahlen* von Röntgen (in München) vor ca. 60 Jahren entdeckt.

Grundbegriffe der Badeheilkunde, Grundlagen und Ausführung med. Bäder, sämtlicher Badeanwendungen einschließlich der Kneipp'schen Verfahren

Wir unterscheiden hier drei große Gruppen:

1. *Die Hydrotherapie* (Kneipp'sches Verfahren). Darunter versteht man die Anwendung von Wasser in den verschiedensten Formen, z.B. als Wickel, Duschen, Brausen, Güsse, Waschungen, Abreibungen.

2. *Die medizinischen Bäder.* Dazu gehört auch das schon erwähnte Stanger-Bad, das Schwefelbad, Kohlensäurebäder, Heublumen- und Kamillebäder, Sauerstoffbäder, Sprudelbäder, Moorbäder usw.

Diese Bäder werden in einem „Med. Bad" oder in der „Bäderabteilung" eines Krankenhauses (oder auch Sanatoriums) durchgeführt. Es gehören dazu also keine natürlichen Quellen.

Die med. Bäder bestehen aus gasförmigen, chemischen oder pflanzlichen Zusätzen zu gewöhnlichem Leitungswasser.

3. *Die Heilbäder.* Die Anerkennung als „Bad" vor dem Ortsnamen ist in der Bundesrepublik von bestimmten Voraussetzungen abhängig. Meist ist die genaue chemische Analyse der „Heilquellen" entscheidend.

Wir haben in Deutschland eine Vielzahl uralter, höchst wertvoller Heilquellen, von denen manche schon den Römern bekannt waren und auch eifrig benutzt wurden.

1. Die Hydrotherapie (Wasserbehandlung ohne Zusatz)

Das Wasser wird in folgenden Formen (mit natürlichen Zusätzen) zur Behandlung verwandt:

a) Packungen, Beutel, Teil- oder Ganzabreibungen, Tüchereinschläge (Ganz- oder Teilumschlag), Tuchwickel (Ganz- oder Teilwickel), Waschungen (Teil- oder Ganzwaschung)

b) Bäder (Vollbäder – Teilbäder – Sitzbäder – Fußbäder)

c) Güsse und Duschen (Teilgüsse – Ganzgüsse – Wechselgüsse mit und ohne erhöhten Wasserstrahldruck)

Die Anwendung des kalten und warmen Wassers ist in der ärztlichen Kunst schon des Altertums geläufig. Durch die besonderen Erfahrungen und ihre schriftliche Niederlegung durch Pfarrer Sebastian Kneipp (1821–1897) hat die Wasserbehandlung erstmals ein gewisses System bekommen, dessen wissenschaftliche Durcharbeitung durch eine Reihe von Kneipp-Ärzten erfolgt. Kneipp hat im Grunde genommen drei Hauptformen benutzt:

1. kaltes Wasser	Die zahlreichen Möglich-
2. warmes Wasser	keiten der Wasseranwen-
3. wechselnd kaltes – warmes Wasser	dung gehen aus den einleitenden Punkten a–c hervor

a) Die Kaltwassertherapie. Die *Kaltwassertherapie* ist eine zunächst „wärmeentziehende" Maßnahme, auf welche der Organismus langsam mit *Hyperthermie* (Anwärmung) auf Grund einer langsam einsetzenden *Hyperämie* (Mehrdurchblutung) antwortet. Ein Kältereiz führt ja anfangs zur Gefäßverkrampfung mit Kälteempfindung. Bei reaktionsfähigem (also nicht schwerkrankem) Gefäßsystem weicht der Krampf langsam der Gefäßerweiterung. Es ist die gleiche Reaktion, mit der unsere Körperdecke auf die winterliche Kälte antwortet. Hält die Kälte aber sehr lange an, dann wird die Ausgleichsfähigkeit des Gefäßsystems erschöpft, es kommt zu Unterkühlungs- oder gar Erfrierungsschäden.

Die Einwirkung kalten Wassers jeder Art ist um so intensiver und anhaltender, je besser der Körper vorher erwärmt ist. Das ist ja auch das Prinzip der Sauna. Falsch ist es also, einen sehr ausgekühlten Organismus mit Kaltwasser zu behandeln. Die Erfahrungen des letzten Weltkrieges haben auch gezeigt, daß hochgradig unterkühlte Menschen in die richtig ausgewählte Erwärmungsbehandlung gehören.

Die Hauptzeit der Kneippschen Kaltwasseranwendung ist naturgemäß der Sommer. Bei Kaltwasserbehandlung im Winter ist eine Raumtemperatur von 21–22 Grad einzurichten. Bei ambulanter Behandlung ist der Kurpatient in einer Wärmekabine oder auch mittels Heißluft- oder Lichtbügelkasten vorzuwärmen. Der Patient gibt selbst sehr genau an, ob die Behandlung taugt oder nicht. Wenn er das befreiende, entspannende, prickelnde Wiedererwärmungsgefühl verzeichnet, dann war die Behandlung richtig.

Mit halben Maßnahmen kann dieser eindeutige therapeutische Effekt nicht erzielt werden.

Grundsatz ist: „wärmste Wärme zuvor und kälteste Kälte hinterher". Der starke Temperaturunterschied allein übt den gewünschten Gefäßreiz aus.

Falsch ist die Behandlung jedenfalls, wenn der Patient eine „Gänsehaut" bekommt. Diese Hautreaktion ist Beweis für erste Unterkühlung und Nachweis einer ungenügenden Temperaturdifferenz.

Dieses Grundprinzip der Kaltwasserbehandlung ist vor allem entscheidend für die Kneippsche Wasserbehandlung. Sie hat aber auch für alle anderen Formen der Kaltwasserbehandlung ihre Bedeutung. Die *Vorwärmung* der Patienten bleibt immer von Bedeutung, wodurch zugleich die günstige fiebersenkende kreislaufschonende Wirkung von „kalten Wadenwickeln" vor allem bei hochfieberhaften Kinderkrankheiten beruht.

Zur Kneippschen Kältebehandlung gehören heute auf Grund reicher Erfahrungen von Ch. Fey folgende Methoden: sekundenlange Teil- und Vollbäder, sekunden- bis minutenlange kalte Güsse aller Art, kalte Wickel und kalte Waschungen (Einzel- und Serienwaschungen).

Der Reihenfolge nach ist die mildeste Form der Kaltwasserbehandlung die Anwendung von kalten Wickeln. Dann folgen die kalten Waschungen und kalten Abreibungen (hier wird die Kälte durch Reibung gemildert), dann die kalten Ganzpackungen, dann die kalten Güsse und schließlich die kalten Brausen und Bäder.

Die Kaltwassertherapie führt bei gekonnter und konsequenter Anwendung eindeutig zur Stoffwechselanregung, wirkt blutreinigend und entschlackend.

Im Gegensatz zur Warmwassertherapie wirkt sie kaum entschmerzend oder so stark hyperämisierend, daß sie bei rheumatischen Prozessen zur Anwendung kommen kann. Insgesamt kann man dem *kalten Wasser* eine *sympathikotonische* (sympathikusanregende) Wirkung zuschreiben. Da der Sympathikus im autonomen (= vegetativen) Nervensystem unsere „Peitsche" ist, führt die Kaltwassertherapie zur Willens- und Leistungsanregung. Wir sagten schon, daß eine Temperatur von 33–36 Grad meist weder als kalt noch als warm empfunden wird, also als neutrale = indifferente Temperatur gelten muß. Je nach dem Konstitutionstyp des Menschen sind hier geringe Schwankungen möglich. Der schlanke, weichteilknappe Astheniker ist gewöhnlich kälteempfindlicher. Hat er aber zugleich eine Schilddrüsenüberfunktion, so ist das wieder nicht der Fall. Ebenso unterliegt auch die Temperaturempfindlichkeit verschiedener Körperteile keiner absoluten Gesetzmäßigkeit.

Im allgemeinen ist der Bauch und die

linke Hand deutlicher kälteempfindlich als andere Körperpartien.

b) Die Warmwassertherapie. Die mildeste Anwendungsform sind hier wieder die *Wickel und Umschläge*. Am bekanntesten ist der heiße Brust- und Bauchwickel. Dieser kann durch Zusatz von 500 g Senfmehl in $1^{1}/_{4}$ l Wasser bei 45–46 Grad noch wesentlich intensiviert werden. Es folgen in der Wirksamkeit heiße Teil- oder Ganzwaschungen, heiße Ganzpakkungen, heiße Güsse und heiße Brausen und Bäder.

Zur *Kneipp'schen Wärmeanwendung* gehören nach den Mitteilungen von Ch. Fey folgende Methoden: Alle warmen, heißen und temperaturansteigenden Teil- und Vollbäder; alle sekundenlangen heißen „Kurzgüsse"; alle minutenlangen heißen „Langgüsse" (mit Abtrocknen und Nachruhe = Kneipp-Rheumagüsse); alle heißen Blitzgüsse; alle heißen Blitzguß-Massage-Bäder; alle warmen und heißen Wickel, Auflagen und Packungen; alle heißen Kräuterwaschungen (nach Baumgarten); Kneipp'sche Dämpfe.

Grundsätzlich wird für alle hydrotherapeutischen Methoden nur Wasser ohne Zusätze genommen. Immer häufiger wird (immer auf ärztliche Verordnung) ein Zusatz beizumischen sein (z.B. Franzbranntwein, Kamillenextrakt, Haferstrohextrakt usw.).

Die Wärmeanwendung hat verschiedene Wirkungen: Grundsätzlich ist die Wärme zur Reizung des Parasympathikus (Vagus) geeignet. Ihre vagotonische Wirkung kommt in Ermüdung und Einschlafförderung zur Geltung. Wärme ist ferner durchwegs gefäßerweiternd – hyperämisierend. Sehr plötzliche und intensive Wärmeanwendung (z.B. 40–42 Grad) kann ebenso wie plötzliche Kälteanwendung zu Blutgefäßverengung führen. Dabei können sich die Herzkranzgefäße (Koronararterien) beteiligen, was zu Druck- und Beklemmungserscheinungen führen würde. Wie bei der Massage gilt auch hier

der Grundsatz des *„Einschleichens"*, d.h. der langsam steigenden Anwärmung des warmen Bades, um schließlich die richtige Wärmedosis zu erreichen. Bei der Kaltwasserbehandlung handelt es sich ja immer nur um sekunden- und minutenlange Einwirkung, wodurch hier das „Einschleichen" in den Hintergrund tritt. Die antirheumatische, lockernde, detonisierende, entkrampfende, beruhigende Wirkung der Wärmeanwendung steht außer Zweifel. Denken wir nur an die günstige Wirkung des „Überhitzungsbades" bei den schweren Verkrampfungszuständen einer multiplen Sklerose.

c) Die Wechselbehandlung (nach Kneipp). Diese hat in den letzten Jahren an Bedeutung gewonnen. Die Technik ist durch eine Reihe von Kneipp-Ärzten verbessert worden. Zu dieser Behandlungsart gehören folgende Methoden: Wechselteilbäder (Fußbäder) – sehr wirksam bei Durchblutungsstörungen der Beine –; Wechselvollbäder (zwei Wannen mit je 32 resp. 40 Grad); Ein- und Mehrfach-Wechselgüsse; Wechselblitzgüsse (einschließlich Heißblitzguß); Blitzguß-Massage-Bad.

Die Wechselbehandlung erzeugt einen besonders intensiven Hautreiz, der sich reflektorisch auf die autonomen Nervengeflechte der Blutgefäßwände auswirkt und zu beträchtlichen, relativ lang anhaltenden Gefäßerweiterungen führt, sind für den *venösen Blutabfluß* bei chronischen Trombangiopathien günstig.

Kälteanwendung und Wärmeanwendung bei frisch-akuten Entzündungen und Blutergüssen (nach Distorsionen, Kontusionen, Luxationen usw.) bedürfen einiger Überlegung.

Frisch-akute Entzündungen sind in den ersten Stunden bei starkem Hitze- und Spannungsgefühl für Kaltwasserbehandlung günstig. Um aber später eine richtige Heilhyperämie zu erzeugen, benötigen wir die Wärme.

Akute Blutergüsse aller Art und frische Gelenksergüsse vertragen für ca. 2 Stunden

Kühlung sehr gut. Wärme würde die Gefäße öffnen und den Bluterguß verstärken. Damit aber später der Bluterguß verteilt = resorbiert werden kann, benötigen
wir intensive Wärme.

2. Die Technik der Wärmeanwendung

Sie soll jetzt systematisch durchbespro-
chen werden, wobei wir mit den ein-
fachsten Anwendungsmethoden beginnen:

**a) Wickel, Packungen, Ein- und Um-
schläge, Waschungen.** Schon die alten
griechischen Ärzte sagten, daß man bei
allen Wasserbehandlungen und eine ganze
Zeit nachher liegen (ruhen) muß. Die
Wickel und Packungen der europäischen
Medizin in den letzten 200 Jahren wurden
immer im Bett angelegt. Heute erheben
wir die Forderung, daß der Patient im
Liegen (oder halbliegenden Ruhesitz) gelagert werden soll und daß die Raumtemperatur bei 22 bis 24 Grad liegt.
Die *kalten Wickel* liegen in der Temperatur zwischen *5 und 10 Grad*; man kann
sie temperieren (abschwächen), so daß sie
bis *15 Grad* liegen. Bleiben sie eine halbe
Stunde liegen, so wirken sie wärmeent-
ziehend = fiebersenkend (kreislaufschonend).
Bleiben sie bis zu einer Stunde liegen,
dann beginnt eine Wärmestauung, welche
beim Ganzwickel allmählich den Kreislauf beansprucht.
Wickel von 2–3 Stunden können je nach
Größe und Anlegung schweißtreibend
wirken.
Bei der Schweißentwicklung wird der
Kreislauf zwar beansprucht, ist aber letztlich nach Art und Menge der Schweißab-
gabe entlastet. Durch verschiedene
ärztlich verordnete Zusätze kann die Wirkung der Wickel verstärkt werden.
Wir unterscheiden den:
Kneipp-Wickel
a) Eintauchen eines groben, porösen
   (hautatmungsoffenen) Leinens ins

Wasser und nach etwas Auswinden auf
den Körper auflegen
b) Auflegen eines groben, etwas größeren
Leinentuchs (Zwischentuch) auf das
feuchte Leinen
c) Auflegen von zwei Wolldecken. Das
Zwischentuch ist so groß, daß die
Wolldecken mit dem Körper nicht in
Berührung kommen, so daß sie mehrfach verwandt werden können
und den *Prießnitz-Wickel*
(Prießnitz lebte um 1800)
a) Eintauchen eines Leinentuches ins
Wasser von ca. 15 Grad und nach
leichtem Ausdrücken Auflegen auf den
Körper
b) Darüber kommt ein wasserdichter
Stoff (Gummistoff)
c) Nunmehr wird ein Wollstoff oder
mehrfach gelegtes Leinen umgelegt
Beide Wickelarten wirken nach kurzer
Zeit wärmend, schmerzlindernd und
durchblutungsanregend. Beim kalten
Kneipp-Wickel und Prießnitz-Wickel ist
am Anfang ganz kurzer *Wärmeentzug*
vorhanden. Diesen nimmt man bei chronischen Leber- und Nierenkranken oder
Rheumatikern ungern in Kauf, weswegen
bei diesen und anderen Krankheitsgruppen nur warme Wickel gegeben werden.
Für die Kneipp-Methoden aller Art wird
von erfahrenen Kneipp-Ärzten vor allem
der Vormittag empfohlen. Daneben ist die
Beachtung einer Reihe von Regeln dringend erforderlich: Raumtemperatur ca.
22 Grad, Wickelschichten exakt faltenfrei
legen; das Leinen soll gut feucht, aber
nicht klitschnaß sein (etwas ausdrehen,
ausdrücken).
Bei Frösteln und Reißen wird der Wickel
abgenommen. Jeder Wickelpatient soll
warme Füße haben (auch bei Teilwickel),
sonst wird Wärmeflasche oder Heizkissen
gegeben.
Zum Zudecken wird die dem Patienten
gehörige Einzugsdecke genommen und
eine weitere darübergelegt. Eine auf Zeit
eingestellte Weckeruhr sorgt für die
ärztlich verordnete Wickeldauer.

Der Wickel soll gewisses Schwitzen erzeugen, weswegen Ablenkungen aller Art (Lesen, Radio, Fernsehen, Gespräche) weitgehend zu vermeiden sind. Nach dem Wickel ruht der gut zugedeckte Patient noch ca. 20 Minuten oder ist mäßig kalt abzuwaschen und trockenzureiben.

Nur knappes Frühstück – am besten soll der Magen leer sein.

In der Nomenklatur (= Fachsprache) bestehen hinsichtlich Wickel-Packungen-Umschläge (Tucheinschlagen) gewisse Abweichungen. Die einen sagen, daß die kleinsten Anwendungen von feuchten Tüchern *Umschläge*, die Behandlung größerer Körperabschnitte *Wickel* und die Ganzbehandlung des Körpers als *Packung* anzusehen sind.

Demgegenüber steht die Ansicht, daß *Packungen* immer einen Zusatz nötig haben. Eine kühlende Kompresse am Kopf sei ein Umschlag (ebenso an einem Gelenk). Die Behandlung am Rumpf (Brust, Bauch) oder an der ganzen Extremität sei ein Wickel. Kommt aber zum Wickel ein Topfensack, eine Heublumenkompresse, eine Moorpackung, eine Paraffinlage usw. als erstes auf die Haut und darüber der Wickel, dann sei dies eine *Packung*.

Wir halten diese Definition deswegen für richtig, weil nach dem Urbegriff des Wortes „Packung" etwas ein- und zugepackt werden sollte. Der Körper und ein Zusatz werden zusammen nach der Wickeltechnik eingepackt, das ist eine *Packung*. Die pharmazeutische Industrie liefert uns heute sehr wirksame Mittel, vor allem Pflanzenextrakte, Moor- und Heilerde, mit denen man ausgezeichnete „Packungen" herstellen kann. Dabei kommt zur Wirkung des Kneippschen Verfahrens der Effekt des Wirkstoffes noch hinzu. Wir unterscheiden folgende Arten von Wickeln, die gerade an den Kneipp-Kurorten und in den Kneipp-Sanatorien sehr sorgfältig für die einzelnen Patienten und Krankheitsgruppen gezielt verordnet werden.

Nach Fey unterscheiden wir folgende Wickelarten:

Ganzwickel und spanischer Mantel (Hals, Fuß, Fingerspitzen eingeschlossen – 200 × 250 cm

Hemdwickel (Hals frei – Schultern – bis Handgelenk – unterer Unterschenkel und Fuß freilassend) – 180 cm Umfang, 180 cm lang, Armumfang 45 cm, Armlänge 55 cm

Unterwickel (Arme bleiben frei – reicht von Brust bis Zehenspitzen) – 190 × 210 cm

Kurzwickel (Arme bleiben frei – reicht von·Brust bis Knie) – 80 × 250 cm

Brustwickel (Brust einschließlich Magen) – 80 × 150 cm

Lendenwickel (Oberschenkelmitte bis einschließlich Magen) – 80 × 150 cm

Oberaufschläger (Brust bis Knie einschließlich seitliche Brust- und Lendenpartie) – 100 × 180 cm ⎫
Unteraufschläger (Schulterblatt bis Kniekehle, einschließlich seitliche Brust-Lendenpartien) – 100 × 180 cm ⎬ 4fache Tuchfaltung
Auflage (Ober- und Unterbauch) – 90 × 120 cm ⎭

Fußwickel (bedeckt oberes Sprunggelenk und Fuß, einschließlich Zehenspitzen) – 80 × 80 cm ⎫
Wadenwickel (einschließlich Kniegelenk und oberes Sprunggelenk – 80 × 80 cm
Fuß-Wadenwickel (einschließlich Kniegelenk bis Zehenspitzen) – 80 × 110 cm ⎬ einfache bis doppelte Lage
Beinwickel (obere Oberschenkel bis Zehenspitzen) – 80 × 120 cm
Verlängerter Beinwickel (einschließlich Hüftgelenk bis Zehenspitzen) – 80 × 150 cm
Handwickel (mittlerer Unterarm bis Fingerspitzen) – 65 × 80 cm
Armwickel (einschließlich Schultergelenk bis Fingerspitzen) – 80 × 110 cm
Halswickel (vom Kinn und Hinterkopf zum Schulterrand) – 30 × 90 cm
Kopfwickel (Freilassung von Augen und Nase) – 80 × 80 cm ⎭

Die Wickeldauer, Wechsel der Wickellage (z.B. zuerst Bauch, dann Brust usw.) werden vom Kurarzt verordnet.

Kurzwickel, Oberaufschläger und Auflage sind ärztlicherseits beliebt wegen ihrer günstigen Wirkungen vor allem bei chronischen Erkrankungen der Atemwege, des Magen-Darm-Traktes und besonders auch von Galle, Leber und Niere.

Diese Wickel, oft kombiniert mit chemischen oder pflanzlichen Wirkstoffen (also als Packungen), bleiben meist zwischen 30 und 60 Mtnuten liegen.

Interessant ist, daß Sebastian Kneipp seine Anregungen von einem Schlesier bekam.

Das Buch „Über Kraft und Wirkung frischen Wassers am menschlichen Leib" von Dr. Johann Hahn (Schweidnitz) war um 1700 recht populär. Zusammen mit seinem Bruder Dr. Siegmund Hahn, sind die „schlesischen Wasser-Hähne" Vorbilder für Pfarrer Kneipp.

Heute bestehen zwei Drittel der Hydrotherapie aus *Warmwassertherapie*. Die Kunst des med. Bademeisters in einem heute recht gut umrissenen Verfahren besteht in der Anpassung an den Patienten, also in der Erkennung der rechten Dosierung und derjenigen Form der Wasserbehandlung, auf welche der jeweilige Patient am besten anspricht. Dazu gehört Erfahrung im Beruf; diese aber sammelt man am besten, wenn man menschliche Kontakte entwickelt, kritisch ist und auch im grauen Alltag das Berufs- und Fortbildungsinteresse nicht einschlafen läßt.

Bei der *Hydrotherapie* ist wie bei Massage und Bad die Basis der Kritik die „*Behandlungsreaktion*". Reaktion ist die Kennzeichnung (Antwort) des Körpers auf alle Arten äußerlichen Einflusses.

Die Reaktion können wir einfach unterteilen:

Hautreaktion (Rötung – Schmerz – Blässe – Quaddeln)

Organreaktion (Beruhigung verschiedener Koliken oder Erleichterung des Ausstrahlungsschmerzes von inneren Organen (z.B. Hepatopathie) sowie bei Verschleiß (Arthrose, Spondylose) bei Gelenken resp. Wirbelsäule

Gefäßreaktion. Es reagieren nicht nur die Hautgefäße, sondern auch die großen Gefäße (die Durchblutung z.B. des Gehirns wird gebessert).

Wichtig für die Reaktion ist die Konstitution und Disposition des Patienten, die wir summarisch als „Ausgangslage" zusammenfassen. Darunter verstehen wir z.B. Magersucht oder Fettleibigkeit, Neigung zu hohem oder niederem Blutdruck, Empfindlichkeit für Infektionen usw.

Zur Gruppe a) der Hydrotherapie – Wickel, Packungen, Umschläge – gehören auch die *Waschungen*.

Die Waschungen sind für die Erkennung der „Reaktion" der Patienten sehr geeignet, sind mild in der Wirkung und werden daher oft zur Kureinleitung verordnet.

Voraussetzungen für Waschungen:

α) Konstante, zugluftfreie Raumtemperatur von 22 Grad

β) Waschbecken (sehr günstig ist ein thermostatischer Temperaturregler)

γ) Grobes Leinentuch (Kneipp-Leinen) von 40–60 cm Durchschnittsgröße

δ) Grundhygiene (neues Wasser und anderes Tuch) für jeden Patienten.

Ganzwaschungen

Ausführung (in Anlehnung an Ch. Fey) Vom rechten Handrücken auf der Streckseite zur Schulter, von der Achselhöhle auf der Beugeseite zurück

Tuch wenden: Von der Hohlhand zur Achselhöhe – Auswaschen der Achsel

Tuch eintauchen: Jetzt den anderen Arm genauso waschen

Tuch eintauchen: Hals rechts-links und wiederholt rechts-links umfahren

Tuch umdrehen: An der ganzen rechten Körperaußenseite über das ganze Bein zum Fuß hin waschen

Tuch eintauchen: Vom Fuß über die Bein-Innenseite zum Hals, von da 2–3 Längsstriche zur Gürtellinie

Tuch eintauchen: An der ganzen linken Körperaußenseite, li. Bein und Fuß, von dort an der Innenseite zurück zum Hals

Tuch eintauchen: Hals rechts-links und rechts-links umfahren

Tuch umdrehen: Jetzt wieder außen zum Fuß und zurück zum Hals

Tuch eintauchen: 2–3 Längsstriche über der rechten Rückenseite

Tuch eintauchen: Jetzt wieder linke Körperaußenseite zum linken Fuß

Tuch umdrehen: Zurück zum Hals und nun 2–3 Längsstriche über die linke Rückenhälfte

Oberkörperwaschungen

Hierbei werden Brust und Rücken gewaschen. Bei leichteren Fällen allergischen Asthmas und Lungenblähungen (besonders Altersemphysem) ist die ständige konsequente Oberkörperwaschung zur Besserung der Thoraxbelüftung geeignet

Ausführung (in Anlehnung an Ch. Fey) Vom rechten Handrücken am Außenarm zur Schulter hinauf und an der Armininenseite wieder zurück

Tuch wenden: Von der Hohlhand zur Achselhöhe und Achsel auswaschen

Tuch eintauchen: Jetzt das gleiche am linken Arm

Tuch eintauchen: Hals rechts→links und wieder rechts→links umfahren, jetzt 4–5 Längsstriche über die Brust zur Gürtellinie

Tuch eintauchen: Patient dreht sich, Nacken von rechts→links und von rechts→links umfahren, jetzt 4–5 Längsstriche über den ganzen Rücken zum oberen Gesäßrand

Unterkörperwaschungen

Sie sind z.B. bei milden Formen der Stuhlträgheit und Neigung zu spastischen Schmerzen des Magen-Darm-Bereiches zur Linderung geeignet

Ausführung (in Anlehnung an Ch. Fey) Vom rechten Fußrücken an der Beinaußenseite bis zur Leistenbeuge hinauf

Tuch wenden: An der vorderen Innenseite zum Fuß zurück

Tuch eintauchen: Rückseite des rechten Beines in gleicher Weise waschen

Tuch eintauchen: Vom linken Fußrükken an der Außenseite zur Leistenbeuge

Tuch wenden: An der vorderen Innenseite zum Fuß zurück

Tuch eintauchen: Rückseite linkes Bein genauso waschen

Tuch eintauchen: Ganze Bauchpartie von rechts nach links 2–3mal kreisförmig umfahren

Kleine Teilwaschungen

Nach dem bereits besprochenen Schema können jetzt auch Teilwaschungen der Arme, Teilwaschungen der Beine, Teilwaschungen von Brust und Bauch, Teilwaschungen des Rückens erfolgen.

Geachtet werden soll gerade bei älteren Patienten oder solchen mit gröberen Kreislaufschäden, daß wirklich das Waschtuch gut ausgedrückt wird (es soll kaum noch tropfen) und daß durch die Waschung gleichmäßig Feuchtigkeit auf der Körperfläche verteilt wird. Die Temperatur der Waschung richtet sich danach, ob der Patient sich wirklich dabei wohlfühlt oder ob unangenehme Beschwerden eintreten.

Bei den sog. *Serienwaschungen* wird die vorgeschriebene Waschung „in Serie" verabfolgt, d.h. ca. 5–7mal alle 30–40 Minuten. Insbesondere bei anhaltend subfebrilen Temperaturen (zwischen 37,3 und 37,8) kann man damit leichtes Schwitzen, Fieberunterbrechung und Erfrischungsgefühl erreichen.

Erfolgen die Waschungen nicht in der Bäderabteilung sondern im Krankenzimmer, so nimmt der Masseur und med. Bademeister einen gefüllten Plastikeimer (3–4 Liter Wasser einschließlich verordneter Zusätze) und zwei grobe Waschungstücher ins Krankenzimmer nur mit, wenn im Zimmer oder am Gang keine entsprechende Wasserleitung vorhanden ist. Nach der Waschung wird der Patient *nicht* abgetrocknet. Der Schlafanzug wird angelegt und der Patient wie bei einem Ganzwickel von den Schultern bis zu den Füßen gut eingehüllt.

b) Bäder (Voll- und Teilbäder) nach Kneipp. Wir unterscheiden folgende Unterteilung:

Vollbäder   *Teilbäder*
Dreiviertel-   Halbbäder – Sitzbäder –
vollbäder   Fußbäder – Armbäder –
                  Gesichtsbäder – Augen-
                  bäder

Die *Voll- und Dreiviertelvollbäder* werden entsprechend der ärztlichen Verordnung mit und ohne Zusätze mit kalter oder warmer Temperatur, mit aufsteigender und abfallender Temperatur gegeben.

Die Wirkung dieser Bädergruppe ist abhängig vom

hydrostatischen Druck (Füllvolumen) des Bades. – Das normale Vollbad braucht ca. *250 Liter Wasser*

Temperatur des Badewassers – kalte Bäder – neutrale oder indifferente Bäder – warme Bäder

Dauer des Bades

Abstand von Badeanwendung zu Badeanwendung (Intervall).

Jeder Patient, der zum Dreiviertel- oder Vollbad kommt, muß vorher Stuhlgang gehabt haben. Bei älteren und kreislauflabilen Patienten kann es sonst zu allen möglichen Schwierigkeiten kommen. Man muß sich vorstellen, daß der Körper mit der Wärme des Bades Energie aufnimmt, die in *Kalorien* gemessen wird. 1 Kalorie ist die Wärme, die aufgewendet werden muß, um 1 kg Wasser von $14,5 \rightarrow 15,5$ Grad zu erwärmen. Bei kaltem Bad kommt es entsprechend zu beträchtlichem Energieverlust. Es sind diese Bäder also keine Bagatellen, sondern sehr ernst zu nehmende, medizinisch hochwirksame Methoden.

Wir sprachen schon davon, daß die Temperatur des Badewassers sehr wesentlich bei der „Badereaktion" mitspricht. Das Wasser hat verschiedene *Aggregatzustände*, als Flüssigkeit (H_2O), als Dampf (Wasser-Luft-Gemisch), als Eis (dies ist die Kristallisationsform, da bei 4 Grad Wasser kristallisch = „zu Eis" wird. Der Gefrierpunkt ist 0 Grad. Gefrierpunkt

und Kristallisationspunkt sind also nicht das gleiche.

Die geläufigsten Zusätze sind verschiedene aromatische und nichtaromatische Pflanzenextrakte. Dabei ist zu merken, daß bei *Heublumenbad* oder *-packung* nur die Warmwasseranwendung in Frage kommt.

Wir sagten schon, daß kalte Bäder zwischen 5 und 15 Grad liegen, temperierte Bäder zwischen 15 und 22 Grad, und über 22 Grad beginnt das warme Bad. Meist wird es aber zwischen 37 und 39 Grad liegen, da unterhalb dieser Gradzahl praktisch die Neutral- oder Indifferenzzone ist. Über 39 Grad beginnt das heiße Bad.

Die Voll- und Dreiviertelvollbäder können als *ansteigendes* Bad verabfolgt werden. Man beginnt mit einer Wassertemperatur von 32 Grad und steigert laut Verordnung (meist nicht über 41 Grad). Die langsam ansteigende Temperatur bewirkt keinen so raschen und intensiven Gefäßreflex, wie er sonst durch heißes Bad ausgelöst werden kann. Deswegen ist das ansteigende Bad herz- und kreislaufschonend.

Die Voll- und Dreiviertelvollbäder können auch als *ablaufendes Bad* verabfolgt werden. Hier beginnt man laut Verordnung (meist bei 39 Grad) und kühlt das Wasser bis 26–28 Grad ab.

Auch die Zeitdauer ist genau ärztlich festgesetzt. Auf die Einhaltung muß im Hinblick auf die Sorgfaltspflicht des staatl. gepr. Masseurs und med. Bademeisters streng geachtet werden. Bei Schäden durch mangelnde Sorgfalt kann Mithaftung aktuell werden.

Im Durchschnitt liegt auf Grund der bisherigen Erfahrungen bei den hydrotherapeutischen Bädern (also meist an Kurorten mit spezifischen Quellen) die Badezeit etwa wie folgt:

Kalte Bäder (jeder Art)	5–10 Sekunden
Temperierte Bäder	15–40 Sekunden

Warme Bäder 10–25 Minuten
Wechselbäder 3 Minuten warm – 5 Sekunden
kalt – mit Wiederholungen so
lange, bis das kalte Bad ziemlich warm empfunden wird

Beim *Vollbad* ist Hals und Kopf frei von
Wasser.

Eine *Sonderform* ist das Schlenz-Bad
(nach Maria Schlenz). Hier ist ein Gurt
in der Wanne so gespannt, daß im Nacken
genügend Halt entsteht, so daß der ganze
„behaarte Kopf" ins Wasser getaucht
wird und nur Mund und Nase heraus-
schauen. Dieses Bad dauert ca. 45 Minuten. Die Wassertemperatur ist zuerst ansteigend (32–40 Grad), dann abfallend bis
28 Grad und wieder ansteigend bis 40
Grad (anschließend Ruhen mit Nachschwitzen und Trockenreibung).

Beim *Dreiviertelvollbad* ist die Brust vom
Wasser nicht bedeckt. Es ist wegen des
geringeren hydrostatischen Druckes nicht
so kreislaufbelastend, aber auch nicht so
gefäßwirksam (beim Vollbad wird der Venendruck deutlich stärker erhöht).

Eine weitere Sonderform ist das *Überwär-
mungsbad*. In einem Vollbad wird die
Temperatur von 37 Grad hergestellt.
Nach Einliegen des Patienten in der
Wanne und Eintritt von Entspannung
wird die Temperatur des Badewassers im
ersten Bad innerhalb 25–30 Minuten auf
39 Grad erhöht (Temperaturkontrolle mit
dem Mundthermometer alle 5 Minuten).
Die im Mund gemessene Körpertemperatur steigt gewöhnlich innerhalb von 30
Minuten auf fast 40 Grad an. Auf einem
Badeprotokoll wird die Temperatur und
der Puls (Halsschlagader) verzeichnet. Bei
den nun folgenden Sitzungen wird die
Wassertemperatur innerhalb von 25–30
Minuten auf 42 Grad erhöht. Ist die Körpertemperatur von 39–40 Grad erreicht,
wird die Wassertemperatur auf 39 Grad
eingestellt. Die Dauer des Bades kann bei
normaler Verträglichkeit bis 60 Minuten
ausgedehnt werden. Der Kopf erhält
mäßig kühlende Kompressen. Nach diesem Bad wird der Patient in Anwesenheit

von 2 Personen sofort auf eine Trage mit
vorgewärmtem Leinen gelagert und mit
2–3 Wolldecken zugedeckt. Hat sich innerhalb von 2–3 Stunden Puls und Körpertemperatur normalisiert, erfolgt
Kneipp'sche Waschung (temperiert) und
Abtrocknung.

Das sog. *Überhitzungsbad* ist eine spezielle
Anwendung noch höher ansteigender
Wassertemperaturen für neurologische
Systemkrankheiten, besonders multiple
Sklerose. Hier arbeitet meist der Arzt mit
dem med. Bademeister zusammen, damit
optimale Behandlung und Überwachung
gesichert ist.

Das *japanische Bad* erfordert eine Wanne
mit 30 cm Wasserhöhe bei 40 Grad Temperatur und eine zweite Wanne (Vollbad)
mit 43 Grad Wassertemperatur. Zuerst
geht der Patient in die erste Wanne und
wird über beide Schultern (nicht der
Kopf) mit 40-Grad-Wasser übergossen.
Dann steigt er in das Vollbad mit 43 Grad
und bleibt 3 Minuten still liegen. Jetzt
wieder zurück in die erste Wanne, 2 Minuten still liegen. Zum Schluß wieder ins
43-Grad-Vollbad, 3 Minuten still liegen,
rasch heraus und abtrocknen. Das Bad
hat sich beim degenerativen Gelenk- und
Wirbelsäulenrheumatismus bewährt.

Die Teilbäder

Das *Halbbad* kann in einer Kleinbade-
wanne erfolgen. Das Wasser reicht hier
bis etwas über den Magen. Auch in den
Normalbadewannen kann man diese Bäder, bei denen die Arme über dem Wan-
nenrand liegen, durchführen. Die sonstige
Einteilung hinsichtlich Temperatur, oder
aufsteigend und abfallend, Dauer des Bades und Zusätze hängen von der
ärztlichen Verordnung ab. Für das aufsteigende und abfallende Halbbad gelten
die gleichen Regeln wie fürs Vollbad.

Das *Sitzbad* setzt eine regelrechte Sitzbadewanne voraus. Nur der Unterleib und
das Becken werden vom Wasser bedeckt.
Die Beine sind außerhalb des Wassers.
Die normale Tiefe der Sitzbadewanne beträgt 40 cm. Der Patient wird nach dem

Bad auf eine Trage gelegt und mit Leinen-tuch und Wolldecke zugedeckt. Das Sitz-bad ist eines der wenigen größeren Bäder, die auch als Wechselbad (8 Minuten warm – 8 Sekunden kalt) durchgeführt werden können. Das ansteigende Sitzbad wird gern bei gynäkologischen Krankhei-ten und Nieren-Blasen-Leiden verordnet. Für das ansteigende und abfallende Bad gilt das gleiche wie beim Vollbad.

Das *Fußbad* reicht bis dicht ans Kniege-lenk und ist als Wechselbad in der Be-handlung von Durchblutungsstörungen heute unentbehrlich. Eine Reihe von Ge-fäßkrankheiten führen zum heftigen Wa-denschmerz (zum intermittierenden Hin-ken). Die Kranken können keine 50 m ge-hen, ohne stehenbleiben zu müssen. Mit wochenlangen konsequenten Fuß-Wech-selbädern (8 Minuten heiß – 8 Sekunden kalt) kann man die schmerzfreie Geh-strecke bis 200–300 m vergrößern. Völlige Schmerzbefreiung ist allerdings nur mit ärztlicher Hilfe möglich.

Das *Armbad* reicht bis fast an das Schul-tergelehk heran. Auch hier ist das Wech-selbad sehr beliebt (8 Minuten heiß – 8 Sekunden kalt). Wenn an einem Arm Durchblutungsstörungen bestehen und das Wechselbad ungenügend wirkt, ist das *Doppel-Armbad* günstig. Hier sind beide Wannen mit heißem Wasser gefüllt. Durch *konsensuelle Reaktion* von der ge-sunden Seite her wird die Bäderwirkung auf der kranken Seite deutlich ver-stärkt.

Auch das *Fuß- und Armbad* kann als an-steigendes Bad verabfolgt werden. Beginn mit Wassertemperatur von 36 Grad und innerhalb 10–15 Minuten (je nach Alter und Kreislaufreaktion) Anstieg der Tem-peratur auf 41–42 Grad. Durch Badezu-sätze kann die Wirkung dieser ansteigen-den Teilbäder sehr verstärkt werden.

Es wurde schon darauf verwiesen, daß sich die Bäder im allgemeinen, die Kneippschen Bäder und verschiedene Spezialbäder einer besonderen Beliebtheit erfreuen.

Nach den *Kneipp'schen Regeln* haben warme Bäder eine Temperatur von 36–37 Grad, heiße Bäder eine Temperatur von 38–40 Grad, Überhitzungsbäder eine Temperatur von 40–45 Grad.

Es ist schon klargestellt worden, daß alle chemischen Reaktionen bei Temperatur-verdoppelung doppelt so rasch ablaufen. Auch die Stoffwechselvorgänge der menschlichen Zellen (Bindegewebszellen, Muskel, Nerven-, Organzellen) laufen bei steigenden Körpertemperaturen beschleu-nigt ab.

Das „*organische Tempo*", die lebenswich-tigen Stoffwechselabläufe werden auf ein *höheres Niveau* angehoben. Das bedeutet vermehrten Energiebedarf, Sauerstoffbe-darf – vermehrte Schlackenbildung. Der Kreislaufmotor (Herz und Gefäßmus-keln) wird vermehrt beansprucht.

Nach der *Typenlehre* von Prof. Lampert ist der

A-Typ = schlanker, hagerer, langer Typ mit Neigung zu niederem Blutdruck und vermehrter Kälteempfindlichkeit behaftet. Warme und heiße Bäder, überhaupt Wärme in jeder Form wer-den gut vertragen.

B-Typ = stämmiger, untersetzter, gedrun-gener Typ mit Neigung zu Hänge-bauch und Fettleibigkeit und höherem Blutdruck. Er verträgt auch Kälte-anwendung gut.

Daneben gibt es Zwischen- und Mischty-pen, wobei der *athletische Typ* mit Mittel-größe und gut verteiler Muskulatur dem Idealbild nahekommt. Die meisten Zehn-kämpfer gehören zu dieser Gruppe.

Es wurde schon gesagt, daß verschiedene Drüsen-Hormon-Störungen die „Aus-gangslage" der Patienten verändern. Dies gilt beim *Erwachsenen* besonders für Schilddrüsen- und Nebennierenkrankhei-ten und bei *Jugendlichen* für die überfetten Typen mit etwas verkümmerten Ge-schlechtsmerkmalen (geringe Schambe-haarung, kleine Genitalien). Letzteres ist die Dystrophia adiposo-genitalis (Morbus Fröhlich). Hier kann man überraschende

Zwischenfälle gerade bei Bädern erleben.

Grundsätzlich wird bei warmen, heißen und überheißen Bädern zum Abtrocknen oder Nachwaschen geraten. Das Nachwaschen erfolgt mit Wasser zwischen 15 und 20 Grad. Bei kreislaufgesunden Patienten werden zur Abhärtung gelegentlich auch „*kalte Nachgüsse*" verordnet. *Bei Wechselbädern ist immer mit der Kaltanwendung aufzuhören.*

Im übrigen ist auf das *Biologische Grundgesetz* (nach Arndt-Schulze) zu verweisen: Schwache Reize wirken anregend, starke Reize wirken hemmend, sehr starke Reize wirken lähmend. Dieses Gesetz gilt für jede Art der physikalischen Therapie von der Massage über die Elektro- und Lichtbehandlung bis zur Wasserbehandlung in jeder Form.

Die *ansteigenden Bäder* sind übrigens keine Erfindung von Kneipp. Insbesondere in der Verwendung als aufsteigende Arm- und Fußbäder nennt man sie auch *Hauff'sche Bäder*. Da es sich also um *ansteigende Teilbäder* handelt, kann man sie auch bei Herzmuskelschäden anwenden. Man verfährt etwa folgendermaßen:

1. Sitzung: von 32–38 Grad = 8 Minuten Anstiegszeit
2. Sitzung: von 34–39 Grad = 9 Minuten Anstiegszeit
3. Sitzung: von 35–40 Grad = 10 Minuten Anstiegszeit
4. Sitzung: von 36–41 Grad = 15 Minuten Anstiegszeit

Hierzu gibt es verschiedene Spezialwannenkonstruktionen mit Zu- und Ablaufregelung, Temperaturmischregler und Thermometer.

c) Güsse und Duschen (nach Kneipp). Die einfachen Güsse und Duschen dürfen nicht verwechselt werden mit den heute zum Teil teuren technischen Spielarten für verschiedene Gußanwendungen.

Für die *Kneipp'schen Güsse* bedarf es nur eines hitzebeständigen Schlauches mit 2–$2^1/_2$ cm Durchmesser und ca. 3 m Länge.

Der Schlauch ist schräg senkrecht nach oben zu halten – das Wasser entströmt dem Schlauch mit normalem Leitungsdruck – die Temperatur wird durch eine Mischbatterie geregelt – es wirkt nur das Wasser in der ärztlich verordneten Temperatur.

Die Güsse werden im *Stehen und Sitzen* durchgeführt (sitzend meist wegen ärztlicher Verordnung).

Vor den einfachen Güssen ist ebenso wie bei Bädern und sonstiger Hydrotherapie auf folgendes zu achten: 22 Grad Raumtemperatur. Blase und Darm sind weitgehend entleert. Anwendung möglichst vormittags $^3/_4$ Stunde nach dem Frühstück oder nachmittags 2–3 Stunden nach Mittagsmahlzeit und Ruhen. Körper ist leicht angewärmt (oder vorzuwärmen bei kalten Güssen).

Während der Güsse steht der Patient locker entspannt, atmet betont und regelmäßig durch, befeuchtet sich Stirn- und Herzpartie mit seinen Händen.

Nach dem Guß abtrocknen, angewärmte Kleider anziehen, für Bewegung sorgen. Wir unterscheiden folgende Formen der *einfachen Güsse* (in Anlehnung an Ch. Fey):

Vollguß (dauert ca. 1 Minute)

Beginn re. Vorfuß – Fußrücken – Ferse – Außenseite re. Bein – weiter hoch zum Becken (Umspülung) – Innenseite re. Bein – Ferse

Weiter li. Vorfuß – Fußrücken – Ferse – Außenseite li. Bein – hoch zum Becken (kurze Umspülung) – Innenseite li. Bein – Ferse

Jetzt kurze Brust-Bauch-Rücken-Waschung mit der Hand (Patient hilft mit)

Nun re. Oberschenkel – re. Hand – bis re. Schulterhöhe (Umspülung) – re. Rückenseite zum Becken herab

Nun li. Oberschenkel – li. Hand – bis li. Schulterhöhe (Umspülung) – li. Rückenseite zum Becken herab (Umspülung des Beckens) – li. Bein hinten – zur Ferse – Innenseite li. Bein zum Becken – re. Bein hinten – zur Ferse – Innenseite re.

Bein zum Becken – re. Beckenseite – re. Hand – Schulterhöhe (Umspülen), Halsansatz und li. Schulterhöhe – herab von li. Schulter – li. Hand Schlußumspülung Becken und Fußsohlen.

Rückenguß (dauert ca. 50 Sekunden) – Patient zeigt die Rückenseite
Beginn re. Ferse – Beinaußenseite zum Becken (Umspülung) – Beininnenseite zur Ferse – li- Ferse – Betnaußenseite zum Becken (Umspülung) – Beininnenseite zur Ferse – re. Oberschenkel – re. Hand hinauf re. Schulterblatt – re. Rückenseite zum Becken – li. Oberschenkel – li. Hand hinauf li. Schulterblatt (Umspülung beider Schulterblätter in großem Kreis) – li. Rückenseite zum Becken – Fächer li. Körperpartie (mit Arm) – Fächer re. Körperpartie (mit Arm) – zum Schluß Fußsohlen.

Brustguß (ca. 40 Sekunden) – Patient zeigt die Brust
Beginn re. Hand – hinauf zur Schulterhöhe (Umspülung) – Innenseite re. Arm – li. Hand – hinauf zur Schulterhöhe (Umspülung) – Innenseite li. Arm hinab zur Hand
Aufsteigend vom unteren Rippenbogen nach kranial 15–18 schwingende Achterfiguren über die ganze Brust bis zu den Achselhöhlen.

Unterguß (ca. 40 Sekunden) – Patient zeigt den Rücken
Beginn re. Ferse – Außenseite re. Bein – re. Beckenschleife – Innenseite re. Bein – Ferse – li. Ferse – Außenseite li. Bein – li. Beckenschleife
Wechsel übers Gesäß nach re.
Befeuchten von Stirn, Brust und Bauch re. Gesäß über re. Rücken (immer neben der Wirbelsäule) zur Schultergräte – zurück re. Beckenpartie – Wechsel über Gesäß – li. Gesäß über li. Rücken (neben der Wirbelsäule) zur li. Schultergräte.
Das Ganze wird wiederholt. Patient dreht sich um
re. Fußrücken – re. Leistenbeuge (Außenseite) – Beininnenseite re. Fuß – li. Fuß-

rücken – Außenseite li. Bein – Leistenbeuge
Führen des Strahls zur Zwerchfellgegend (Umspülung hin und her) und am li. Bein – Innenseite – zurück zum li. Fuß. – Zum Schluß Fußsohlen.

Oberguß (ca. 45 Sekunden) – leichte Rückenbeugung (Gesicht zum Bademeister)
Beginn re. Hand – hoch zur Schulterhöhe (Umspülung) – Innenseite re. Arm zur Hand zurück – li. Hand – li. Schulterhöhe – 5 Achterschleifen über die ganze Brustbreite – kurze Waschung des Rückens mit der Hand – re. Rücken – re. Brustkorbrand – (kurze Zeit kopfwärts gießen) – li. Rücken – li. Brustkorbrand (kurze Zeit kopfwärts gießen) – in Schulterhöhe nach re. wechseln (Wiederholung) – in Schulterhöhe nach li. wechseln (Wiederholung) – 5 achterförmige Schleifen über die Breite der Brust – re. Rückenseite begießen – li. Rückenseite begießen.

Schenkelguß (ca. 35 Sekunden) – Patient zeigt den Rücken
Beginn re. Vorfuß – Ferse – re. Beinaußenseite – Becken, 2–3 Spiralen um das Hüftgelenk – Innenseite re. Bein zur Ferse – li. Vorfuß – li. Ferse – li. Beinaußenseite – Becken, 2–3 Spiralen um das li. Hüftgelenk – an der li. Beininnenseite – Ferse – Patient dreht sich – von der Ferse an – Vorderseite re. Bein – Leistenbeuge, 1–2 Spiralen re. Leiste – Innenseite re. Bein – Ferse – von Ferse an Vorderseite li. Bein – Leistenbeuge, 1–2 Spiralen li. Leiste – Innenseite li. Bein – Ferse. – Abschließend Fußsohlen.

Knieguß (ca. 40 Sekunden) – Patient zeigt den Rücken
Beginn re. Vorfuß – re. Fußrücken – Ferse – an der Unterschenkelaußenseite bis kurz oberhalb der Kniekehle (in diesem Bereich 5 Sekunden gießen) – an der Unterschenkelinnenseite – Ferse li. Vorfuß – Ferse – Außenseite – kurz oberhalb Knie (5 Sekunden) – an der Innenseite – Ferse, dann Wiederholung re. Bein. Patient dreht sich

re. Fuß – Unterschenkelvorderseite bis handbreit über Kniescheibe (5 Sekunden) – Unterschenkelinnenseite – re. Fuß zurück – li. Fuß – Unterschenkelvorderseite bis handbreit über Kniescheibe (5 Sekunden) – Unterschenkelinnenseite zurück zum Fuß. – Wiederholung re. Bein. – Wiederholung li. Bein. – Abschließend Fußsohlen.

Leibguß

Beginn re. Leistenbeuge – kreiselnde Güsse erst groß, dann kleiner werdende Spirale, dann wieder größer werden – Schluß li. Leiste.

Am günstigsten ist es, den Leibguß mit Schenkelguß zu kombinieren.

Weitere sehr einfache und seltene Verordnungsarten sind der Hals-Nacken-Gesichtsguß.

Die *Kneipp'schen Güsse* werden nicht nur in den Kneipp-Kurorten und Kneipp-Sanatorien durchgeführt. Das Grundprinzip für die Wanderung des gießenden Schlauches wurde bereits besprochen. Mancherorts gibt es geringe Abwandlungen, aber die entscheidende Reihenfolge wird nicht verändert.

Die mit häufigsten Gußanwendungen sind heute die *Wechsel- und Blitzgüsse*. Die *Wechselgüsse* sind abhängig von einer einwandfrei funktionierenden Mischbatterie (mit Thermometer). Nicht viele heutige Einrichtungen erfüllen alle Bedingungen, die vor allem alle Gefahren für den Patienten ausschließen sollen. Der Bademeister ist zur ständigen Kontrolle der Temperatur verpflichtet. Am sichersten ist es, einen Finger so an der Schlauchöffnung zu halten, daß das Wasser am Finger vorbeistreicht. Die Mischbatterie muß vor jeder Behandlung kontrolliert werden.

Behandlungsbeginn: Mischbatterie erst auf kalt, dann auf heiß schalten.

Behandlungsende: Mischbatterie erst bei heiß, dann bei kalt abschalten.

Beim Wechselguß dauert die Warm-Heiß-Begießung ca. 45 Sekunden, die Kalt-Begießung ca. 12 Sekunden. Beim temperierten Wechselguß ist die Kalt-Einstellung bei 16 Grad.

Im übrigen gilt für kalt (wie beim Bad) eine Temperatur voh 5–15 Grad, für warm eine Temperatur von 37–39 Grad, für heiß eine Temperatur von 40–42 Grad.

Wenn keine besondere ärztliche Verordnung vorliegt, beginnt man mit „Mitteltemperaturen" und kann eventuelle Kälte und Wärme oder auch nur eines von beiden verstärken.

Der sog. *Test-Wechselguß* (einschleichender Guß) soll gerade bei wenig Berufserfahrung zur Feststellung der „Reaktion" und „Kreislauftoleranz" benützt werden.

Es wird begonnen

mit 23 Grad Warmeinstellung (wie üblich 40–45 Sekunden),

mit 23 Grad Kalteinstellung (wie üblich 10–12 Sekunden).

Dann läßt man die Temperatur bei „warm" steigen und bei „kalt" fallen.

Anfangs machen wir nur 2 Wechsel und können bei Erkennung der Temperaturgrenzen bis 4 Wechsel steigern. Der 4malige Wechsel wird auch als sog. „*verstärkter Wechsel*" bezeichnet.

Beim degenerativen (Verschleiß!) Gelenks- und Wirbelsäulenrheumatismus soll man beim Kalt-Wechsel die Temperaturen von 22–23 Grad nicht unterschreiten.

Wechsel-Rückenguß

a) einfacher warmer Rückenguß wird (s. Güsse) in 40–45 Sekunden durchgeführt. Nach Rückkehr zum linken Fuß

b) folgt jetzt Kalt-Einstellung

re. Fuß → Becken

li. Fuß → Becken

re. Arm → li. Arm

c) Wir haben für diese kalte Guß-Phase nur 10–12 Sekunden, können also gerade die vorgeschriebenen Gußwege bestreichen, ohne lange zu verweilen oder zu wiederholen.

Meist wird jetzt die ganze Prozedur wiederholt – also 2mal Wechsel ist im

Grunde die Norm und dauert insgesamt ca. 3 Minuten.

Wechsel-Oberguß (Gesamtzeit ca. 3 Minuten)

a) einfacher warmer Oberguß (s. Güsse)
b) nach Rückkehr zum li. Arm Kalt-Einstellung und Anfang re. Hand, jetzt läuft wegen der Zeitkürze das übliche Gußprogramm des Obergusses mit „kalt" ab
c) da für die kalte Gußphase nur $^1/_4$ der Zeit zur Verfügung steht, werden ohne Verweilen kurz die vorgeschriebenen Wege eingehalten.

Der Wechsel wird einmal wiederholt.

Wechsel-Brustguß (ca. $2^1/_2$ Minuten)

a) einfacher warmer Brustguß mit üblicher Zeit 40–45 Sekunden
b) nach Ankunft mit „warm" an der re. Hand beginnt jetzt der „Kalt"-Wechsel an der re. Hand, und es folgen die vorgeschriebenen Gußwege, wobei die Brustschleifen-Spirale zur Zeitersparung nur angedeutet werden. Der Bademeister hat ja darauf zu achten, daß der kalte Guß nicht länger als 12 Sekunden dauert.

Wechsel-Armguß (knapp 2 Minuten)

a) zuerst einfacher warmer Armguß ca. 40 Sekunden, nach Ankunft an der re. Brust beginnt
b) die Kaltanwendung an der re. Hand, die nicht mehr als 10 Sekunden auf der vorgeschriebenen Guß-Tour dauern soll
c) dann kommt die Wiederholung.

Gerade bei eindeutigen rheumatischen Erkrankungen, auch beim degenerativen Rheumatismus (Aufbrauchleiden) wird beim Wechsel-Guß jeder Art statt eines warmen Gusses der Heiß-Guß gegeben und der Kalt-Wechsel zeitlich sehr kurz gehalten. Manchmal wird der Kalt-Wechsel gar nicht vertragen, so daß nur der Heiß-Guß allein anzuwenden ist.

Die *Blitzgüsse* sind in den letzten Jahren immer beliebter geworden. Wir unterscheiden verschiedene Druckeinstellungen: 1. schwacher Strahl, 2. voller Strahl.

Bei den Blitzgüssen arbeitet man nicht wie bei den einfachen Güssen nur mit der Wassertemperatur, sondern mit einer *Spezialdüse*. Diese Spezialdüse hat einen Normaldurchmesser von 5 mm. Sie läßt sich gegen kleinere und größere Düsen auswechseln und es läßt sich der Druck von 1 bis 3 atü steigern. Auch gibt es hier schon Einrichtungen mit „rotierenden Düsen". Es ist hier wie bei der Unterwasserdruckstrahlmassage, daß man mit der „rotierenden Düse" die sehr kalten und heißen Temperaturen nicht so ausgeprägt empfindet. Die Normalentfernung zum Patienten beträgt *3 m.*

Regen (mit schwachem Strahl) ist eine Strahlverteilung mit dem Zeigefinger, die einer Art Gießkannenberieselung gleichkommt. Der Regen wird meist zur Einleitung und zur Beendigung der eigentlichen Blitzgüsse benutzt. Es wird eine Druckstärke von $^3/_4$ atü eingestellt (schwacher Strahl).

Strahlabschwächung erfolgt bei jeder Strahlstärke mit dem Finger an empfindlichen Körperstellen, besonders an Stellen chronischer Organkrankheiten (Leber, Niere, Herz usw.).

Voller Strahl. Hier wird eine Strahlstärke von 1,5–3 atü eingestellt. Man kann verschieden Figuren mit dem Strahl ziehen: Spiralen, verkleinernde Kreiselungen, vergrößernde Kreiselungen, Zick-Zack und Längs-Streifen.

Mit dem vollen Strahl kann man durch den Zeigefinger Schwingungen herstellen, welche durch leichte Düsenschwingung zu einer Art „Peitschen" verstärkt werden.

Anstelle der einfachen Güsse kann man mit dieser *Blitztechnik* sehr intensive „Reaktionen" hervorrufen. Natürlich ist die Blitztechnik nicht für jeden Patienten geeignet.

Vollguß-Blitz (Patient zeigt den Rücken) nach Fey:

Beginn: Regen rechte Ferse – rasch hinauf zur rechten Schulter – Wechsel zur linken

Schulter – an der linken Körperseite – Ferse –

jetzt *voller* Strahl re. Ferse – re. Gesäß (kurze Spirale) – Innenseite des Beines – Ferse li. Ferse – Außenseite des Beines – Gesäß (kurze Spirale) – li. Beininnenseite – li. Ferse – re. Beinmitte – re. Gesäß – re. Hand – re. Armaußenseite – Schulterhöhe (kurze Spirale) – re. Arminnenseite – re. Hand – über die Oberschenkel – li. Hand – li. Armaußenseite – li. Schulter (Spirale) – li. Arminnenseite – li. Hand – über Oberschenkel re. Gesäß – zickzackförmig aufsteigend re. neben der Wirbelsäule zum Nacken – Längsblitz – re. Gesäß und am Oberschenkel Wechsel – li. Gesäß und zickzackförmig aufsteigend zum li. Nacken und mit Längsblitz zum Gesäß zurück – Peitschen re. Bein – re. Arm – re. Rückenhälfte – Peitschen li. Bein – li. Arm – li. Rückenhälfte.

Patient dreht sich um.

Regen re. Fuß hoch zur re. Brust – Wechsel nach li. – absteigen li. Brust-Bauch-Seite –

jetzt *voller* Strahl re. Fuß – re. Beinaußenseite bis dicht unterhalb re. Leiste – re. Beininnenseite – re. Knie (Außenspirale re. Knie) – re. Ferse – Wechsel li. Ferse – li. Beinaußenseite bis dicht unterhalb li. Leiste – li. Beininnenseite – li. Knie (Außenspirale) – li. Ferse – li. Beinvorderseite hoch und Wechsel – re. Hand – re. Arm – re. Brust (Spirale) – zurück re. Hand – über Oberschenkel – li. Hand – li. Brust (Spirale) zurück li. Hand Wechsel über Oberschenkel – re. seitliche Körperpartie – Außenseite – re. Schulter – zurück untere Rippenpartie – Wechsel nach links – hoch zur li. Schulter – zickzack über ganze Brustbreite – größer werdende Spirale ganze Bauchpartie – abgeschwächter Strahl re. und li. Oberschenkel bis Knie – Peitschen re. Bein – re. Arm – re. Körperseite – Peitschen li. Bein – li. Arm – li. Körperseite

Rechts-Seitstellung des Patienten

voller Strahl re. Ferse – re. Wade – re. Gesäß

abgeschwächter Strahl – bis Achselhöhle und zurück

voller Strahl re. Oberschenkel – re. Ferse

Links-Seitstellung des Patienten

voller Strahl li. Ferse – li. Wade – li. Gesäß

abgeschwächter Strahl – bis li. Achselhöhle und zurück li. Gesäß

voller Strahl li. Oberschenkel – li. Ferse

Schrittstellung der Patienten

Peitschen re. Seite – li. Bein

Umgekehrte Schrittstellung

Peitschen li. Seite – re. Bein

Blitz beide Fußsohlen

Regen über den ganzen, sich langsam drehenden Patienten.

Rückenblitz

Beginn: Regen re. Ferse – re. Bein – re. Hand – re. Schulter –

Seitenwechsel li. Schulter – li. Arm – li. Hand – li. Bein – li. Ferse

voller Strahl re. Ferse – Außenseite re. Gesäß (Spirale) – Beininnenseite – re. Ferse – li. Ferse – Beinaußenseite – li. Gesäß (Spirale) – li. Beininnenseite li. Ferse – re. Ferse – Beinmitte – re. Gesäß – re. Hand – re. Arm – Schulterblatt (Spirale) re. Arminnenseite – re. Hand – über Oberschenkel – li. Hand – li. Arm – li. Schulterblatt (Spirale) – li. Arminnenseite – li. Hand – re. der Wirbelsäule hinauf zum re. Nacken-Schulter-Bereich – zickzackförmig re. Rücken – re. Gesäß über Oberschenkel – li. Gesäß gerade hinauf li. Schulter und zickzackförmig li. Rücken – li. Gesäß – großer Quer-Zickzack-Blitz vom Becken aufsteigend zum Nacken und wieder zurück –

Peitschen re. Bein – re. Arm – re. Rücken –

Peitschen li. Bein – li. Arm – li. Rücken – Peitschen bd. Fußsohlen – Regen bd. Fußsohlen.

Schenkelblitz (Patient zeigt den Rücken)

Beginn: Regen re. Ferse – re. Bein – re. Gesäß – li. Gesäß – li. Bein – li. Ferse

voller Strahl re. Ferse – Beinaußenseite

– re. Gesäß (Spirale) – re. Beininnenseite
– re. Ferse – li. Ferse – li. Beinaußenseite
– li. Gesäß (Spirale) – querer Zickzack-
Blitz ganze Gesäßbreite – li. Beininnenseite – li. Ferse – Peitschen re. Bein –
Peitschen li. Bein
Patient dreht sich.
Regen re. Fuß – re. Leiste – li. Leiste
– li. Fuß – *voller Strahl* re. Fuß – Beinaußenseite – unter re. Leiste – re. Beininnenseite – re. Knie (Außenspirale) – re.
Fuß – li. Fuß – Beinaußenseite – li. Leiste
– li. Beinaußenseite – li. Knie (Außenspi-
rale) – li. Fuß.
Mit verstärktem Druck kann sowohl die
Vorder- wie auch Rückenseite des Patien-
ten nach dem vollen Strahl noch ein zwei-
tes Mal planmäßig durchgeblitzt wer-
den.
Peitschen re. Bein – Peitschen li. Bein
Rechts-Seitstellung des Patienten
Blitz re. Ferse – Wade – re. Gesäß – Zick-
zack-Blitz – Oberschenkel – Wade – re.
Fuß
Links-Seitstellung des Patienten
Blitz li. Ferse – li. Wade – li. Gesäß –
Zickzack-Blitz – Oberschenkel – Wade –
li. Fuß – Peitschen re. Bein – li. Bein
Fußsohlenblitz beiderseits – Regen beider
Fußsohlen.
Armblitz (Patient zeigt den Rücken)
Beginn: Regen re. Hand – re. Arm – re.
Schulter – li. Schulter – li. Arm – li.
Hand
voller Strahl re. Hand – Armaußenseite
– re. Schulter – 5 Schulterspiralen – re.
Arminnenseite – re. Hand –
li. Hand – Armaußenseite – li. Schulter
– 5 Schulterspiralen – li. Armaußenseite
– li. Hand
Eventuelle Wiederholung mit Strahlver-
stärkung
Patient dreht sich
voller Strahl re. Hand – Armaußenseite
– re. Schulter – 3 Schulter-Brust-Spiralen
– re. Arminnenseite – re. Hand – li. Hand
– li. Armaußenseite – li. Schulter – 3
Schulter-Brust-Spiralen – li. Arminnenseite – li. Hand

Eventuelle Wiederholung mit Strahlver-
stärkung.
Wechselblitze
Die Wechselblitze sind in der Wirkung
intensiver als die Wechselgüsse. Die
ärztliche Verordnung ist bei Kranken-
haus- und Kurpatienten genau zu beachten.
Die Wechselgüsse sind heute zum Teil
auch schon in Sportschulen eingerichtet.
Bei gesunden Sportlern ist die Wahl dem
med. Bademeister meist freigestellt und
für den Erfahrenen auch nicht schwierig.
Entscheidend ist die Kontrolle der Mischbatterie und ständige Temperaturkontrolle mit dem Finger, weil sonst Verbrennungen immer wieder einmal vorkommen
können.
Die Heiß-Temperatur der Wechselblitze
liegt bei 45–50 Grad. Die Kalt-Tempera-
tur entspricht der stärksten Kälte des Lei-
tungswassers, welche von Ort zu Ort und
jahreszeitlich gewissen Schwankungen
unterliegt.
Bei Krankenhaus- und Kurpatienten ist
beim Wechselblitz nur ein Wechsel warm-
kalt üblich.
Bei Sportlerbehandlung kann bis 3mal gewechselt werden, anschließend aber Ruhe
einhalten.
Der kalte Blitz ist zeitlich immer kürzer
als der warme. Es wird überall der Weg
gekürzt und Spiralen werden weggelas-
sen.
Wir unterscheiden folgende *Wechselblitze*: Wechsel-Vollblitz, Wechsel-Rük-
kenblitz, Wechsel-Schenkelblitz, Wechsel-
Armblitz. Mancherorts werden noch verschiedene Sonderformen und Kombina-
tionen angewandt, die aber keine Schwierigkeiten machen, wenn diese Grundfor-
men bekannt sind.
Heißblitz (Temperatur wird verordnet).
Regeln:
1. Patient steht immer mit dem Rücken
   zum Bademeister
2. kurze Badehose zum Schutz der Geni-
   talorgane
3. Badekappe

4. Zickzack über Becken-Gesäß – Zickzack über re. Rücken – Zickzack über li. Rücken – Zickzack über die ganze Rückenbreite

5. Zickzack über Oberschenkel und Waden bds.

6. Temperierter Regen über den sich drehenden Patienten zum Abschluß

Das *Blitzguß-Massagebad* ist eine Kombination von Bad und Vollblitz:

a) 5 Minuten Vollbad (38 Grad) mit Zusätzen

b) kurze Heißblitz-Rückenpartie-Behandlung (in Bauchlage in der Wanne liegend)

c) 4 Minuten Vollbad (37 Grad)

d) Rücken-Wechselblitz (in Bauchlage in der Wanne liegend)

e) temperierter Regen

Diese Kombination ist recht anstrengend und für Sportschulen gut geeignet. Vor folgender körperlicher Betätigung 2 Stunden ruhen.

Duschen

Es gibt heute in den med. Bädern verschiedene Konstruktionen, z.B. Regen-, Staub-, Kapellen-, Sitz-, Strahl- und Fächer-Duschen. An allen modernen Duschen ist Temperatureinstellung mit Mischbatterie vorhanden.

Für kalte Duschen (15 Grad) gilt eine Zeit von 5 Sekunden,

für laue Duschen (22 Grad) gilt eine Zeit von 20 Minuten,

für warme Duschen (37–39 Grad) gilt eine Zeit von 15 Minuten,

für heiße Duschen (40–42 Grad) gilt eine Zeit von 5 Minuten.

Jede Duschanwendung soll mit „kalt" beschlossen werden.

Die „schottische" Dusche ist eine Dampfdusche, die in manchen Rheumakurorten verordnet wird. Dampfduschen kommen relativ häufig für die Behandlung von Hautkrankheiten in Frage. Verschiedene Formen von Duschen sind bei Gefäßkrankheiten respektive Durchblutungsstörungen verschiedener Art sehr beliebt.

Es gibt auch Duschen mit Druckregulierung. Eine Kapellendusche z.B. mit 1,5 bis 1,8 atü Druck und Warm-Heiß-Einstellung und abschließender „kalter Kurzdusche" ist vorzüglich durchblutungsfördernd für den ganzen Körper.

Es muß zum Schutz des Patienten nochmals auf folgende Regeln für alle Arten von Güssen (und Blitzgüssen) und Duschen hingewiesen werden:

Raumtemperatur 22 Grad (keinerlei Luftzug).

Patient hat immer auf einem Holzrost zu stehen.

Es müssen mehrere Holzroste zum Wechseln vorhanden sein (Desinfektion – Fußpilzübertragung).

Wenn bei Durchblutungsstörungen schwersten Grades Bäder nicht vertragen werden, benutzt man die *nahe* oder *ferne* konsensuelle Raktion (Fernteilbad) nach Ratschow),

z.B. Schmerzen re. Fuß bei Wechselbad wegen Durchblutungsstörung = Wechselbad nur am linken Fuß oder beiderseits ansteigende Armbäder

z.B. Schmerzen li. Arm bei Wechselbad wegen Durchblutungsstörungen = Wechselbad rechter Arm oder beiderseits ansteigende Fußbäder.

An sich ist eine Schmerzempfindung bei einem Wechselbad wegen Durchblutungsstörungen etwas nicht Normales = „paradoxe Reaktion". Aber bei organisch schwer veränderten Gefäßwänden muß man auch mit solchen „pathologischen Reaktionen" rechnen. Bei Wechselbad und Wechselguß immer daran denken: „warmer Anfang – kaltes Ende."

Bei allen Formen des Rheumatismus, besonders aber bei neurologischen Systemkrankheiten (Kältelähmung = pathologisches übermäßiges ständiges Kältegefühl) kann aber vom Arzt „warmer Abschluß" verordnet werden.

Auf das Erfordernis der Stuhl- und Urinentleerung wurde schon hingewiesen. Der Magen soll entlastet, aber der Patient nicht völlig nüchtern sein.

Gerade bei Wechselgüssen, Wechselbädern und Heißblitzen darf der Patient nicht in einer „kreislauflabilen Phase" sein.

Beim *Heißblitz* ist auch eine *Tangentialanwendung* möglich. Der heiße Strahl streift nur die Haut für Sekundenbruchteile. Die Temperatur und der Druck können hier höher als üblich eingestellt werden. Dieses Verfahren sollte der Anfänger aber nicht ausüben, für einen med. Bademeister mit Berufserfahrung bietet er manche Möglichkeiten für alle bei Ischias – Lumbalsyndrom und Armschmerz – Zervikalsyndrom. Überhaupt haben die Heißblitze (als Rücken- oder Schenkelblitz) sich in der Ischiasbehandlung eine gute Position erworben.

Beim Blitzguß-Massagebad ist noch zu bedenken, daß bei einem schrägen Auftreffwinkel von 65 Grad (s. Unterwassermassage) und Haut-Düsen-Abstand ca. 10 cm ein Temperatur und Druckverlust im Wasser (durch den Widerstand des Wassers) eintritt, z.B. Aggregatdruck 2 atü kommt auf die Haut mit ca. 0,8 atü, Düsentemperatur 40 Grad bei Badewasser 37 Grad wirkt auf die Haut mit ca. 38 Grad.

d) Dämpfe (nach Kneipp). Hierfür gibt es heute eine Vielzahl guter und weniger guter technischer Geräte, während Pfarrer Kneipp noch Schüsseln, Wannen und Töpfe zu Hilfe genommen hat.

Bei den Dämpfen verordnet der Arzt sehr selten den *Ganzdampf* (hier steht der ganze Körper unter Dampfeinwirkung), Halbdampf (nur der Unterkörper-Unterleib wird behandelt). Daneben gibt es noch einen Arm-, Fuß-, Brust- und Kopfdampf. Fast immer werden Dämpfen Zusätze beigegeben.

Regeln für die Dampfanwendung: Raumtemperatur 22 Grad (keine Zugluft); bei Kreislaufpatienten und älteren Patienten ständige Aufsicht, gute Abdeckung des behandelten Körperabschnittes, kalte Abwaschung, wenn Dämpfe gut vertragen wurden.

Für verschiedene Formen und Stadien von Hautkrankheiten können diese verschiedenen „Dämpfe" herangezogen werden.

e) Sauna und Dampfbäder. Diese stellen für gewöhnlich eine Kombination zwischen trockener und feuchter Hitze dar.

Das *russische Bad* (Banja) ist zum entscheidenden Teil ein Dampfbad. Die Dämpfe werden durch Aufgießen von Wasser auf vorgeheizten Natursteinen erzeugt.

Das *römisch-irische Bad* (auch türkisches Bad) ist weitgehend ein Heißluftbad – allerdings ist es keine völlig trockene Heißluft, sondern durch ausreichende Wasserverdunstung wird für eine gewisse Luftfeuchtigkeit gesorgt.

Das *russische Holzbad* ist eine sibirische Naturheilmethode, mit der unsere Kriegsgefangenen Bekanntschaft gemacht haben. Hier werden über einen dampfenden Wasserkessel im abgeschlossenen Raum verschiedene feingespaltene Hölzer (mit Rinde) gelegt. Es kommt zur Bildung ätherischer Dämpfe mit günstiger Heilwirkung vor allem für die Atemwege.

Das *finnische Dampfbad* (die klassische Sauna) hat zwei Phasen:

a) Vorwärmen und Schwitzen bei trockener Hitze,

b) feuchte Hitze (Dampfstöße) durch Aufgießen von Wasser auf stark erhitzte Steine.

Nach diesen verschiedenen Formen des Dampfbades ist kalte Dusche (Abkühlung in Eiswasser oder Schnee) üblich. Anschließend ist Ruhe nötig.

Nach Ansicht von Fey ist eine richtig dosierte, ständige Saunabenutzung, wenn sich der Körper daran gewöhnt, ein gutes Vorbeugungsmittel gegen Herzinfarkt.

3. Die medizinischen Bäder

Darunter verstehen wir alle Formen der Badeanwendung im Voll- oder Sitzbad, die an jedem Ort bei guter technischer Ausrüstung angewendet werden können und unabhängig von besonderen Quellen sind. Leitungswasser mit verschiedenen Zusätzen von Gasen, Salzen, Pflanzenextrakten, Mineralien, Pflanzenablagerungen (Peloiden), Schlamm, Heilerde bezeichnen wir als „med. Bäder".

Uralte Kulturvölker haben den Wert solcher Bäder schon gekannt (Chinesen, Inder, Babylonier, Ägypter, Römer). Aus assyrischen Keilschriften und Papyrusrollen gehen solche Bäderkenntnisse hervor.

Galen (römischer Arzt) hat 200 n. Chr. Geb. ausführlich über Trink- und Schlammkuren berichtet.

Rases (arabischer Arzt, 865–925) hat ein ausgezeichnetes Buch über Mineralbäder und Trinkkuren geschrieben.

Paracelsus schrieb 1535 über seine besonderen Erfahrungen mit Heilquellen.

a) Allgemeine Bäderwirkung. Es ist unbedingt klarzustellen, daß Bäder jeder Art und insbesondere med. Bäder in hohem Grade *kreislaufwirksam* sind. Diese Kreislaufwirksamkeit läßt sich zu folgenden Punkten zusammenfassen:

aa) Es verändert sich unter der hydrostatischen Wirkung des Wassers der *Innendruck* des Brust- und Bauchraumes. Das ist für die Kreislaufwirkung der wesentlichste Faktor. Die hydrostatische Wirkung auf die Extremitäten steht demgegenüber im Hintergrund. Der zunehmende hydrostatische Druck von Extremitäten zu Bauch und Brust führt zu einer Erhöhung des *Venendruckes*.
Erhöhung des Venendruckes bedeutet bessere Entleerung der Venen und verstärktes Blutangebot zum „rechten Herzen". Diese automatische Entstauung durch jedes Vollbad erleichtert den Bluteinfluß (die arterielle Zufuhr) zu allen Körperregionen. So ist ziemlich unabhängig von der Temperatur schon eine Besserdurchblutung des Körpers gesichert.

bb) Die *Atembewegung* (Ein- und Ausatmung = Füllung und Leerung der Lunge) ist normalerweise im Sinne eines Druck-Saug-Vorganges eine Art „Venenpumpe". Bei gesteigertem Druck im Brustinnenraum (intrathorakaler Druck) unter den Bedingungen des Vollbades wirkt diese „Venenpumpe" natürlich noch intensiver. Damit ist raschere Zirkulation (besonders im kleinen Kreislauf) gegeben.

cc) Bei *Herzschädigung* und etwas Dickleibigkeit und evtl. gleichzeitig reichlicher Venenfüllung oder Krampfadern ist durch den erhöhten Venendruck die Vermehrung des Blutangebotes zur „rechten Herzhälfte" unter Umständen beträchtlich. Es kann sich das so auswirken, als wenn man eine Bluttransfusion von 1 bis $1^1/_2$ Liter rasch einlaufen läßt. Unter solchen Grundbedingungen ist Herzüberlastungs-Schock im Bad natürlich möglich.

dd) Bei regelrechter *Herzdekompensation* (Ödeme, Zyanose, Bluthochdruckkrise) steigt der Venendruck in Vollbädern um ein Vielfaches des Druckes, den das schwerkranke Herz gerade noch schaffen kann. Es kann zu kritischen Situationen im Bad kommen. Die Situation kann besonders deswegen so kritisch sein, weil die Erhöhung des Brustinnenraumdruckes (intrathorakale Drucksteigerung) die Herzkranzgefäße zusätzlich negativ beeinflussen kann. Besonders bei Verengerung und Verkalkung der Bikuspidalis (Zweizipfelklappe) zwischen linkem Vorhof und linker Herzkammer (sog. Mitralstenose) kann die Reaktion bedrohlich sein. Es kommt zum gefürchteten „Kollaps im Bad". Hier heißt es, nicht den Kopf verlieren. Selten ist es möglich, einen bereits kollabierten oder gerade kollabierenden Patienten rechtzeitig aus dem Bad zu bringen. Es gilt, den Kopf zu fassen (notfalls an den Haaren) und die freie Ein- und Ausatmung zu sichern, bis Hilfe erscheint.

ee) *Nierenanregung* (wassertreibende = diuretische Wirkung) kommt auf dem Wege über nervöse (vegetative) Reflexe und Erhöhung des Bauchinnendrucks (bessere Organdurchblutung) zustande.

Auch eine *atemanregende Wirkung* ist bei den med. Bädern unzweifelhaft. Die Füllungskapazität der Lungen nimmt unter dem hydrostatischen Druck des Wassers ab, und zwar maximal, wenn ca. 30 cm Wasser über dem Brustbein stehen. Die fürs Leben erforderliche Mindestmenge an Gasaustausch (Sauerstoffversorgung) wird dabei nicht beeinträchtigt. Das sog. *Minutenvolumen* (die Menge, welche das Herz pro Minute ausschüttet) steigert sich allmählich im Vollbad. Eine mäßige Steigerung, die fürs gesunde Herz völlig unbedeutend ist, kann fürs kranke Herz schon schädlich sein.

Die *stoffwechselanregende Wirkung* ist nur bei bestimmten Bädern (Überwärmungs-Überhitzungs-Bäder) oder Vollblitz-Wechselblitz sehr ausgeprägt. Eine kurze mäßige Stoffwechselanregung gibt es aber bei jeder Bäderanwendung.

Die *Wirkung des med. Bades* beruht hauptsächlich auf der Änderung des Wärmehaushaltes *(thermischer Effekt)* unter der Wirkung der Badezusätze, welche einen *chemischen* (= pharmakodynamischen) Effekt erzeugen.

Der *thermische Effekt* beruht auf einer Veränderung der Gefäßweite. Dabei weiß man aber noch nicht sicher, ob direkte Reizung der vegetativen Gefäßwandnerven oder Reizung des Vasokonstriktoren- und Vasodilatatorenzentrums im Mittel-Zwischenhirn eine Rolle spielt. Wahrscheinlich liegt eine Kombination beider Wirkungswege vor.

Die Temperatur des *Körperkerns* (Rumpf und Gehirn) ist überwiegend chemisch reguliert und weitgehend stabil (= konstant). Die Temperatur der Körperschale (Haut und Extremitäten) ist überwiegend physikalisch reguliert und labil (veränderlich). Die Wärmeleitung im Bad ist sehr intensiv, da echtes Überströmen an Wärme in die Körpersubstanz möglich ist.

Über indifferente Temperaturen (22–37 Grad), kalte Temperaturen (unter 15 Grad), warme Temperaturen (37–39 Grad), heiße Temperaturen (39–43 Grad) und sog. Temperierung (15–22 Grad) haben wir schon gesprochen. Diese Werte sind bei weitem nicht *absolut*. Sie können wegen der individuellen Verschiedenheit nur als *relativ* gelten.

Noch veränderlicher werden diese Gradeinteilungen bei Gas- oder chemischen Zusätzen. So sind indifferent: Süßwasserbäder von 22–37 Grad, Salzwasserbäder von 20–30 Grad und Kohlensäurebäder (CO_2-Bäder) von 32–34 Grad.

Zusätze der verschiedensten Art verändern also das Temperaturempfinden der Haut. Die sog. indifferenten Temperaturen werden auch als „Behaglichkeitstemperatur" bezeichnet. Bei Moorbädern liegt diese z.B. bei 38 Grad. Zwischen 20 und 40 Grad Temperatur Wärme ist die Hautdurchblutung wohl kurz, aber nicht nachhaltig gebessert. Ist hingegen die „Kerntemperatur" (Rumpf und Gehirn) erhöht, so wird die Durchblutung erheblich verbessert und wirkt auch längere Zeit nach.

Warme und heiße Bäder von kurzer Dauer beeinflussen die Temperatur der „Schale", warme und heiße Bäder von längerer Dauer beeinflussen auch die Temperatur des „Kerns".

Die *Durchblutung der Extremitäten* wird bei kalten Bädern ziemlich gedrosselt, bei warmen Bädern nahezu maximal verstärkt. Durch den beträchtlichen Blutstrom in die Extremitäten wird die in Rumpf und Gehirn (Kern) zirkulierende Blutmenge reduziert. Das kann eine Wirkung wie ein *Aderlaß* haben, der sich bei

50jährigen mehrfach intensiver als bei 20jährigen auswirkt. Das völlige Absakken des Blutdruckes wird durch den hydrostatischen Druck meist verhindert. Wenn Übelkeit, Brechreiz, Ohrensausen und Schwindelgefühl auftreten, liegt wahrscheinlich rasches Absacken des Blutdruckes vor. Das Bad ist sofort zu beenden.

Im Ruhezustand braucht ein rotes Blutkörperchen 22 Sekunden, um einmal im Kreislauf zu zirkulieren. Im indifferenten Bad dauert dieser Blutumlauf 17,8 Sekunden, im warmen Bad 15,5 Sekunden. Entsprechend ist die Kreislaufumstellung im Bad: Es tritt Erhöhung der Pulsfrequenz und eine Erhöhung des Herz-Zeitvolumens ein. Höhere Temperaturen im Bad können sehr kreislaufbelastend sein. Zeichen für die Überlastung des Kreislaufs sind: motorische Unruhe, Dyspnoe (Atemknappheit), Zyanose (blaue Lippen), schneller, flatternder Puls. Diese Zeichen sind unübersehbare Warnungssignale. Das Bad ist sofort abzubrechen.

Bei kalten Bädern ist die aktive Druckarbeit des Herzmuskels erhöht, das Herz-Zeitvolumen nimmt ab. Teilbäder für Arme oder Beine bringen eine Strombahneröffnung für die Peripherie und bedeuten eine Herzentlastung. Sie werden z.B. bei Herzkrankheiten, hohem Blutdruck und nach Schlaganfall deswegen gern verordnet.

Der *chemische (= pharmakodynamische) Effekt* ist beträchtlich abhängig vom pH-Wert. Dieser Wert kennzeichnet die saure (von Säure stammend) oder alkalische (von Lauge stammend) Einstellung des Badewassers. pH-Wert 7 = Neutralpunkt; pH-Wert unter 7 = sauer (pH-Wert 1 ist also stark sauer); pH-Wert über 7 = alkalisch (pH-Wert 12 ist also stark alkalisch). Im übrigen ist der chemische Effekt von der Ionenwanderung der im Wasser gelösten Salze durch die Körperhaut abhängig. (Blut ist leicht alkalisch, pH 7,4.) Bei *Schwefel-Kohlendioxyd* (CO_2) und *Radon*-Dämpfern gibt es Gasdiffusion durch

die Haut. Bei höherem Wasserdampfdruck erfolgt auch Durchtritt und Speicherung von H_2O (Wasser) in der Haut. Der Ionentransport durch die Hautdecke hindurch (wichtig für Gelenke und Wirbelsäule) ist beträchtlich abhängig vom pH-Wert, z.B. geht H_2S (Schwefelwasserstoff) spielend durch die Haut. CO_2 (Kohlendioxyd) geht ebenfalls glatt durch die Haut. O_2 (Sauerstoff) durchdringt restlos die Haut. Auch das Element J (Jod) hat ausgezeichnete Hautpassage.

Ein kaltes Bad erzeugt Wirkung ähnlich einer Histamin-Injektion.

Ein warmes Bad bringt Histamin-entgegengesetzte Wirkung.

Kalte Bäder bringen eine Verschiebung des Blut-pH-Wertes zur sauren Seite (Azidose).

Warme und heiße Bäder verschieben den Blut-pH-Wert zur alkalischen Seite (Alkalose). Dies ist z.B. bei Neigung zur Nierensteinbildung sehr wichtig, da sich Nierensteine vor allem bei saurem Blut-pH bilden.

Warme Bäder führen zum Anstieg des Vitamin-C-Spiegels im Blut (wirken also gegen Grippe).

Kalte Bäder führen zur vermehrten Ausscheidung von Vitamin C im Harn. Es fällt also der Vitamin-C-Spiegel.

Die *Reaktion auf das medizinische Bad* soll nun in den Grundsätzen besprochen werden.

a) Nach 4–5 Bädern kann sich die Reaktion in Form von Mattigkeit, Schlafunruhe und Appetitstörung bemerkbar machen – soll ab 6. Bad abnehmen.

b) Nach 3–4 Bädern (meist zwischen 6. und 8. Tag) kann bei bekanntem oder unbekanntem Fokus (Eiterherd in Zähnen, Mandeln, Drüsen usw.) eine sog. „Herdreaktion" auftreten. Sie äußert sich in Gewichtsverlust, erhöhter Pulszahl und auch subfebrilen Temperaturen (bis 37,8).

Es können Gelenkschmerzen, Gelenkschwellungen, Brechreiz, Nesselsucht (Urtikaria), Koliken, asthmoide Bron-

chitis (Zeichen für milden Streß) hinzutreten. Derartige Reaktionen gibt es
gelegentlich auch bei Inhalations- und
Trinkkuren.

*Komplikationen nach medizinischen Bä-
dern* führen nach neuesten Versicherungs-
statistiken häufiger zu Haftpflicht-An-
sprüchen als Störungen während und
nach Operationen. Nach Kendall entfällt
auf 4479 Überwärmungsbäder 1 Todes-
fall.

Bei medizinischen Bädern können folgende Zwischenfälle auftreten:

Karpopedalspasmen (Krämpfe an Händen und Füßen) = Zeichen für Über-
beatmung (Hyperventilation)

Nausea = Brechreiz (oder Erbrechen) bei
vollem Magen im Bad oder Roemheld-
Syndrom (Herzdruck durch Magen-
oder Darmüberfüllung)

Übelkeit durch verschiedene Dämpfe
(z.B. Schwefel)

Angina-pectoris-Anfälle (Minderdurchblutung des Herzmuskels und Koronargefäßspasmen)

Herzrhythmusstörungen = unregelmäßiger Puls bei Kreislaufbeanspruchung

Tachykardische Attacken = Pulsbeschleunigung über 100

Vagus-Puls (Bradykardie) = Pulsverlang-
samung unter 55

Kollaps (kurze Bewußtlosigkeit)

Blutdruckkrisen = Attacken mit starkem
Blutdruckanstieg

Hypotonische Reaktion = starker Blut-
druckabfall

Temperaturschübe = Fieber über 38 Grad

Schock im Bad = tiefe, anhaltende Bewußtlosigkeit, besonders bei Apoplexie
oder Diabetes

Badetod (nur im kalten Wasser, nie bei
Baden über 20 Grad) beobachtet. Ur-
sache: Krämpfe der Herzkranz- oder
Gehirngefäße

Nach Lachmann wurden bei Kohlen-
säure- und Moorbäder-Kurpatienten auf
134832 Bäderkuren 49 Todesfälle regi-
striert. Es ist also durchaus nicht so, daß
man besonders bei Menschen im Greisen-

alter und bei Schwerkranken oder kreis-
lauf- resp. herzgeschwächten Patienten
das „med. Bad" auf die leichte Schulter
nehmen kann. Es merkt bald jeder berufs-
tätige med. Bademeister, welche Verantwortung er bei der Behandlung mitzutra-
gen hat. Mit einiger Berufserfahrung bekommt man auch das Gefühl, welche Patienten man überhaupt nicht aus den Augen lassen darf und welche nicht ständig
kontrolliert werden müssen.

Gegenanzeigen für die Durchführung
med. Bäder sind alle akuten Herz- und
Kreislaufkrisen und auch chronische
Schäden, welche die sog. „Toleranz-
grenze" überschreiten. Dazu gehören z.B.
Tuberkulosen, schwere Anämien (perniziöse Anämie), Herzmuskelschäden ausgeprägten Grades nach einem oder mehreren Infarkten oder toxischer Scharlach,
toxischer Diphtherie und Gelenkrheumatismus, angeborener Herzfehler, ausgeprägter Diabetes, chronische Nephritis,
chronische Hepatitis.

Infolge hochentwickelter wertvoller Präparate der pharmazeutischen Industrie
sind heute unsere „medizinischen Bäder-
anstalten" und die „Bäderabteilungen"
der Krankenhäuser und Sanatorien in der
Lage, auch außerhalb der Kurorte mit natürlichen Heilquellen die heilende Wirkung bewährter pflanzlicher, gasförmiger,
mineralienhaltiger und sonstiger Wirkstoffe dem kranken Menschen zu vermitteln.

b) Schwefelbäder. Die wirkungsausrei-
chende Aufnahme von Schwefel durch die
Haut ist seit Jahrhunderten bekannt und
jetzt auch wissenschaftlich bewiesen.
Praktisch alle Gewebe besitzen schwefel-
haltige Eiweißkörper, welche für den gesamten menschlichen Stoffwechselhaus-
halt unentbehrlich sind. Durch die günstige reduzierende Beeinflussung des
Harnsäurespiegels wirkt das Schwefelbad
ausgesprochen *antigichtisch*. Dieser günstige Einfluß auf die Gicht ist deswegen
von zunehmendem Interesse, weil wir

heute mit steigendem Verbrauch an tierischem Eiweiß ein deutliches Ansteigen der echten Gichterkrankungen beobachten können. Für Diabetiker ist die drüsenanregende Wirkung des Schwefelbades interessant. Mit der vermehrten Insulinproduktion fällt der erhöhte Blutzuckerspiegel ab.

Bei den *natürlichen* Schwefelbädern (Heilquellen) wird etwa 0,001 g Schwefel pro Liter vorausgesetzt. Die pharmazeutische Industrie versetzt den Arzt heute in die Lage, besonders in den Medizinischen Badeanstalten und Bäderabteilungen der Krankenhäuser intensive Schwefelbadbehandlung vornehmen zu lassen. Auf Grund eigener Erfahrungen und der aktuellen wissenschaftlichen Literatur ist *„Dr. Klopfers Schwefelbad"* (Fa. Protina, München) in jeder Hinsicht unübertroffen. Durch hochentwickelte Schutzkolloide wird jeder unangenehme Geruch und atemschädliche Gasentwicklung verhindert. Die Metallgegenstände, Wannen und besonders Armaturen werden nicht angegriffen. Die feine Schwefeldispersion wird durch die Haut optimal aufgenommen. Dies ist von großer Bedeutung.

Die *Hauptwirkung* des Schwefelbades besteht nämlich darin, den stark verminderten Gewebsschwefel (besonders Bandscheiben- und Gelenksknorpel) bei rheumatischen Prozessen wieder aufzufüllen. Jede rheumatische Entzündung vermindert den natürlichen Gehalt an Gewebsschwefel fast aller Gewebe, wodurch eine rasche Regeneration verhindert wird und die rheumatischen Erkrankungen in die chronische Phase eintreten. So hat sich die intensive und konsequente Schwefelbäderbehandlung

bei chronisch rheumatischen Veränderungen aller Art (entzündlicher und degenerativer Rheumatismus)

bei entzündlichen Hautkrankheiten (z.B. Furunkulose, Akne usw.)

bei zahlreichen gynäkologischen Behandlungen und operativer Nachbehandlung

bei der Unfallnachbehandlung (z.B. Distorsionen, Kontusionen, Luxationen usw.)

bei Stoffwechselstörungen der Muskeln und des Sehnengleitgewebes auf rheumatischer Basis und Überbeanspruchung

vorzüglich bewährt.

Die *Anwendung* erfolgt meist als „ansteigendes Vollbad" (s. Anleitung für „ansteigende Bäder"). Die Anfangstemperatur ist 36–37 Grad, steigt an bis 39–40 Grad. Badedauer beim ersten Bad 10 Minuten, bis zum 6. Bad 20 Minuten und bis zum 12. Bad 30 Minuten. Anfangs 3, später 2 Bäder pro Woche. Nach dem Bad feucht-warme Nachreibung und warme Packung ($^1/_2$ Stunde Nachruhen). Auch das „ansteigende Teilbad" für Arme und Beine hat sich vor allem bei der infektallergischen Arthrose sowie dem diabetischen, psoriatischen und gichtigen Gelenksaufbruch ausgezeichnet bewährt. Das „traumatische Ödem" nach Unfallverletzungen mit Schwellungen des ganzen Unterschenkels ist für Schwefelbäderbehandlung sehr dankbar.

Gegenanzeige besteht bei schwerem Basedow, ausgeprägtem Herzleiden und Lungentuberkulose.

c) Kochsalz-Sole-Bäder. Hier sollen nur die sog. künstlichen Kochsalz- und Solebäder besprochen werden, die man in jeder „medizinischen Bäderabteilung" durchführen kann.

Als natürliche Kochsalzquellen werden solche bezeichnet, die mindestens 1,0 g Kochsalz pro Liter Wasser enthalten. Eine gesättigte Kochsalzlösung liegt dann vor, wenn ein Liter Wasser von 20 Grad 360 g aufgenommen hat.

Ein Kochsalzbad enthält 1–15 g Kochsalz,

ein Solebad enthält 15–360 g Kochsalz. Die Wissenschaft ist heute der Ansicht, daß Kochsalz selbst durch die Haut nicht eindringen kann oder nur in solchen minimalen Spuren, daß dies bei einem Tagesbedarf des menschlichen Körpers an Kochsalz (12–15 g) keine echte Wirkung bringt. Wir wissen aber, daß Kochsalz in die Hautschichten eindringt. Diese sog. „Imprägnierung" der menschlichen Haut im Kochsalz- oder Solebad führt zu reflektorischen Vorgängen am vegetativen Nervensystem und zur „echten Hyperämie". Die erfrischende Wirkung des Badens im Meer entspringt diesem Wirkungskonzept. Die Badewirkung ist insgesamt als beruhigend-entspannend zu bezeichnen. Der Körper wird von der „Peitsche" (Sympathikus = Tagesnerv) auf „Nachtnerv" (Parasympathikus) geschaltet. Dieser „vagotonische" Badeeffekt ist zur Organschonung, Entlastung und Nervenberuhigung natürlich sehr erwünscht. Gegenüber dem Schwefelbad ist die Kochsalz- und Solebad-Wirkung deutlich weniger intensiv und daher auch weniger anstrengend. Bei einem schweren Gelenkrheumatismus kann man schon sehr früh Kochsalzbäder vornehmen und nach Beendigung des akuten Stadiums Schwefelbäder, desgleichen auch bei akuten Nervenentzündungen und Frauenleiden. So ist diese Bäderart vor allem geeignet, kranken Menschen auf die Anwendung eines sehr wirksamen medizinischen Bades vorzubereiten. Wir schleichen uns also über Kochsalz-Solebäder in die Schwefel-, Moor- oder sonstige Bäderanwendung ein, wenn wir der Toleranz (Belastungsfähigkeit) eines Kranken nicht sicher sind. Die Kochsalz- und Solebäder können natürlich auch aus normalem Handelssalz hergestellt werden. Üblich ist es aber, aus Heilbädern eine „Mutterlauge" zu beziehen. Diese wird durch Eindickung starker natürlicher Sole gewonnen. Für 1 Vollbad benötigt man 4–8 kg „Mutterlauge". Das Bad soll am besten „ansteigend" sein (von 33 bis 40 Grad) und hat durchschnittlich eine Dauer von 20–30 Minuten. Wichtig ist „nicht nachspülen", sondern trockene Nachreibung und anschließend 1 Stunde „Nachruhen", damit sich die volle Badewirkung entfalten kann.

Nach einer anderen Definition ist „Mutterlauge" eine Salzmischung, die beim Kochen einer Sole entsteht (wobei das Kochsalz selbst als Salzkristall ausfüllt). Der med. Bademeister darf also den Begriff „Mutterlauge" nicht als absolut feststehend ansehen, sondern muß sich überzeugen, ob diese Mutterlauge durch Eindunsten oder Sieden hergestellt wurde, weil der Mineralgehalt (insbesondere Kochsalzgehalt) sehr davon abhängig ist. Das sog. „carnallitische Salz" zur Herstellung von Salz- oder Solebädern enthält $^2/_5$ Kochsalz, $^2/_5$ Magnesiumsalz und $^1/_5$ Kaliumchlorsalz.

Für „allergische Kinder" (einschließlich kindliches Bronchialasthma und Heuschnupfen) werden Kochsalzbäder auch gern zur „Desensibilisierung" (Umstimmung) angewandt. Gerade hier ist die ärztliche Vorschrift genauestens einzuhalten.

d) Kohlensäurebäder. Wenn ein Heilbad als „Kohlensäurequelle" anerkannt werden soll, muß dieses als unterste Mindestmenge 1 g freie Kohlensäure pro Liter enthalten. Da wir beim med. Bad die Bedingungen der Heilbäder unbedingt erreichen müssen, muß also umgerechnet in einem „künstlichen Kohlensäurebad" 500 cm³ Gas (Kohlensäuredioxyd) pro Liter Wasser enthalten sein. Das „künstliche Kohlensäurebad" kann als Fertigpackung bezogen werden (z.B. Fa. Bastian, München-Pasing). Gegenüber dieser „chemischen Zubereitung" steht die „physikalische Zubereitung" eines Kohlensäurebades. Hier wird dem normalen kalten Leitungswasser von einer „Mischbatterie" (Stahlflaschen) mit einem Druck von ca. 3–3,5 atü gasförmige Kohlensäure zugeführt. Die „Mischbatterie" besteht aus Stahlflasche, Reduzierventil und Imprägnier-(Verteiler-)Apparatur. Die chemische und physikalische Zubereitung ist im Prinzip in gleicher Weise zur Verabfolgung von Kohlensäurebädern geeignet. Es gibt Fachleute, die nur die „Mischbatterie" (= physikalische Zubereitung) gelten lassen, weil diese in der Tat den natürlichen Kohlensäureheilquellen sehr nahe kommt. Andererseits macht man aber immer wieder die Erfahrung, daß die Kranken mit der chemischen Zubereitung ebenso zufrieden sind wie mit der physikalischen.

Da der „Gasmantel" der vielen kleinen Kohlensäurebläschen auf der Haut eine Isolierschicht bildet, werden Kohlensäurebäder *wärmer* empfunden, als es der vom Badethermometer angezeigten Temperatur entspricht. Diese Regel gilt nur für Wassertemperaturen bis zum Indifferenzpunkt (35 Grad). Kohlensäurebäder über dem Indifferenzpunkt des Wassers werden kälter empfunden als sie wirklich sind. Kohlensäurebäder unter 35 Grad (also z.B. von 30–34 Grad) können bei labilen Kreislaufverhältnissen mit vegetativer Dysharmonie (z.B. labiler Hochdruck) zur Hypertonie (Blutdrucksteigerung) recht kräftigen Grades führen. Diese „kühlen Kohlensäurebäder" sind also ausgesprochen kreislaufbelebend (kreislaufaggressiv).

Bei „warmen Kohlensäurebädern" entkrampfen sich die Blutgefäße der Extremitäten (insbesondere Kapillaren und Arteriolen), der Blutdruck fällt geringfügig ab, desgleichen natürlich der Widerstand für die Herzarbeit. So ein Bad wirkt mäßig kreislaufentlastend.

Der Körper des Patienten muß ruhig im Wasser liegen, da jede Bewegung Kohlensäure aus dem Wasser perlen läßt. Weil die Verträglichkeit des Bades nicht von vornherein absolut feststeht, beginnt man am besten mit Dreiviertel-Bädern. Beim Kohlensäurebad hat man insgesamt 4 Regulierungsfaktoren:

a) Intensität des Gasgehaltes (Mischbatterie!); viel Kohlensäure macht „kalte Kohlensäurebäder" noch kreislaufbelastender

b) Wassertemperatur (kältere Kohlensäurebäder = blutdrucksteigernd)

c) Wassermenge (Vollbad stärkerer Venendruck besonders im kleinen Kreislauf = vermehrte Herzbelastung)

d) Badezeit. Diese beträgt bei sehr belastenden Formen des Kohlensäurebades (kaltes Kohlensäurebad als Vollbad) ca. 5 Minuten. Bei weniger belasteten Kranken und bei weitgehend kreislaufgesunden Patienten kann man bis 20 Minuten verlängern

Zu beachten ist besonders bei längeren und starken Kohlensäurebädern, daß die Kohlensäure schwerer ist als die Luft. Der Kopf des Patienten muß gut aus dem Wasser herausragen, da der Patient sonst zuviel von der Kohlensäure einatmen würde, die vom Wasser abstrahlt und über seiner Oberfläche ruht.

Zeichen einer *Kohlensäurevergiftung* ist rotes Gesicht, vertiefte Atmung mit Abnahme der Atemzüge pro Minute. Normalerweise macht der Mensch ca. 16 Atemzüge pro Minute. Im med. Bad ist allgemein eher mit Beschleunigung der Atmung zu rechnen. Bei Zwischenfällen tritt vor allem auch verlangsamte Atmung, zunehmende Pulsfrequenz (mehr als normale 70 Schläge pro Minute) und zunehmende Übelkeit auf.

Die *Wirkung des Kohlensäurebades* beruht auf Kohlensäureaufnahme durch die Haut (Resorption) und Kohlensäureinhalation (geringe Einatmung). Beides ist wissenschaftlich erwiesen. Die starke Eröffnung der Hautgefäße durch die Kohlensäure zeigt sich durch die Hautrötung derjenigen Teile der Körperoberfläche, die unter Wasser gut mit Kohlensäure Kontakt hatten.

Die Durchschnittsbadetemperatur liegt gewöhnlich bei 34–37 Grad. Die Durchschnittsdauer bei Kohlensäurebädern liegt bei 10–20 Minuten. Wichtig ist nach Kohlensäurebädern, die bei normaler Verträglichkeit ca. 3mal wöchentlich gesehen werden, 1 Stunde Nachruhe (nicht abreiben; 1 Leinentuch, 2 Wolldecken). Normalerweise ist das Kohlensäurebad ein „abfallendes Bad" (z.B. 35–36 auf 30–28 Grad).

Bei deutlicher Kreislauf- und Herzschädigung ist ein „ansteigendes Bad" (35 bis 38 Grad) richtig, weil dabei – wie gesagt – eine Herzentlastung eintritt.

Indikationen (Anzeige) für Kohlensäurebäder sind: Bluthochdruck (Hypertonie), Herzklappenfehler, Morbus Parkinson (Schüttelkrampf bei Hirnstörungen), Herzkranzgefäßverengung (Koronarsklerose – Angina pectoris).

Gegenanzeigen: Frische Entzündungen aller Organe (Perikarditis, Endokarditis, Pleuritis, Hepatitis, Nephritis), frischer Herzinfarkt, schwere Herzmuskelschäden.

In besonders abgedichteten Kammern können für Erfrierungen und Brand (Gangrän) zur rascheren und günstigeren Abgrenzung des Schadens (Demarkierung) „Teil-Gasbäder" (für Arm und Bein) mit gasförmiger Kohlensäure (die auf ca. 40 Grad vorgewärmt wird – hierzu gibt es besondere Apparaturen) vorgenommen werden.

Völlig unsinnig und gefährlich ist es, Kohlensäurebäder so zu versuchen, daß Kohlensäuregas aus der Stahlflasche über ein Verteilerröhrensystem auf den Wannenboden ins Wasser geleitet wird. Das Gas sprudelt sofort zur Oberfläche, hat gar keine Möglichkeit, eine Verbindung mit dem Wasser einzugehen und bildet eine gefährliche, intensive Gasschicht über der Wasseroberfläche. Damit kann man Luft- oder Sauerstoff-Sprudelbäder vornehmen, niemals aber ein Kohlensäurebad.

Zu erwähen ist noch, daß ein sehr kohlensäurereiches („intensives") Bad gegen Juckreiz wirkt. Das normale, angenehm prickelnde Gefühl der Kohlensäurebläschen (CO_2-Bläschen) auf der Haut neutralisiert offenbar das Hautjucken. Bestimmte Hautkrankheiten und die ziehenden, juckenden Gürtelschmerzen (Segmentschmerzen) bei der „Gürtelrose" (Herpes zoster) schickt der Arzt gern ins Kohlensäurebad. Bei manchen Patienten tritt zu Beginn des Bades kurzfristig leichtes Kältegefühl auf, das normalerweise

rasch einem angenehmen Wärmegefühl Platz macht. Ist das nicht der Fall, ist das Bad zu beenden.

Ein konsensueller Reiz tritt bei Kohlensäurebädern nicht auf. Gerade bei schweren Arteriosklerotikern mit noch gutem Kreislauf und motorischer Unruhe (Parkinson) und Verwirrtheitszuständen wirkt das warme Kohlensäurebad (blutdruckentlastend – gefäßerweiternd) sehr günstig. Gerade bei solchen Kranken wird oft auch eine Anregung der Darmtätigkeit (peristaltikfördernde Wirkung) beobachtet.

Mit der „Mischbatterie" werden (physikalische Zubereitung) für ein gewöhnliches Kohlensäurebad ca. 125–150 l Kohlensäure (Stahlflasche) verbraucht.

e) Sauerstoffbäder. Es gibt eine Reihe von Haut-, Gewebs- und Gefäßkrankheiten, bei denen sowohl in Ruhe wie beim Gehen und Stehen dumpfe Schmerzen, Spannungsgefühl und Brennen auftreten. Hier haben sich Sauerstoffbäder (vor allem auch als Teilbäder für Arme oder Beine) als günstig erwiesen.

Die Sauerstoffbäder können, ebenso wie die Kohlensäurebäder, in chemischer und physikalischer Zubereitung verabfolgt werden. Die physikalische Zubereitung erfolgt mit einer Mischbatterie, wobei aus einer Sauerstoff-Stahlflasche dem in die Wanne einfließenden Wasser Sauerstoff unter Druck zugesetzt wird. Eine andere, im Gegensatz zum Kohlensäurebad durchaus übliche physikalische Zubereitung ist das *Sauerstoffsprudelbad.* Hier wird Sauerstoff aus der Stahlflasche über einen Verteilerrost direkt in das Wannenwasser geleitet. Zu berücksichtigen ist hier die *kühlende* Wirkung des direkt zugeleiteten Sauerstoffes. Es ist Kontrolle mit dem Badethermometer erforderlich, damit die vorgeschriebene Wassertemperatur nicht unterschritten wird.

Auf gleiche Art werden auch *Luftsprudelbäder hergestellt.* Hier wird aus der Preßluftflasche komprimierte Luft über den

Verteilerrost in das Wannenwasser geleitet. Auch die Luft wirkt für das Badewasser abkühlend. Die Wirkung des Luftsprudelbades ist mehr mechanischer Natur, da der Sauerstoffgehalt der Luft ja nur ca. 20% beträgt. Die Luftsprudelbäder sind keineswegs ein Ersatz für Kohlensäure- oder Sauerstoffbäder. Eine gewisse vegetativ-beruhigende Wirkung kann man ihnen jedoch zusprechen.

Für die chemische Zubereitung sind von der pharmazeutischen Industrie „Fertigpackungen" im Handel.

f) Moorbäder. Da bei ihrer Anwendung zugleich die möglichen Höchsttemperaturen ausgeschöpft werden, stehen sie in jeder Hinsicht in der Reihe der sehr wirksamen medizinischen Bäder. Sie stellen im besten Sinn eine „Reiztherapie" dar, die ähnlich den Schwefelbädern (natürlich für etwas andere Krankheitsgruppen) die Abwehrkräfte des Organismus zu steigern in der Lage sind. Auch hier ist als „Badereaktion" meist nach dem 1. und 2. Bad eine gewisse Verschlechterung durchaus zu erwarten, und erst mit den folgenden Bädern setzt die erwünschte heilende Wirkung ein. Die „Reaktionsphase" (nach Hoff) ist wahrscheinlich durch einen erhöhten „Sympathikotonus" zu erklären, während die „Heilphase" einem erhöhten „Vagotonus" entspricht. Die Balneologie (wissenschaftliche Bäderheilkunde) ist heute der Ansicht, daß Schwefel-, Moor- und radiumhaltige (Radon-)Bäder den höchsten Anteil an deutlichen „Badereaktionen" (ca. 40–60%) mit sich bringen, während alle anderen natürlichen oder künstlichen med. Bäder höchstens 3–4% Reaktion aufweisen.

Bei dem *natürlichen Moorbad* handelt es sich um Sedimente (Ablagerungen, welche unter Wasser vor sich gegangen sind). Diese Sedimente sind vorwiegend organischen Ursprungs. Abgestorbene Pflanzen, die sich im Wasser schichtweise übereinander lagern, bilden unter Abschluß von Sauerstoff allmählich kompakte Massen, welche in den chemischen Prozeß der „Kohlung" eintreten. Besonders an den Stellen „warmer Moore", wo thermale Quellen sich mit Torf und Moorerde vermischten, wurde schon vor Jahrhunderten die Heilwirkung dieser pflanzlichen Verwitterungsprodukte (Heilsedimente) erkannt. Hauptwirkstoffe des Moores sind Huminsäuren. In den medizinischen Bädern und in den Bäder-Abteilungen der Krankenanstalten sind natürliche Moorbäder infolge ihrer umständlichen Anwendung praktisch nicht durchführbar. Sie bleiben auf die bekannten Moorbadekurorte beschränkt. Die pharmazeutische Industrie bietet heute dem med. Bademeister hochwirksame Präparate an, mit denen praktisch ebenso gute Heilerfolge zu erreichen sind. Auf Grund eigener Erfahrungen können die Bastian-Bäder (Bastian-Werk, München-Pasing): Salhumin-Vollbad, Salhumin-Sitzbad, Salhumin-Teilbad (Extranit) besonders empfohlen werden. Die Wirksamkeit darf auf den entzündungshemmenden Huminsäuren-*Moorextrakt* in Verbindung mit der rheumaheilenden Salizylsäure zurückgeführt werden.

Das „*Salhumin-Vollbad*" (Bastian-Werk, München-Pasing) hat sich als besonders wirksam bei der chronischen Ischias herausgestellt und wird bei den schmerzhaften neurologischen Systemkrankheiten (lanzierende Schmerzen bei Tabes, Syringomyelie, Multiple Sklerose, Polyneuritis, Polymyositis) zur Linderung der Beschwerden gerne verwandt. Es wirkt mit sehr nachhaltiger Stoffwechselförderung für das erkrankte Gewebe deutlich „entschmerzend". Für die Technik des Vollbades wird das „ansteigende Bad" empfohlen, wenn der Kreislauf intakt ist. Die Höchsttemperatur von 40 Grad und die Badedauer von 25 Minuten soll dabei nicht überschritten werden.

Das „*Salhumin-Sitzbad*" (Bastian-Werk, München-Pasing) hat seine Hauptanwendung bei gynäkologischen und urologischen Entzündungen, einschließlich postoperativer Nachbehandlung in diesen Fachgebieten. Falls bei gynäkologischen Erkrankungen oder Schwangerschaft Blutung eintritt, wird die Bäderbehandlung abgebrochen. Das „Salhumin-Teilbad" – EXTRANIT – findet vielfältige Verwendung in der unterstützenden Behandlung der therapeutischen Maßnahmen gegen venöse Stauungen und ödematöse Schwellungen sowie auch bei Spannungsschmerzen und Schweregefühl in den Beinen. Messungen zur Hautthermometrie und Hautkalorimetrie sowie Oszillogrammkurven liegen aus bedeutenden Kliniken vor und lassen deshalb die Anwendung dieses „Bades für die unteren Extremitäten" gerechtfertigt erscheinen.

Für die Anwendung aller Bäder gelten die Kneipp'schen Grundsätze der Nachreibung und der Nachwärmung (Wolldecke, 20–30 Minuten Nachruhe).

Der med. Bademeister steht bei den heutigen Angeboten der pharmazeutischen Industrie immer vor gewissen Entscheidungen. Neben den obigen Empfehlungen kann er dabei folgendes beachten:

a) Die sog. *Moorlaugen* werden hergestellt, indem natürliches Moor mit Chemikalien (Laugen) behandelt werden. Es besteht kein Zweifel, daß es dabei zu Strukturveränderungen der Moorerde selbst und zu chemischen Veränderungen kommt.

b) Die sog. *Moorextrakte* werden mit schonenden pharmazeutischen Methoden erzeugt, indem (wie bei pflanzlichen Arzneimitteln) dem natürlichen Moor seine Hauptwirkstoffe entzogen werden. Genauso wie Baldrianextrakt die wirksamen Stoffe der Baldrianwurzel enthält, so enthält Moorextrakt die wirksamen Bestandteile des natürlichen Moores.

Spezialpackungen mit Heilschlamm gehören zur Gruppe der Sedimente (Schichtablagerungen) wie die Moore.

Hierbei unterscheiden wir folgende Gruppen:

Quellenschlamm. Er kommt zur Ausschüttung mit natürlichen Heilquellen und setzt sich in ihrer Umgebung ab. Entsprechend den verschiedenen Arten von Heilbädern kommen solche „Quellenschlamme" ebenso wie verschiedene „Heilbrunnen" zur Fortsetzung mancher Bäder- resp. Trinkkuren zur Verschickung.

Kreide-Kalkschlamm (Mergel) wird in Deutschland auf der Insel Rügen und außerdem in Frankreich (Champagne) zu Fertigpackungen verarbeitet. Man schreibt diesen Packungen gefäßabdichtende Wirkung besonders für manche Gewebsstörungen zu.

Bitumen besteht aus größtenteils organischer Substanz, die mit Mineralien vermischt ist. Hieraus werden entzündungshemmende „Schieferöle" gewonnen. Bei manchen Arten spielen tierische Ablagerungen eine Rolle, die bei gleichzeitiger Schwefelbeimischung schwarzbraun sind (Ichthyol).

Schlick (Fluß- und Meeresschlick). Hier handelt es sich um Ablagerungen (Sedimente) von Fluß- oder Meeresschlamm, welche größtenteils anorganischer (mineralischer) Natur sind.

Schlamm-Erden können Wind- und Wasserablagerungen sein. Dazu gehört auch die Tonerde und verschiedene Lehmarten. Schon in der alten chinesischen Medizin spielten entsprechende Packungen eine gewisse Rolle.

Biogele sind Heilquellenablagerungen, die mit Pilzen oder Algen vermischt sind. Dem Aussehen nach sind es gelatineartige Klumpen. Bei Schwefelquellen nennt man sie „Muffe".

Quarzsand gibt es nur an bestimmten See- und Meeresstränden. Er ist hautaktiv und zu verschiedenen Formen der Reiztherapie geeignet.

Für all die verschiedenen Sedimente gibt es ein vielfältiges Angebot von Präparaten und Fertigpackungen.

Moor-Paraffin. Für die Wirkung einer Packung sind (s. Kapitel Packung) die Grundsätze der Kneipp'schen Wickeltech-

nik gültig, um beste Wirkung zu erzielen:
a) Raumtemperatur mindestens 22 Grad
   – keine Zugluft
b) völlige Entspannungslagerung für die zu behandelnde Körperpartie
c) Leinentuch über die Packung
d) 2 Wolldecken zur völligen Durchwärmung (das Leinentuch kommt mit dem Körper in Berührung und muß stets gewechselt werden. Aus hygienischen Gründen muß es größer sein als die Wolldecken, die nicht ständig gewechselt werden können)
e) mäßig kalte oder trockene Nachreibung.

Mit einer Weckeruhr wird die genaue Packungszeit kontrolliert.

In der Rheumatologie und Orthopädie ist neben den Wärmeträgern Moor und Fango im wäßrigen Milieu die *Kombination* dieser Peloide *mit Paraffin* der stärkeren Wärmewirkung wegen sehr beliebt. Es werden hierdurch die sog. „Segment-Neuralgien“, das sind heftig ausstrahlende Schmerzen bei Entzündungen und Reizungen von seiten der Wirbelsäule günstig beeinflußt. Diese sind besonders ausgeprägt bei Stoffwechselstörungen des Knochensystems (z.B. Osteoporose und Osteomalazie), desgleichen auch bei multiplen Knochenentzündungen mit Versteifungsvorgängen (z.B. Morbus Bechterew).

Hierfür haben sich die Fertigpackungen *Fango-Paraffin Burgthal* und *Moorparaffin Burgthal* (Fa. Conzen, Düsseldorf) vorzüglich bewährt. Natürlich werden diese Packungen auch noch aus anderen Gründen ärztlich verordnet, z.B. für die Nachbehandlung verschiedener Formen der Wirbelsäulenverletzung.

Dem Moorparaffin hat Fango-Paraffin Burgthal seine Thermoresistenz voraus. Es kann durch wiederholtes Erhitzen auf ca. 120° C sterilisiert und vom Schwitzwasser befreit werden, ist daher bei verschiedenen Patienten anwendbar. Fango-Paraffin empfiehlt sich auf Grund der bemerkenswerten Plastizität und Homogenität. Die protrahierte Abgabe gespeicherter Wärme bedingt eine massive und anhaltende Hyperthermie und Hyperämie. Die angelegte Packung läßt sich nach 30–45 Minuten rückstandsfrei von der Haut lösen.

In der reichen Auswahl der von der Industrie angebotenen verschiedenen Formen von fertigen (auch im Bett anwendbaren) *reinen Moorpackungen* hat sich auf Grund persönlicher Erfahrungen die gebrauchsfertige Frischmoor-Packung Urmorpac (Fa. Urmoran, Peiting/Obb.) bestens bewährt. Diese Packung enthält reines Frischmoor als Wirkstoff, ist hygienisch und sauber in der Anwendung und erlaubt konzentrierte und gezielte Behandlung bei verschiedenen Organleiden, z.B. bei chronischen Leber- und Nierenkrankheiten. Für die Nachbehandlung von Gelenksoperationen und Unfällen und neuralgischen Reizzuständen aller Art ist „Urmorpac“ zu empfehlen.

g) Darmbäder. Sie werden bevorzugt in Krankenhäusern bei Darmkranken verordnet, wobei die Stoffwechselanregung und Entschlackung sowie chronische Stuhlgangsträgheit jeder Art die Hauptanzeigen (Indikationen) sind. Der med. Bademeister erhält mit der Durchführung eines solchen Bades eine höchst verantwortliche Aufgabe, weil hier sozusagen ein „großer Darmeinlauf“ durchgeführt wird, der auch die oberen Dickdarmabschnitte erreicht.

Es gibt zwei verschiedene Grundprinzipien:

aa) Darmspülbad (häufige Anwendung). Mit größeren Wassermengen wird im Sitzen mittels entsprechenden Afterrohres (Luftabschluß) der Darm gespült (ca. 25 Liter Wasser mit Beimischung von 25 g Kochsalz).

bb) Wannen-Darmbad. Dies ist das eigentliche „subaquale Darmbad“, weil hier in der Wanne (unter Wasser) die Darmspülung vorgenommen wird.

Das Wannenwasser hat 36 Grad, das Afterrohr-(Irrigator-)Spülwasser 38 Grad. Hierbei ist die Bauch- und Bekkenbodenmuskulatur (quergestreifte Muskeln) ebenso entspannt wie die Darmwandmuskulatur (glatte Muskulatur). Diese weitgehende Entspannung hat für die Wirksamkeit große Vorteile. Sie wirkt sich auch auf die ableitenden Harnwege (Urogenitaltrakt) günstig aus; Nierenstauungen können gelöst werden. Allerdings wird durch die Darmwand auch einiges Wasser resorbiert, das die Nieren wieder ausscheiden müssen (ca. $2^1/_2$ Liter). Die Einstellung des Darmbades (Druck und Wassermenge) hat mit allergrößter Sorgfalt zu erfolgen. Das Einführen des Afterrohres (nach Einfetten) darf keine Schmerzen oder Afterkrämpfe auslösen.

Gegenanzeige für alle Darmbäder besteht bei Tumoren am Bauch-, besonders Dickdarmbereich, Darmentzündungen (besonders Kolitis) und Darm-Tbc.

Geschädigte Darmwandteile sind in der geweblichen Wertigkeit herabgesetzt. Zu kräftig eingestellte Spülung könnte Darmwandschäden erzeugen. Diese zeigen sich in heftigem Bauchschmerz und heftiger Bauchmuskelverspannung an. Auch kollapsähnliche Kreislaufattacken können dabei auftreten. Bei solchen Komplikationen ist sofort ärztliche Hilfe und Entscheidung herbeizuholen. Ein Darmriß überlebt nur, wenn er innerhalb von 6 Stunden operativ versorgt wird (genauso wie ein Geschwürsdurchbruch = Perforation von Magen- oder Zwölffingerdarmgeschwüren).

Die Spülflüssigkeit wird auf eine konstante Temperatur von 37–38 Grad eingestellt. Bei einem solchen *su*baqualen *Da*rmbad (= Sudabad) muß der med. Bademeister zufolge seiner Sorgfaltspflicht unbedingt beim Patienten zur Kontrolle und Aufsicht bleiben. Entfernt er sich und erleidet der Patient einen Schaden, ist der med. Bademeister verantwortlich. Es gibt keinen Grund, weswegen sich der med. Bademeister von der „Sudabad"-Aufsicht entfernen könnte.

h) Desinfizierende Bäder. Sie werden bei eitrigen Hauterkrankungen, Fisteleiterungen (Knochen-Tbc und Osteomyelitis), Querschnittslähmungen mit großen Dekubitalgeschwüren und schwierigen Wunden aller Art verordnet. Selbstverständlich ist hierfür immer auf der entsprechenden Fachabteilung eine gesonderte Badewanne vorhanden. Auf die besondere Reinigung (gründliche Desinfektion) hat der med. Bademeister besonders zu achten. Naturgemäß können außer dem Desinfektionsmittel noch besondere tonisierende, vitalisierende, stoffwechsel- und heilungsanregende Zusätze verordnet werden. Ist vom Arzt kein besonderes Desinfektionsmittel verordnet worden, so wird gewöhnlich Kaliumpermanganat (blau-rote Kristalle) bis zur leichten Rosafärbung des Wassers zugesetzt. Es ist ein billiges, reizloses Desinfektionsmittel.

Über die Wannendesinfektion wurde im Hygiene-Kapitel schon gesprochen.

i) Spezialbäder. Neben der Standard-Anwendung der bereits bekannten medizinischen Bäder (Schwefelbäder, Kochsalz-Solebäder, Kohlensäurebäder [einschließlich Kohlensäure-Gas-Dusche], Moorbäder, Heilschlammbäder) gibt es eine Serie sogenannter „Spezial-Bäder". Diese sind in die Gruppe der obigen medizinischen Bäder einzuordnen, weil sie für besondere Anzeigen (Indikationen) angewandt werden.

Auf Grund persönlicher Erfahrungen wird hier die Produktion der Firma Dr. Atzinger & Co. KG, Passau, die sogenannten *„Leukona-Bäder"* empfohlen.

Die Leukona-Badezusätze zeichnen sich neben ihrer einwandfreien Wirksamkeit durch ihre besondere Haut- und Schleimhautverträglichkeit aus. Es treten weder beim Patienten noch beim Personal irgendwelche allergische Erscheinungen auf. Außerdem wird die Wäsche (siehe Warmpackungen und Nachruhe) nicht beschmutzt, ebensowenig wie die Berufskleidung des Personals. Wannen aller Art und Armaturen werden nicht angegriffen.

Unter der Sammelbezeichnung „Leukona-Bäder" sind 7 klinisch erprobte und wissenschaftlich fundierte Badezusätze im Handel. Diese stellen ein hautfreundliches Emulgatorengemisch dar, dem je nach Indikation spezifisch wirksame Arzneistoffe beigegeben sind, deren Resorption sowohl über die Haut, als auch über die Atmungsorgane erfolgt.

Leukona-Tonicum-Bad, das sog. „Kreislaufbad", bewährt sich durch seinen hohen Anteil an Rosmarinöl und Kampfer besonders bei Behandlung peripherer Durchblutungsstörungen.

Leukona-Jod-Bad wirkt gefäßaktivierend bei Arteriosklerose und entquellend beim akuten Bandscheibensyndrom.

Leukona-Rheuma-Bad bewährt sich bei akutem Gelenkrheuma und bei Entzündungen im kleinen Becken (hier auch als Sitzbad). (Wirkstoffe: ätherisches Ölgemisch mit Methylium salicylicum. Die Technik des „ansteigenden Bades" bei kreislaufgesunden Patienten verstärkt die Wirkung.

Leukona-Sulfomoor-Bad wird bevorzugt bei allen Gelenkaufbraucherkrankungen. Auch hier hat sich das „ansteigende Bad" (nicht über 41° C) gut bewährt.

Leukona-Eukalpin-Bad, das verstärkte Fichtennadelbad (mit Eukalyptusöl), dient zur Kräftigung in der Rekonvaleszenz und im Kindesalter sowie zur Linderung bei hartnäckigen Tracheobronchialkatarrhen. Ein Eukalpinzusatz ist auch für alle Formen der Kneipp'schen Waschungen zu empfehlen.

Leukona-Stoffwechsel-Bad, diureseförderd (harntreibend) bei verschiedenen Stoffwechselerkrankungen und als Zusatz zu Stanger-Bädern.

Leukona-Sedativ-Bad, bewährt bei leichteren und mittleren Schlafstörungen, Managersyndrom, Hyperthyreose und klimakterischen Beschwerden. Vorzüglich wirkt es auch auf alle vegetativen Entgleisungen (Disharmonie von Sympathikus und Parasympathikus), z.B. nervöser Magen, nervöses Herz, Reizgalle und Neigung zu Krämpfen am Magen- und Darmtrakt. Es enthält neben Baldrian und Hopfen Chloralhydrat und Milchsäure. Auf Grund wissenschaftlicher Untersuchungen ist nachgewiesen, daß diese Wirkstoffe vom Körper aufgenommen werden. Wichtig ist nach diesem Bad die „Nachwärmung und Nachruhe" (1 Stunde) nach Kneipp'schen Grundsätzen.

Darüber hinaus gibt es noch gemäß der ärztlichen Verordnung einige weitere Spezialbäder:

Für *Kleiebäder* (bei bestimmten Hautkrankheiten). Entsprechende Präparate bietet die pharmazeutische Industrie an.

Selbstherstellung: 2 kg Weizenkleie werden mit 5 Liter Wasser abgekocht. Der Sud wird durch ein feines Sieb geschüttet und dieser gesiebte Brei dem Badewasser zugesetzt. Auch fertig käufliche Mandelkleie kann zusätzlich beigegeben werden, ebenso Schwefelpräparate.

Teerbäder. Hier verordnet der Hautfacharzt das entsprechende Voll- oder Teilbad mit dem benötigten Präparat. Die Bäder werden wegen ihrer Wirksamkeit genau nach Vorschrift und Rezeptur durchgeführt.

Eichenrindenbad und Lohtanninbad. Hier handelt es sich um gerbende Bäder, die wegen verschiedener Stoffwechselstörungen besonders der oberflächlichen Körpergewebe mit den entsprechenden Präparaten verordnet werden. Die Einhaltung der Badetemperaturen ist zu beachten. Die für diese Bäder erforderlichen Extrakte werden auch gern als Badezusatz für Stanger-Bäder verwendet.

Intradermi-Bäder: Bei *Querschnittslähmungen* aller Art empfehlen sich regelmäßige Waschungen (siehe Kneipp'sche Regeln) mit Intradermi-Fluid-Zusatz (Fa.

Eberth, Schnaittenbach). Sie wirken ausgesprochen günstig, da diese Drüsenextrakt-Vitamin-Essenz die unangenehmen Tiefenempfindungen beim Liegen auf immer der gleichen Stelle lindern und durch Förderung der Hauternährung einen wirksamen Schutz gegen Dekubitalgeschwüre bieten.

In der *Orthopädie* werden „aufsteigende" Fußbäder (bis 41 Grad) – s. Kapitel „aufsteigende Teilbäder" – mit Intradermi-Fluid-Zusatz für entzündliche Kontrakturen bei Spreiz- und Plattfuß mit gutem Erfolg angewandt. Bei Venenerkrankungen mit Blutstauungen und Gelenkschwellung sind Fußbäder oder Wechselbäder angezeigt, auch aufsteigende Armbäder z.B. beim Skalenussyndrom oder einfache Armbäder bei Sehnen- und Sehnenscheidenreizung zeigen ausgezeichnete Wirkung. Auf 3–4 l Wasser kann bis zu einem ganzen Eßlöffel Intradermi-Fluid gegeben werden, ohne daß es zu unangenehmen Hautreizungen kommt. Bei ausgeprägtem Muskelkater nach Sport und Wanderungen führen ebenso wie bei hexenschußartigen Muskelverspannungen Vollbäder (38–40 Grad) mit Intradermi-Fluid-Zusatz (ca. 6–7 Eßlöffel) zur raschen Linderung der Beschwerden (Badedauer ca. 15 Minuten).

k) Hygiene und Berufspflichten im medizinischen Bad. Durch eine Badeordnung wird das Benehmen der Patienten im Bad von vornherein geregelt. Diese Badeordnung entspricht jeweils den besonderen Erfordernissen und Örtlichkeiten.

Die Hygiene im Bad steht unter folgenden Regeln:

1. Der verantwortliche (leitende) med. Bademeister teilt mit dem Reinigungspersonal genau die Arbeitsaufteilung ein. Für bestimmte Arbeiten – Pflege von Armaturen (Ölen und Fetten), Kontrolle der sog. „Pilzschleusen", Wartung der Spezialgeräte (Stanger-Kompressor-Mischbatterie usw.) – ist der leitende med. Bademeister mit seinen fachlichen Mitarbeitern selbst verantwortlich.

2. Die richtige Konzentration der Desinfektionsmittel soll durch Stichproben überwacht werden.

3. Die Aufbewahrung der Desinfektionsmittel, der Badezusätze, der Gas-Stahlflaschen erfolgt am abgesicherten Ort. Jedes Desinfektionsmittel, jeder Badezusatz und jede Gasflasche ist klar beschriftet. Der Aufbewahrungsort muß trocken sein. Viele Badezusätze sind „hygroskopisch" (ziehen Wasser aus der Luftfeuchtigkeit an sich), werden unbrauchbar oder treten in chemische Veränderungen ein.

4. Die Leinen, Wickelleinen, Kneippschen Tücher (für Waschungen), Wolldecken usw. sind inventarisiert, werden sicher aufbewahrt; auf eine einwandfrei arbeitende Wäscherei wird geachtet.

5. Die Desinfektion der Baderoste und Sauberkeit der Umkleide- und Ruhekabinen wird eingeteilt und kontrolliert; Stichproben über Hygiene der Toilette sind dringend ratsam.

6. Die Holzpantinen für Patienten und Personal sind regelmäßig mit gleichzeitig antimykotisch (pilztötend) wirksamen Desinfektionsmitteln zu säubern. Lederpantoffeln sind ungünstig.

7. Die Aufbewahrung von Fertigpakkungen (Moor-Paraffin-Heilerde usw.) ist laut Fabrikvorschrift durchzuführen.

8. Für regelmäßige technische Wartung und Kontrolle (Kundendienst) aller Armaturen, Aggregate und Umwälzanlagen ist zu sorgen.

9. Die körperliche Selbstkontrolle (Vorhandensein von Interdigitalmykosen – Fußpilz –, ansteckende Grippe usw.) ist zum Schutze der Patienten erforderlich.

10. Die Pflege der Hände (Schutzsalbe bei trockener Haut – Schutzcreme bei

normaler Haut), vorbeugende Behandlung der Füße mit Anti-Pilz-Spray, öfters Wechsel der Berufswäsche schützt das med. Badepersonal vor Schäden.

Wie für Massage und passive Übungen das Gesetz gilt „keine Behandlung darf Schmerzen verursachen", so gilt für das „medizinische Bad": „keine Behandlung darf Lärm verursachen".

4. Die Heilbäder (natürliche Heilquellen)

Gegenüber den „medizinischen Bädern" (künstliche Heilbäder) haben die natürlichen Heilbäder noch den Vorteil klimatischer und psychologisch günstiger Beeinflussung. Der Kurgast hat Zeit und die Absicht völlig auszuspannen, die ärztlichen Verordnungen wirklich mitzumachen und alles für seine Gesundheit zu tun. So kommt zu den chemischen und thermalen Wirkungen noch das spezifische Milieu der Kurbäder hinzu. Die Behandlung steht ständig unter kurärztlicher Kontrolle und kann intensiv genug gestaltet werden. Die Nachtruhe, oft eine wesentliche Mitbedingung des Badeeffektes, kann besonders gründlich ausgeschöpft werden.

Um als „Heilbad" resp. „Heilquelle" anerkannt zu werden, bedarf es bestimmter Voraussetzungen. Die Genehmigung erteilt das Innenministerium der zuständigen Landesregierung. Ein entscheidender Faktor ist die „Quellenanalyse" und das Vorhandensein entsprechender Kurmittel-Einrichtungen (einschließlich ärztlicher Überwachung).

Eine große und wichtige Gruppe stellen die Thermalbäder dar.

a) **Thermalbäder** (Akratothermen – Wildbäder). Ihr Mineralgehalt ist geringfügig und nebensächlich. Von entscheidender Bedeutung ist Menge der Quellenausschüttung und Temperatur.

Besonders günstig sind in den Thermalkuranstalten die großen Schwimmbäder, welche „richtige Bewegungsbäder" sind, weil man hier erkrankte Schulter-, Hüft- oder Kniegelenke wirklich im Schwimmen bewegen kann. Deswegen sind diese Bäder zur „Unfallnachbehandlung" und bei spezifischen Haltungsfehlern so günstig.

Lähmungen aller Art einschließlich „spastischer Lähmungen" können im thermalen Bewegungsbad in Gruppen- und Einzeltherapie wegen der Reduzierung der Schwerkraft durch das Wasser unter besten Grundbedingungen behandelt werden.

b) **Kochsalz- und Solebäder** gibt es in der Bundesrepublik in größerer Zahl. Im allgemeinen spricht man bei natürlichen Kochsalzquellen schon dann von einer „Sole"-Quelle, wenn die Kochsalzkonzentration mindestens 1,4% beträgt. Wir unterscheiden Quellen, die „freie Sole" fördern, in denen also von vornherein mindestens 1,4% Kochsalz gelöst ist. Ferner gibt es „abgepumpte Sole", die aus unterirdischen Salzseen mit Pumpwerken an's Tageslicht befördert wird.

Schließlich gibt es „gelöste Sole", wobei geeignete unterirdische Salzlager abgebaut (Salzbergwerke) und in Wasser entsprechend gelöst werden.

Besonders günstig sind natürlich „freie Solequellen", die als warmes Wasser ans Tageslicht sprudeln (thermale Solequellen). Hier unterscheidet man

hypotherme Quellen (20–34 Grad)
isotherme Quellen (34–38 Grad)
hypertherme Quellen (über 38 Grad).

Die Wirkung des Kochsalz-Sole-Bades wurde schon bei den „medizinischen Bädern" klargestellt. Wichtig ist noch zu wissen, daß im menschlichen Körper auch elektrische Spannungspotentiale vorhanden sind und daher auch eine Ionenwanderung anzunehmen ist. Kochsalz (Chlor-Natrium) löst sich im Wasser in:

An-ionen = Chlor-Ionen (wandern zur Anode) und

Kat-ionen = Natrium-Ionen (wandern zur Kathode).

Ein Teil der Sole-Bad-Wirkung wird auf ionische Reaktionen resorbierten Kochsalzes zurückzuführen sein. Zu beachten ist wieder, daß bei sehr stark schwitzenden Patienten (Chlor- und Wasserverlust (Dehydratation) bis zum Brechreiz auftreten kann. Der Gegensatz hierzu ist „zuviel" Wasser im Organismus (Hyperhydratation). Dieser Zustand ist bei Zuckerkranken (vieles Trinken = häufiges Zeichen für Zuckerkrankheit) oft vorhanden.

Die Solebäder sind besonders auch zur Herabsetzung der nervösen Übererregbarkeit, Schleimhautstoffwechselanregung (Katarrhe der Luftwege) und zur Harmonisierung des vegetativen Nervensystems geeignet.

c) Sulfatquellen. Hier unterscheiden wir drei große Gruppen:

Eisensulfat (= sog. Vitriolwässer)
Kalziumsulfat (= sog. Gipswässer)
Natriumsulfat (= sog. Glaubersalzwässer)

Es ist wissenschaftlich erwiesen, daß diese Salze durch die Haut in den Organismus diffundieren. Es liegt also eine echte Resorption vor, welche diese Wässer für verschiedene Krankheitsgruppen günstig sein läßt. Besonders bei den Glaubersalzwässern spielt die gleichzeitige „Trinkkur" eine große Rolle (galleanregend, leicht diuretisch). Diese Wässer können

hypotonisch sein) die Salzkonzentration liegt unter der des Blutes, also unter 0,9%)
isotonisch (die Salzkonzentration ist blutgleich = 0,9%)
hypertonisch (die Salzkonzentration ist höher als die des Blutes = über 0,9%)

Gerade die hypertonischen Glaubersalzwässer wirken als Trinkkur gut darmregulierend.

Man stellt sich diese Wirkung so vor, daß bestimmte hypertonische Salzlösungen aus dem Blut (Darmschleimhaut) Wasser an sich ziehen, um isotonisch zu werden. Auf diese Art wird die Darmwand hoch-

aktiv (schleimhautabsondernd) und gleichzeitig wird der Darminhalt breiiger, wodurch der Stuhlgang erleichtert wird.

d) Hydrokarbonatquellen. Sie sind in der Hauptsache für Trinkkuren geeignet und normalisieren infolge ihrer alkalischen Wirkung eventuell überschüssige Säureverhältnisse im Magen. Die ganze Gruppe der „diätetischen Tafelwässer" gehört hierzu. Andere beeinflussen gleichzeitig die Harnausscheidung günstig, werden also zur Nierenanregung besonders bei Neigung zur Steinbildung angewandt.

e) Jodquellen. Die Schilddrüse ist der wichtigste Jodspeicher des menschlichen Körpers. Wenn sie in „Unterfunktion" ist, kann sie sich vergrößern (Jodmangelkropf). Da die Gebirgswässer jodarm sind, ist in manchen Gegenden der Kropf richtig „beheimatet". In den Speisesalzen verschiedener Fabrikate ist daher ein Jodzusatz enthalten (z.B. Reichenhaller Speisesalz). Bei einer Trinkkur wird der Kurarzt entsprechend der Quellenanalyse die Wassermenge so verschreiben, daß ca. 10 mg Jod täglich aufgenommen werden.

Bei der „Überfunktion" der Schilddrüse kommt es zum „Basedow" mit den großen, leicht herausstehenden Augen. Die Basedow-Patienten sind sehr kreislauflabil und bedürfen im Bad besonderer Aufmerksamkeit des med. Bademeisters.

Jod wird beim Bad einwandfrei durch die Haut resorbiert. Es hat eine recht ausgiebige blutdrucksenkende = antihypertonische = Antihypertensions-Wirkung. Die Wirkung ist nur bei hohem Blutdruck intensiv. Bei normalem Blutdruck ist keine reguläre Blutdruckerniedrigung durch Jodkuren (Baden und Trinken) zu erwarten. Offensichtlich spielt die den Bluthochdruck begleitende Arteriosklerose bei der Jodwirkungsweise eine Rolle. Daher ist die *Arteriosklerose* jeden Grades eine der Hauptindikationen für die Jodkuren. Vom wissenschaftlichen Standpunkt scheint es tatsächlich so zu sein, daß durch wiederholte konsequente Jodkuren erstens Gefäßerweiterung und zweitens gewisse Rückbildung der Gefäßwandveränderungen zu erwarten sind. Jod kann Überempfindlichkeitsreaktionen (Allergie) der Haut hervorrufen (sog. Jodismus). Es beginnt mit Hautjucken und geht bis zur Quaddelbildung (Urtikaria) und ekzematischen Veränderungen.

f) Eisen-Arsen-Quellen. Die entsprechenden Kuren werden oft auch wie bei den Jodkuren als kombinierte Bade-Trink-Kuren durchgeführt, weil sowohl die Haut wie die Schleimhäute des Magen-Darm-Traktes Eisen-Arsen-Verbindungen resorbieren. Arsen wirkt in bestimmten Minimalmengen anregend auf die Blutbildung und verschiedene Zellfunktionen. Es wirkt nur dort ausreichend, wo Eisen gleichzeitig genügend angeboten wird. Daher die besondere Bedeutung der Kombination Eisen-Arsen.
Eisen selbst ist zur Bildung des „roten Blutfarbstoffes" (Hämoglobin) notwendig. Das Hämoglobin besteht aus einer Eisen- und einer Eiweißkomponente. Es ist zum entscheidenden Teil verantwortlich für die „Sauerstoffbindung" (Sauerstofftransport) im Blut. Sind zu wenig rote Blutkörperchen vorhanden oder diese knapp mit Hämoglobin ausgestattet, kommt es zum Sauerstoffmangel aller Gewebe, besonders auch des parenchymatösen Gewebes (Leber, Nieren, Herz usw.). Es entstehen Schwächezustände (Mattigkeit, Abgeschlagenheit) als Folge der verschiedenen „Anämien" (s. Gewebekapitel). So wirken Eisen-Arsen-Kuren roborierend (kräftigend) u.a. über die günstige Beeinflussung des „Blutbildes". Aber nicht nur das „rote Blutbild" (Erythrozyten) bessert sich; auch gegen „leichte Leukämien" (unnormale Vermehrung der weißen Blutkörperchen) werden Eisen-Arsen-Kurven verordnet. Schließlich sind diese Kuren auch für gewisse Hauterkrankungen sehr nützlich.

g) Schwefelquellen. Die gute Aufnahmefähigkeit des Schwefels durch die Haut wurde bei den „medizinischen Bädern" schon betont. Auch die Schleimhäute resorbieren den Schwefel gut, daher auch wieder kombinierte Bäder-Trink-Kuren. Die natürlichen Schwefelwässer sind sehr aggressiv; sie greifen Metall und Mauerwerk an. Daher sind die Kureinrichtungen entsprechend beschaffen (z.B. Holzwannen). Auch hier gibt es hypo-, iso- und hypertherme Quellen. Die hyperthermen Quellen sind zudem noch kreislaufaggressiv (kreislaufbelastend). Hier spielt also die genaue Verordnung und Beobachtung durch den Kurarzt eine besonders wichtige Rolle. Gewöhnlich dauert ein Bad (bei Behaglichkeitstemperatur „lau") so lange, bis die Haut sich leicht rötet (ca. 20–25 Minuten). Sobald Brennen oder Jucken auftritt, wird das Bad beendet. Bei „Herzschäden" werden meist Teilbäder verordnet. Im übrigen wurde die positive Wirkung des Schwefels auf den menschlichen Organismus bei „Medizinische Bäder" schon dargestellt und auch auf die Eignung für Durchblutungsstörungen hingewiesen.

h) Radium- und Radonquellen. Auch hier gibt es infolge der Resorptionsverhältnisse kombinierte Kuren (Trinken und Bäder).
Radium gehört zur Gruppe der radioaktiven Elemente. Die Muttersubstanz aller dieser Elemente ist Uranium mit dem höchsten Atomgewicht 238. Dieses Uranium zerfällt ständig von selbst (Spontanzerfall). Dabei entsteht folgende Reihe:
Uran I → Uran X → Uran II → Jonium → Radium
Das Radon hingegen zählt zur Gruppe der Edelgase: Helium, Neon, Argon, Xenon, Krypton. *Radon*. Von diesen Edelgasen besitzt das Radon radioaktive Eigenschaften (sog. Radiumemanation). Es zer-

fällt sehr rasch, hat also nur kurze „Halb-
wertzeit" (3,8 Tage). Innerhalb von knapp
4 Tagen also verliert Radon die Hälfte
seiner Radioaktivität durch seinen Spontanzerfall. Das Gas „Radon" ist viel
schlechter im Wasser löslich als Kohlensäure. Man kann bei der mit Geigerzähler
meßbaren Radioaktivität einer Quelle
nicht trennen, was dem Radium und was
dem Radon zuzuschreiben ist, weil Radon
letztlich vom Radium stammt. Viele Quellen enthalten Radon in minimalen Spuren. Die Radioaktivität wird in Curie-Ein-
heiten gemessen. Für die Anerkennung
von Trink-, Bade- oder Inhalationskuror-
ten muß eine gewisse Mindestmenge an
Radioaktivität in den Quellen oder Gasen
vorhanden sein.

Die Wirkung kombinierter Radium-Ra-
don-Trink-Bäder-Kuren läßt sich wie
folgt zusammenfassen:
verstärkte Harnsäureausscheidung (Nie-
    renentlastung)
verbesserte Hautdurchblutung
entzündungshemmend und entschmer-
    zend bei Nervensystemkrankheiten
    (z.B. multiple Sklerose) und Knochen-
    systemkrankheiten (z.B. Morbus Bech-
    terew, Morbus Paget)
antirheumatische Wirkung bei echtem (in-
    fektallergischem) Rheumatismus
    antigichtisch
antiallergisch (Asthma, Heuschnupfen,
    allergische Dermatitis)
stoffwechselfördernd bei Hautsystem-
    krankheiten (Psoriasis)
tonisierend bei schlaffen Lähmungen (Po-
    liomyelitis)
Verbot (Gegenindikation) besteht bei bösartigen Tumoren, florider (fortschreitender Tbc, fieberhaften Erkrankungen, ausgeprägter Herzschädigung.

i) Kohlensäurequellen. Die Tatsache der
CO_2-Resorption durch die Haut und
Schleimhäute wurde bei „Med. Bäder"
schon festgestellt. Es kommt dabei sowohl
ein physikalischer wie chemischer Bäder-
effekt zustande. Bei gleichzeitiger Anwe-

senheit von Radon oder Salizylsäuren im
Kohlensäurequell besteht in jeder Richtung besonders günstige Resorption (Aufnahme durch den Körper).

Die CO_2-Wirkungen sowohl wie die eigene antirheumatische Wirkung von Salizylsäure und die heilenden Eigenschaften
von Radon werden potenziert (vervielfäl-
tigt). Das Bad dauert bis zur leichten
Hautreizung (merkliches Hautprickeln)
und nicht darüber hinaus, meist also ca.
20 Minuten. Die intensive Hauteinwir-
kung führt zur Stoffwechselanregung, so
daß „Juckreiz" mit Hauptentstehung in
der Körperdecke gemildert wird. Juckreiz
bei schwerem Diabetes, schweren Leber-
leiden, ausgeprägter Gicht und Blutkrankheiten ist nur gering beeinflußbar.
Auch eine gewisse Blutdruckminderung
(s. „Medizinische Bäder") kann durch
Kohlensäurebäder erzielt werden.

Will man den Kohlensäurebäder-Nutzen
ohne jede Kreislaufbelastung durch den
hydrostatischen Druck des Wassers, so
sind sog. „Kohlensäure-Trockenbäder"
mit gasförmiger Kohlensäure bei entsprechender technischer Einrichtung ohne
weiteres durchführbar.

k) Natürliche Moorbäder. Unter den sog.
„Peloiden" verstehen wir alle schlamm-
und breiähnlichen Substanzen, welche seit
altersher in die physikalische und Bädertherapie eingeführt sind.

Wir unterscheiden bei den Peloiden *organische* (pflanzliche oder tierische Zerfalls-
produkte), in denen Zellulose, Eiweißkörper, Gerbstoffe, Fette enthalten sind.
Hierzu gehören Moor und Torf.

Die *anorganischen* Peloide enthalten Mineralien, Salze verschiedenster Zusammensetzung. Hierzu gehören Fluß- und
Meeresschlamm, Quarzsand, Lehm, Tonerde, Kreide-Mergel, Löß.

Bei den *Mooren* unterscheiden wir:
Hochmoore. Hier ist Pflanzenschicht auf
Pflanzenschicht gewachsen und gefault.
Sie sind sehr mineralarm.

Flachmoore. Diese entstehen durch „Vermoorung" größerer Tümpel oder kleiner Seen bei ungenügend Grundwasser und Zuflüssen. Sie sind deutlich mineralreicher als die Hochmoore.

Tiefmoore. Sie entstanden und entstehen in alten Flußtälern (Donaumoor) und sind ziemlich mineralhaltig.

Schwefelmoor entsteht dort, wo eine Schwefelquelle in ein Moorgebiet einwirkt. „Peloide" aller Art mit geringer Saugfähigkeit haben eine relativ geringe Wasseraufnahme, sind recht mineralhaltig und eignen sich sehr für „Packungen".

„Peloide" aller Art mit starker Wasseraufnahmefähigkeit quellen sehr stark, sind zum entscheidenden Anteil organischer Natur und eignen sich vorzüglich zu Halb- oder Vollbädern. Natürlich ist der „Auftrieb", das ist Verminderung der Schwerkraft in den Moorbädern, wesentlich intensiver als im Wasser. Sie eignen sich also trotz Zähigkeit (Viskosität) für „Bewegungsbäder" zur Mobilisierung gestörter Gelenke, also zum „Funktionstraining" aller Gelenkschäden. Leider ist der intraabdominelle (Bauch-) und intrathorakale (Thorax-)Druck etwas erhöht, obwohl der hydrostatische Druck dem Wasser gleich ist. Daraus entspringt eine u.U. beträchtliche Belastung von Herz und Lunge. Diese Kreislaufbelastung verbietet natürliche Moorbäder bei allen entsprechend geschädigten und älteren, arteriosklerotischen Patienten. Die Temperatur des natürlichen Moorbades liegt zwischen 37 und 39 Grad (im Höchstfall 40 Grad). Moor ist ein relativ schlechter Wärmeleiter, daher relativ gute Verträglichkeit dieser Temperaturen.

Je nach Vorschrift erfolgt nach dem Moorbad Abbrausen oder Reinigungsbad.

5. Spezialkombinationen von Bädern und Massagen

a) Luftdruckstrahlmassage (inner- und außerhalb des Bades). Neu entwickelte Geräte sowohl französischer wie angelsächsischer Fabrikation bringen neue Gesichtspunkte in die Massageanwendung. Geräte mit regulierbarem Luftdruck-Düsenstrahl verdienen besondere Aufmerksamkeit. Sie können sicher die gekonnte manuelle Massage eines berufserfahrenen Masseurs nicht ersetzen, können aber genau wie die Unterwasserdruckstrahlmassage unter Umständen bestimmte Arbeitsgänge des Masseurs erleichtern und rationalisieren. Eine einheitliche Ansicht, vor allem eingehende wissenschaftliche Bearbeitung, liegt noch nicht vor. Wir erinnern uns, welches Aufsehen seinerzeit die „Ultraschallmassage" erzeugt hat. Heute ist diese auf ganz wenige Anwendungsgebiete beschränkt.

Natürlich kann der regulierbare Luftdruckdüsenstrahl auch unter Wasser angewandt werden. Es wird sehr interessant sein, wissenschaftlich abzuklären, ob der „Wasserdruckstrahl" im Bad besser ist als der allmählich in Anwendung kommende „Luftdruckstrahl" unter Wasser. Gerade bei neuen Geräten wird vom Masseur und med. Bademeister sehr viel Aufmerksamkeit und kritische Beobachtungsgabe verlangt.

b) Massagevibrationsgeräte. Soweit solche Geräte zur Massage von Rumpf und Extremitäten empfohlen werden, sind sie nach Überzeugung ärztlicher Fachleute und erfahrener Masseure abzulehnen, da sie der „gekonnten Vibrationsmassage" von Hand sicher unterlegen sind. Die Unterlegenheit bezieht sich vor allem auf den Mangel an persönlichen Kontakten zwischen der warmen und fühligen Hand des Masseurs und dem menschlichen Körper sowie der fehlenden Dosierungskontrolle. Die erfahrene Masseurhand kann sehr gut dosieren, die Vibrationsmaschine ist für die laufende Gewebswirksamkeit nicht kontrollierbar.

Ganz anders ist es mit der Fußsohle. Hier ist infolge der anatomischen Beschaffenheit auch bei unkontrollierter Vibration

eine Schädigung praktisch nicht zu befürchten. Andererseits können über die
Fußsohlenvibration überzeugende Durch-
blutungsreflexe mit beträchtlichem Wär-
me- und Ermüdungsgefühl hervorgerufen
werden. Wir haben uns von der Wirksamkeit überzeugen können und z.B. mit dem
„Fuß-Vibrator" von Dr. Scholl beste Erfahrungen gemacht.

**c) Fuß- und Unterschenkel-Unterwasser-
druckstrahlmassage.** Neu ist auch die Fuß-
und   Unterschenkel-Unterwasserdruck-
strahlmassage (Bein-Wannen vom Fuß
bis zum Kniegelenk). Erstaunlich günstig
ist hier die Wirkung vor allem bei der
Nachbehandlung von Unterschenkel-,
Knöchel- und Fußfrakturen. Die Dr.-
Scholl-Konstruktion arbeitet sehr zuver-
lässig, gut kontrollierbar und technisch
fehlerfrei.
Badezusätze erhöhen die Wirksamkeit
dieser aus den USA stammenden technischen Neuerung.

d) Bürstenbad. Die Anwendung einer
Massagebürste oder eines rauhen Tuches
(Handtuch) im Thermalbad stammt
schon aus den „römischen Bädern" der
Kaiserzeit nach Christi Geburt. Durch
derartige zusätzliche Hautreizung kann in
jedem „medizinischen Bad" und in jedem
„natürlichen Heilbad" die durchblutungsfördernde Wirkung intensiviert werden.
Man hüte sich aber, solche zusätzliche
Hautreizung in einem an sich schon
„kreislaufaggressiven" Bad bei herzge-
schädigten Patienten durchzuführen, weil
die Belastung des Kranken dadurch zu
stark werden kann.

e) Saugmassage. Genauso wie man bei
der Unterwasserdruckstrahlmassage und
Luftdruckstrahlmassage mit Überdruck
arbeitet, kann auch mit „Unterdruck"
Wirkung auf der Haut erzielt werden.
Saugglocken (Schröpfköpfe) verschiedenster Art sind schon lange in der Medizin

bekannt. Die Saugglocke (verschiedener
Größe) muß durchsichtig (Glas oder
Kunststoff) sein, damit die Intensität des
einwirkenden Unterdrucks auch mit dem
Auge beobachtet werden kann. Die Saugglocke ist mittels Kunststoffschlauch
(haltbarer als Gummi) an der Unter-
druckpumpe angeschlossen. An der
Pumpe befindet sich ein entsprechender
Unterdruckanzeiger. Der erforderliche
Unterdruck ist sehr verschieden und von
der Straffheit resp. Elastizität von Haut-
und Unterhautgewebe abhängig. Es soll
in der Glocke eine deutliche Abhebung
der Haut sichtbar werden. Es darf dabei
leichtes Brennen und Ziehen, aber kein
heftiger Schmerz entstehen. Im übrigen
gelten alle sonstigen Grundbedingungen
der Massage (Zimmertemperatur, Entspannung, trockene Haut usw.).
Die Saugglocke kann „stationär" bleiben
und wird systematisch für verschiedene
Segmentbereiche immer wieder Punkt für
Punkt neu angesetzt.
Manchmal ist auch die „kinetische" (gleitende) Saugmassage nötig, vor allem bei
sehr harter, derber Körperdecke. Es gelingt zuweilen auf diese Art, breite „Ver-
schiebungszüge" auf der Haut zu ziehen,
die gewisse Ähnlichkeit mit Bindegewebsmassage haben, keineswegs aber so „fühlig dosiert" sind wie diese.

f) Ultraschallmassage. Hier handelt es
sich um ein Gerät, bei welchem durch
Hochfrequenzströme   eine   „Quarz-
scheibe" in Schwingungen versetzt wird.
Die Schwingungen liegen zwischen 750–
110 Kilo-Hertz, liegen also in nicht hörba-
rem Wellenbereich. Durch die physikalischen Vorgänge im sog. „Schallkopf",
den der Masseur über die Haut des Patienten führt, entsteht Wärme. Genauso
wie beim Zahnarzt der Turbobohrer eine
Kühlwassereinrichtung hat, muß zur Vermeidung schädlicher Hitzeentwicklung
bei Hochleistungsgeräten auch der
„Schallkopf" eine Wasserkühlung haben.

Wie bei der therapeutischen Stromanwendung gibt es auch beim Ultraschallgerät Gleichschall (gleicher Wellenrhythmus und gleiche Wellenstärke), Wechselschall (veränderter Rhythmus und veränderte Wellenstärke), Impulsschall (Gleichschall mit regelmäßigen Pausen = Intervallen).

Eine wissenschaftliche Untermauerung, wann und für welche Erkrankungen die eine oder andere Schallart zu verwenden ist, gibt es bisher nicht. Wie bei der „manuellen Massage" erzeugen gleiche Massagegriffe nicht die optimalste Massagewirkung. In der Wechseltechnik liegt die bessere Wirkung.

Die Massage kann mit stationärem (bleibendem) oder kinetischem (bewegtem) Schallkopf vorgenommen werden. Es gibt ja auch bei der „manuellen Massage" stationäre und kinetische Handgriffe.

Die Ultraschallmassage kann als *Trocken- und als Unterwassermassage* ausgeführt werden.

Bei der Trockenmassage ist idealer Kontakt zwischen Haut und Schallkopf erforderlich. Bleiben hier Luftreste, dann ist die Schallwellenübertragung auf die Haut schlecht. Bei bestimmten Körperpartien ist ein chemisch reines Oliven- oder Paraffinöl als Zwischenschaltung zur Luftbeseitigung ratsam.

Für die Rückenmassage braucht man ca. 10–15 Minuten, für eine Ober- oder Unterschenkelmassage ca. 5–6 Minuten. Eine gewisse Wärmeentwicklung (angenehmes Wärmegefühl) ist wünschenswert. „Wärmebrennen" ist nicht erlaubt. Die Wärmeentwicklung der Ultraschallmassage liegt unter der Diathermie.

Mancherorts ist auch noch die Einreibung von Medikamenten durch die Haut mittels Ultraschall üblich.

Muskelhartspann und Muskelhärten, Hautschwielen und Kontrakturen kann man auch heute noch mit Ultraschall behandeln. Alle anderen übertriebenen Erwartungen hielten der wissenschaftlichen Kontrolle nicht stand.

Die Wachstumsfugen können durch Ultraschall geschädigt werden. Von Ultraschallbehandlung bei Kindern ist dringend abzuraten.

6. Die Bandscheibenschäden, ihre Auswirkung und Behandlung

Wir haben nun also die anatomischen Grundlagen besprochen und kennen die Theorie und Praxis der Massage ebenso wie Theorie und Praxis der Bäderheilkunde.

Es soll nunmehr auf dieser Basis die Besprechung des größten Beschwerdenkomplexes erfolgen, mit dem der Masseur und med. Bademeister täglich in Berührung kommt. Das sind die direkten und indirekten Störungen auf Grund der verschiedenen Bandscheiben-Verschleißvorgänge. Die normale (normostatische Wirbelsäule) stellt einen abfedernden Schwingungsstab dar. Wir sprachen schon von einer Art „Teleskop-Federung". Dieser „Puffermechanismus" unseres Achsenorgans ist für die schmerzfreie Funktion (keine Reizung für die aus dem Rückenmark austretenden Nerven) von entscheidender Bedeutung.

Es gibt zahlreiche wissenschaftliche Arbeiten zur Beanspruchung der Bandscheiben. Als Faustregel kann man folgendes gelten lassen: Bei einem 180 cm großen und 90 kg schweren Mann in normaler, aufrechter, entspannter Haltung liegt ein statischer Druck durch das Gewicht des Rumpfes, Kopfes und der Arme von ca. 130 kg auf der letzten (präsakralen) Lendenbandscheibe. Bei kleiner Rumpfbeuge steigt der Druck auf fast 140 kg und bei kompletter Rumpfbeuge auf ca. 400 kg. Jeder Hebeversuch (schon die Aufrichtung mit wenigen Kilogramm Gewicht) an den Armen läßt diese Druckwerte beträchtlich hochschnellen. Diese Druckverstärkung entsteht durch die enorme Leistungskraft der Rückenmuskulatur. Dieser muskuläre = dynamische Druck summiert sich mit dem statischen.

Die Stabilität und Funktion der Wirbelsäule ist abhängig von folgenden Faktoren:

a) einwandfrei tragendes Knochengewebe
b) einwandfreie Bandscheibenpufferwirkung
c) guter passiver Halt durch kräftigen Längsbandapparat
d) guter aktiver Halt durch die langen und breiten Rückenmuskeln und die kleinen Rückenmuskeln (Rotatoren).

Während sich die Epiphysenfugen (Wachstumszonen) der Extremitäten bei Mädchen schon mit 15 Jahren und bei Buben ca. mit 16 Jahren schließen (also das Extremitätenlängenwachstum beendet ist), wächst die Wirbelsäule noch ca. bis zum 18.–19. Lebensjahr weiter. Ihre Wachstumsfugen sind die obere Abschlußplatte (Deckplatte) und untere Abschlußplatte (Grundplatte) jedes Wirbelkörpers. Beim Jugendlichen kann also eine schlechte Haltung (untrainierte Rükkenmuskeln) oder ein kleiner Achsenfehler sich bis zum 18./19. Lebensjahr verschlechtern, wenn nichts dagegen getan wird. Eindeutig ist ferner, daß berufliche Überlastung bei einer entsprechend ungünstigen Wirbelsäule sich schlecht auswirkt, während auch Überlastung von der völlig normalen Wirbelsäule weitgehend vertragen wird.

Im anatomischen Kapitel wurde die Struktur der Bandscheiben: Faserknorpelring, elastischer Gallertkern (Nucleus pulposus) schon besprochen. Interessant ist es zu wissen, daß durch eine Bandscheibenermüdung (Elastizitätsminderung) bei ganztägiger schwerer körperlicher Arbeit beim erwachsenen Durchschnittsmann (ca. 40 Jahre) ein Größenverlust von 2–3 cm eintreten kann. Diese Bandscheibenreduzierung wirkt sich auf die peripheren Nervenwurzeln und vegetativen Schaltfasern aus, so daß sich die Kreislauf- und Organermüdung mit entsprechenden Rücken-Kreuzschmerzen einschließlich Fernausstrahlung in die Glieder am Abend summieren.

Zwischen dem 20. und 70. Lebensjahr kommt es zu einer bandscheibenbedingten Verkleinerung der Körpergröße von ca. 5 cm. Die Bewegungsfähigkeit der Wirbelsäule erleidet zufolge der Verschleißvorgänge an Bandscheiben und Wirbelgelenken zwischen dem 20. und 70. Lebensjahr ebenfalls eine beträchtliche Einschränkung, und zwar ca. um ein Drittel der Gesamtbeweglichkeit.

Je nach Art der Druckverteilung und Haltung der Wirbelsäule ist die Bandscheibe, insbesondere ihr Gallertkern, verlagerungs- und anpassungsfähig wie eine Art „Gleitlager".

An der ganzen Wirbelsäule (Hals-, Brust-, Lenden-, Kreuzbeinabschnitt) gehen 32 Nervenpaare durch die „Foramina" (Nervenaustrittslöcher) aus dem Rückenmark heraus. Also 32 Nervenwurzeln nach rechts und 32 Wurzeln nach links. Diese Nervenwurzeln können durch bestimmte Stellungen der Beine gereizt werden. Das sog. „Einschlafen der Beine" mit Taubheit, Pelzigkeit, brennendes Kribbeln und lähmungsartigen Schwächen ist ein Beispiel für die Empfindlichkeit der Nervenwurzeln.

Die Grundlagen der Verschleißvorgänge sind schon bei der Pathologie behandelt. Wir brauchen also nur zu ergänzen. Der Bandscheibenschaden ist sozusagen ein Zoll der Menschen für die aufrechte Gangart und letztlich Ausdruck einer von Jahrzehnt zu Jahrzehnt sich mehr bemerkbar machenden Strapazierung durch den statischen und dynamischen Druck. Das alles ist keine Krankheit, sondern der Ausdruck des natürlichen Älterwerdens eines Menschen.

Auch bei Vierfüßlern (z.B. Hunden) wurden Bandscheibenschäden beobachtet. Sie sind bei diesen aber längst nicht so häufig wie bei Zweibeinern.

Das sog. „Wirbelgleiten" (Spondylolisthesis) hat zunächst mit einem Bandscheibenschaden nichts zu tun, sondern ist Ausdruck einer Verknöcherungsstörung an den Wirbelbögen. Diese sind an bestimmter Stelle nachgiebig, so daß langsam der Wirbel nach ventral „gleitet". Bei jahrzehntealten Gleitvorgängen werden schließlich auch die Bandscheiben und Nervenwurzeln an solcher „Gefügestörung" der Wirbelsäule beteiligt. Nach einer Krankheitsstatistik erkranken ca. 3–4% der arbeitstätigen Bevölkerung des Bundesgebietes an den Auswirkungen von Bandscheibenschäden. In der kalten Jahreszeit, besonders bei Grippewellen, erhöht sich der Anteil.

Die *erste* Gruppe der Bandscheibenschäden ist der echte Bandscheibenvorfall (Prolaps) und die echte Bandscheibenvorwölbung (Protrusion). Aus wiederholten Protrusionen kann sich der Prolaps entwickeln. Er ist am Anfang reversibel (rückgäng zu machen) und kann sich schließlich fixieren (=irreversibler oder irreponibler Prolaps).

Schon bei jungen Menschen zwischen 20 und 25 Lebensjahren kann der Prolaps nicht mehr rückgängig zu machen sein. Es entstehen enorme Schmerzen, Ischiasskoliose, neurologische Ausfälle (Reflex- und Sensibilitätsstörungen). In solchen Fällen hilft nur die Operation, die in großen orthopädischen Kliniken oder neurochirurgischen Abteilungen durchgeführt wird.

Die vielen Vorstadien sind aber ein sehr reichhaltiges Tätigkeitsgebiet für den Masseur und med. Bademeister.

Die *zweite* Gruppe der Bandscheibenschädigung sind die „Chondrosen". Hier ist gelegentlich Verklemmung (Verheben), heftige Muskelverspannung und lokaler Rücken- oder Kreuzschmerz oder Schulter-Arm-Schmerz vorhanden.

Auch die Bezeichnung „muskuläre Lumbago" (Hexenschuß mit Muskelverkrampfung) ist üblich. Es stehen eben die muskulären Schmerzkomplexe im Vordergrund. Im Röntgenbild sieht der Arzt nur eine Verschmälerung des Bandscheibenraumes zwischen zwei Wirbeln.

Die *dritte* Gruppe wird durch die „Osteochondrosen" gekennzeichnet. Hier hat

sich das Bandscheibengewebe an einem und mehreren Segmenten so verschlechtert, daß sich der Druck vermehrt auf die Wirbelschlußplatten auswirkt. Diese beginnen sich als Abwehrmaßnahme zu festigen – sie verkalken sich (bekommen im Röntgenbild breite Kalkbänder) und beginnen sich zu den Nachbarwirbeln hin abzustützen (spondylotische Osteophytenbildung).

Die Spondylosen als *vierte* Gruppe der Bandscheibenschäden zeigen im Röntgenbild mehr oder weniger kräftige Spangenbildungen an den Wirbelkörperkanten. Das ist an sich noch keine Krankheit, sondern beweist das Bestreben der Wirbelkörper, ihre belasteten Flächen zu vergrößern und sich zu den Nachbarn hin abzustützen. Damit Hand in Hand geht ein stärkeres Zusammentreten der Gelenkflächen der kleinen Wirbelgelenke. Der Gelenkspalt erscheint im Röntgenbild verschmälert. Die Gelenkflächen zeigen Kalkstreifen (Sklerosen). Jetzt ist aus der Spondylose eine Spondylarthrose entstanden. Die Spondylarthrose ist natürlich wesentlich anfälliger als z.B. die Chondrose. Bei jeder kalten Zugluft, Verdrehung geringen Grades, plötzlicher Umlagerung im Bett oder bei kleinen Prellungen und Stauchungen kommt es zu heftigen Reaktionen. Der ganze Rückenstreckapparat verkrampft sich, der Druck auf die Bandscheiben wird vervielfacht, die Nervenwurzeln werden gereizt. Es entsteht das Bild der „Segmentneuralgien". Es bedeutet weitreichende Verspannungszustände der Rückenmuskeln, Fixation (funktionelle Sperre) mehrerer Wirbelkörper oder eines ganzen Wirbelsäulenabschnittes als „Nahreaktion". Hinzu kommt, daß die beleidigte Nervenwurzel einen Ausstrahlungsschmerz in die Peripherie schickt. Je nach der Lokalisation kann es also Hinterkopfneuralgie (Halswirbelsäule), Interkostalneuralgie (Brustwirbelsäule) oder Ischias (Lendenwirbelsäule) geben. Dazu kommen die verschiedensten Zwischenformen.

Die „blockierten" Wirbel führen zur Bewegungseinschränkung und Fehlstellung
an den verschiedenen Wirbelsäulenabschnitten.

*Zeichen für die HWS-Bandscheibenschädi-
gung* sind:

Hinterkopf-Kopfschmerz (eventuell mit
    Schläfenausstrahlung)
Dreh- und Beugeschmerz der Halswirbel-
    säule
Schiefhalten mit ängstlicher Schonung der
    Halswirbelsäule
ausstrahlender Hals-Nacken-Schmerz
Trapeziusrand- und Pektoralisrand-Ver-
    spannung
Schulter-Arm-Schmerz
Taubheits-Pelzigkeits-Gefühl bis zu den
    Fingern
Reizpunkte an Muskelansatzstellen (Ko-
    rakoiditis, Epikondylitis, Styloiditis
    usw.)
plötzliches Auslassen der Armmuskeln
Schwäche und Kraftlosigkeit im ganzen
    Arm
Nervenbahnempfindlichkeit (Medianus
    oder Ulnaris) – Ischias des oberen
    Stockwerks

Welche therapeutischen Möglichkeiten
stehen uns für dieses HWS-Syndrom zur
Verfügung?
Wir unterscheiden grundsätzlich zwischen
Nah- und Fernsymptomen.
Die Nahsymptome sind vorwiegend muskulärer Art. Die klassische Massage – Detonisierung – ist hier nicht zu übertreffen.
Es gilt, sich schonend „einzuschleichen".
Die Patienten sind meist hochempfindlich. Frauen in den Wechseljahren sind
hier als ausgesprochene „Mimosen" zu
behandeln. Ideal ist, zuerst gut vorwärmen (Heißluft, Infrarot, Packungen usw.),
dann kleine Vibrationen, dann vorsichtige
Detonisierung des Trapeziusrandes. Allmählich nimmt von Sitzung zu Sitzung
die Empfindlichkeit ab. Bei ca. 10% ist
gerade bei zervikalen Schäden mit einer
Schmerzvermehrung zu rechnen. Darauf
weist man den Patienten schon vorher
hin. Bei ganz vorsichtiger Einschleichung

sollte eigentlich bis auf Ausnahmen diese
Anfangsreaktion zu vermeiden sein, da sie
den geplagten Patienten nur schreckt und
von vornherein den Glauben an die
Therapie ins Schwanken bringt.
Kurzwelle auf beide Schulterbereiche ist
gerade nach den ersten Sitzungen zur
Unterstützung der Massage dienlich. Sie
hat nur ein kleines Risiko: Spielt nämlich
irgendein fokaler Prozeß (z.B. Zähne oder
Mandeln) mit eine Rolle, dann ist die
Kurzwelle provozierend, sie ruft einen
Reizzustand hervor.
Besonders schwierig wird die Behandlung
bei gleichzeitiger Trigeminusneuralgie, die
zwar nicht von der HWS ausgeht, aber
bei einem Zervikalsyndrom mit diesem
doch sehr verzahnt ist. Hier ist allerscho-
nendste Anfangsbehandlung besonders
entscheidend.
Die Hinzunahme von HWS-Extensionen
mit der Glisson-Schlinge oder Schrägbrett
ist manchmal recht erfolgreich.
Klarzustellen ist: Die erste HWS-Extension ist immer als Testversuch gedacht.
Sie hat also mit äußerster Vorsicht und
guter Beobachtung bei geringem Zug zu
erfolgen. Fällt der Test günstig aus, kann
man die Extensionsbehandlung vorsichtig
aufbauen.
Hals-Nacken-Schulter-Hitzepackungen
(Moor-Paraffin) werden gelegentlich zur
Unterstützung verordnet. Auch entschmerzende, entspannende Vollbäder (s.
Spezialbäder) werden gern eingeschaltet.
Der Arzt verordnet meist von vornherein
zusätzlich vegetativ-dämpfende Mittel.
Wir ersehen daraus, daß hier vegetative
Gesamtsituation und vegetative Schmerzbahnen beteiligt sind.
Die Behandlung der Fernsymptome vom
zervikalen Ausbrauch her ist meist auch
sehr mühsam. Kohlrausch als Meister der
Kombination klassische Massage-Binde-
gewebsmassage verweist darauf, daß die
besondere Kunst des Masseurs im ausge-
wählten Ineinandergreifen der einen und
der anderen Technik besteht. Ist der Hals
wieder schmerzfrei und die Halswirbel-

säule wieder frei beweglich, muß noch lange nicht der Arm- und Schulterbereich schmerzfrei sein. Die Fernreaktionen – der Ausstrahlungsschmerz – als Zeichen der Nervenwurzelreizung ist oft noch lange vorhanden, auch wenn die Wurzelreizung selbst schon beseitigt ist. So steht bei der Behandlung der Fernsymptome die Segmentzonentherapie – also die Bindegewebsmassage (nach Leube-Dicke) entscheidend im Vordergrund.

Die klassische Massage hat ihre Pflicht und Schuldigkeit getan. Der dynamische Druck ist von den Bandscheiben genommen, die Wirbelblockierung ist aufgehoben, die entscheidenden Muskelgruppen sind schmerzfrei, weich und locker.

Die Bindegewebsmassage hat jetzt die Aufgabe, die ausstrahlenden Segmentschmerzen – Neuralgien – oft im Ulnaris-Medianus-Bereich) zum Abklingen zu bringen. Nicht immer schafft sie dies ohne Unterstützung. Teilbäder und Teilgüsse sind ein vorzügliches Unterstützungsmittel. Gerade das „ansteigende" Teilbad ist bestens geeignet, während bei den Güssen die warmen Güsse und Wechselgüsse günstig einzusetzen sind. Blitzgüsse, zu starker Strahl und jede kleine Unterkühlung sind hingegen meist ungünstig, gerade bei etwas älteren Patienten. Zeichen für die *BWS-Bandscheibenschädigung* sind:

Die Brustwirbelsäule gehört von vornherein zu den fixen (= weniger beweglichen) Wirbelsäulenabschnitten. So ist die Gelegenheit zu unkontrollierten Bewegungen (Verheben, Verzerren) nicht so groß wie an der Halswirbelsäule. Nun ist aber gerade die Brustwirbelsäule häufig der Scheitelpunkt einer Wirbelsäulenfehlstatik. Dazu gehören alle Arten von Skoliosen und Rundrücken. An der Brustwirbelsäule ist auch oft die stärkste Torsion vorhanden (Kyphoskoliose, Rippenbuckel usw.). In solchen Fällen haben wir an der Brustwirbelsäule beträchtliche röntgenologische Veränderungen und vielsegmentige Spondylarthrosen. Es genügt dann schon eine sog. Brustkorb- oder Rippen-

prellung oder ein Verrutschen auf glatter Straße mit gerade noch mühsamer Sturzverhinderung, um eine Segmentauflockerung mit Wurzelreiz zu erzeugen.

Jetzt treten heftige „Segmentneuralgien" auf. Die Schmerzausstrahlung erfolgt genau im Sinne des Schemas der anatomischen Segmente. Ist also die untere Brustwirbelsäule mit ihren Nervenwurzeln im Reizzustand, dann strahlt der Schmerz in den Bauch und in die Leistenpartien hinein. Die obere und mittlere Brustwirbelsäule ist verantwortlich für den „Gürtelschmerz", der wie ein beengender Panzer um den Brustkorb liegt. Es entsteht ein Einschnürungs-, Einengungs- und Beklemmungsgefühl, das aber nicht mit dem tiefen Angst- und Schmerzgefühl bei Angina pectoris (Koronargefäßspasmen) zu verwechseln ist. Dieses Beklemmungs-, Einengungs- und Panzergefühl ist zum größten Teil abhängig von Zwerchfellverkrampfungen. Diese lassen kein richtig tiefes Durchatmen zu und erwecken den Eindruck, als ob der Brustkorb eingeengt werde. Zum anderen sind Verkrampfungen der Pektoralis-Muskelgruppe und der Interkostalmuskeln an dieser „Thoraxsperre" (teilweise auch mit Atemnot verbunden) verantwortlich. Auch hier hält sich die Behandlung an das Grundprinzip:

Zuerst Behandlung der Nahsymptome. Diese sind zum entscheidenden Teil muskulärer Natur. Die langen und breiten Rückenstrecker werden systematisch entspannt (detonisiert). Dabei wird gerade bei Prellungen aller Art sorgsam darauf geachtet, die Brustwirbel nicht zu erschüttern oder aufzulockern. Also keine gewaltsamen groben Massagen (gerade bei älteren Patienten), sondern sorgsam dosierte, wirklich nur „detonisierende" Handgriffe. Schon bei der ersten Sitzung kann man versuchen, mit dem typischen Handgriff die interkostale Auflockerung zu erreichen. Damit kann man natürlich das Zwerchfell nicht beeinflussen. Das ist nur mit der Bindegewebsmassage möglich; „alle tiefen Züge am hinteren und besonders am vorderen unteren Rippenrand sind geeignet zur Zwerchfellentspannung". Der Patient verzeichnet diesen Erfolg sehr genau und sagt es sofort, wenn der „Panzer" sich auflockert. Kommt man mit diesen „Zügen" direkt nicht ab der 2. Sitzung zum Ziel, so muß man systematisch den „kleinen und großen Aufbau" vorausschicken. Auch hier wird die Kurzwelle, Infrarotbestrahlung gern zur Unterstützung herangezogen. Bei besonders empfindlichen Patienten muß man mit der Massage aufhören, wenn zu starke oder ungenügende Reaktion zu verzeichnen ist. In solchen Fällen kann man über das „medizinische Bad" bei entsprechenden Zusätzen eine vorbereitende „Entschmerzung" erreichen. Warme Güsse sind hierzu auch geeignet.

Unterwasserdruckstrahlmassagen sind sehr mit Vorsicht anzuwenden. Jeder zu starke Druck setzt Reize und macht einen positiven Massageeffekt von vornherein zunichte. Auf diese Art sind die Nahsymptome und natürlich der „pathologische dynamische Druck" von den Bandscheiben zu beseitigen. Jetzt kommt als zweiter Akt die Beseitigung der Fernsymptome, die auch als „Nachschmerz" oder „Gürtelneuralgie" bezeichnet werden. Nun steht die Bindegewebsmassage entscheidend im Vordergrund. Übrigens ist zufolge vegetativer Verbindungsfasern auch Organbeteiligung (Bronchialkrämpfe – Spasmus) und Herzgefäß- und Herzmuskelverspannung bei der BWS-Spondylose möglich. In solchen Fällen ist die „Zonenbehandlung" natürlich entscheidend. Mit „med. Bädern", z.B. Sedativbad (siehe Spezialbäder), kann man hier die Massage gut unterstützen.

Zeichen für die LWS-Bandscheibenschädigung:
Bei der Schädigung der lumbalen Bandscheiben muß man zwei Stockwerke unterscheiden:
Das obere Lumbalstockwerk ist der 1.–3. LWK. Wenn hier Verschleiß auftritt,

kommt es zur Wurzelreizung des N. femoralis. Die Femoralis-Neuralgie ist die „vordere Ischias" mit dem positiven „Wassermannschen Zeichen": Wenn man über der Tischkante den Oberkörper nach hinten und den Oberschenkel nach rückwärts bewegt, kommt der N. femoralis unter Zugschmerz.

Dieses Zeichen entspricht dem Zeichen nach Gowers-Bragard bei der mechanischen Ischias (Bandscheibenischias): Es wird das gestreckte Bein des liegenden Patienten aufgehoben, bis zum Schmerzbeginn (Gowers). Macht man jetzt die Dorsalflexion des Fußes, so verstärkt sich der Schmerz (Bragard).

Die Nahsymptome (Hauptmuskelspannung und Schmerz) sind hier in der oberen LWS-Hälfte einschließlich Übergang unters BWS-Drittel vorhanden.

Die Fernsymptome in Form der ausstrahlenden Femoralis-Neuralgie erreichen das Kniegelenk und sind oft über der Hüfte (in der Lacuna musculorum) am stärksten.

Die Grundbehandlung liegt hier in der Unterwasserdruckstrahlmassage. Gerade bei schwer arbeitenden Männern können die Muskelgruppen derart verspannt sein, daß man mit der manuellen Massage nicht durchkommt. Hier ist die Vorbereitung im Entspannungsbad (Badezusatz!), anschließende systematische Druckstrahlbehandlung, anschließende „manuelle Nachmassage" als intensive therapeutische Kombination anzuraten.

Die „manuelle Nachmassage" ist eine vortreffliche Ergänzung ein idealer Abschluß der Unterwasserdruckstrahlmassage. Sie sollte gerade für die ersten Sitzungen immer hinzugefügt werden. Ein entsprechender Hinweis wird vom behandelnden Arzt (wegen der Rezeptur) nicht verübelt. Gerade bei kräftigen, muskulösen Patienten ist übrigens die schon angeführte „Finalgon-Nachreibung" als Abschluß der manuellen Nachmassage dringend anzuraten. Patienten mit großer Schmerzhaftigkeit (fast bettlägerig) kann man vor Beginn der Massage durch 2 Stanger-Bäder vorbereitend „entschmerzen".

Der Femoralis-Fernschmerz ist durch Bindegewebsmassage (z.B. Sartoriusanhaken), warme Güsse und antineuralgische Bäder (Schwefelbäder, Rheumabäder) beeinflußbar. Er kann recht hartnäckig sein.

Das untere Lumbalstockwerk (L4–S1) gibt die Wurzeln für den N. ischiadicus ab. Am häufigsten ist der Aufbrauch der „präsakralen" Bandscheibe (der letzten Lendenbandscheibe). Die ersten Beschwerden sind tiefsitzende, dumpfe Schmerzen am lumbosakralen Übergang. Sie stammen nicht zuletzt auch von den überlasteten kleinen Gelenken an diesem Segment (Lumbosakralgelenk). Der reflektorische Hartspann der langen Rückenstrecker (Erector spinae), insbesondere des Sakrospinalis und Multifidus ist enorm. Es ist bei muskelkräftigen Patienten oft ein Problem, hier mit der Behandlung durchzukommen und genügend zu detonisieren. Wir erreichen dies bei sehr schmerzhaften Zuständen oft nicht mittels der manuellen Massage, sondern durch vorausgehendes Lockerschwimmen im Schwimmbad, Stanger-Bäder, Unterwasserdruckstrahlmassage. Wenn die erste Beschwerdebesserung eintritt, kommt man mit der Unterwasserdruckstrahlmassage, manuellen Nachmassage und Finalgon-Nachreibung fast immer aus. Dabei darf nicht vergessen werden, daß der gesamte Erector spinae mit all seinen Teilen am Kreuzbein entspringt. Die obere Gesäßmuskulatur (Glutaeus maximus) ist an der Wirbelsäulenstreckung beträchtlich mitbeteiligt. Deswegen ist in diese Massagebehandlung die ganze obere Gesäßpartie intensiv einzubeziehen. Es ist auch klarzustellen, daß bei Rückenmassagen nur bei geringen Bandscheibenschäden die Teilmassage hilft. Bei jedem ausgeprägten Krankheitsfall muß die Rückenmuskulatur vom Kreuzbein-Gesäßbereich bis zum Hinterkopf-Nackenbereich durchgearbeitet werden. Unter Berücksichtigung dieser Faktoren ist die klassische Massage durchaus in der Lage, den örtlichen Schmerz, den „Nahschmerz", weitgehend zu beheben. Am „Muskelsektor" kann der entscheidende Durchbruch des „Reflexbogens" erreicht werden, bei dem auch vegetative Schmerzleitung (Organschmerzen) eine Rolle spielt. So ist bei der Bandscheibenschädigung im unteren Lendenstockwerk beim Mann ausstrahlender Schmerz im unteren Darmbereich, Afterbereich und an den Hoden möglich. Bei der Frau können Unterleibsschmerzen verschiedener Art beobachtet werden.

Der Hauptschmerz aber läuft auf der „Ischiasbahn". Der Ischiasschmerz ist begleitet von motorischen Störungen (Schwäche und Unsicherheit im Bein) und sensiblen Schäden (Pelzigkeits-, Taubheitsgefühl). Ist ein Prolaps oder eine Protrusion sehr intensiv und wird sie zu spät beseitigt, dann bildet sich ein Teil dieser Schäden nicht zurück (bleibt irreparabel oder irreversibel). Die Bestrebung des Masseurs, mit allen zur Verfügung stehenden Mitteln den dynamischen Druck (Muskeldruck) von den Bandscheiben zu nehmen, kann durch den Arzt durch Myotonolytika (Muskelentspannungsmittel) und Analgetika (Schmerzerleichterungsmittel) unterstützt werden. Wichtig ist es aber bei allen Fällen, die für die Massage schwierig sind, unterstützende medizinische Bäder einzuschalten. Je nach der Art der Erkrankung sind Schwefel-, Moor- oder Rheumabäder (s. Bäderkapitel) sehr günstig einzusetzen. Blitzgüsse – z.B. Wechselblitze am Rücken – sind ebenfalls zur unterstützenden Behandlung geeignet. Auch verschiedene Formen der Kneipp'schen Wickel, z.B. Kneipp'scher Schal (HWS, obere BWS) sind nach der akuten Schmerzphase für die neuralgischen Rest- oder Nachschmerzen nützlich.

Die „Fernschmerzen" im Knie-Wadenbereich nach einer akuten Bandscheibenischias sind überhaupt ein Problem. An der Rücken-Gesäßmuskulatur ist jetzt nicht mehr viel zu holen. Diese ist locker und weich. Die Wirbelsäule ist nur noch gering blockiert. Ein großer Fehler ist es, jetzt mit der klassischen Massage oder Unterwasserdruckstrahlmassage direkt am betroffenen Bein (Wade, Oberschenkel) zu arbeiten. Dadurch wird der Ischiasnachschmerz meist nur beträchtlich verstärkt. Gelegentlich ist der „zentripetale" zur Wurzel wirkende Reiz aus der Peripherie so stark, daß auch die Rückenmuskulatur neuerlich mit Verspannung reagiert. Dann muß man wieder von vorne anfangen. Für den „Nachschmerz" im Knie-Wadenbereich ist jetzt die Durchführung der Bindegewebsmassage oft entscheidend. Laterales und mediales „Soleusanhaken" beruhigt den N. tibialis, der jetzt noch als letzter Ischiasanteil gereizt ist. Auch Kneipp'sche Beinwickel und Teilbäder (vor allem ansteigende Bäder) sowie Güsse (Wechselgüsse) sind zur „Nervenentschmerzung" nach akuter Ischias geeignet. Intensive Hitzeanwendung (Moor-Paraffin-Packungen müssen gelegentlich zusätzlich hinzugenommen werden. Blitzgüsse sind meist abzuraten, da sie öfters „nervenreizend" wirken als antineuralgisch. Die exakte Durchführung aller solcher Maßnahmen hat eindeutige Erfolge. Das Ansehen der Massage und der medizinischen Bäder ist durch ihre erstklassige Position bei Bandscheibenschäden in den letzten Jahren beträchtlich verbessert worden. Ein „Könner und Kenner" aller dieser Möglichkeiten kann hier für die Stärkung des beruflichen Ansehens sehr viel beitragen. Profitdenken und schlampige Durchführung entscheidender Behandlungsmaßnahmen sind hierzu nicht geeignet. Sie sind – ebenso wie ungenügende Sauberkeit von Personal, Wannen und Wäsche – Ursache dafür, daß mancherorts bewährte Verfahren in Verruf kommen. Solche Gedanken sollen dem Masseur und med. Bademeister nicht fremd sein, wenn er als Angestellter seinen Dienst macht. Selbstverständlich sind im freien Beruf kaufmännische Gesichtspunkte wichtig. Es muß aber alles sein Maß haben! Der gute Ruf des Berufes darf nicht geschädigt werden. Bei der Verordnung von Extensionen der Wirbelsäule und Perlschem Gerät ist dem Masseur der Zeitpunkt der Anwendung freigestellt. Der Arzt erwartet, daß der Masseur diese Repositionsmanöver für die Bandscheibe dann einschaltet, wenn die Grundbedingungen vorliegen. Diese Grundbedingungen sind:

a) weitgehende Muskelentspannung
b) weitgehende Entschmerzung
c) weitgehende Bewegungsbesserung.

Wenn diese Bedingungen vorliegen, kann die völlige Relabierung von verlagerten Bandscheiben oder Bandscheibenteilen durch Extension und Perlsches Gerät oft mit zwei- bis dreimaliger Anwendung gelingen.

Extension und Perlsches Gerät sollen entweder nach vorangegangener Massage oder nach vorangehender gründlicher Vorwärmung erfolgen. Es ist völlig falsch, den Patienten vom Krankenzimmer oder von der Straße weg reponierenden Maßnahmen aller Art zu unterziehen. Das gleiche gilt auch für jede Form der passiven Kontrakturbehandlung mit Dauergewichtszügen bei Unfallschäden der Gelenke oder Arthrosen.

7. Arthrose und Muskelrheuma

Der Ausdruck „Arthrose" für ein Gelenkaufbrauchsleiden war vor 20 Jahren durchaus noch nicht üblich. Nachdem die Wissenschaftler der Pathologie sich geeinigt hatten, für alle chronischen und Degenerationsleiden die Endung „ose" einzusetzen, ist die Bezeichnung „Arthritis" nur für alle frischen Gelenksentzündungen vorbehalten. Frische Entzündungen können mit völliger Wiederherstellung abheilen. Bleibt aber ein Schaden zurück und führt dieser zur Degeneration, zum Verschleiß, so wird z.B. aus

der Arthritis → Arthrose,
der Hepatitis → Hepatose,
der Nephritis → Nephrose usw.

Die Arthrose ist für die Behandlung deswegen so schwierig, weil sie erstens konsequent fortschreitend (progredient), zweitens die Ursache vielfach unbekannt ist und daher eine ursächliche (kausale) Therapie nur selten möglich ist. Wir sind also vielfach darauf angewiesen, eine sog. symptomatische Behandlung durchzuführen. Bei dieser werden die Krankheitszeichen, die Symptome, behandelt (Osteotomien zur statischen Korrektur, Muskel-Sehnenverpflanzungen, Muskeleinkerbungen, z.B. Hängehüfte) kann nur eine symptomatische sein, solange die jeweilige Ursache nicht genau geklärt ist. Stammt eine Arthrose z.B. eindeutig von einer „Coxa valga" und wird der Schenkelhalswinkel operativ normalisiert (und zwar noch im Anfangsstadium), so kann man von einer „kausalen" Therapie sprechen. Die kausale Behandlung kann also sein:

a) operativ, z.B. für früh erkannte Arthrosen bei Hüftfehlstatik,

b) konservativ, z.B. für früh erkannte Arthrosen auf rheumatischer Basis durch konsequente Bäder- und Medikamentenbehandlung.

Die symptomatische Behandlung kann sein:

a) operativ, z.B. Hängehüfte zur Beseitigung der Kontrakturen, Besserung der Belastungsverhältnisse und Knorpelentlastung,

b) konservativ, Extensionen, Kontrakturbehandlung durch Massage und Bad, Medikamente.

Bei der konservativen kausalen und symptomatischen Behandlung kommt dem Masseur und med. Bademeister eine sehr wichtige Stellung zu. Diese Stellung ist entscheidend begründet auf einer wirksamen Kontrakturbehandlung.

Bei den Kontrakturen unterscheidet man:

a) Narbenkontrakturen (Verbrennung, Operationen, Verletzungen)

b) ischämische Kontrakturen (Muskelernährungsschäden nach Nervenverletzungen oder Gefäßschäden)

c) neurogene Kontrakturen (bei Nervensystemkrankheiten, z.B. multiple Sklerose, Syringomyelie oder peripheren Nervenverletzungen)

d) myogene Kontrakturen (bei Muskelsystemkrankheiten, z.B. Erbsche Dystrophie, und bei Muskeldefekten durch Eiterung oder Entzündung [Myositis])

e) kapsuläre Kontrakturen (durch operative, bakterielle oder rheumatisch-entzündliche Kapselnarbenschwielen)

f) ossäre Kontrakturen (durch Fehlstellung der Gelenkflächen bedingt)

g) dermale Kontrakturen (durch Hautschwielen bei Systemkrankheiten, z.B. Dermatomyositis, Sklerodermie usw.).

Manche Kontrakturen sind gemischte Kontrakturen, weil mehrere Faktoren eine Rolle spielen.

Die Bezeichnung „arthrogene Kontraktur" ist nicht glücklich. Einmal kann natürlich manche Kontraktur aus Schäden am oder im Gelenk direkt entstehen, zum anderen führen viele Gewebsveränderungen zur Kontraktur an den Gelenken oder den Wirbelsegmenten, und wenn diese Kontraktur lange anhält, dann wird das Gelenk – Knorpel, Kapsel, Sehnen (in Gelenksnähe), Bänder – so verändert, daß wir schließlich eine komplette arthrogene Kontraktur vor uns haben, die z.B. aus Kapsel- (kaupsulär), Bänder- (ligamentär) und Sehnen- (tendinös) Narben besteht. Es sollen aber die Kontrakturbezeichnungen heute so gewählt werden, daß daraus ein gewisser Hinweis auf die Ursache (Kausalität) der Kontraktur entnommen werden kann. Das erleichtert dem gut eingearbeiteten Masseur und med. Bademeister die Überlegungen zur Kontrakturbekämpfung.

Die *arthrotische Gelenkskontraktur* setzt sich meist aus einer Vielfalt von Gewebsveränderungen zusammen. Der Gelenksschaden irgendwelcher Art (z.B. Unfall, Entzündung, Sauerstoffmangel, Fehlstatik) führt zur Entgleisung des Stoffwechsels an den für das Gelenk wichtigen Zellsystemen. Es werden mehr Knorpelzellen verbraucht als nachgeliefert, es wird ungenügend Gelenkschmiere (Synovialflüssigkeit) erzeugt, die Kapselzellen werden degeneriert – hyalinisiert. Es entsteht eine allgemeine Schmerzhaftigkeit, die das Gelenk bewegenden Muskeln verkrampfen sich (die Sehnen werden dadurch zu kurz). Jetzt tritt eine zunehmende Fehlstellung (Kontraktur) auf. Demzufolge wird jetzt zusätzlich das Gelenk noch falsch belastet, nämlich in der Beugekontraktur. Die Fehlbelastung eines Gelenkes besonders der unteren Extremität führt nach Benninghoff zur sog. „Muskel-Kettenreaktion": bei einer Kniegelenkskontraktur z.B. wird infolge der Beugefehlstellung auch in dem Hüftgelenk eine Beugekontraktur entstehen müssen. Diese führt zur Beckenneigung; der Beckenkamm auf der Seite des kranken Beines steht tiefer. Die Wirbelsäule wird zur Ausgleichshaltung gezwungen, die Hüft- und Rückenmuskeln werden völlig unsymmetrisch beansprucht.

So erzeugt eine Kniebeugekontraktur Muskelverspannungen aller Art bis hinauf zur Halswirbelsäule. Der Masseur, der um diese Dinge weiß, wird nach den ersten „detonisierenden" Massagen der Kniebeugemuskeln auch die entsprechenden Verspannungen der Hüft- und Rückenmuskulatur behandeln. Schon klargestellt wurde, daß die Kräftigung der bei einer Beugekontraktur überdehnten antagonistischen Streckergruppe erst einen Sinn hat, wenn die Beuger wirklich deutlich in der Überspannung nachgeben. Jetzt ist der Zeitpunkt gekommen, die Widerstands- und Dehnungsübungen hinzuzunehmen. Diese haben den Sinn

a) die gegen die Beuger wirkenden Strecker zu kräftigen
b) den Kapsel- und Bandapparat (der auf der Beugeseite narbig geschrumpft ist) zu dehnen, damit die Strecker kräftiger

am Kontrakturausgleich mitwirken können.

Auch die Lagerung im Bett bei bettlägerigen Patienten ist für die Behandlung der „arthrotischen Kontraktur" bedeutsam. Sie steht unter zwei Gesichtspunkten:

a) die Kontraktur darf nicht begünstigt werden, sondern soll möglichst Gegenwirkung erhalten
b) Schmerzen dürfen nicht entstehen, da sie die Kontraktur verstärken.

Die Extension spielt als Gewichts-Gamaschenzug am Bein für die Antikontraktur-Wirkung an den Gelenken der unteren Extremität eine beträchtliche Rolle. Dieser „Längszug" wirkt kapsel- und muskeldehnend. Das Gewicht muß so gewählt werden, daß nicht gleich gewaltsam und mit Schmerzen extendiert wird. Man beginnt beim Erwachsenen mit 3 kg Längsextension und kann ganz langsam bis 15 kg (in Ausnahmefällen auch mehr) steigern. Die Längsextension kann ergänzt werden durch den Dehnungs-Rollenzug: „Wenn der Patient am Rücken liegt und der Oberschenkel dicht oberhalb des Kniegelenkes mit breitem Gurt fixiert ist, kann man mittels Gewichtsrolle (Gamasche am Unterschenkel) die Kniegelenkskapsel der Beugeseite schön langsam dehnen."

Insgesamt haben wir also folgende Möglichkeiten bei der Kontrakturbehandlung der Arthrose:

a) Massage – Detonisieren der Beuger, Tonisieren der Strecker.
b) Passive Muskel-Kapseldehnung von Hand und mit Extensions- und Dehnungs-Rollenzügen.
c) Aktive Widerstandsübung zur Kräftigung der korrigierenden Strecker.
Beim Hüftgelenk ist zusätzlich die Adduktorenverkürzung entsprechend zu bekämpfen.
Beim Schultergelenk ist zusätzlich vor allem die Außendreheinschränkung (Nackengriff-Lendengriff) zu bekämpfen.
d) Wärmeanwendung zur· allgemeinen

Gewebsauflockerung, zur besseren Durchblutung (Stoffwechselanregung), zur „Entschmerzung" sind Güsse, Teilbäder, Vollbäder, Packungen geeignet.

Meist sind pro Woche doch nur ca. 3 gründliche Massage- und Übungsbehandlungen ratsam und möglich. An den anderen Tagen kommt die Wärmeanwendung zu ihrem Recht.

Bei jüngeren Patienten kann man vormittags mit Massage- und Übungsbehandlung und nachmittags mit Wärmeanwendung arbeiten. Bei älteren Patienten kann hierdurch evtl. ein „therapeutisches Zuviel" mit Gelenksreizung erzielt werden. Auf die Bedeutung der Spezialbäder (Schwefel- und Moorbäder) für die Arthrosebehandlung wurde hingewiesen.

Es ist nochmals klarzustellen, daß zwischen

der *alten* einigermaßen ausgeglichenen Arthrose,

der *Arthrose* im *akuten* Reizzustand (durch Prellung oder Distorsion),

der *statisch-mechanischen* Arthrose (angeborene oder unfallbedingte Gelenksfehlstellung,

der *rheumatischen* Arthrose zu unterscheiden ist.

Die *alte, kompensierte* Arthrose braucht zur Erhaltung einer brauchbaren Funktion und Verlangsamung oder Verhinderung des Fortschreitens viel Wärme (Packungen),

die *akut gereizte* Arthrose braucht Ruhe und intensive antiphlogistische Wärme,

die *statisch-mechanische* Arthrose braucht Extension, Muskelpflege, Moor- und Schwefelbäder, Güsse, Packungen,

die *rheumatische* Arthrose braucht Extension, Muskelpflege, Packungen, Moor- und Schwefelbäder.

Zu beachten ist, daß eine Arthrose nicht nur an den Extremitätengelenken, sondern auch an den kleinen Wirbelgelenken auftreten kann. Die Arthrose der „kleinen Wirbelgelenke" macht natürlich ebenfalls

Kontrakturen. Diese Kontrakturen bewirken Schmerzskoliosen, Schmerzkyphosen. Schmerzlordosen werden nur als ganz seltene Ausnahmen beobachtet. Diese Fehlhaltungen der Wirbelsäule sind verbunden mit massiven Verspannungen der langen und breiten Rückenstrecker. Hier muß im Stanger-Bad und med. Bad oder natürlichen Heilbad so gut vorgearbeitet werden, daß der Patient die Massage verträgt. Ohne jede Vorbereitung hält der Patient z.B. bei Infektspondylose, bei Polyarthritis der kleinen Wirbelgelenke oder bei Morbus Bechterew die Massage am Rücken mit Sicherheit nicht aus. Auch bei ganz vorsichtigem Einschleichen mit kleinen Vibrationen oder kleinen Zirkelungen (Friktionen) wird doch etwas von der Massageschwingung auf die Wirbelgelenke übertragen, wofür diese außerordentlich empfindlich sind. Für alle Formen der Arthrose an der Wirbelsäule (auch der nichtentzündlichen z.B. nach Wirbelbruch) wird dringend zur Bäder-Vorbehandlung geraten. Wenn genügend „Entschmerzung" erreicht ist, kommt man mit der klassischen Rückenmassage (einschließlich Unterwasserdruckstrahl) gut voran. Notfalls kann mit „heißen Blitzgüssen" auch der letzte Rest an Wirbelkontrakturen beseitigt werden. Der Kneipp'sche Schal (Hals- und Brustwirbelsäule) und der Kneipp'sche Halbwickel kann für den entzündlichen und degenerativen Wirbelsäulenrheumatismus gut in die Behandlung eingebaut werden.

Es wurde schon darauf hingewiesen, daß auch bei Bädervorbehandlung die klassische Massage sich „einschleichen" muß. Am besten ist der Beginn: *Ausstreichen, kleine* Vibrationen (Fingerkuppen), *kleine* Zirkelungen (Friktionen), große Vibrationen (Daumen- oder Handballen), große Zirkelungen (Friktionen); schließlich kann zur systematischen klassischen Rückenmassage (siehe Massagekapitel) übergegangen werden.

Die Bindegewebsmassage ist hier in dem

Moment kunstgerecht im Behandlungssystem einzugliedern, wo segmentartig ausstrahlende (Gürtel-)Schmerzen vorhanden sind. Sodann sind vielfach „Zonen" zu ertasten.

Es wird systematisch kleiner – großer Aufbau unter Berücksichtigung der Zonen bei der Behandlung durchgeführt. Da bei den entzündlichen Erkrankungen und Arthrosen der „kleinen Wirbelgelenke" zugleich auch erste Nervenwurzelentzündungen (Radikulitis) eine Rolle spielen können, ist unter Umständen auch ein „Fernschmerz" an den Armen (meist Medianus-Ulnaris-Bereich) und an den Beinen (Femoralis- oder Ischiaswurzeln) zu berücksichtigen. Diese Behandlung wurde schon besprochen. Zur rechten Zeit „klassische Massagehandgriffe" und zur rechten Zeit „Bindegewebstechnik", das ist die große Kunst des Massierens überhaupt. Das routinemäßige Durchführen einiger technischer Griffe allein macht noch keinen guten Masseur.

Das Thema „Muskelrheuma" gehört deswegen abschließend nochmals besprochen, weil dieser Begriff an sich ein unglücklicher ist und sehr viel Platz für Fehldeutungen offen läßt. An sich ist der echte „infektallergische Muskelrheumatismus", wie schon gesagt wurde, etwas relativ seltenes. Jeder kennt die Gliederschmerzen bei einer Infektionskrankheit oder massiven Grippeerkrankung. Diese sind ein „richtiger Muskelrheumatismus" als Begleitsymptom von Toxinüberschwemmung des Organismus (akute rheumatische Myositis). Während wir bei der rheumatischen Gelenksentzündung häufig die Entgleisung zum chronischen Gelenkrheumatismus haben, ist der „echte chronische Muskelrheumatismus" eine große Rarität. Offensichtlich wird die Toxinwirkung auf die hervorragend durchblutete Muskulatur meist rasch kompensiert, während das Gelenk mit seinem komplizierten Kapsel- und Knorpelenzymstoffwechsel viel eher einen Dauerschaden erleidet. Die Muskelschmerzen sind also bis auf wenige Ausnahmen meist Ausdruck eines Mißverhältnisses zwischen Leistungsbeanspruchung und Leistungsmöglichkeit. Wird die Belastungsgrenze des Muskels überschritten, sind die Kontraktionen zu stark, die Kontraktionspausen zu kurz, und wird gleichzeitig der Kreislauf strapaziert, so ist der normale Muskelstoffwechsel gestört. Das Resultat dieser Störung ist bekannt: „vermehrte Ansäuerung (Azidose) infolge ungenügender Verbrauchsvorgänge, Erschöpfung der Muskelglykogendepots bei ungenügendem Nachschub von Traubenzucker". Es entsteht Muskelverkrampfung, weitere Verschlechterung der Durchblutung, Schmerz und zunehmende Ermüdung – Leistungsschwäche.

Beim untrainierten Muskelapparat bleibt nachhaltender Muskelschmerz (sog. Muskelkater) bestehen, bis der Muskel entschlackt (Milchsäureabtransport) ist und die Muskel- und Nervenzellen (letztere werden ja durch ein „Zuviel" an Säure gereizt) sich erholt haben. Wer sich mit einem „Muskelkater" sehr schont, quält sich länger mit ihm herum. Ruhe führt zur Minimaldurchblutung, und mit dieser kann sich der Muskel nur langsam erholen. Wird aber die Muskulatur in vernünftigem Ausmaß auch bei Muskelkater weiter betätigt, so verschwindet der „Muskelkater" rascher.

Ein Teil der Rückenschmerzen ist oft nichts anderes als ein „Muskelkater" der Rückenmuskulatur. Besonders ausgeprägt ist dies, wenn eine fehlstatische Wirbelsäule beruflich stark beansprucht wurde. Bei einer fehlstatischen Wirbelsäule ist die Rückenmuskulatur zum Ausgleich der Achsenfehlstatik, zur Erhaltung des funktionellen Gleichgewichtes von vornherein stärker beansprucht. Wenn sich bei „normostatischer Wirbelsäule" die Rückenmuskulatur beim gewöhnlichen Gehen und Stehen kaum anstrengen muß, ist bei der „fehlstatischen Wirbelsäule" die Geh- und Stehleistung schon mit vermehrter Arbeit der Rückenmuskulatur verbunden. Ein fehlstatischer Rükken ist am Abend schon ohne besondere Beanspruchung durch Gehen und Stehen erschöpft und schmerzhaft. Alle diese Zustände gelten im „Volksmund" als Muskelrheumatismus. Wir wissen, daß diese stoffwechselbedingten Vorgänge mit dem echten Rheumatismus nichts zu tun haben. So sind wir nach entsprechender Vorwärmung sofort in der Lage, in solchen Fällen mit der Massagebehandlung zu beginnen. Bei einem echten Rheumatismus (s. Gelenkrheumatismus – Pathologie) müßten wir hier das akute Stadium erst verstreichen lassen.

Beim Muskelkater als eine Art Stoffwechselstörung ohne jeden entzündlichen Faktor ist die Massage ein ausgezeichnetes Behandlungsinstrument. Im Kapitel „Sportmassage" sind diese Dinge schon angedeutet worden. Die leistungssteigernde, entschmerzende Wirkung der „Zwischenmassage" zwischen zwei anstrengenden Wettkämpfen spricht für die Richtigkeit unseres Wissens vom Muskelschmerz.

Muskelhartspann und Muskelhärten (Myogelosen) sind die Symptome einer Muskelermüdung durch Überbeanspruchung. In diesem Falle wird durch die Beseitigung der Symptome durch eine gekonnte Massage eine echte kausale Therapie durchgeführt. Es werden die pathologischen Stoffwechselvorgänge in der Muskelzelle wieder normalisiert. Aus „Gel" des Muskelplasmas wird wieder der „Sol"-Zustand. Die volle Vitalität und Aktivität des Muskelplasmas als Voraussetzung für jede weitere Muskelarbeit ist wieder hergestellt.

Keineswegs ist „Muskelhartspann" und „Muskelhärte" immer das gleiche. Die fühligen Finger des erfahrenen Masseurs können oft schon Aussage über die Verschiedenheit dieser Muskelveränderungen machen. Bei einem normalen Langstreckler, der heute 5000 m und nächste Woche 10 000 m läuft, kann man nachweisen, daß die Muskelreaktion erstens abhängig ist von der Dauer der Beanspruchung pro Zeiteinheit. Nun haben aber nicht alle Läufer die gleichen Kreislaufbedingungen. Wenn man einen 400-m-Läufer auf die 5000-m-Strecke ansetzen würde, hätten wir wahrscheinlich noch heftigere Muskelermüdungsreaktionen zu erwarten.

Es ist also zweitens die Muskelreaktion abhängig von den Kreislaufverhältnissen, die beim Kurzstreckler oft ganz anders sind als beim Langstreckler. Der an große körperliche (= muskuläre) Leistungen anpassungsfähige Kreislauf führt der arbeitenden Muskulatur mehr Energiesubstanzen zu als ein schlecht anpassungsfähiges Kreislaufsystem.

Unter Berücksichtigung dieser feststehenden Tatsachen ist für unsere Behandlung von schmerzhaften Muskelgruppen folgendes zu sagen: „Wenn im allgemeinen der Satz gilt: Keine Behandlung darf Schmerzen bereiten", so dürfen wir bei der „reinen Muskelermüdungsbehandlung" doch schon so intensiv arbeiten, daß die Massage nicht unbedingt eine ungetrübte Freude ist. Selbstverständlich darf eine „Zwischentaktmassage" nicht schmerzen, weil sie ja zur unerwünschten Verkrampfung und Verspannung führen würde. Aber die Abschlußmassage am Abend des Wettkampftages oder die Rückenmassage bei massivem Hartspann am Abend eines arbeitsreichen Tages dürfen ruhig in die Schmerzgrenze hineingehen. Man kommt ganz einfach ohne eine gewisse Kraftanwendung bei diesen Massagen sonst nicht durch und würde die Entschmerzung und Erholung der Muskulatur sonst über einen unnötig langen Zeitraum verteilen. Solche Verzögerung kann aber, wie gesagt, bei den besagten Ausnahmefällen vermieden werden.

Bei der „reinen Muskelbehandlung" zufolge Muskelermüdung liegen die Verhältnisse ganz anders als bei den Muskelreaktionen infolge Bandscheibenschäden. Bei Bandscheibenschäden ist außer dem örtlichen Muskelschmerz, dem Nahschmerz, vielfach noch der Fernschmerz vorhanden. Bei der Muskelüberlastung gibt es keinen Fern- oder Ausstrahlungsschmerz. Es schmerzen nur die hauptbeanspruchten Muskelgruppen. Diese sind bei jeder Sportart andere. Neben der klassischen Massage, die bei reinen Muskelschmerzen eindeutig hauptausschlaggebend ist, lassen sich zur Muskelpflege noch andere Behandlungsarten einbauen. Unter Muskelpflege verstehen wir die Nachbehandlung aller Lähmungsarten, Nervenverletzungen, Muskelsystemkrankheiten und Unfallverletzungen. Hier ist die intensive Wärmezufuhr durch Packungen oder ansteigende Teilhaber wichtig. Außerdem stellt uns die pharmazeutische Industrie sehr wirksame Fertigpräparate zur Verfügung, die bei Muskel- und Gelenkreizzuständen auf Grund eigener Erfahrung sehr günstig sind:

Kytta-Plasma und *Kytta-Salbe* (Kytta-Werk, Alpirsbach/Schwarzwald) haben sich bei Unfall- und Sportverletzungen, wie Kontusionen, Distorsionen, Hämatomen, bewährt. 6–8stündige Umschläge mit Kytta-Plasma werden mehrmals wiederholt und bringen rasche Schmerzlinderung und Besserung. Zur Nachbehandlung wird bis zur völligen Ausheilung mit Kytta-Salbe massiert. Sie dient auch zur Behandlung schmerzender Muskeln und Gelenke von Tendovaginitis und Periostitis; auch als Salbenverband. Zur Myogelosen- und Wärmereiztherapie bei Rheuma und Arthritis wird der hyperämisierende Kytta-Fluidbalsam angewendet. Er erhöht die Beweglichkeit der Gelenke und lindert die Schmerzen.

8. Nachbehandlung bei Schlaganfällen

Bei Schlaganfällen und Hirnverletzungen kommt es zur spastischen Lähmung der Extremitäten (Diplegie = beide Arme, Paraplegie = beide Beine; Hemiplegie = Arm und Bein einer Seite; Tetraplegie = Arme und Beine). Dabei müssen nicht ausgeprägte Spasmen vorliegen, sondern häufig ist auch nur Verkrampfung der Muskula-

tur oder auch nur Tonuserhöhung mancher Muskelgruppen vorhanden. Die ersten Behandlungsmaßnahmen dürfen keinerlei Reiz erzeugen. Oft kann man anfangs nur leichte Streichungen durchführen, um allmählich zu kleinen Vibrationen und kleinen Zirkelungen (Friktionen) überzugehen. Bei massiver Krampf- und Spasmenneigung sind am Anfang Sedativ-Teilbäder, bei zunehmender Kreislaufkräftigung Sedativ-Halbbäder anzuraten (siehe Spezialbäder). Ganz allmählich stellt sich als erstes Zeichen der Regeneration leichtes Brennen und ziehendes Kribbeln in der Haut ein, die vorher z.B. etwas taub oder pelzig gewesen sein kann. Jetzt ist an sich der Zeitpunkt für eine systematische Elektrobehandlung (Neuroton – Exponentialströme) mit steigender Intensität gekommen. Mit der manuellen Muskelpflege kann man natürlich auch der Muskelatrophie gegenwirken, die nach dem Schlaganfall nicht lange auf sich warten läßt. Sehr gut ist immer für die postapoplektische Muskelatrophie die Elektrobehandlung.

Beim Exponentialstrom kann die Intensität (Milli-Ampère) und die Zahl der Impulse eingestellt werden. Dadurch gibt es Anwendungsmöglichkeiten selbst bei sehr empfindlichen und sensiblen älteren Patienten.

Schließlich kann man bei Gelenksschwierigkeiten heiße Packungen einschalten und dann auch vorsichtig zur tonisierenden Massage der hauptgeschädigten Muskelgruppen übergehen. Dabei ist gut darauf zu achten, daß wohl z.B. die Gelenksbeweglichkeit und die Hand- und Fingerkräfte wieder kommen, keineswegs aber ein unangenehmes Spannungsgefühl oder schmerzhaftes Reißen in der betroffenen Extremität entsteht. Ist dies der Fall, dann ist die elektrische Behandlung und Massage abzubrechen, und es wird am besten eine Zeitlang mit Teil-Dämpfen behandelt. Für diese gibt es verschiedene Einrichtungen, man kann sie aber auch sehr schön improvisieren. Die betroffene Extremität wird mittels Stühlen oder Hokkern (Schaumgummiauflage) druckfrei gelagert und ein Wassereimer (mit Tauchsieder) daruntergestellt. Als Badezusatz wird am besten Leukona-Tonicum-Bad hinzugegeben und bei Beginn der Dampfentwicklung mit einem dicken Moltonoder Wolltuch die Extremität abgedeckt, damit die Dämpfe gut einwirken können. Ist die vorübergehende Reizung der Extremität beseitigt (diese Dämpfe wirken intensiv stoffwechselanregend), so kann die elektrische und Massagebehandlung wieder fortgesetzt werden. Derartige Teildämpfe können bei verschiedenen Reizzuständen an Muskeln und Gelenken immer dann zwischengeschaltet werden, wenn es bei der Behandlung zur vorübergehenden Beschwerdeverstärkung kommen sollte. Das ist bei feuchter, kühler Witterung insbesondere bei plötzlichem Wetterumschlag immer wieder einmal möglich, genauso, wie bei der Muskelüberbeanspruchung schon geringe Zugluft oder Abkühlung plötzliche Beschwerdeverschlechterung auslösen kann.

9. Nachbehandlung nach Bandscheibenoperationen

Die Bettennot gerade auch der Spezialkrankenhäuser und Fachabteilungen läßt es oft nicht zu, daß ein Patient mit glatt verlaufener Bandscheibenoperation länger als 3–4 Wochen in stationärer Behandlung bleibt. Es ist dann häufig Aufgabe des Masseurs und med. Bademeisters, diese Nachbehandlung ambulant weiterzuführen. Dabei sind zwei Überlegungen anzustellen:
a) An der Lendenwirbelsäule liegen im Bereich der Operationsnarbe tiefreichende Narben vor, die anfangs noch etwas empfindlich sind und aufgelokkert werden sollen.
b) Die Bandscheibenoperation ist erfolgt wegen einer kräftigen Ischias oft mit neurologischen Ausfällen (motorische und sensible Schwächung). Durch die

Operation, welche oft direkt an der Wurzel (Operationshaken) einwirkende mechanische Reizung nicht vermeiden läßt, werden die akuten Schmerzen sofort beseitigt. Die Wurzelreizung kann sich im ausstrahlenden Waden-Fersen-Schmerz noch längere Zeit bemerkbar machen.

Es ist also einmal für die Auflockerung der lumbalen Rückenstrecker zu sorgen, wobei ganz am Anfang alle langen und breiten Rückenstrecker vom Gesäß bis Halsansatz einzubeziehen sind. Bei jeder Reizerscheinung wird Stanger-Bad oder geeignete med. Bäder zwischengeschaltet. Die Ausstrahlungsschmerzen zum Waden-Fersen-Bereich werden mit Kneippschen Wickeln (Beinwickel), Teil-Dämpfen, warmen Güssen und Bindegewebsmassage behandelt. Wenn Kreuz- und Beinschmerz beseitigt sind, ist die Nachbehandlung zu beenden. Bei einem geringen Prozentsatz führt die ambulante Nachbehandlung nicht zum vollen Erfolg. Was hier 6–8 Wochen nach der Operation nicht erreicht wird, läßt sich auch später schlecht erreichen. Der behandelnde Arzt ist dann zu verständigen, und man wird die Nachbehandlung in einem geeigneten „Kurbad" fortsetzen und abschließen müssen.

10. Nachbehandlung nach Knöchel- und Unterarmfrakturen

Dieses Thema wird deswegen behandelt, weil dies die größte Gruppe von Frakturen ist und hier immer wieder gewisse Mißverständnisse und Schwierigkeiten vorhanden sind.

Das Knöchelgelenk (oberes Sprunggelenk) ist wegen seiner geringen Weichteildecke und seiner darüberziehenden Sehnen und Sehnenscheiden von hoher Empfindlichkeit. Die Patienten sind am Anfang so unsicher, daß sie oft genug feststellen: „Im Gehgips war es viel besser." Es ist also zu allererst wichtig, die Gehsicherheit und Gelenkstabilisierung herzustellen. Dies geschieht durch die tonisie-

rende Pflege der Unterschenkelmuskulatur. Am wichtigsten ist die Kräftigung der
„Beugeebene", das sind also die Trizeps-
gruppe und die langen Zehenbeuger. In
Spitzfußstellung kann man belasten, bei
Abkippen zur Hackenfußstellung jedoch
nicht.

Dann folgt als nächstes die Kräftigung
der Pronatoren (Peronealgruppe) und
Supinatoren (Tibialis anterior und posterior). Damit wird der Fuß gegen „Um-
kippen" gesichert. Die Fußhebung und
Zehenstreckung läuft sich von selbst ein,
wenn jetzt durch Heißluft, Packungen,
Fußbäder und Fuß-Dämpfe der gesamte
Kapsel-Band-Apparat durchblutet und
aufgelockert wird. Verboten ist jede Massage über dem Gelenk selbst, außer von
proximal nach distal gehenden „intermittierenden Drückungen" bei restlichen Gelenkschwellungen. Der Griff wird hier
nicht von distal nach proximal gesetzt,
weil vorher die Abflußbahnen entspannt
werden sollen, bevor der Erguß am Gelenk ausgedrückt wird. „Entstauende Gelenksbandagierung" kann evtl. ratsam
sein (s. „Erste Hilfe und Verbandslehre").

Gefürchtet am Fuß ist das Sudeck-Syndrom. Die Symptome des Sudeck I–III
sind im Kapitel „Pathologie" beschrieben. Die blasse, gespannte Haut mit dem
relativ-intensiven Schmerz bei geringer
Bewegung und Belastung ist ein besonderes Warnungssignal. Bei solchen Zeichen
hört jede Massage- oder Übungsbehandlung völlig auf. Es wird von jetzt ab nur
mit Teilbädern und Teildämpfen behandelt. Diese können bei allen Sudeck-Sta-
dien nur positive Wirkung haben.

Auch das Handgelenk (insbesondere bei
der Radiusfraktur der älteren Frauen) ist
ein sehr sensibles Gelenk. Das Sudeck-
Syndrom ist hier besonders gefürchtet,
weil bei gewisser vegetativer Dysharmonie
der ganze Arm von den Fingern bis zur
Schulter ergriffen werden kann. Für solche Fälle gibt es drei Grundregeln:

a) als Massage nur leichte distal-proximale Ausstreichungen, keinerlei aktive
oder passive Übungen

b) Armbäder und Armdämpfe und
Kneipp'sche Armwickel

c) Bindegewebsmassage (kleiner – großer
Aufbau, Achselstriche, Armzone), bei
langsamer Entstauung und Gewebs-
lockerung Bindegewebstechnik distal-
proximal in Richtung der Spaltlinien
der Haut.

Bei Neigung zu Fingerkontrakturen nur
Hand- oder Sandbäder und leichte Längsextension (mit Manschette „Bauernfän-
ger"). Jede für den Patienten (besonders
bei älteren Jahrgängen) „anstrengende"
Behandlung ist zu vermeiden. Keine Spur
von Schmerz darf auftreten. Wird die Behandlung auch nur im geringsten unangenehm, so wird sie gegebenenfalls auch
schon nach wenigen Minuten abgebrochen und lieber noch ein zweites oder drittes Mal am Tag wiederholt. Der behandelte Arm darf nicht abkühlen. Durch Be-
kleidung oder Wattepackung ist für gute
Durchwärmung zu sorgen. Wenn Finger-
und Handgelenke langsam locker werden,
richtet sich die nächste Hauptsorge auf
das Schultergelenk. Es ist in solchen Fällen wichtiger als das Ellenbogengelenk.
Die Drehbewegung (Außendrehung) in
der Schulter ist funktionell viel wesentlicher als etwas mehr oder weniger Bewegung im Ellenbogengelenk. Wie schon im
anatomischen Kapitel vermerkt ist, ist am
Ellenbogengelenk jeder Gewinn in der
Beugeebene wichtiger als in der Streck-
ebene. Zur Behandlung (Reizminderung
und Lockerung) des Schultergelenkes sind
warme Güsse, Teildämpfe, Kneipp'scher
Schal (nach vorhergehender Waschung
mit Badezusatz) bestens geeignet, desgleichen Moor-Paraffin-Packungen und
schließlich entspannende Vollbäder (s.
Spezialbäder). Ist der größte Reiz beseitigt, werden systematisch die einzelnen
Muskelgruppen in der Reihenwertigkeit
der 6 Bewegungsebenen durchgearbeitet.
Erst als Abschluß treten Dehnungs-Wi-
derstandsübungen hinzu.

Medizinische Fußpflege

Es bedarf keiner näheren Ausführungen, daß die natürlichen und zivilisationsbedingten Fußleiden aller Art in großem Umfang verbreitet sind. Man spricht von ständiger Zunahme der Fußleiden und macht darüber Statistiken. Wesentlich dürfte sein, daß der Mensch von heute im Beruf wenig Ausgleichs- und Schonungsmöglichkeiten hat und die Lebenserwartung ständig steigt. Der alternde Fuß ist ein Thema für sich. So kann man jedem in freier Praxis arbeitenden Masseur und med. Bademeister nur raten, auch fußpflegerisch tätig zu sein. Bei einiger Mühe und zunehmender Erfahrung wird ihm diese Tätigkeit auch Freude machen. Er wird dankbare Patienten haben.

Es wurde schon auf die Muskel-Kettenreaktionen (nach Benninghoff) hingewiesen. Ein überlasteter, schmerzhafter Fuß, schmerzende Hühneraugen und entzündete Hornhautballen können Verkrampfungen von der Wade bis zum Rücken auslösen. Nicht selten können Rückenschmerzen durch gut sitzende Einlagen behoben werden. Nicht nur über die Muskulatur, sondern auch über Gefäßverkrampfungen können ausstrahlende Kettenreaktionen ausgelöst werden.

Das vegetative Geflecht der Arterien ist zur Leitung von Fernreaktionen (bis zum Kopfschmerz, Abgeschlagenheit usw.) durchaus in der Lage.

1. Anatomie des Fußes

Rück-, Mittel- und Vorfuß wurden schon im anatomischen Kapitel beschrieben. Durch die zahlreichen Bänder wird allen Knochen, die echte Gelenke miteinander bilden, ein kräftiger „passiver" Halt verliehen. Bei Jugendlichen ist der Bandapparat oft sehr weich, schlaff und nachgiebig. Dies fällt deswegen besonders auf, weil im Schulalter- und Pubertätswachstumsschub das Skelettwachstum dem Muskelwachstum vorauseilt. Da der passive Halt des jugendlichen Bandapparates meist schlecht ist und der aktiv-muskuläre Halt (die Fußzügelung) nachhinkt, haben wir gerade bei Kindern und Jugendlichen einen hohen Anteil an Gewölbestörungen (Senkfuß, Plattfuß = Längsgewölbe; Spreizfuß = Quergewölbe). Dazu kommt vorwiegend durch muskuläre Schwäche noch die Knickneigung im Rückfuß. So entsteht auf Grund kombinierter ligamentärer-muskulärer Insuffizienz der „erworbene Knick-Platt-Spreizfuß".

Die Bedeutung der Supinatoren des Fußes (Tibialis anterior und Tibialis posterior), der Pronatoren des Fußes (Peronaeus longus uns brevis) im Sinne des Antagonismus ergibt sich nach dem obigen von selbst.

Die Supinatoren sind die Anti-Knick-Senkfuß-Muskeln oder Klumpfuß-Muskeln. Wenn sie allein wirken würden, gäbe es zwar keinen Knick-Senkfuß, wohl aber Klumpfüße. Die Pronatoren sind die Anti-Klumpfuß-Muskeln oder Knick-Senkfuß-Muskeln. Wenn sie allein wirken würden, gäbe es nur Knick-Plattfüße, wohl aber keine Klumpfüße. Von Bedeutung fürs Längs- und Quergewölbe ist noch die sog. „Steigbügelfunktion", des quer von außen nach innen verlaufenden Peronaeus longus mit dem Tibialis anterior. Die Bedeutung der beiden Köpfe des M. adductor hallucis und der Mm. interossei für das Quergewölbe geht schon aus der anatomischen Besprechung hervor.

Von entscheidender Bedeutung für die Fuß- und Zehenstatik ist an erster Stelle das Muskelgleichgewicht der langen und kurzen Fuß- und Zehenmuskeln. Wird es gestört, so treten eben die verschiedenen Fuß- und Zehendeformitäten auf.

Das Längsgewölbe des Fußes hat eine kräftige innere Gewölbesprengung und eine schwache äußere Gewölbespannung. Das Quergewölbe des Fußes reicht vom Vor- bis zum Mittelfuß und hat einen vorderen Gewölbebogen (M. adductor hallucis und Mm. interossei) und einen hinteren Gewölbebogen (Steigbügel).

Sämtliche Sehnen an Fußrücken und Fußsohle laufen in Sehnenscheiden. Wenn diese durch Überlastung, Unfall oder Entzündung gereizt werden, dann verlieren die Zehen einen Teil ihrer aktiven Sicherung und die Fußgewölbe ihre aktive Spannung und Gewölbezügelung.

Jede Gewölbeveränderung wirkt sich direkt oder indirekt auf die Fußnerven und Fußblutgefäße aus. So ist der sog. „schmerzhafte Fuß" die Summe aller Reizvorgänge an den anatomischen Elementen des Fußes. Jede Veränderung der normalen Fußbelastung erzeugt anstelle normaler Druckverteilung eine übermäßige Beanspruchung charakteristischer Stellen. Hier bilden sich Schwielen, Hornballen, Hühneraugen. Das gleiche geschieht auch bei Stellungsveränderungen der Zehen (sog. Zehendeformitäten). Die wichtigsten Deformitäten von Fuß und Zehen sind im anatomischen Kapitel nachzulesen. Eine unserer Hauptaufgaben bei der „medizinischen Fußpflege" ist zweifellos die Behandlung der Schwielen, verhornter Ballen und Hühneraugen.

Diese sog. *Schwielen- und Ballenbehandlung* ist an bestimmte Grundsätze gebunden.

2. Schwielen- und Ballenbehandlung

Sie richtet sich (einschließlich Hühneraugen) nach folgenden Regeln:

a) **Erweichung.** Sie ist die Grundlage jeder Behandlung deswegen, weil ohne vorherige „Bionekrose" = Abtötung der entscheidenden Hornhautschichten eine schmerzfreie, unschädliche, reizlose Lösung der überschüssigen und beschwerlichen Hornschichten gar nicht denkbar ist. Die pharmazeutische Industrie stellt „Fertigpackungen" zur Verfügung. Diese werden dem Patienten in der Handhabung gezeigt, so daß er die entsprechenden Stellen zur Behandlung vorbereiten kann. Ist die Erweichung nicht ganz ideal, ist es gut, noch ein vorbereitendes warmes Seifenbad hinzunehmen.

b) **Desinfektion.** In der Praxis hat sich zur Desinfektion vor jeder die Hautdecke angreifenden Behandlung „Dijozol" als besonders geeignet erwiesen. Dieses Präparat hat den Vorzug, daß zuverlässige Desinfektion mit guter Tiefenwirkung verbunden ist. Daneben ist das Dijozol völlig reizlos und kann selbst an besonders empfindlichen Körperstellen eingesetzt werden. Die chemische Struktur des Präparates gewährleistet, daß keine Jodschäden auftreten. Wichtig vom kosmetischen Standpunkt gesehen erscheint auch die Möglichkeit, „Dijozol farblos" zu verwenden und dadurch eine – wenn auch abwaschbare – Färbung der Haut zu vermeiden. Bei sehr fetter Haut und Eingriff in tiefere Schichten der Haut ist vorherige „Entfettung" mit Wundbenzin anzuraten.

c) **Abtragung.** Diese erfolgt immer mit dem Instrument, das am besten geeignet und am wenigsten aufwendig ist. Man muß nicht ein kleines Hühnerauge (Clavus) mit einem riesigen Skalpell angehen. Überhaupt ist die Kenntnis und Anwendbarkeit des Instrumentariums wichtig. Das Fußpflege-Instrumentarium besteht aus

Skalpellen verschiedener Größe und verschiedenen Zuschliffes (gerade und runde Schneiden, stumpfe und scharfe Spitzen)

Rasiermesser (zum Einsetzen in eine Feststellagerung mit Griff)

Scheren – gebogene, gerade, stumpfe Spitzen, scharfe Spitzen

Nagelzangen – übersetzte und nicht übersetzte verschiedener Größe, Nagel-Ecken-Zange

Pinzetten – chirurgische, anatomische Fremdkörperpinzetten, Epilierungspinzetten (zur Haarentfernung)

scharfe Löffel – verschiedene Kleinausführungen zur Nageleckensäuberung

Sonden – verschiedene Knopfsonden

Raspeln verschiedener Größe und Schärfe

elektrische Fräse (mit biegsamer Welle) und verschiedene Fräsansatzstücke

Dr. Scholls Hornhautfeilen.

Die Instrumente sind sämtlich mit „Trockensterilisator" (Heißluftsterilisation) sterilisiert und liegen in der sterilisierten, mit Deckel versehenen Glasschale. Hier werden sie nicht mit den Fingern, sondern einer Instrumentenfaßzange herausgenommen. Die Instrumentenfaßzange steht in einem höheren Porzellangefäß, das mit einer Instrumentendesinfektionslösung (siehe allgemeine Hygiene) gefüllt ist.

d) Entlastung. Diese ist deswegen so wichtig, weil der Patient ja trotz einer gründlichen Schwielen- und Hornhautbehandlung wieder Schuhe anziehen und nach Hause gehen will. Die behandelte Stelle ist aber für einige Stunden hochgradig druckempfindlich. Mit Filzringen, die in verschiedenen Größen fertigklebend erhältlich sind, wird die behandelte Stelle vor gröberem Druck (Auftreten, Schuhdruck) bewahrt.

Wie aus den besprochenen Grundregeln der Schwielen- und Hühneraugenbehandlung hervorgeht, ist die „Erweichung" die Basis für jede schonende Behandlung. Auf Grund langjähriger Erfahrung wird das *Cornina*-Schwielen- und Ballenpflaster (Fa. Beiersdorf, Hamburg) empfohlen. Das Cornina-Pflaster mit 40% Salizylsäure garantiert eine sichere Erweichung auch grober Schwielen. Speziell für die Hühneraugen an den Zehen ist Elastocorn (Fa. Beiersdorf, Hamburg) zu empfehlen. Es besteht aus einer fertig geschnittenen Ringbinde mit einem den Druck auffangenden Filzring. Bei sehr stark verhornten Schwielen muß die vorausgehende „Erweichung" sehr intensiv sein (Guttaplast mit 60% Salizylsäure, Fa. Beiersdorf, Hamburg). Auch hier erfolgt dann die Abtragung nach entsprechender Desinfektion und anschließend die „Entlastung" mit passenden Filzringen. Selbstverständlich müssen die erweichenden Pflaster zur Erlangung einer ausreichenden Wirkung mehrfach angewandt werden.

Die Fußpflege sollte gerade bei Neigung zu übermäßiger Schweißbildung und Fußpilzerkrankungen regelmäßig durch eine prophylaktische Spray-Behandlung (Azea-„Fußfrisch"-Spray) abgeschlossen werden. Diese wirkt außerdem gegen unangenehmen Fußgeruch.

Für die Unfall-Nachbehandlung im Fuß- und Sprunggelenksbereich einschließlich Bänderverletzungen des Kniegelenks hat sich nach Durchführung der verordneten tonisierenden, detonisierenden oder entstauenden Massage zur Schonung der Gelenke während der Behandlungspausen die Anlegung von Stützverbänden mit Elastoplast und Eloflex-Gelenkverband (Fa. Beiersdorf, Hamburg) bestens bewährt.

Die Zehendeformitäten verschiedener Art können einmal durch die Fehlstellung selbst, zum anderen durch Schwielen- resp. Hühneraugenbildung auf und zwischen den Zehen Beschwerden machen. Die typischen Hühneraugen entstehen bei *Hammerzehenbildung* (s. *Hammerzehenkorrekturen Dr. Scholl*). Durch den ständig einwirkenden Schuhdruck wird die

Zehe an der Hauptdruckstelle empfindlich. Sogleich produziert der Organismus zur Druckgegenwirkung vermehrt schützende Hornhautzellen. Diese werden allmählich Schicht um Schicht in die Tiefe gedrückt, so daß das meist trichterförmige Hühnerauge entsteht. Nach entsprechender Erweichung und Desinfektion läßt es sich einschließlich Kern herausschälen.

Die *Hallux-valgus*-Bildung (sog. „Schiefzehe") wird gefördert durch zu enges Schuhwerk. Der M. abductor hallucis wird druckatrophisch – das funktionelle Gleichgewicht der Muskulatur wird gestört, weswegen jetzt der Adductor hallucis die Großzehe immer mehr zur 2. Zehe heranziehen kann. Das Großzehengrundgelenk gerät in eine Art Subluxationsstellung, und es entstehen osteophytäre (knochenneubildende) Wucherungen, der sog. „Ballen" – im Volksmund auch als „Frostballen" bezeichnet. Er hat natürlich mit Frost nichts zu tun. Infolge Schuhreibung entsteht zum Schutz des Ballens ein Schleimbeutel. Dieser kann sich entzünden (Bursitis), wodurch er hochgradig schmerzhaft wird.

In der med. Fußpflege ist diese große Gruppe der Hallux-valgus-Schwierigkeiten oft ein arges Kreuz. Für alle Phasen *hat jedes Dr. Scholl-Institut Entlastungs- und Korrekturhilfen* zur Verfügung.

Häufig spielt gleichzeitiger Spreizfuß eine Rolle. Die Spreizfußschwielen liegen meist über dem 2. und 3. Metatarsalköpfchen. Die Schwielenbehandlung kann natürlich nur vorübergehende Abhilfe sein. Die richtige Einlage und der richtige Schuh sind oft von entscheidender Bedeutung. Zu der entsprechenden Beratung gehört natürlich große Erfahrung.

Bei sehr ausgeprägter Hallux-valgus-Deformität ist die Brandessche Operation gelegentlich der letzte Ausweg. Der gleiche Vorgang kann sich auch an der Kleinzehe abspielen. Auch hier wird durch Schuhdruck das Muskelgleichgewicht gestört. Die Kleinzehe wird immer mehr zur 4. Zehe herangezogen. Das Grundgelenk gerät in Subluxation, es kommt zur Ballenbildung. Diese Deformität bezeichnen wir als *„Digitus quintus varus"* (sog. Schneiderballen). Auch hierfür wurden im Dr. Scholl-Institut eine Reihe von Schutz- und Korrekturhilfen entwickelt. Vor allem die mittleren Zehen können durch verstärkten Extensorenzug in dorsale Subluxation gebracht werden und können sich etwas über die Nachbarzehe legen.

Diese Zehendeformität (*Digitus superductus*) bedarf sorgfältiger Korrektur, weil es sonst durch Schwielenbildung und Sehnenscheidenreizung zu unangenehmen Störungen kommt.

Die verschiedenen *Zehenkorrekturhilfen der Dr. Scholl-Werke* sind hier zur Abhilfe geeignet.

3. Fuß- und Zehenpilze

Eine weitere, sehr große Gruppe von Fußerkrankungen entsteht durch Pilzbefall. Diese sog. *Fuß- oder Zehenpilze* (Mykosen) verursachen eine ganze Reihe unangenehmer Zustände. Auch bei nur geringer Neigung zur Fußschweißbildung ist die aufeinanderliegende Haut zwischen den Zehen vielfach eine Art feuchte Kammer, in welcher sich die Pilze bevorzugt absiedeln. Diese Zwischenzehenpilzkolonien (Interdigitalmykosen) führen anfangs zur Bildung feiner juckender Bläschen. Allmählich dringen die Pilzkolonien in immer tiefere Hautschichten, führen zur allgemeinen Juckreizung und besonders in der Bettwärme zu heftigstem Hautjucken.

Die Pilze sind nicht alle von der gleichen Art. Es gibt verschiedene Pilzarten, die sich unter dem Mikroskop deutlich unterscheiden. Die Pilzinfektionen steigen durch den Massenbetrieb in den Freibädern, Hallenschwimmbädern, Duschanstalten usw. vor allem besonders im Sommer sprunghaft an. Holzroste und Matten sind gerade ideale „Pilzverteiler". Sogenannte Pilzschleusen sind leider noch nicht allzusehr verbreitet. Unter bestimmten Umständen können Pilze auch an anderen Stellen des Körpers siedeln, bevorzugt z.B. im Schamfalten- und Hodenbereich. Bestimmte Pilzarten können die ganze Körperdecke und die Kopfhaut befallen. Es kommt zu entsprechenden Haarschäden. Selbstverständlich muß in solchen Fällen der Hautfacharzt eingeschaltet werden.

Die Grundsätze der Pilzbehandlung sind:

a) Erweichung. Die Erweichung ist Voraussetzung, daß die gesamten weiß-nekrotischen (abgestorbenen) Hautschichten, die voller Pilze sind, entfernt werden können. Durch Seifenbäder kann man natürlich auch eine gewisse Erweichung erreichen. Sicherer aber ist, daß der Patient ein „Antimykotikum" als Salbe oder Lösung bekommt. Nach mehrtägiger Anwendung ist die Abtötung der Pilze meist so vollständig, daß die befallenen Hautschichten bis auf die frisch-rosige, noch völlig pilzfreie, gesunde Haut abgetragen werden können.

b) Desinfektion. Auch bei der Pilzbehandlung ist vor der Entfernung der erkrankten Hautschichten die Desinfektion mit „Dijozol" (Fa. Trommsdorff) genauso ratsam wie bei der Schwielenabtragung. Manchmal löst sich die Haut ungenügend, und insbesondere an den Rändern am Übergang kranke-gesunde Haut kommt es leicht zu kleinen Einrissen. Die Abtragung erfolgt mit chirurgischer oder anatomischer Pinzette (notfalls zusätzlich kleine Schere), wobei der Patient selbst die Zehen auseinanderhält. Die Abtragung soll unter guter Übersicht und Beleuchtung erfolgen, damit wirklich alle kranke Haut entfernt wird. Besonders dort, wo die Pilze in die tieferen Hautschichten eingedrungen sind, ist saubere Arbeit nötig. Natürlich bleiben winzig kleine Pilzhautreste zurück, aber meist nur in den allerobersten Hautschichten. Deshalb ist sofort nach der Abtragung das Antimykotikum aufzutragen. Es soll auch noch die letzten Pilzreste beseitigen,

die in den obersten Hautschichten von dem Anti-Pilzmittel erreicht werden können.

c) Entlastung. Diese erfolgt dadurch, daß zwischen die Zehen Watte eingelegt wird, damit die Haut nicht aufeinanderliegt und wieder die „feuchte Kammer" das Pilzwachstum begünstigt. Ohne diese Trockenlagerungsmaßnahmen ist meist neues Pilzwachstum (Rezidiv) zu erwarten.

d) Belüftung. Durch diese wird die Haut- und damit Pilztrocknung zusätzlich gefördert. Man trägt dünne Strümpfe – luftdurchlässig – möglichst nicht aus synthetischen Textilfasern. Auch das Schuhwerk ist luftig, luftdurchlässig (z.B. leichte Sandalen). Barfußlaufen im trockenen Sand wirkt an sich fast schon gegen das Pilzwachstum. Das Angebot von „Antimykotika" (pilzabtötende Mittel) auf dem pharmazeutischen Markt ist sehr groß. Auf Grund jahrelanger eigener Erfahrung kann die *Multifungin-Salbe* und die *Multifungin-Lösung* der Chemischen Fabriken Knoll AG, Ludwigshafen, bestens empfohlen werden.

Die Präparate sind rezeptfrei, so daß sie dem medizinischen Fußpfleger unbeschränkt zur Verfügung stehen. In den „Grundsätzen zur Pilzbehandlung" wurde klargestellt, daß die Anwendung solcher antimykotischer Mittel unbedingte Voraussetzung zur „Schälung" ist. Diese wiederum ist unbedingt nötig, um die bereits in tieferen Hautschichten abgesiedelten Pilze wirksam zu bekämpfen. Ist der Pilzbefall sehr ausgeprägt, dann sind die „Interdigitalmykosen" stark feucht und schon ekzematisch verändert. In solchen Fällen ist die Multifungin-Lösung mindestens zweimal täglich aufzutragen und durch Watte-Zwischenlagen für „Belüftung" zu sorgen. Grundsätzlich werden auch die noch gesund ausschauenden Zehenzwischenräume mitbehandelt. Allmählich schälen sich die am stärksten betroffenen oberen Hautschichten. Die Mykosen trocknen langsam ab. Jetzt kann die Multifungin-Salbe angewandt werden, die auch *unter* und *auf* die Zehennägel aufgetragen wird. Sind auch die Zehennägel „pilzig" verändert, so werden mit der Fräse die oberen Schichten abgetragen und dann dem Patienten die Weisung gegeben, die Multifungin-Lösung so oft wie möglich aufzutragen und die Fräsung wiederholen zu lassen. Besteht von vornherein sehr starkes Brennen und Jucken, wird die erkrankte Haut sofort durch ein ausgedehntes Seifenfußbad aufgeweicht und die erweichte Hautschicht mit Pinzette (ohne Verletzungen zu machen) abgetragen. Danach wird reichlich Multifungin-Salbe mit Watte zwischengelegt, weil gerade die Salbe besonders juckreizstillend und kühlend wirkt.

4. Die Nagelerkrankungen

Die Pflege des Nagels ist ein besonders wichtiger Unterrichtsstoff. Man sollte kaum glauben, wie sehr und wie oft durch Nagelerkrankungen Arbeitsfähigkeit und Wohlbefinden gestört werden können.

a) Nagelinfektionen. Sie sind natürlich die unangenehmsten Erkrankungen des Zehennagels.
Bei *eitrigen Hautbläschen* (Impetigo) durch Streptokokken oder Staphylokokken können die Bakterien unter den Nagel gelangen. Es kommt zur größeren Eiterblase am Nagelwall. Diese wird eröffnet und desinfiziert. Dazu desinfizierende Bäder und Verbände.
Der *umschriebene Nagelabszeß* entwickelt sich meist nach einer kleinen Verletzung am Nagelfalz bei der Nagelpflege. Verbände mit Ichthyol oder Sulfonamid-Salbe heilen den Prozeß aus.
Paronychie (Umlauf). Hierbei kommt es zum Eindringen von Erregern (auch Pilzen) in den Nagelwall. Dieser wird in der ganzen Ausdehnung um den Nagel gerötet, geschwollen und sehr druckschmerzhaft. Meist sind kleine Verletzungen für

diese Infektion die Ursache. Wenn mit desinfizierenden Verbänden und Bädern die Entzündung nicht zu beheben ist, muß ärztliche Behandlung erfolgen. Die *granulierende Paronychie* (sog. wildes Fleisch an der Nagelecke) wird ausgelöst durch einen sich krümmenden, in die Tiefe wachsenden Nagel (Unguis incarnatus). Zu enges oder zu kurzes Schuhwerk oder falsche Nagelpflege ist schuld daran.

b) Richtlinien für die Nagelpflege. Der Nagel darf nicht zu kurz geschnitten werden, damit die scharfen Nagelecken nicht in die Weichteile einwachsen können. Der Nagel soll fast gerade und an den Ecken gering bogig geschnitten werden. Überschüssige Nagelwallweichteile müssen abgetragen werden. Der Nagelfalz (das Nagelhäutchen) soll nicht ganz zurückgeschoben werden. Das Instrument hierzu soll stumpf sein, da auch kleinste Verletzungen des Nagelfalzes infolge der schlechten Durchblutung dieses Häutchens zur Entzündung neigen. Gerade hier ist auf entsprechende Desinfektion zu achten.

c) Panaritien im Zehenbereich. Bei ungenügender Desinfektion kann schon eine Hühneraugenbehandlung zur Infektion führen. Die Zehe entzündet sich, rötet sich und wird bei stärkerer Schwellung leicht bläulich. Jetzt zeigt sich ein „roter Streifen", der am Fußrücken über das obere Sprunggelenk zum Unterschenkel zieht. Es handelt sich hier um eine Lymphbahnentzündung (Lymphangitis) und nicht um eine Blutvergiftung, wie es im Volksmund heißt. Jetzt werden die Abwehrstationen (Drüsen) in der Kniekehle und Leistenbeuge erreicht. Es kommt hier zu Schwellung und Schmerz. Jetzt ist höchste Zeit zur Behandlung beim Arzt. Wenn man diesen Prozeß ganz im Beginn bemerkt, dann ist alles mit Alkoholumschlägen und Ruhelagerung in 2–3 Tagen beendet. Wenn der Patient nachts Pochen und Klopfen in der Zehe verspürt, wegen

Schmerzen in der Zehe und in den Leistendrüsen nicht schlafen kann, ist allerdings höchste Zeit für ärztliche Behandlung.

Statt oder mit der „Lymphangitis" kann es zur Bildung eines eitrigen Hautbläschens (Panaritium cutaneum) kommen. Dieses heilt nach Eröffnung und Desinfektion ab. Die Infektion kann aber auch in tiefere Hautschichten eindringen und jetzt kommen größere Flächen zur akuten Entzündung (Panaritium subcutaneum). Wenn jetzt nicht zur rechten Zeit die operative Eröffnung kommt, kann der Prozeß in die Sehnenscheiden eindringen (eitrige Tendovaginitis = Panaritium tendineum). Von hier aus wird die Knochenhaut und der Knochen selbst ergriffen (Panaritium periossale und ossale). Außerdem kann Einbruch der Eitererreger in die Zehengelenke erfolgen (Panaritium articulare). Meist schon beim Panaritium tendineum, sicher aber beim Panaritium periossale, ossale und articulare muß die Zehe amputiert werden.

Bei solchen Eiterungen können trotz antibiotischer Absicherung die Venen in entzündliche Reizung geraten (oberflächliche oder tiefe Phlebitis). Dieser Vorgang wurde im Kapitel Pathologie schon besprochen.

d) Nagelschäden. Sie gibt es auch bei verschiedenen Organkrankheiten, schwerer Leberzirrhose, Diabetes, Gicht usw. Hier ist die Nagelpflege natürlich nur symptomatisch, da die ärztliche Behandlung des Grundleidens entscheidet.

e) Nagelekzeme. Umschläge mit Salizyl-Resorcin-Lösung oder Borwasser im akuten Stadium. Später Ekzemtinkturen, Zink-Teerpasten und mehrfache Nagelsäuberung (Fräsen) und mäßig Nagelerweichung (s. Dr. Scholl).

f) Nagelschrumpfung und Schilferung bei Psoriasis (Schuppenflechte). Diese Erkrankung gehört in hautfachärztliche Behandlung.

g) Nagelabhebung durch entzündliche Hautkrankheiten oder Bluterguß unter dem Nagel (Quetschung). Mit erweichenden Verbänden und Bädern läßt sich der Nagel so vorbereiten, daß er spielend und weitgehend schmerzfrei mit der Pinzette abgehoben werden kann. Geht dies nicht, so gehört der Patient zum Arzt. Wenn der Nagel völlig entfernt ist, dauert es 5–6 Monate, bis er wieder nachgewachsen ist. Das empfindliche Nagelbett kann in der Zwischenzeit durch Filzringe oder durch Aufkleben von „Nagelprothesen" (künstliche Nägel) vor Druck geschützt werden.

h) Nagelschäden durch äußere Einwirkung. Schlachthofarbeiter, deren Füße mit scharfen Salzlaugen in Berührung kommen können, Arbeiter in der chemischen Industrie u.a. können durch öftere Einwirkung laugiger oder säurehaltiger Flüssigkeiten Nagelveränderungen bekommen. Die Nägel bekommen helle Flecken (Leukonychie), sie werden weich. Es entstehen Rillen, Querfurchen und kleine Dellen (Onychomalazie). Es kann zur teilweisen oder größeren Lösung zwischen Nagelbett und Nagel kommen.

Die Nagelpflege hat hier durch Schutzöl und Schutzfett und durch exakte Pediküre die Schäden einzuschränken. Durch alle diese Erkrankungen können an den Nägeln mehr oder weniger ausgeprägte, meist aber sehr unangenehme Wachstumsdeformitäten und Wachstumsschäden auftreten. Nur Wachstum des gesunden Nagels bringt eine normale Form und richtige Nageldicke mit sich.

Bei allen *Wachstumsstörungen* an Finger- und Zehennägeln hat sich *Kytta-Nagelkur* bewährt. Diese Kur ist auf pflanzlicher Basis aufgebaut und enthält Kytta-Nageltabletten zur inneren Behandlung und Kytta-Nagelsalbe für die örtliche Anwendung. Die Tabletten werden 3mal täglich vor dem Essen eingenommen und mög-

lichst langsam gelutscht, um eine gute Resorption durch die Mundschleimhaut zu
gewährleisten. Die Salbe wird abends in
den gut gereinigten Nagel und das Nagelbett einmassiert. Diese 4wöchige Kur
wirkt bei spröden, rissigen und gespalte-
nen Nägeln, bei Nageldeformationen,
Kosmetikschäden, Nagelmykosen und
Nagelausfall. Gröbere Unfallquetschun-
gen am Nagel und Nagelbett und alle
Neubildungen (Fibrome, Chondrome) gehören zum Arzt. Frische, große Blutergüsse (Hämatome) unter dem Nagel können wegen ihrer Schmerzhaftigkeit bei
einwandfreier Sterilität der Instrumente
und Desinfektion der Zehe und Desinfektion (einschließlich Gummihandschuh)
des Behandlers durch Herstellung eines
kleinen Loches im Nagel entleert werden.
Warzen im Fuß- und Zehenbereich werden durch elektrische Glühschlinge'' oder,
wenn sie klein sind, durch geeignete Ätz-
lösungen entfernt.

i) Schnell wachsende Tumoren. Im Fuß-
und Zehenbereich sind diese oft bösartig.
Hier sind zu nennen Sarkome (Fibro-
Myxo-Sarkome, Chondro-Sarkome).
Diese rasch wachsenden Tumoren gehören sofort in eine chirurgische oder orthopädische Klinik. Wenn ihr rasches
Wachstum gerade bemerkt wird, kommt
oft schon die Oberschenkelamputation zu
spät, da die Tumorzellen, vielfach auf
dem Lymphwege, schon höhere Stockwerke erreicht haben.

k) Langsam wachsende Tumoren. Z.B. Fibrome (Fasergeschwulst) oder Lipome
(Fettgeschwulst) fangen von einer bestimmten Größe zu stören an.
Jeder ausgeprägte Senk-Spreizfuß oder
Knick-Plattfuß kann sich entzünden. Dadurch wird die Funktion der Gelenke bei
der Fußabrollung gestört – jede Fußbewe-
gung ist beträchtlich schmerzhaft. Dieser
entzündliche Plattfuß oder entzündliche
Spreizfuß kann durch Ichthyol-Alkohol-
Packungen, med. Fußbäder usw.

schmerzfrei gemacht werden. Die entzündlichen Kontrakturen lockern sich bei
solcher Behandlung rasch. Wichtig ist
dann, durch gute Einlagen die Wiederholung solcher Entzündungen zu vermeiden,
weil sie zunehmend schlechter beeinflußbar sind. Die manchmal dabei entste-
hende Schmerzausstrahlung in den Nerven zwischen den Mittelfußstrahlen nennt
man ,,Mortonsche Neuralgie''. Zu bemerken ist, daß eine entzündliche Kontraktur
keine Einlagen verträgt. Erst die Entzündung beseitigen, dann Einlagen.

l) Schweißfuß. Bei stark beanspruchten
Füßen, begünstigt durch vegetative Disharmonie, kann es zu massiver Fußschweißbildung kommen. Enges Schuhwerk, luftundurchlässiges Schuh- und
Strumpfmaterial wirken hierfür begünsti-
gend. Bei Internatskindern mit körperlichen und psychischen Um- und Anpas-
sungsschwierigkeiten gibt es hier die
größte Behandlungsschwierigkeit. Mehrmals täglich Behandlung mit geeigneten
Pudern, Cremen und Waschungen und
jeweils frische Strümpfe ist im Extremzu-
stand erforderlich (s. Dr. Scholls Handbuch für Fußleiden).

m) Dorsale Exostosen. Sie sind Höcker
am Fußrücken, die bei etwas engem
Schuhwerk mit Schleimbeutelbildung und
Schleimbeutelentzündung reagieren. Hier
kann man im Anfangsstadium mit Ich-
thyol-Wattepackungen, Filzringentla-
stung und Fußbad helfen. Wächst aber
der Knochenhöcker weiter, so hilft letztlich nur die operative Beseitigung.

n) Haglund-Ferse. Bei Jugendlichen in der
Pubertät wird dieser ,,Fersenhöcker'' an
der Tuberositas calcanei (also am Ansatz
der Achillessehne) durch Reibung und
Schmerz auffällig. Auch Schleimbeutelentzündungen und Reizungen des Gleitgewebes der Achillessehne (Peritenonitis
achillea) können hinzutreten. Durch Ich-
thyol-Alkohol-Packungen (sog. fett-
feuchte Packungen), die aus messerrück-

kendicker 20–40%iger Ichthyolsalbe und alkoholgetränkter Moltonpackung bestehen, können alle Entzündungen beseitigt werden. Das Wundlaufen an der Ferse kann sowohl bei Haglund-Ferse als auch bei hartem, hohem Schuhrand erfolgen. Die knorpelige Höckerung am Achillessehnenansatz muß aber bei weiterer Vergrößerung operativ entfernt werden.

o) **Calcaneussporn** (Fersensporn). Durch den kräftigen Zug der Plantarfaszie begünstigt, kann sich an der Fersenauftrittsfläche ein kleiner Sporn bilden. Dieser kann (obwohl im Röntgenbild sichtbar) lange Zeit „stumm" bleiben. Durch Prellungen der Ferse oder auch infektallergische Vorgänge im Organismus wird der Sporn plötzlich schmerzhaft. Der Patient kann nicht mehr auf der Ferse stehen. Er schont sie beim Gehen und belastet nur den Vorfuß. Der entzündliche Reiz wird durch antientzündliche (antiphlogistische) Packungen und Fußbäder beseitigt. Außerdem wird die Ferse im Schuh elastisch gelagert oder abgefangen.

5. Kalte Füße

Sie haben meist folgende Ursachen:
Organische Kreislaufstörung (Herzmuskelschaden). Hierbei kommt es zu kardialen Ödemen und weißer Schwellung über der Schienbeinkante mit großer Dellenbildung bei Daumendruck.
Funktionelle Durchblutungsstörung (nervös-vegetative Gefäßlabilität). Die Füße sind auffällig kühl und auffällig bläulich verfärbt, einschließlich Zehennägel (sog. vegetative Akrozyanose).
Diese zwei Gruppen gehören zum Arzt.
Venöse Abflußstörung (Neigung zu Venenentzündungen, Umstellung nach einer Schwangerschaft). Hier helfen Gewölbestützen (geeignetes Schuhwerk) oder Einlagen, dazu Entstauungsübungen, Entstauungsmassage, Fußbäder, Kneipp'sche Beinwickel, Kneipp'sche Güsse, Beindämpfe, Bindegewebsmassage (Beachtung der Venen-Lymphzonen der Beine).

Auch hier bleibt eine leichte Delle bei Daumendruck auf die Schienbeinkante zurück. Diese ist aber nicht ganz weiß wie bei den Herzödemen, sondern leicht bläulich. Außerdem ist das ganze Schienbein an der Kante ziemlich klopfempfindlich.
Arterielle Durchblutungsstörungen
Hauptursache ist die Arteriosklerose.
Als nächste Gruppe folgen die diabetischen Angiopathien und schließlich die Endangitis obliterans (Morbus Bürger-Winniwarter).
Die Kontrolle der Fußpulse:
a) A. dorsalis pedis (am Fußrücken – dicht neben der Sehne des Tibialis anterior,
b) A. tibialis posterior (hinter dem Innenknöchel).
Wenn man den Fuß bei „Beinhochlagerung" kreiseln läßt, wird er bald schneeweiß und schmerzhaft. Diese Patienten haben meist deutliches intermittierendes Hinken (s. Pathologie). Wenn jetzt der Patient rasch aufsteht, bekommt er nicht wie der gesunde Fuß eine heftige Überrötung (reaktive Hyperämie), sondern der Fuß und die Zehen bleiben wegen der schlechten Gefäßwandelastizität $1/2$–1 Minute weiß und röten sich nur langsam und mäßig. Hier sind tägliche ansteigende Fußbäder (mit Badezusatz), Bürgersche Übungen, Elektrotherapeutische Maßnahmen, Bindegewebsmassage (Beachtung der arteriellen Gefäßzone der Beine), Unterschenkeldämpfe und warme Beingüsse für die Behandlung günstig.
Dazu kommt noch die medikamentöse Behandlung des Arztes. Alle diese Möglichkeiten müssen ineinandergreifen, damit die Gangrän von Zehen vermieden wird und daß die kapillare Kompensation solcher Gefäßschäden so lange wie möglich erhalten bleibt.

6. Fußbrennen

Dieses ziehende Brennen an der Ferse und dem Vorfußballen kann als Schmerz bis zur Wade hinaufsteigen. Es ist immer ein

Zeichen des Mißverhältnisses zwischen Leistungsfähigkeit und Leistungsanspruch. Ein solcher Fuß ist eindeutig überlastet. Der Schmerz – das Brennen – stammt von dem Sauerstoffmangel in den Geweben des Fußes und ungenügender Abfuhr von Stoffwechselschlacken. Geeignete Fußstützen im Schuh, leichte Einlagen, entstauende Strümpfe (Venenstrümpfe), hyperämisierende Massagen der Unterschenkelmuskeln, Fußbäder, Fußdämpfe (mit Roßkastanienextrakt), Kneipp'sche Beinwickel und Güsse sind hier zur Abhilfe geeignet. Solche Füße (vor allem bei Geschäftsfrauen, Verkäuferinnen, Arbeiterinnen am Fließband usw.) brauchen unbedingt muskuläre Ausgleichsübungen (Fußgymnastik). Eine ausgezeichnete Möglichkeit hierzu bieten die Fußgymnastik-Sandalen *(s. Dr. Scholl Fußhilfen)*, in denen die langen und kurzen Fußmuskeln unter besten physiologischen Grundbedingungen funktionell durchgearbeitet werden. Außerdem ist hier die öftere Vibrationsmassage mit *Dr. Scholl's „Electric foot massager"* außerordentlich wohltuend.

7. Zehenverkrüppelungen

a) Gicht (Arthritis urica). Hier entstehen an den Gelenken, Sehnenscheiden und am Unterhautgewebe mehr oder weniger ausgedehnte Harnsäureablagerungen, sog. Tophi. Die Umgebung der Ablagerungen ist vielfach im Reizzustand und sehr druckempfindlich. Durch die Ablagerung in den Gelenkschleimhäuten und Sehnenscheiden geraten die Zehen in manchmal monströse Fehlstellungen mit Subluxation, Übereinanderschlagen usw. Es ist ein Problem, solche „Zehenkrüppel" so zu entlasten und vor Druck zu schützen, daß sie in einen Schuh passen. Der Schuh muß im Material sehr weich, am besten innen mit Fell gefüttert sein, denn die Gichtzehen sind auch sehr kälteempfindlich. Die Behandlung der Gicht durch den Arzt läuft nebenher. Die Sorge für die Zehen bleibt der Fußpflege überlassen.

Wechselbäder sind nicht ratsam; das kalte Wasser wird nicht vertragen. Heiße Fußbäder (mit Zusatz) und Fußdämpfe dienen zur Schmerzerleichterung vor allem bei gereizten „Tophi".

b) Primär chronische Polyarthritis. Besonders bei der mutilierenden (verstümmelnden) Form kommt es zu beträchtlichen Zehenverbildungen. Im „rheumatischen Schuh" ist der Kranke meist nicht gehfähig. Sonst aber können für längere Zeiten Geh- und Stehfähigkeit erhalten werden, wenn entlastende Zehenbehandlung erfolgt und weites, weiches Schuhwerk (auch am besten „fellgefüttert") vorhanden ist. Korrekturversuche sind nur bei beginnender Fehlstellung nützlich, bereiten aber in fortgeschrittenen Fällen nur unnötig Beschwerden. Wärmeanwendung in jeder Form erleichtert die Beschwerden.

8. Angeborene Fußdeformitäten

Hier stehen der angeborene Klumpfuß und der angeborene Plattfuß im Vordergrund.

a) Klumpfuß. Beim angeborenen Klumpfuß ist der Fußaußenrand, und zwar besonders das Würfelbein (Cuboid) hauptbelastet. Wenn die Kinder schon wenige Wochen nach der Geburt in fachärztliche Behandlung kommen, kann der Fuß durch fortgesetzte „Etappengipse" korrigiert werden. Der „rebellische Klumpfuß" läßt sich mit Gips nicht ausreichend korrigieren und muß möglichst auch noch im ersten oder zweiten Lebensjahr operativ gerichtet werden. Oft haben wir noch beim Erwachsenen geringe Spuren eines ehemaligen „angeborenen Klumpfußes". Häufiges Zeichen ist die „Cuboid-Schwiele". Ist die Verformung nicht sehr ausgeprägt, kann es bei der Fußpflege und ihren Möglichkeiten bleiben. Ist schwerste Schwielenbildung vorhanden, muß der Fuß auch noch bis zum 40. Lebensjahr operativ korrigiert werden. Auch der orthopädische Maßschuh kann hier auf die Dauer nicht helfen, weil die Deformierung fortschreitet und ein fehlstatischer Fuß das Schuhwerk enorm aufbraucht.

b) Plattfuß. Der angeborene Plattfuß hat eine Steilstellung des Talus und Tiefstellung des Naviculare. Taluskopf und Naviculare stehen am inneren Gewölbebogen stark heraus. Bei Säuglingen ist die Gipskorrektur möglich, andernfalls muß ebenfalls operiert werden. Auch der ausgeprägte Plattfuß (z.B. Schaukelfuß) des Erwachsenen kann selbst mit orthopädischem Schuh nicht zufriedengestellt werden. Auch hier kann man bis zum 40. Lebensjahr operieren. Bei älteren Patienten paßt sich der ganze Fuß oft nicht recht an die operativ erreichte Statik an; deswegen bleibt hier ersatzweise nur die dauernde Schwielen- und Entlastungsbehandlung und ein möglichst bequemer Schuh. Verkrampfte Unter- und Oberschenkelmuskeln müssen detonisiert werden.

Es wurde eingangs schon festgestellt, daß der bänder- und muskelschwache, rasch wachsende Fuß der Kinder und Jugendlichen besonderer Bemühungen bedarf. Für den Fuß der *Erwachsenen* gibt es eine hervorragende Auswahl an fertigen Einlagen in allen Größen, z.B.:
Dr. Scholl's Foot-Eazer, eine elastische Einlage, die den müden, durchblutungsarmen Fuß federnd stützt; *Dr. Scholl's Flexomet,* Ledereinlage für Senk-Spreizfüße; *Dr. Scholl's Antimet,* Schaumgummieinlage vor allem zur Fersen- und Zehenentlastung; *Dr. Scholl's Metaflex,* ausgesprochene Spreizfuß- und Vorfußballenstütze.
Der Fuß des Kindes bedarf einer korrigierenden Einlage. Die Einlage hat hier nicht nur die Aufgabe zu stützen, sondern die hauptsächlichsten Fußfehler zu korrigieren. Man macht daher einen Gipsabdruck, in welchem die erwünschte Korrektur vor Festwerden der Gipsbinden einmodelliert wird. Von diesem Negativ

macht der Orthopädiemechaniker durch „Ausgießen" ein Positiv, nach welchem die Einlage aus Dur-Aluminium gehämmert wird. Der kindliche Fuß bedarf aber außer dieser passiven Korrektur durch Einlagen noch der aktiven Korrektur durch Pflege und Tonisierung der korrigierenden Muskeln. Im anatomischen Kapitel wird darauf hingewiesen, wie wichtig die Kräftigung des Tibialis anterior für den Senk- und Plattfuß und die Kräftigung des Tibialis posterior für den Knickfuß ist. Die Massage der Fußsohlenmuskeln (kleine Fußmuskeln) ist zur Spreizfußbekämpfung wichtig. Darüber hinaus soll das Kind im Sommer viel barfußlaufen und ab 10. Lebensjahr auch die Fußgymnastik-Holzsandalen benutzen. Außerdem gibt es leicht zu erlernende Fußübungen und Fuß-Ballgymnastik, die bei der aktiven Korrektur des kindlichen Fußes gelegentlich einzusetzen sind. Wer sich bei seiner Arbeit beim orthopädischen Facharzt oder im Krankenhausfachabteilungen für die Fußgymnastik interessiert, findet alle entsprechenden Hinweise in dem Büchlein „Fuß-Gymnastik mit Kindern" von M. Scharll.
Für kindliche Füße, die trotz der Ausschöpfung aller operativen und konservativen Maßnahmen funktionell und in der anatomischen Gestaltung nicht befriedigen, kann der orthopädische Facharzt auch „korrigierende Nachtschienen" anfertigen lassen. Diese werden auf Grund eines Gipsabgusses (in Korrektur) hergestellt und nur nachts angelegt. Tagsüber macht das Kind seine Übungsbehandlung, bekommt seine Massagen und trägt seine Einlagen. Kinder mit Nachtschienen und Einlagen neigen sehr zur Muskelatrophie der langen und kleinen Fußmuskeln. Die intensive passive Korrektur läßt die Muskeln nur langsam kräftiger werden. Hier hat der Masseur eine besonders wichtige Aufgabe, indem er zunächst die wichtigsten Muskeln einzeln und schließlich die gesamte Unterschenkelmuskulatur gründlichst durcharbeitet. Bei gleich-

zeitigem Genu varum und Genu valgum ist auch die entsprechende Oberschenkelmuskulatur gründlichst durchzuarbeiten.

Ausgezeichnete Erfahrungen und Hinweise zur Fußpflege stammen von den Scholl-Werken G.m.b.H. Frankfurt/Main. Aus dem reichhaltigen Produktionsprogramm dieser Firma sollen die besonders bedeutsamen Hilfsmittel hervorgehoben werden.

Bei eingewachsenen Nägeln (insbesondere an der Großzehe – Unguis incarnatus) zur Erweichung und bei Verhornungen im Nagelbett wird *Dr. Scholl's Onixol* verwendet.

Zur Druckentlastung bei der Schiefzehe (Hallux valgus) und damit häufig verbundenen Schleimbeutelentzündung ist *Dr. Scholl's Bunion-Shield* vorzüglich geeignet.

Bei übereinanderliegenden Zehen (Digitus superductus) sind *Dr. Scholl's Zehenrichter* und *Dr. Scholl's Zehenkeile* ausgezeichnet.

Bei Hammerzehen stehen insbesondere in Begleitung mit Schleimbeutelentzündung und entzündlichem Spreizfuß *Dr. Scholl's Hammerzehenschutz* und *Dr. Scholl's Spreizfußkissen* zur Verfügung.

Bei konstitutioneller Bänderschwäche (Neigung zum Umknicken im Knöchelgelenk) sind *Dr. Scholl's Knöchelbandage, Dr. Scholl's Kreuzgelenkbandage* und *Dr. Scholl's elastische Socken* vorzüglich.

Bei Wundlaufen der Ferse (insbesondere im Pubertäts- und Jugendalter infolge Haglund-Ferse) sind *Dr. Scholl's Fersenkissen, Dr. Scholl's Filzpflasterringe* (Form Hornhaut oder Ballen) und *Dr. Scholl's Molefoom* zur Abhilfe geeignet.

Beim Fersenschmerz infolge Fersensporn ist *Dr. Scholl's Fersenpolster* oder *Dr. Scholl's Fersenkissen* empfehlenswert.

Bei ekzematöser und trockener Haut, insbesondere bei älteren Patienten, ist zur Fußpflege *Dr. Scholl's Fußbalsam mit Placenta-Extrakt* und *Dr. Scholl's Wenalbalsam* günstig.

Für die verschiedenen Formen der „Blutstauung" am Unterschenkel mit allen unangenehmen Begleiterscheinungen (Stauungsschmerz, Brennen, Reißen, Jukken, Platzen von Äderchen und Ekzem- und Geschwürsbildung) sind *Dr. Scholl's Lastex-Universal Zweizugstrümpfe ohne Naht, Dr. Scholl's Superlastik-Zweizugstrümpfe ohne Naht* und *Dr. Scholl's Lastexfin-Zweizugstrümpfe ohne Naht* besonders bewährt. Fast immer sind die bis zum Oberschenkel hinaufgehenden Strümpfe – mit Strumpfhaltern gehalten – den Unterschenkelstrümpfen überlegen. Die Strümpfe sind in mehreren Größen und der Lastexfin-Strumpf darüber hinaus auch nach Maß erhältlich.

Für die Prophylaxe und für alle beruflich entsprechend belasteten Beine sind *Dr. Scholl's Nylastik-, Dr. Scholl's Vitality-, Dr. Scholl's Lycron-Venen-* und *Stützstrümpfe* bestens bewährt.

Bei akuten Phlebitiden (s. Pathologie) ist natürlich ärztliche Behandlung erforderlich.

Zur allgemeinen Kräftigung der Füße (kein Ersatz für beruflich benötigtes Schuhwerk, sondern nur stundenweise zur Fußentlastung zu benutzen) ist die *Dr. Scholl's „Pescura" Fußgymnastik-Sandale (D.B.P.)* besonders empfehlenswert. Die patentierte, nach innen abfallende Zehenbarriere beugt der Hallux-valgus-Entwicklung wirksam vor.

Im übrigen sind in dem Büchlein „Die Pflege der Füße" von Dr. William M. Scholl und in Dr. Scholl's Handbuch zahlreiche wertvolle Hinweise für die „medizinische Fußpflege enthalten.

Berufslehre

Neben den rein medizinischen fachlichen wie auch therapeutischen Lehrfächern sind auch allgemein bildende und rechtliche Lehrstoffe zum Beruf des Masseurs erforderlich und auch abzuhandeln. Innerhalb dieser Lehrbücher können diese Themen nur grob umrissen werden, da ausführliche Fachliteratur zur Verfügung steht.

I. Staatsbürgerkunde

Hierbei geht es im wesentlichen um den Aufbau und die Funktionen unseres Staates, die Bundesrepublik Deutschland.
Unser Staat ist ein Bundesstaat der demokratisch und föderalistisch auf dem Grundgesetz, das die Verfassung darstellt, aufgebaut wurde. Hieraus ergibt sich auch die Gewaltenteilung, die eine Machtkonzentration verhindert. Durch die den einzelnen Bundesländern eingeräumten Selbstverwaltungsrechte sind die regionalen Interessen gewahrt. Allgemein geben die verfassungsrechtlich gesicherten subjektiven Rechte, die sich in erster Linie gegen den Staat richten und im Grundgesetz verankert sind, dem Bürger seinen Freiheitsraum.

II. Gesetzeskunde

Innerhalb der Berufslehre für den Masseur und medizinischen Bademeister müssen gesetzliche Bestimmungen, die für die medizinischen Hilfsberufe von Bedeutung sind, beachtet werden. Sowohl strafrechtliche Bestimmungen im Strafgesetzbuch (StGB), das die Tatbestände feststellt und Art und Maß der darauf anzuwendenden Strafen bestimmt, als auch bürgerlich-rechtliche Bestimmungen des BGB, die die bürgerlichen Rechtsverhältnisse und Interessen des einzelnen im Verhältnis zum Mitmenschen, dem Staat oder sonstigen Gemeinwesen regeln, sind Bestandteile des Lehrplanes.
Beim Strafrecht sind beispielsweise der § 203 (StGB) (Schweigepflicht), die §§ 221–230 StGB (Verlassen von Kranken bis zur fahrlässigen Tötung) oder der § 330c StGB (unterlassene Hilfeleistung) von wesentlicher Bedeutung für den Masseur.
Beim bürgerlichen Recht sind Bestimmungen über die Geschäftsfähigkeit (§§ 1, 104, 106 BGB), oder Haftpflicht und Schadenersatz (§§ 823, 832 und 847 BGB) zu lehren und zu lernen.
Weiterhin sind Vorschriften und Gesetze, die speziell den medizinischen Bereich und den Bereich des Gesundheitswesens ansprechen, wie z.B. das Bundesseuchengesetz, unbedingt zu beachten.

III. Gesundheitsdienst

Innerhalb unseres Staates nimmt das Gesundheitswesen einen breiten Raum ein. Hierbei werden die Aufgaben nach dem

Gesetz über die Vereinheitlichung des Gesundheitswesens aus dem Jahr 1934 im damaligen Reichsgebiet einheitlich geregelt. Seit 1945 wurden diese Aufgaben von den einzelnen Landesregierungen übernommen. Den staatlichen Gesundheitsämtern, meistens den Landratsämtern zugeordnet, wurde die Durchführung und Überwachung der medizinalpolizeilichen Bestimmungen, der Beratungen und vertrauensärztlichen Tätigkeiten übertragen.

IV. Standespflichten

1. Die Sorgfaltspflicht

Diese gehört ebenfalls zu den wesentlichsten Standespflichten. Die „Sorgfaltspflicht" bedeutet die *korrekte Einhaltung aller in der Fachschule zur Berufsausübung erlernten Behandlungsregeln und aller Erfahrungsgrundsätze* sowie die genaue *Einhaltung der ärztlichen Verordnungen.* Ferner gehört dazu die Beachtung der Grundsätze der Hygiene (allgemeine Hygiene, Berufshygiene). Für die med. Fußpflege ist die Beachtung der Sterilisation und Desinfektion im Rahmen der Sorgfaltspflicht entscheidend. Auf Wartung und Kontrolle des beruflichen Handwerkszeuges und wichtiger Geräte und Instrumente (Thermometer) wurde schon hingewiesen. Die Beachtung der „Unfallschutzvorschriften" für die Bäder- und Massageabteilung (von der Berufsgenossenschaft für Gesundheitsdienst und Wohlfahrtspflege, Hamburg) ist wichtig. Nur wenn dem „Masseur und med. Bademeister" ein einwandfreier Verstoß gegen seine Sorgfaltspflicht nachgewiesen werden kann, ist er haftpflichtig. Das dürfte ein recht seltener Ausnahmefall sein. Trotzdem ist es besser, sowohl als Angesteller wie im freien Beruf eine Berufshaltpflichtversicherung abzuschließen. Die Beiträge hierfür sind sehr gering.

2. Behandlungspflicht

Wenn der Masseur und med. Bademeister als Angestellter eines Krankenhauses oder Sanatoriums einen Patienten übernimmt, ist er auch zur verordneten Behandlung verpflichtet. Schwierigkeiten gibt es immer gerade bei mehreren zuweisenden Krankenhausabteilungen in der Eingliederung des Patienten in den Dienst- und Zeitplan der Massage- und Bäderabteilung. Es hat keinen Sinn, um niemanden weh zu tun, alles anzunehmen und durch die Therapie durchzuhetzen. Wichtig ist eine bestimmte „Anmeldezeit" für Neuzugänge – Neuzuweisung. Wenn sich diese Neuzugänge bis 10 Uhr z.B. angemeldet haben, können sie in den Behandlungsplan eingegliedert werden. Dabei muß man sich gleich eine Vorstellung über die Dauer der Behandlung machen. Es ist für Kranke sehr ungut, lange warten zu müssen (z.B. können Bandscheibenkranke kaum ohne Schmerzen sitzen). Wenn man sieht, daß die Arbeitszeit für die Behandlung der angenommenen Patienten nicht ausreicht, sollte die Krankenhausverwaltung angefragt werden, ob Überstunden zu leisten sind.

Der Abbruch einer Behandlung ist nur durch den zuweisenden Arzt oder bei Auftreten von Komplikationen (Zwischenfällen) durch den Masseur und med. Bademeister unter Mitteilung an den Arzt zulässig. Bei groben Verstößen gegen die Hygiene- und Ordnungsvorschriften der Bäder- und Massageabteilung kann der Patient aus der Abteilung sofort verwiesen werden. Es ist sogleich Mitteilung an den leitenden Arzt zu machen und anzufragen, ob die Behandlung dieses Patienten nun noch durchzuführen ist oder nicht.

3. Umgang mit kranken und gesunden Patienten

Jeder, der sich zum Masseur und med. Bademeister in Behandlung begibt, ist dessen *Patient.*

Die *gesunden Patienten* (z.B. Sportler) werden behandelt zur Abwendung von Gesundheitsschäden, zur Erhaltung und Steigerung der sportlichen oder körperlichen Leistungskraft. Kneipp'sche Kuren, Sauna und Dampfbäder dienen der körperlichen Abwehrkräfte und der Harmonisierung der psychischen und vegetativen Funktionen. In jedem Falle gilt bei jedem kranken oder gesunden Menschen, den der Masseur und med. Bademeister behandelt, die Schweigepflicht. In gleicher Weise ist die Sorgfaltspflicht zu beachten. Man darf nicht meinen, daß der gesunde Patient (z.B. der Sportler) selbst auf sich aufpassen kann. Der Patient ist nicht verantwortlich, wenn eine Behandlungzeit überschritten ist oder wenn eine Verbrennung eintritt, weil das Thermometer nicht beachtet wurde. Allein verantwortlich ist immer der Masseur und med. Bademeister. Das Durchjagen möglichst vieler Patienten durch die Abteilung ist für den Behandlungserfolg nicht sehr sinnvoll, und außerdem ermüdet die Konzentrationsfähigkeit des Masseurs und med. Bademeisters. Aus Ermüdung und Überbeanspruchung können sich dann die Fehler in der Sorgfaltspflicht einschleichen. Dies ist beim Arzt in der Sprechstunde und im Operationssaal nicht anders als bei einer stark beanspruchten Bäder- und Massageabteilung. Überarbeitung gilt im Haftpflichtprozeß nicht als entlastendes Argument. Zur Einhaltung der Sorgfaltspflicht gehört eben auch, daß nur soviel Patienten angenommen werden, wie man sorgfältig zu behandeln vermag. Die *kranken und schwerkranken Patienten* bedürfen unserer besonderen Fürsorge. Sie haben meist einen langen Leidensweg hinter sich und oft noch ein sehr schweres Schicksal vor sich. Sie sind natürlich nicht immer im psychischen Gleichgewicht. Vielleicht hadern sie mit sich und ihrer Umwelt und sind leicht reizbar. Vielleicht ist es schwierig, mit ihnen Kontakt zu bekommen. Vielleicht sind sie empfindlich und mit der Behandlung unzufrieden. All

diese Dinge darf man nicht auf die „Goldwaage" legen. Wer sich nun einmal für den Beruf entschieden hat, wird die Konsequenzen begreifen lernen. Der junge Arzt hat es im Grunde genauso schwer. Wir sollen und dürfen also alle diese kleinen Vorkommnisse im Alltag einer Krankenhausabteilung nicht sehr ernst nehmen. Wir dürfen dem Patienten einiges nachsehen, ohne daß wir uns schikanieren lassen. Sehr bald werden wir lernen, daß es auch Patienten gibt, deren Geduld und Ausdauer bewundernswert ist. Wir werden lernen, daß es viele positive Charaktere im grauen Krankenhausalltag gibt. Natürlich bedarf die Patientengruppe der Schwerkranken unserer besonderen Aufmerksamkeit; die Beachtung der Vorsichts- und Grundregeln der Massage und des med. Bades ist gerade für diese Gruppe sehr wichtig.

V. Gesetzliche Vorschriften für Masseure und medizinische Bademeister

Grundlage für den Beruf des Masseurs und medizinischen Bademeisters bildet das Gesetz über die Ausübung dieser Berufe vom 21.12.1958 in der Fassung vom 22.5.1968. Hiernach bedarf einer Erlaubnis, wer eine Tätigkeit als Masseur, Masseur und med. Bademeister ausüben will (§ 1).
Darüber hinaus regelt dieses Gesetz die einzelnen Vorschriften, die zur Erlangung des Berufes und der damit verbundenen Rechte und Pflichten erforderlich sind. Unter anderem wird in dem § 7 bestimmt, daß die Ausbildung an einer Lehranstalt für Massage zu erfolgen hat.
Dieser Lehrgang wiederum hat nach den Vorschriften der Ausbildungs- und Prüfungsordnung für Masseure, Masseure und med. Bademeister vom 7.12.1960 ausgerichtet zu sein.

In dieser Ordnung sind Vorschriften über die Lehrgangsdauer, Lehrfächer, Zulassung zur Prüfung, Verfahren der Prüfung und die anschließende praktische Tätigkeit nach erfolgreich abgelegter Prüfung enthalten.

Abschließend sei auf die einzelne Literatur, die ausführlich die angesprochenen Themen der Berufslehre behandelt, hingewiesen. Nach dem Rahmenlehrplan zur Ausbildung zum Masseur und med. Bademeister ist eine umfassendere Unterrichtung in Berufslehe notwendig, als sie hier im Lehrbuch für Massagen erfolgen kann.

1. Alfred Schneider, „Rechts- und Berufskunde für medizinische Assistenzberufe", Luchterhand, N. 76.
2. Werner Schell, „Staatsbürger- und Gesetzeskunde für die Krankenpflegeberufe", Thieme, St TB 77.

VI. Sozialversicherung

Auf Grund der Kaiserlichen Botschaft vom 17.11.1881 wurde die gesetzliche Regelung der Sozialversicherung geschaffen. Als öffentlich-rechtliche Zwangsversicherung schützt sie ca. 95% der Bevölkerung.

1911 wurden die Gesetze der einzelnen Versicherungen in der Reichsversicherungsordnung (RVO) zusammengefaßt. Neben der Kranken-, Unfall- und Rentenversicherung wurde 1927 noch die Arbeitslosenversicherung zu den Pflichtversicherungen hinzugenommen. Im Laufe der Jahre wurden durch Anpassungen und gesetzliche Regelungen auf den Gebieten der Sozialgerichts-, Arbeitsgerichtsbarkeit eine soziale Sicherung der Bürger unseres Staates in Ergänzung zur RVO geschaffen.

VII. Patientenkartei

Hier wird auf den Karteikarten Name, Vorname, Geburtsdatum, Wohnort und Kasse vermerkt. Die Rezeptur des Arztes wird angeheftet oder in einer Tasche der Karteikarte beigelegt.

Die Patientenkartei darf nur denjenigen Angestellten zugängig sein, die über die Berufsschweigepflicht aller bei einer med. Behandlung beteiligten Personen unterrichtet wurden. Sie sind über den Schweigepflichtsparagraphen zu belehren und bestätigen diese Belehrung durch Unterschrift. Die Bestätigung wird bei den Personalunterlagen aufbewahrt und dient zur Entlastung, wenn im Betrieb die Schweigepflicht in irgendeiner Form durchbrochen wurde. Jeder über die Schweigepflicht belehrte Mitarbeiter ist vor Gericht selbst verantwortlich. Andernfalls wird der Leiter der Bäderabteilung oder der Besitzer des med. Bades vor Gericht zitiert. Bei allem staatlich geprüftem Krankenpflegepersonal und staatlich geprüften medizinischen Hilfsberufen, also auch allen staatlich geprüften Masseuren und med. Bademeistern, ist die Belehrung juristisch überflüssig, weil diese ja auf ihrer Fachschule über die Schweigepflicht (unter Standespflichten) belehrt wurden.

Bei allem nicht staatlich geprüftem Hilfspersonal in Massage- und Bäderbetrieben entlastet aber die Belehrung über die Schweigepflicht den Leiter oder Besitzer des Betriebes.

Schweigepflicht und Sorgfaltspflicht kann man als diejenigen Faktoren bezeichnen, die außer einer peinlichen Hygiene bei ungenügender oder fahrlässiger Beachtung der Massage- und Bäderabteilung an Krankenhäusern, Sanatorien oder Kurbetrieben oder einem selbständigen Betrieb für Massage und med. Bäder ernsthaft Schwierigkeiten machen können. Ein schlechter oder geschädigter Ruf eines solchen Betriebes ist nur sehr mühsam zu reparieren. Gelegentlich ist aber nicht nur die *Desinfektion* (gerade im Bäderbetrieb) mangelhaft, sondern es fehlt auch an der *Desinsektion*. Darunter versteht man die Beseitigung aller Arten von Insekten. Bestimmte Ameisenarten, Schaben und Asseln halten sich besonders gern in feuchten Ecken bei unzureichend geputzten und belüfteten Badebetrieben. Man muß sich darüber im klaren sein, daß bei mehrfachen glaubhaft gemachten Beschwerden die Gesundheitsbehörde die sofortige Schließung eines Bades oder Kurbetriebes verfügen kann – dies bedeutet oft einen kaum wiedergutzumachenden Schaden, auch dann, wenn die Beanstandungen beseitigt sind. Es ist bekannt, daß es in einigen Betrieben der „med. Bäderei" und mancher Kurorte gewisse Angriffspunkte gibt. Der Masseur und med. Bademeister muß sich in solchen Fällen für im höchsten Grad mitverantwortlich halten. Auch er hat wie jedermann für Ordnung und hiernoch für die spezielle berufsbedingte Sauberkeit zu sorgen. Er hat die Augen offen zu halten und wird seine Beanstandungen und Beobachtungen in korrekter Form und ohne eigenen Kommentar, aber mit eigenen Verbesserungsvorschlägen an der zuständigen Stelle vorbringen.

Für die Desinsektion (Insektenbekämpfung) ist das DDT ein durchschlagendes ideales Mittel; zur Desinfektion wurde im Kapitel „allgemeine Hygiene" schon das Erforderliche gesagt.

Bei größeren Bade- und Kurbetrieben ist die Funktion der Umwälzanlagen für die ständige Erneuerung, Säuberung und Desinfektion des Wassers von entscheidender Bedeutung. Bei dem geringsten Verdacht auf Störung dieser Anlage ist sofort an die zuständige Stelle zu berichten.

Für die Desinfektion sind noch einige Meßbegriffe wichtig:

1 Tee- oder Kaffeelöffel	=	5 cm³ (= 5 g)
1 Kinderlöffel	=	10 cm³ (= 10 g)
1 Eßlöffel	= ca.	20 cm³ (= 20 g)
1 Eimer Wasser	= ca.	10 Liter
(Emaille- oder Zinkeimer normaler Größe)		
1 Badewanne	= ca.	180–200 Liter
(Emaillewanne		bis $^1/_2$- oder $^3/_4$-
180–200 cm lang)		Füllung

In Tbc-Heilstätten, Tbc-Sanatorien und Tbc-Fachabteilungen hat der Masseur oder med. Bademeister – besonders wenn er daheim Familie hat – bei sich auf häufige desinfizierende Bäder zu achten und bei Dienstschluß und Mittagspause Händewaschung mit „Isopropylalkohol" 70% durchzuführen. Dieser Alkohol ist bei Tbc ein nahezu unübertroffenes Desinfektionsmittel. Er wird außerdem darauf achten, daß er selbst mindestens 2mal jährlich vom Facharzt durchleuchtet wird und daß Frau und Kinder wenigstens 1mal jährlich durchleuchtet werden.

Niemand soll diese Dinge auf die leichte Schulter nehmen. Es hat sich hier mancher schon schwere Vorwürfe wegen seiner Nachlässigkeit machen müssen.

Wird im Krankenhaus unter bestimmten Bedingungen bestimmte Mitarbeit in Röntgen- und Bestrahlungsabteilungen verlangt (Röntgen, Radium, Kobaltbombe, Betadron), so kann diese nicht verweigert werden. Es kann aber Aufklärung über Strahlenschäden und Testung mit entsprechender Test-Plakette über den Grad der Exposition erwartet werden. Die berufsgenossenschaftlichen Strahlenschutzvorschriften enthalten diese Forderung.

VIII. Berufsethik

Die schöne deutsche Übersetzung hierfür lautet „Berufsauffassung" oder „Einstellung zum Beruf". Es hat nun gar keinen Sinn, hier schöne Reden zu halten. Solche vermögen wohl manchen zu begeistern, und gerade junge Leute sind begeisterungsfähig. Es ist auch ungut, hier den sog. Idealismus zu besprechen, ein Begriff, der schon viel mißbraucht wurde. Wir wollen die Dinge einmal praktisch sehen. Wir wollen uns fragen, wie eigentlich derjenige Masseur und med. Bademeister sein sollte, zu dem ich mich selbst gern und jederzeit in Behandlung begeben würde. Dieses Thema haben wir in den Jahreskursen gern miteinander diskutiert, und es hat sich meist ein klares Bild herausgestellt:

a) Man geht nicht gern zu jemandem in Behandlung, der unsauber aussieht und ungepflegt riecht. Hier wurde von den Damen meist ein Zuviel an Haarpomade und aufdringliches Parfüm als Argument gebracht. Von männlicher Seite kamen Fingerpflege und Schweißgeruch zur Diskussion. Mit diesen Punkten ist eigentlich schon sehr viel gesagt und manches kann man sich noch dazudenken.

b) Man geht nicht gern zu jemandem in Behandlung, der dumme oder ordinäre Sprüche macht und mehr daherschwätzt, als sich auf die Behandlung zu konzentrieren. Wenig reden, nett, freundlich und hilfsbereit sein (letzteres besonders bei Alten und Kindern) ist sicher eine sehr gute Grundhaltung für den Beruf. Dabei muß man kein „großer Schweiger" oder wortkarg sein. Aber was man sagt, soll Hand und Fuß haben und das „Ich" soll ein wenig kleingeschrieben werden. Kein Fachmann und Könner muß sein „Licht unter den Scheffel" stellen. Der Masseur oder die Bademeister mit großer Berufserfahrung können zu gegebener Zeit in bescheidener Form einen Hinweis auf ihre Kunst anbringen. Dazu gehört ein wenig Einfühlungsvermögen, welches mit der Erfahrung von selbst kommt. Wenn jemand noch jung im Beruf ist, kann Bescheidenheit nie schlecht sein.

c) Man geht nicht gern zu jemandem in Behandlung, bei dem man sogleich merkt, daß man sozusagen eine Last ist, die so schnell wie möglich „wegzuarbeiten" ist. Die völlig „unpersönliche" Art ist immer gefürchtet. Kein Arzt, keine Krankenschwester, kein Masseur und med. Bademeister kann sich damit beliebt machen. Der Patient hat zur Behandlung eine ungute Einstellung, der Masseur gibt sich keine Mühe. Dabei kann letztlich nicht allzuviel herauskommen; keinesfalls wird damit das persönliche Ansehen oder das Ansehen des Standes gehoben.

d) Man geht nicht gern zu jemandem in Behandlung, der unsicher und ungeschickt ist. Das Erkennen der Behandlungssituation, das Erkennen der Massage- oder Bädertoleranz, das zielstrebige „Einschleichen", die genaue Kenntnis der Bade- und Massagereaktion, all diese Dinge erzeugen beim Patienten das Gefühl des Vertrauens und der Sicherheit. Natürlich bringt die berufliche Tätigkeit von Jahr zu Jahr größere Erfahrung und berufliche Routine mit sich. Trotzdem soll der Masseur und med. Bademeister schon nach seiner Fachschulausbildung eine so solide Grundlage in Theorie und Praxis haben, daß er schon im „Praktikum" seiner Sache weitgehend sicher ist.

e) Man geht nicht gern zu jemandem in Behandlung, der sich gern stören läßt und bei der Behandlung sich nicht konzentrieren kann. Der Patient muß das Gefühl haben, daß man sich jetzt nur um ihn kümmert und daß jetzt alle theoretische und praktische Berufskenntnis nur für ihn zur Verfügung steht. Nicht durch Telefongespräche stören lassen! Nicht mit den Kollegen in der Nachbarkabine unterhalten! Nicht mit einer Berufskollegin über den nächsten Kinobesuch sprechen! Solche Klagen sind nicht aus der Luft gegriffen. Sie sind im Krankenhausalltag tatsächlich passiert. Es sollen nur Beispiele dafür sein, was vor allem wirklich kranke Menschen an ihren Behandlung mit Recht auszusetzen haben.

Es braucht nicht besonders betont zu werden, daß der Masseur bei weiblichen Patientinnen *korrekt*, *taktvoll* und *höflich* sein muß. Diese drei Grundsätze müssen so ausgeprägt sein, daß bei etwas sensiblen Patientinnen das manchmal auftretende Gefühl einer Verlegenheit, durch einen Masseur behandelt zu werden, gar nicht Fuß fassen kann. Sicherheit, Korrektheit, Höflichkeit des Auftretens entscheiden hier von Anfang an.

Das sog. Wirtschaftswunder hat zur Folge, daß manche Leute bereit sind, für ihre Gesundheit einiges zu zahlen. Jemand, der etwas kann und leistet, muß nichts verschenken. Es ist aber immer gut daran zu denken, niemanden auszunützen, da die Patienten ja wiederkommen sollen. Es ist recht angenehm, ein gutes Auskommen zu haben. Wenn aber jemand die Augen offen hat, kann er leicht feststellen, daß mit dem Geld allein Glück und Zufriedenheit nicht zu erlangen sind.

Verbandslehre und „Erste Hilfe"

1. Allgemeines

Wir unterscheiden Verbände, die mit erst-
klassigem Material exakt und in aller
Ruhe angelegt werden. Das sind die
a) *Normalverbände.*
Und wir kennen Verbandsarten, bei denen man ohne typisches Verbands- und
Bindenmaterial sich behelfen und improvisieren muß. Das sind die
b) *Notverbände.*
Bei den Normalverbänden kennen wir
solche, die einen Körperabschnitt oder ein
Gelenk verstärken und stützen sollen:
c) *Stützverbände* (z.B. nach Ausrenkung
oder Bänderriß).
Wir kennen auch solche, die eine Entzündung zurückdrängen oder die Resorption
eines Gelenksergusses beschleunigen sollen:
d) *Heilverbände* (z.B. Ichthyol-Alkohol-
Verband).
Wir kennen ferner die ausgesprochenen
e) *Wundverbände* (nach offenen Verletzungen und Operationen)
und schließlich die
f) *Spezialverbände* (z.B. für Schädelverletzungen, Augenschäden, Nasenbeinbrü-
chen usw.).
Für die Chirurgie (Unfallbehandlung)
und Orthopädie (Korrekturbehandlung
und Ruhigstellung) sind die
g) *Gipsverbände* von entscheidender Bedeutung.
Die *Normalverbände* bestehen aus einigen
typischen *Touren* oder typischen *Grundprinzipien,* die vor allem an den Extremitäten zum Gesamtverband kombiniert
werden.

Zirkeltouren: Diese laufen genau im Kreis
um den Körper- oder Extremitätenab-
schnitt herum und decken sich *dachziegel-
förmig.*
Spiraltouren: Diese laufen schräg zur
Rumpf- oder Extremitätenachse. Eine
Tour soll die andere um die halbe Binden-
breite decken.
Diese Touren sind bei entsprechendem
Material, bei entsprechender Spannung
und bei exakt distal-proximaler Anlage
hervorragend für „entstauende Verbände" geeignet.
Achtertouren sind die Grundtouren jedes
Gelenksverbandes, gleich, ob es sich um
kleine oder große Gelenke handelt. Durch
eine „aufsteigende Achtertourenlage"
können wir einen Gelenkserguß herzwärts
(distal-proximal) „auswickeln". Durch
von proximal und distal gleichmäßig zu
einem bestimmten Punkt (z.B. Kniegelenk) gewickelte Achtertouren kann man
„komprimieren" und „fixieren". Der sog.
„Kornährenverband" kann so angelegt
werden, daß die sich ständig gleich kreu-
zenden Touren „aufsteigen", also distal-
proximal ziehen.
Der „aufsteigende Kornährenverband"
wirkt entstauend. Bis auf wenige Ausnahmen muß der Kornährenverband diesem
Gesetz folgen. Nur ganz selten wird zu
Heilzwecken eine leichte Stauung ge-
wünscht. Stauend kann übrigens jeder
Verband wirken, wenn das Material zu
starrig ist, die Touren zu straff liegen oder
der Verband beim Trocknen schrumpft.
Die unbeabsichtigt stauenden Verbände
(blaue bis blau-schwarze Finger oder Zehen) sind nach Unfällen oder Operationen

sehr gefürchtet. Sie können bei empfindlichem oder geschädigtem Gewebe zur Nekrose (Gangrän) führen. Es kann zur Finger- oder Zehenamputation kommen. Zumindest kann aber die Entstehung des gefürchteten „Sudeck-Syndrom" durch zu enge, stauende Verbände sehr begünstigt werden. Zur Vermeidung solcher Stauung gelten folgende Regeln:

a) Feuchte Verbände schrumpfen beim Trocknen (besonders natürlich Gipsverbände). Nach Unfällen oder Operationen an Fingern bis Schulter sowie Zehen bis Hüften wird an bestimmten Stellen grundsätzlich mit Watte oder Schaumgummi gepolstert (getupfert). Solche Stellen sind:
Fußrücken (A. dorsalis pedis),
Innen- und Außenknöchel (nur schwache Hautdeckung),
Achillessehne (nur Hautdeckung),
Schienbeinkante (nur Hautdeckung),
Fibulaköpfchen (N. peronaeus),
Patella (auch hier der Knochen direkt unter der Haut),
Kniekehle (Gefäße),
Darmbeinspitze (Spina ilica ventralis),
Darmbeinkamm,
Kreuzbein,
Handgelenkvor- und -rückseite (Gefäße – Nerven),
Ellenbeuge (Gefäße – Nerven),
Olecranon (mit Haut bedeckt),
ulnarer und radialer Humeruscondylus (nur mit Haut bedeckt),
Achselhöhle, (Gefäße – Nerven).

b) Die Mull-, Gips- oder Zellstoffbinde rollt immer „vom Körper weg" – sie wird nicht gezogen oder gespannt, sie rollt allein durch eigenes Gewicht, dann kann sie niemals schnüren oder zu straff liegen.

Der sog. *Schildkrötenverband* kann, wie der *Kornährenverband*, über jedes Gelenk angelegt werden und besteht aus Achtertouren. Die Achtertouren kreuzen sich immer auf der Beugeseite. So entsteht auf der Streckseite eine „schildkrötenartige" Lagenanordnung der Achtertouren. Mit diesem Verband kann das Gelenk nicht entstaut werden, da kein systematisch distal-proximales Auswickeln erfolgt, sondern einmal die Tour von distal und einmal von proximal herkommend systematisch-konzentrisch das Gelenk komprimiert.

Bei einem *frischen und stärker werdenden Kniegelenkserguß* (z.B. frischer Skiunfall – Bänder-, Meniskusverletzung) ist ein Gegendruck und eine Stützung am Kniegelenk günstig. Hierzu ist der Schildkrötenverband sehr gut geeignet.

Bei einem *alten Gelenkserguß* (der schon mehrfach rezidiviert ist), hätte ein Gegendruck keinen Sinn, da ja im Gelenk keine zu „stillende" Blutung vorhanden ist. Bei altem Erguß will man die Aufsaugung – Verteilung – Resorption begünstigen. Daher macht man einen „verteilenden – entstauenden" Verband, und dafür ist nur der aufsteigende (distal-proximal) fortschreitende Kornährenverband geeignet.

Umschlagtouren. Sie sind nichts anderes als Zirkeltouren, die systematisch kreisförmig um eine Extremität gelegt und über der jeweils gleichen Stelle um 90 Grad gedreht werden. Dies hat den Zweck, bei sehr verschiedener Extremitätendicke (auch sog. konischer Extremität) trotz der Dickenab- oder -zunahme einen guten stabilen Sitz der Verbandstouren zu erreichen. Die Umschlagtouren werden praktisch nur am Unterschenkel und Unterarm verwendet. Natürlich ist die Kombination der Umschlagtouren mit einem Kornähren- oder Schildkrötenverband ohne weiteres möglich. Durch systematisch distal-proximal gelegte *Umschlagtouren* kann man ebenso wie mit distal-promixalen *Spiraltouren* und distal-proximalen *Zirkeltouren* gute Entstauung erreichen. Alle diese Touren einschließlich der „aufsteigenden Kornähre" können gut zur Abschwellung und zur Entstauung benutzt werden. Legt man solche Verbände früh morgens am abgeschwollenen Bein an, können Beinschwellungen eingeschränkt werden.

Der *Schildkrötenverband* kennt übrigens 2 Formen, die *innen* beginnende und die *außen* beginnende. Es ergibt sich von selbst, daß der innen (zentral) begonnene Schildkrötenverband eine weniger komprimierende und mehr ableitende Wirkung hat und der von außen (peripher) begonnene Schildkrötenverband eine mehr komprimierende, aber weniger verteilende Wirkung hat. Bei schwerem, zunehmend dicker werdendem Bluterguß im Knöchel-, Knie- oder Ellenbogengelenk ist der von außen (peripher) beginnende Schildkrötenverband schlechterdings der beste Verband.

Für die *einzelnen Körper- und Extremitätenabschnitte* kommen *folgende Verbände* in Frage:

2. Untere Extremität

a) Zehenverbände. Hier werden grundsätzlich aufsteigende (distal-proximal) Zirkel- und Achtertouren gelegt.

b) Vorfußverbände. Zu berücksichtigen ist hier, daß die ersten zehenwärts liegenden Touren sehr locker gewickelt werden, damit es keine Zehenstauung gibt. Diese Verbände würden keinen Halt geben, wenn sie nicht durch abschließende Achtertouren mit dem Knöchelgelenk verbunden werden.

c) Mittel- und Rückfußverbände. Diese Verbände sind sehr häufig, weil es in diesem Bereich viel zu Bänderrissen, Prellungen und Stauchungen kommt (Distorsionen). Es müssen also relativ häufig feuchte Verbände (besonders Alkoholverbände) angelegt werden. Die Verbände werden folgendermaßen hergestellt: Zuerst die verletzte Stelle mit Watte belegen, oder Zellstoff (in Rollen) 1–2mal herumwickeln. Dann die Mullbinde oder elastische Binde zum Festhalten der feuchtigkeitshaltenden Verbandsschicht. Jetzt wird der Verband befeuchtet. Daheim wird dieser Verband mit wasserdichter Plastikfolie und mit Moltontuch oder

Schal bedeckt. Wenn die Feuchtigkeit verdunstet ist, wird dieser nachgefeuchtet (30% Alkohol, Borwasser, Kamillelösung, Retterspitzwasser).

d) Sprunggelenksverbände. Sie dienen häufig zur Stützung bei Bänderverletzung (Distorsion) am oberen Sprunggelenk (Knöchelgelenk) oder unteren Sprunggelenk (Gelenk zwischen Talus = Sprungbein und Calcaneus = Fersenbein). Es ist hier völlig sinnlos, gleich mit dem Verbandwickeln anzufangen, weil damit meist alles nur schlechter gemacht wird. Wenn der Verband bei allen Arten von Verletzungen richtig liegt, verspürt der Verletzte sofort Erleichterung. Als Verbandmaterial benutzen wir eine gewöhnliche elastische Binde oder besser spezielle, bewährte Gelenksbinden, z.B. Elastoplast, Eloflex (Fa. Beiersdorff) oder Lastodur (Fa. Hartmann). Diese Binden werden mit ganz leichtem Zug angelegt. Bei der Anlegung ist zu überlegen:

Ist die Verletzung auf der Knöcheloder Rückfuß-Außenseite. In einem solchen Falle hilft der Verband nur, wenn er so gewickelt wird, daß eine Hebung des Fußaußenrandes erfolgt. Schon die ersten Touren, die unter der mittleren Fußsohle liegen, müssen den Fußaußenrand heben; besonders aber die Achtertouren, die über das obere Sprunggelenk zum Unterschenkel gehen. Ist die Verletzung auf der Knöchel- oder Rückfuß-Innenseite erfolgt, hat die Bandagierung so zu sein, daß sie den Fußinnenrand hebt. Auch hier müssen schon die ersten Mittelfußtouren entsprechend gelegt werden.

Wenn die Regeln streng beachtet werden, haben die Knöchelstützverbände durchschlagende Wirkung. Die Wirkung entsteht dadurch, daß die Spannung am Schadenort sofort beseitigt wird. Durch die bandagenbedingte Entspannung wird zweierlei erreicht: Schmerzerleichterung und Entkrampfung, Aneinanderlegen der angerissenen Fasern des Kapsel-Band-

Apparates. Es wird also durch die richtige Bandagenbehandlung von vornherein eine Bänderheilung in Korrekturstellung eingeleitet und eine Bänderüberdehnung oder Defektheilung vermieden. Durch eine regelwidrige verkehrte Bandagierung hingegen wird der Schaden nur verschlimmert.

e) Unterschenkelverbände. Diese werden als Stütz- und Entstauungsverbände und auch als Wundverband benutzt. Als Stütz- und Entstauungsverbände verwendet man gerne den *Zinkleimverband*. Dieser wird aus Spargründen manchmal noch in der Form angelegt, daß der von der Apotheke bezogene Zinkleim aufgewärmt und Schicht auf Schicht (wechselnd mit Mullbindentouren) mit einem breiten Pinsel aufgestrichen wird. Viel bequemer und sauberer ist die Herstellung eines solchen Zinkleimverbandes mit Zinkleim-Fertigbinden. Die große Kunst dabei ist, einen solchen Verband (der beim Trocknen etwas schrumpft) möglichst spannungs- und faltenfrei anzulegen.

Grundsätzlich beginnt ein Unterschenkelstützverband an den Zehengrundgelenken, geht mit „aufsteigender Kornähre" über das obere Sprunggelenk und endet zwei Querfinger unterhalb (distal) vom Fibulaköpfchen. Bei starker Dickenzunahme am Unterschenkel muß man einige „Umschlagtouren" legen, weil sonst der Verband keinen rechten Sitz hat. Jeder, der sich mit solchen Verbänden befaßt, wird bald erkennen, daß der entstauende, spannungsfreie, bequem sitzende Unterschenkelstützverband zu den schwierigen Verbänden gehört. Vielfach werden solche mühsam angelegten Verbände in der Nacht abgeschnitten, weil das Spannungsgefühl trotz Hochlagerung so ausgeprägt zunimmt, daß es jede Nachtruhe raubt.

Der Gesetzgeber hat die Verbandslehre mit Recht in den Lehrplan aufgenommen.

Der Masseur muß lernen, technisch einwandfreie und funktionell richtig wirksame Stützverbände und Bandagen anzulegen. Wir brauchen beispielsweise nur an die Sportmassage zu denken. Jeder Fußballverein hat heute seinen Masseur, nur wenige einen Vereinsarzt, der auch beim auswärtigen Spiel zur Verfügung steht. Viele Bagatellverletzungen (Prellungen, Stauchungen) können durch gekonnte Massage kurzfristig „fit" gemacht werden. Schwieriger ist es schon bei etwas gröberen Distorsionen im Knöchel- und Kniebereich. Wohl kann der erste Schmerzkrampf durch „entschmerzende" Grifftechnik gemildert werden, das beschädigte Band ist aber nicht belastungsfähig. Es gibt Masseure, die wahre Könner in der entlastenden Bandagierungsbehandlung am Knöchel- und Kniegelenk sind. Mit einer fachgerechten Bandage können vielfach die Spieler bis zum Spielschluß ohne Nachteil noch eingesetzt werden, genauso, wie man auf diese Art einem verletzten Skiläufer dazu verhelfen kann, die Abfahrt noch selbst zu beenden. Entscheidend ist aber die Tatsache, daß der Masseur bei der orthopädischen und Unfallnachbehandlung häufig vom Arzt oder dem Krankenpflegepersonal fachgerecht angelegte Stütz- und Korrekturverbände entfernen muß, um seine Behandlung durchzuführen. Er muß auch in der Lage sein, diese Verbände ebenso fachgerecht wieder anzulegen. Bei der heutigen Personalsituation in Krankenhäusern und der ärztlichen Praxis kommt es immer wieder vor, daß der Masseur bei Unfällen und Operationen zur Hilfeleistung kurzfristig herangezogen werden muß. Es ist auf jeden Fall ein allgemeiner Vorteil, wenn der Masseur auch ein guter Verbandstechniker ist.

f) Kniegelenksverbände. Häufig muß beim entstauenden Verband für tiefe Thrombose oder oberflächliche Krampfaderbehandlung der Verband über das Kniegelenk zur Leistenbeuge hin verlängert werden. In einem solchen Fall ist es am besten, die „distal-proximale Kornähre" über das Gelenk zu legen. Jede Stauung im Gelenk wird dadurch vermieden. Die Gelenksbandage bei Prellungen und Stauchungen (Bluterguß) erfolgt am besten durch den komprimierenden, von außen nach innen gelegten Schildkrötenverband; die letzten Touren gehen hier mit etwas Spannung zirkulär über die Kniescheibe.

Bei der Knieinnenbandverletzung legt man die Achtertouren so, daß sie sich über dem Knieinnenband kreuzen. Dann bekommt das geschädigte Band einen guten Halt.

Beim Knieaußenbandschaden kreuzt man die Achtertouren über dem äußeren Kniegelenkspalt, wodurch sich einigermaßen Sicherheit am Kniegelenk herstellen läßt.

Bei Meniskusschäden, Bandverletzungen, Kniescheibenschädigung läßt sich die fixierende Wirkung einer Gelenksbandagierung dadurch wesentlich verstärken, daß man eine Filzkniekappe passend auf das Gelenk legt und dann exakt die entsprechenden Bandagentouren wickelt.

Auch für die Unfall- und Operationsnachbehandlung des Kniegelenkes ist dieser Filzkniekappenverband sehr günstig.

g) Hüftverband. Wir unterscheiden den ein- und den beidseitigen Hüftverband.

Der einseitige Hüftverband ist nichts anderes als ein exakter Kornährenverband, dessen Kreuzungen direkt auf der Oberschenkelvorderfläche oder leicht zur Außehseite hin liegen. Die eine Hälfte der Achtertour liegt am Oberschenkel und die andere Hälfte am Bauch.

Der doppelseitige Hüftverband ist eine „Doppel-Acht" mit Verbindungstouren. Einmal Achtertour (zur Kornähre) rechts, dann Bauchtouren und einmal Achtertour links. In ständigem Wechsel Achtertour links – Achtertour rechts und Zwischentouren um den Bauch herum – entsteht schließlich der doppelseitige Hüftverband. Mit großen elastischen Binden gewickelt und mit Stärkebinden verstärkt, ist er eine gute Fixation für Wundverbände nach doppelseitiger Hüftverletzung oder doppelseitiger Hüftoperation. Zugleich ist er bei etwas straffer gezogenen Touren eine Entlastung und Ruhigstellung für Schambeinbrüche und Symphysenrupturen.

3. Obere Extremität

a) Fingerverbände. An den Fingern kommt es im Bereich der Fingergelenke viel häufiger als an den Zehen zu Verstauchungen und Verletzungen des Kapselbandapparates. Hier genügt der aufsteigende Kornährenverband natürlich nicht. Vielfach muß zusätzlich geschient werden. Die Schienung erfolgt mit Böhler-Fingerschienen (kleine Drahtleitern) oder Aluminiumflachschienen (wird in passender Länge von einer Rolle abgezwickt) oder Mund-Spateln.

Die zum Anwickeln der Schiene benutzte Binde muß schmal sein. Die letzten Touren sind als Achtertouren über das Handgelenk zu legen, damit die Fingerschienung genügend Festigkeit bekommt.

b) Mittelhand- und Handgelenksverbände. Die ersten Touren laufen immer um die Mittelhand und gehen dann als „aufsteigende Kornähre" über das Handgelenk zum Unterarm; dabei liegt die Tourenkreuzung jeweils über dem Handrükken.

Die Schienung des Handgelenkes erfolgt mit einer schmalen Kramer-Schiene. Die heute nur wenig benutzte Volkmann-Schiene ist eine flache Regenrinne, in welche der Unter- oder auch Oberschenkel eingelagert werden kann.

Die Braunsche Schiene ist die am häufigsten benutzte „Spezialschiene", auf welcher Unter- oder Oberschenkelstreckzüge gelagert werden können und auch Knieschäden oder Knieoperationen gut ruhigzustellen sind.

Die Kramer-Schiene ist eine regelrechte Drahtleiter, die es in verschiedener Breite und mit verschiedener Drahtstärke gibt.

Die Schiene wird etwas mit Watte oder Zellstoff gepolstert und die Polsterung mit Mullbinden säuberlich festgewickelt.

Für die Handgelenksschienung muß die Kramer-Schiene von den Fingergrundgelenken der Hohlhandseite bis nahezu zum Ellenbogen gehen.

Bei Frakturen gilt folgende Ruhigstellungsregel: „Eine Fraktur wird so eingegipst, daß die beiden Nachbargelenke auch ruhiggestellt sind." Z.B. bei einer Unterarmfraktur wird jeweils das Hand- und Ellenbogengelenk mit eingegipst, bei einer Unterschenkelfraktur jeweils das Knöchel- und Kniegelenk.

Die Schienenverbände dienen aber nur zur ersten Schienung (also für den Transport zum Arzt). Als therapeutische Verbände werden sie nur angelegt bei Rissen im Kapselbandapparat und Gelenksprellungen oder bei Distorsionen (Bänderzerrung).

c) Unterarmverband. Er wird wie der Unterschenkelverband bei starker Dickenzunahme als Umschlagtourenverband ausgeführt, damit er einigermaßen guten Sitz hat. Die Unterarmschienung macht man mit breiter, gut gepolsterter Kramer-Schiene, die im Ellenbogengelenk 100 Grad gewinkelt ist. Man gipst und schient keinen Ellenbogen in 90-Grad-Stellung, sondern in etwas Streckung (also bei 100 Grad).

d) Oberarmverband. Er wird vom Ellenbogen ab mit Spiraltouren gewickelt und schließt mit mehreren Achtertouren um das Schultergelenk ab, damit er nicht rutschen kann.

Die Oberarmschienung erfolgt unter Zuhilfenahme eines Triangels. Das ist ein aus Kramer-Schienen angefertigtes, gut gepolstertes Schienendreieck, welches in der Achselhöhle angesetzt wird und den Arm nach Abwinklung mit elastischer Binde in leichter Abduktion (Abspreizung) fixiert hält.

e) Schulterverbände. Der klassische Schulterverband „Kornährenverband" wird zur Vermeidung von Armstauungen immer distal-proximal = „aufsteigende Kornähre" gewickelt. Er ist bei der Schultergelenksausrenkung, Schultergelenksprellung, Schulterbänderzerrung (Distorsion) deswegen so günstig, weil er eine gute Kompression abgibt, die bei allen anderen für die Schulter in Frage kommenden Verbänden fehlt.

Die eine Hälfte der Achtertour geht um den Oberarm und die zweite Achterhälfte um die Brust. Die Kreuzungen der Achtertouren liegen im vorderen Schulterbereich. Wenn dieser Verband z.B. nach Einrichtung einer Schultergelenksluxation (oder bei habitueller Ausrenkung) mit guter elastischer Binde etwas straff angelegt wird, ist das Schultergelenk gut abgesichert.

f) Desault-Verband. Er wird nach seinem Erfinder, einem napoleonischen Wundarzt, benannt. Er ist geeignet zur Ruhigstellung (Transportverband) aller Verletzungen vom oberen Oberarmdrittel, Schulterbereich, Schulterblattbereich und am Schlüsselbein. Der Arm hängt auf der verletzten Seite seinem Gewicht zufolge herunter, ist im Ellenbogen rechtwinklig gebeugt; der Unterarm liegt leicht am Bauch. Die ersten Touren gehen um den Brustkorb, wobei gleichzeitig ein gepuderter Wattebausch in der Achselhöhle festgewickelt wird. Die weiteren Touren gehen über die kranke Oberarm-Mitte und ziehen jetzt aus der gesunden Schulter (*A*chsel) heraus zur kranken *Sch*ulter. Von hier geht eine Tour um den *E*llenbogen-Unterarmbereich zur gesunden Achsel. Diese Touren wiederholen sich – „*Asche*"-Touren – manchmal kommt eine Thoraxtour (einmal um Thorax und kranken Oberarm) hinzu, weil der Verband dann länger hält und besser fixiert. Eine Schlußtour geht mit Achterschlinge um das Handgelenk und den Hals herum, so daß die Hand nicht herunterhängen muß. Hat man bei einem Oberarm- oder Schultergelenksbruch nichts anderes zur Hand als etwas Binde und ein Tuch, so wickelt man den Arm am Brustkorb fest, so daß hier der Brustkorb quasi als Schiene benutzt wird.

g) Velpeau-Verband. Dieser ebenfalls von einem napoleonischen Wundarzt stammende Verband besitzt über die Vorteile des Desault-Verbandes hinaus noch weitere Vorteile. Auch hiermit können sämtliche Verletzungen im Oberarm- und Schulterbereich zumindest für den Transport versorgt werden. Da die Hand des kranken Armes hier auf der gesunden Schulter liegt, kann auf der verletzten Seite durch das Gewicht des kranken Armes kein Zugschmerz entstehen; der kranke Schulter-Arm-Bereich wird auf die gesunde Schulter umgelagert. Die Bindetouren laufen ähnlich wie beim Desault-Verband. Mit den ersten Touren wird ein Wattekissen in der Achselhöhle der kranken Seite und der kranke Oberarm am Thorax fixiert. Nunmehr wird nur noch von vorn in die gesunde Achsel hineingewickelt. Von der gesunden *A*chsel geht es am Rücken hinauf zur kranken *Schu*lter und weiter über den kranken Unterarm-*E*llenbogen-Bereich wieder in die gesunde Achsel hinein. Auch hier richten sich also die Bindetouren nach dem Stichwort *„Asche"*. Mit den Schlußtouren geht man vom kranken Ellenbogen hoch zur kranken Hand und fixiert diese auf der gesunden Schulter. Ein sehr exakt angelegter „Velpeau" ist selbst noch als Transportverband für Ellenbogenverletzungen aller Art geeignet.

Die Verbände nach Desault und Velpeau sind so wichtig und können vielfach eine ausgezeichnete Hilfe sein, daß eine ordentliche Technik dieser Verbände bei der staatlichen Abschlußprüfung unbedingt verlangt werden muß.

h) Schulterabduktionsschienen. Das sind „Fertigschienen", die mittels bereits ange-

näher Gurten oder mittels elastischer Binden am Rumpf-Thorax-Bereich angelegt werden. Die Abduktionsschiene wird gern nach Abschneiden eines Thoraxgipses für die erste Zeit der Nachbehandlung benutzt. Sie wird zur Behandlung weggenommen und nachher wieder festgemacht. Die Unterarmlänge und der Abduktionswinkel kann verstellt werden. Bei älteren Patienten darf eine Abduktionsstellung in der Schulter nicht länger als 3 Wochen gegeben werden. Es kommt sonst zur „Flügelsteife" des Armes und des Schulterblattes. Diese fixierte Abduktion der Schulter ist bei älteren Patienten nur mühsam zu bessern. Nach ca. 14 Tagen Thoraxgips ist der M. pectoralis und der M. trapezius schon ziemlich atrophisch. Man beginnt also nach solcher Thoraxgips- oder Schienenzeit nicht wie üblich mit der 1. Bewegungsebene (Abduktion), sondern beginnt intensive Adduktionsübung bei gleichzeitiger Auflockerung (Detonisierung) des kontrakt-verkürzten Deltamuskels. Als nächstes folgt dann wieder die Außendrehebene und das Heben nach vorn. Bei Patienten über 60 Lebensjahre darf ein Schulterabduktionsverband oder ein Desault- und Velpeau-Verband nicht länger als 14 Tage ununterbrochen liegen bleiben, weil sonst beträchtliche Dauerstörungen der Schultergelenks- und Ellenbogengelenksbewegung verbleiben können.

i) Achterverband für Brust und Rücken. Hier liegt die eine Hälfte der Achtertour über der einen Schulter und die andere Hälfte über der anderen Schulter, wobei nach Bedarf zirkuläre Zwischentouren um den ganzen Thorax eingeschaltet werden. Dieser Verband ist z.B. geeignet für Schulterblattbrüche und Brustbeinverletzungen sowohl als Stütz- und Ruhigstellungsverband wie auch als Wundverband.

k) Kopfverbände (Mitra-Verbände). Hier unterscheiden wir den einläufigen Verband, der mit einer einzigen Binde angelegt wird, und den zweiläufigen Verband, bei welchem zwei miteinander zu kombinierende Binden gewickelt werden.

Beim einläufigen Kopfverband werden zwei zirkuläre Touren um Stirn und Hinterkopf gelegt. Bei der 3. Tour hört man in Stirnmitte auf und legt jetzt eine Bindenlage (unter Drehung) zum Hinterkopf hin und zur Stirn zurück. Durch eine zirkuläre Tour wird diese Lage gut fixiert. Nun werden einmal rechts und einmal links von dieser Stirn-Hinterkopf-Lage weitere zurückkommende Lagen gelegt und immer wieder von zirkulären Touren festgehalten, bis der ganze Kopf einwandfrei verbunden ist.

Beim zweiläufigen Verband wird mit einer Binde jeweils zirkulär gewickelt, während die zweite Binde immer von der Stirn zum Hinterkopf geht. Der eine Bindenlauf ist ein fixierender Lauf und der andere ein deckender Lauf. Bei den Stirn- und Hinterkopftouren ist zu achten, daß sie gut genug tief zur Nasenwurzel resp. zum unteren Hinterkopfabschnitt hinunterreichen, weil sonst der Verband nicht genügend Halt findet.

4. Notverbände

Hier unterscheiden wir zwei Gruppen:

a) Die Kompressions-(Druck-)Verbände zur Stillung von Blutungen. In manchen Kursen über „Erste Hilfe" wird oft über das sog. Abbinden bei arteriellen Blutungen besonders an den Extremitäten theoretisiert. Die Erfahrung beweist, daß eine größere Schlagaderblutung vom Laien nur in ganz seltenen Ausnahmen richtig abgebunden wird. Oft fehlt es an geeignetem Material (Gummischlauch oder Abschnürbinden). Meist wird besonders am Oberschenkel die erforderliche Kraft zur Abschnürung unterschätzt.

Das sicherste Verfahren für den Laien ist der Kompressionsverband zur Stillung von Blutungen. Es wird ein möglichst großes Stück Mull (am besten natürlich Verbandspäckchen) in oder auf die Wunde gepreßt und jetzt mittels unter starker Spannung gelegter zirkulärer Bindentouren der aufgelegte Mull- oder Leinenbausch kräftigst ein- und ausgepreßt. Bei Blutungen am Hals, Gesicht oder Kopf muß man ebenso lange den Bausch mit Fingern oder Faust andrücken, bis die Blutung steht oder ärztliche Hilfe da ist. Wenn nur dünne Mullbinden vorhanden sind, kann man keinen Oberarm- oder Oberschenkelkompressionsverband damit machen. In solchem Falle ist es besser, einen Leinenstreifen oder Seidenstrumpf so zu knoten, daß der fest angezogene Knoten über dem Mull- oder Leinenbausch auf der blutenden Wunde zu liegen kommt und starken Druck ausübt.

b) Die Ruhigstellungs- und Schienungsverbände. Bei Skiverletzungen (z.B. Ober-Unterschenkel-Frakturen) konnten gelegentlich hervorragend geschiente Notverbände beobachtet werden. Skistöcke (seitlich am Körper vom Unterschenkel bis zur Hüfte) eignen sich durchaus zur Schienung eines Oberschenkelbruches, wenn das verletzte Bein und die 2–3 Skistöcke mit genügend Schals zusammengewickelt und geknotet werden. Skistöcke, Schals und Riemen bieten sich als sehr geeignetes Notverbandsmaterial beim Skisport an. Latschenzweige, kräftige Hölzer von Baum und Strauch und notfalls Zaunlatten sind mit einigen Textilstreifen ebenfalls recht gut zum Schienen verwendbar. Zu beachten ist, daß grundsätzlich mindestens 2 Schienenstücke (ein inneres und ein äußeres) nötig sind. Bei einer Unterschenkelfraktur legt man außen und innen vom Fuß bis zum oberen Oberschenkeldrittel das Schienenmaterial an und nimmt irgendein erreichbares Material zum Binden. Draht und Schnur sind deswegen schlecht, weil damit die Blutzirkulation gestört werden kann. Das soll aber im Hinblick auf die meist zu erwartende längere Transportdauer vermieden werden. Wichtig ist bei Unterkühlung und Durchnässung die Aufwärmung des Un-

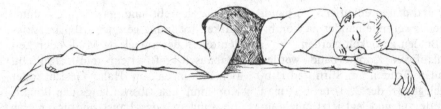

Abb. 119. „Erste Hilfe"

fallverletzten. Alle erreichbaren Textilien sind zum Anziehen oder Zudecken zu verwenden. Bei Transportunfähigkeit (längeres Warten auf Bergwacht oder Rotes Kreuz) ist möglichst auf warme Unterlage und Zufuhr heißer Getränke zu achten.

Bei Bewußtlosigkeit ist die Seitlagerung zu wählen. Der Kopf liegt auf einem gewinkelten Arm, die Beine werden so gelegt, daß die Seitenlage des Verletzten sich von selbst erhält. Die Atemwege sind freizuhalten, auszuwischen. Zum freien Zutritt der Atemluft ist manchmal (z.B. unbedingt, wenn die Zunge eingebissen ist) ein kleiner Knebel (gedrehtes Taschentuch) zwischen die Zahnreihen zu klemmen.

Der Abschnitt kann nicht abgeschlossen werden, ohne auf heutige aktuelle Verbandsmethoden hinzuweisen. So haben wir uns erspart, die alten, schwierigen und oft nicht dauerhaften Verbände (z.B. Kopfverbände) in Beschreibung und Bild zu demonstrieren; diese werden ja heute praktisch kaum noch benutzt. Von dem großen Repertoire neuzeitlicher, moderner Verbandsformen der Fa. Lohmann-KG, Fahr/Rhein, sei besonders auf folgende hingewiesen:

Die äußerst fortschrittliche und wirtschaftliche „tg-Verbandtechnik" ermöglicht das Anlegen sehr schmiegsamer, faltenloser und haltbarer Verbände. „tg (tubegauz)" ist hochwertiger Schlauchmull von großer Dehnbarkeit, der mit Hilfe von Applikatoren angelegt wird. Indikationen: alle Arten von Wundverbänden, Extensions-, Suspensions- und Zwangsverbänden; Körperverbände, Beinverbände, Finger- und Zehenverbände,

Unter- und Überzüge für Gips- und Zinkleimverbände. Kompressionsverbände in Verbindung mit Komprex-Schaumgummi bei Ödemen und Gelenksergüssen. Besondere Vorteile: große Zeitersparnis und überraschend geringer Materialverbrauch (s. Abbildung).

Für die Behandlung der Osteochondrose der Halswirbelsäule und des zervikalen Syndroms hat sich die „Lohmann-Halskrawatte", modifiziert nach Dr. med. Schanz, hervorragend bewährt.

Die gebrauchsfertigen „Varicex-Zinkleimverbände" sind für Kompressionsverbände beim varikösen Symptomenkomplex und für Stützverbände zur Nachbehandlung von Knochenbrüchen, Gelenksoperationen usw. angezeigt. Unterschiedliche Ausführungen (trocken, feucht und elastisch) werden den vielseitigen Einsatzgebieten gerecht.

5. Versorgungen bei „Erster Hilfe"

a) Untere Extremität. *Zehen-Vorfuß-Quetschungen* (geschlossene Verletzung). Schuhwerk ausziehen. Enge Strümpfe ausziehen. Für längeren Transport im Sommer feuchten Verband – im Winter gut warm einpacken.

Offene Zehen-Vorfuß-Verletzung. Schuhe und Strümpfe ausziehen. Sauberer Verbandsmull oder saubere Leinwand – ganz lockerer Verband, wenn keine starke Blutung vorliegt. Bei starker Blutung Kompressionsverband – im Winter vor Erfrierung schützen.

Knöchel-Sprunggelenks-Prellungen, Quetschungen, Distorsionen (geschlossene Verletzung). Schuhe und Strümpfe ausziehen, wenn ohne Schmerzen möglich. Bei starker Transportverzögerung unbedingt einengendes Schuhwerk entfernen! Innen und außen am Fuß und Unterschenkel Notschiene anlegen (bei längerem Transport Notschiene polstern – nicht auf die blanke Haut).

Offene Verletzungen im Sprunggelenksbereich. Sauberer, lockerer Wundverband – bei starker Blutung Kompressionsverbände. Bei Kälte auf gutes Zudecken achten. Sofort ins nächste Krankenhaus.

Geschlossene Unterschenkelverletzung. Schuh ausziehen, Strümpfe bleiben an. Notverbandsschienung bei Selbsttransport. Bei Blutung Kompressionsverband. Wenn Rotes Kreuz erreichbar, Schienung und Lagerung den Sanitätern überlassen. Bei offener Verletzung (komplizierter Bruch) rasch ins Krankenhaus.

Geschlossene Kniegelenksverletzung (geh- und stehunfähig). Textilienrolle unter das Kniegelenk zur Entlastung. Warm halten. Bei Selbsttransport von langer Dauer innen und außen am Knie Pappschienen anlegen und mit Tuch oder Schal umwickeln. Ansonsten Lagerung den Sanitätern überlassen.

Offene Kniegelenksverletzungen. Keinerlei Manipulationen! Nur steriles Verbandspäckchen benutzen. Kleine Rolle unter das Kniegelenk. So schnell wie möglich ins nächste Krankenhaus. Hier besteht große Infektionsgefahr!

Geschlossene oder offene (komplizierte) Oberschenkelfraktur. Falls Selbsttransport möglich und Rotes Kreuz schlecht erreichbar, vom Fuß bis zur Hüfte Schiene anlegen. Bei offener, blutender Verletzung notfalls Kompressionsverband und umgehend ins Krankenhaus. Falls Rotes Kreuz erreichbar, nur evtl. erforderliche Kompressionsverbände anlegen und Schienung, Lagerung und Transport den Sanitätern überlassen.

Hüftverletzung – Hüftausrenkung. Bei jedem Bewegungsversuch von eigener oder fremder Seite erhebliche Verstärkung der sehr beträchtlichen Schmerzen. Ein laienhafter Transportversuch ist hier nicht zu verantworten. Es ist unbedingt der Transport durch das Rote Kreuz abzuwarten. Bei blutender Verletzung steriler Verband. Bei stärkerer Blutung Kompressionsverband.

b) Stumpfe und offene Bauchverletzung. Bei jeder gröberen stumpfen Bauchverletzung besteht Gefahr des Organeinreißens (Leber, Milz, Nieren, Darm, Magen). Damit zugleich besteht die Gefahr der inneren Blutung. Rascher Verfall im Gesicht, spitze weiße Nase, kalter Schweiß, kleiner flacher Puls und harter Bauch deuten auf eventuelle „intraabdominelle Blutung" hin. Hier besteht höchste Lebensgefahr und jede Minute kann für die Erhaltung des Lebens wichtig sein. Der Verletzte hat nur bei raschestem Transport ins nächste Krankenhaus eine reelle Chance.

Die sog. offene Bauchverletzung muß für den Laien gar nicht erkennbar sein. Sog. „kleine Stiche" bei Messerstechereien können besonders beim Stehen das Bauchfell verletzt haben, und es entsteht dann eine lebensgefährliche Bauchfellentzündung (Peritonitis). Es kann aber auch eine winzige kleine Darmwandverletzung entstanden sein, durch welche kleinste Mengen von Darminhalt in die freie Bauchhöhle austreten. Die kleine Darmperforation reicht zur Entstehung einer Perforationsperitonitis völlig aus. Von Stunde zu Stunde nimmt die Lebensgefahr zu. Ist die 6-Stunden-Grenze überschritten, besteht trotz antibiotischer Behandlung höchste Lebensgefahr. Bei geringstem Verdacht, daß spitze Gegenstände (Eisen- oder Drahtspitzen, Werkzeuge, Metallsplitter oder dergleichen in die Darmwand eingedrungen sind, ist genaue chirurgische Kontrolle über Tiefe der Verletzung und fragliche Organbeteiligung dringendst erforderlich. Der Verletzte gehört umgehend und auf kürzestem Weg in das nächste Krankenhaus.

c) Stumpfe und offene Thoraxverletzung. Die häufigste Verletzung ist die Thoraxprellung und -quetschung. Bei Frontalzusammenstoß (Verkehrsunfall) ist oft das Brustbein (durch das Lenkrad) beschädigt. Frakturen einzelner Rippen sind zwar sehr schmerzhaft, aber meist unbedeutend. Wird durch die Rippenfraktur die Lunge angeritzt, dann kann Luft aus der Lunge unter die Haut (Hautemphysem) gelangen. Auch jüngere Patienten haben dabei oft Schwierigkeiten. Die Behandlung kann nur im Krankenhaus erfolgen. Ein solcher Patient muß überwacht werden.

Die Rippenserienfrakturen z.B. Fraktur der 3.–10. Rippe rechts oder links, sind sehr unangenehm. Es bestehen Atmungsschwierigkeiten, weil reflektorisch die rechte bzw. linke Lungenpartie nur noch knapp beatmet wird. Kommt ein Hautemphysem hinzu, dann ist der Kreislauf zusätzlich belastet. Der Unfallverletzte gehört in sofortige stationäre Behandlung.

Die offene Thoraxverletzung bringt, wie die offene Bauchverletzung, sofort höchste Lebensgefahr mit sich. Thoraxverletzungen mit Stöcken, abrutschenden Werkzeugspitzen, Brustkorberöffnung bei Verkehrsunfall gehören sofort in erstklassige chirurgische Betreuung. Jede Laienmaßnahme ist wertlos! Entscheidend ist der rasche Transport ins Krankenhaus.

d) Verletzungen im Halsbereich. Die lebenswichtigen Gebilde, vor allem im „seitlichen Halsdreieck", sind von der Anatomie her bekannt. Insbesondere die Speise- und Luftröhre, die großen Halsvenen, die arteriellen Halsgefäße sind schon bei oberflächlichen Verletzungen bedroht. Die kleinste Eröffnung der Halsvenen kann zur Aufnahme von Luft ins Venensystem (Luftembolie) führen. Bei tiefdunkler Venenblutung auch geringen Grades im Halsbereich vorsorglich Druckverband anlegen.

e) Verletzungen im Kehlkopfbereich. Sie können durch besondere Umstände zur zunehmenden Schließung der Luftwege führen. Jeder Verdacht auf Kehlkopfstauchung oder -prellung gehört in ärztliche Kontrolle. Genauso wie ein Bienenstich im Rachenbereich die Schleimhäute beträchtlich anschwellen läßt, kann eine kleine Verletzung an bestimmten Kehlkopfabschnitten zur drohenden Erstikkung führen.

f) Obere Extremität. *Fingerverletzungen.* Grundsätzlich soll bei allen Fingerverletzungen eine Mittelstellung auf der BöhlerSchiene (oder für mehrere Finger auf der Kramer-Schiene) eingenommen werden. Bei einer Verletzung auf der Fingerstreckseite mit möglicher Strecksehnenverletzung ist aber auch die Streckstellung für den Verband zu wählen.

Handgelenksverletzungen (einschließlich Mittelhand). Ruhigstellung auf Kramer- oder Papp-Schiene (bis Ellenbogen). Bei stärkerer Blutung Kompressionsverband. Sofort ins Krankenhaus. Ist in jedem Personenauto transportfähig.

Unterarm- und Ellenbogengelenksverletzung. Ruhigstellung auf gut gepolsterter Kramer- oder Papp-Schiene bis hoch zum Oberarm hinauf. Keinerlei Korrekturversuche. Notfalls Kompressionsverband. Ist transportfähig in jedem Personenauto.

Oberarmfrakturen. Wenn lange KramerSchiene vorhanden ist, wird diese vom Handgelenk bis oben übers Schultergelenk gut gepolstert angelegt und mit lokkeren Bindentouren angewickelt. Ist keine Schiene erreichbar, dann wickelt man den Arm in leichter Ellenbogenbeugung mit Tüchern oder Schals am Thorax an. Bei starker Blutung Kompressionsverband. Wenn der Arm auf diese Art etwas stabilisiert ist, besteht Transportfähigkeit in jedem Personenauto.

Schulterverletzungen. Die häufigste Verletzung ist die Schulterausrenkung durch Zerreißung des Kapsel-Band-Apparates. Bei schlecht ausgeheilter früherer Luxation oder anatomisch sehr flacher Pfanne luxiert die Schulter oft schon bei kleineren

Gelegenheiten mit Armhebung und Außendrehung (habituelle Schulterluxation). Als Transportverband reicht meist ein Tragtuch aus (im Sinne einer breiten Armschlinge hinter dem Nacken geknotet). Im übrigen ist der nächste Arzt oder das nächste Krankenhaus aufzusuchen.

Bei allen hohen Oberarmbrüchen, Schulterausrenkungen und Wundverletzungen und längerem Transport reicht aber ein Schultertragtuch als Transporthilfe nicht aus. Auch bei allen Verletzungen am Schultereckgelenk und Schlüsselbein ist hier der Desault-Verband und bei starken Schmerzen der Velpeau-Verband als erste Versorgung vor der Untersuchung in der Unfallstation die beste Hilfe.

g) Schädelverletzungen. Beim ersten Eindruck am Unfallort ist für den Laien nie zu erkennen, was hinter einer Schädelwunde steckt. Auch hinter einer sog. „kleinen Gehirnerschütterung" mit etwas Übelkeit und Brechreiz kann sich sehr viel mehr verbergen, als er zunächst den Anschein hat.

aa) Schädelverletzungen mit Bewußtlosigkeit. Seitlagerung der Patienten. Solange der Patient erbricht, Kopf in leichte Seitlage nach links und leichte Vorhalte halten. Hierdurch ist die Entleerung besser und die Gefahr des Verschluckens in die Luftröhre kleiner. Hört der Brechreiz auf, so ist je nach der Art der Verletzung der Kopf auf den rechten oder linken Arm zu legen und die Seitlage des Körpers durch entsprechende Lagerung der Beine zu sichern. Die Atemwege müssen frei sein. Bei Zungenvorfall gibt man einen Knebel zwischen die Zähne. In dieser Stellung kann beim atmenden Bewußtlosen das Eintreffen der Sanitäter abgewartet werden. Wichtig ist zu wissen, daß bei einer schweren Schädelverletzung jedes verspätete Eintreffen im Krankenhaus dem Verletzten das Leben kosten kann.

bb) Schädelverletzungen ohne Bewußtlosigkeit. Auch bei einem Einriß an einer kleinen Gehirnarterie muß nicht gleich Bewußtlosigkeit eintreten. Je kleiner die Arterie ist, um so länger dauert es, bis sich ein größerer Bluterguß über oder unter der harten Hirnhaut (Dura) angesammelt hat. Dann erst sind die Symptome eines Hirndrucks (Compressio cerebri) gegeben. Der Puls fällt unter 60 pro Minute ab, die Pupillen werden ungleich, Lähmungzeichen an den Extremitäten stellen sich ein. Dieses „freie Intervall" zwischen Schädelverletzung und Hirndruckzeichen ist natürlich auch bei Bewußtlosen möglich. Auch der Unfallarzt im Krankenhaus kann oft bei frischer Schädelverletzung die Situation nicht völlig klären. Das Personal ist deswegen auf genaue Puls-, Temperatur- und Atmungskontrolle geschult. So kann bei evtl. innerer Schädelblutung (intrakranielle Gefäßverletzung) zur rechten Zeit operativ eingegriffen werden. Es wird an der in Frage kommenden Stelle der Schädel eröffnet (Trepanation), das Hämatom ausgeräumt und das blutende Gefäß unterbunden. Es ist also klar, daß jeder Verdacht auf Schädelverletzung mit und ohne Bewußtlosigkeit auf dem schnellsten Weg ins Krankenhaus gehört.

Bei Schädelverletzungen mit Zertrümmerung des Schädeldaches und freiliegenden Gehirnteilen ist jeder Versorgungsversuch falsch. Ein sauberer, lockerer, absolut druckfreier Wundverband (am besten natürlich steriler Verband mittels Verbandpäckchen) wird eilig angelegt und der Verletzte sofort ins nächste Krankenhaus gebracht. Ist mit beträchtlicher Transportverzögerung zu rechnen (Unfallwagen – Rotes Kreuz kann nicht sofort kommen), dann kann mit mehreren Helfern die Seitlagerungsbettung auf dem Rücksitz eines größeren Pkw vorgenommen werden. Dabei muß eine Person auf freie Atemwege achten. Endloses Warten auf geschulte Sanitätshilfe ist von einem gewissen Zeitpunkt ab schlechter als eine brauchbare Transportimprovisation. Bei Atemstillstand sofort „Atemspende" von Mund zu Mund (Taschentuch dazwischenlegen)!

h) Wirbelsäulenverletzungen. Auch ein erfahrener Unfallmediziner kann nicht immer die Verletzung in vollem Umfang erkennen. Eine gründliche Röntgenuntersuchung im Krankenhaus gibt erst einwandfreien Aufschluß über das Verletzungsausmaß und eventuelle Nebenverletzungen. Ein Teil der Wirbelverletzungen ist mit Organ- oder Schädelverletzungen kombiniert. Mit und ohne Bewußtlosigkeit ist jede Wirbelverletzung transportgefährdet. Falsch ist fast immer die Rückenlagerung auf weicher Unterlage. Wenn ein Wirbelkörper beträchtlich gefährdet ist, dann droht seine hintere Fläche oder mindest seine Hinterkante in Richtung Rückenmark abzurutschen. Wenn jetzt die Wirbelsäule etwas aktiv gebuckelt oder bei Bewußtlosigkeit in Buckelstellung gelagert wird, kann der geschädigte Wirbel das Rückenmark oder Nervenendwurzeln an- oder abquetschen. Die Flexions- oder Buckelstellung der Wirbelsäule würde also beim Transport Gefahr bedeuten. Das sicherste ist eine „Seitlagerung mit gerader Wirbelsäule". Dabei kann man die Flanken (Lendenbereich) und die Halswirbelsäule so unterlegen, daß auch keine seitliche Knickung erfolgen kann. Diese Gefahr ist jedenfalls bei weitem nicht so aktuell wie das Abscheren eines Wirbelkörpers nach hinten. Die Seitlagerung hat dazu noch bei Bewußtlosen den Vorteil, der freien Atmung dienlich zu sein und bei Erbrechen die Aspiration (Einatmen von Speiseresten) vermeiden zu helfen. Es ist nebensächlich, ob Lähmungszeichen vorliegen oder nicht. Grundsatz ist und bleibt: bei Verdacht auf Schädel- und Wirbelverletzungen mit oder ohne Bewußtlosigkeit „Seitlagerung mit gerader Wirbelsäule" (ohne Bucke-

lung); dabei liegt der Kopf auf einem gewinkelten Arm.

i) Augenverletzungen können erfolgen durch Chemikalien (Laugen, Säuren oder konzentrierte Lösungen verschiedener Art). Diese „Verätzungen des Auges" können zur Erblindung der Hornhäute führen, weswegen das Ätzmittel sofort verdünnt werden muß. Trotz eventuell starker Schmerzen muß das Augenlid geöffnet und reichhaltig Wasser hineingespült werden. Auch gewöhnliches Leitungswasser, Tee oder geschmackloser Sprudel sind für solche „Sofortwäsche zur Verdünnung des Ätzstoffes" geeignet. Wenn man mehrere Minuten lang wartet, kann es schon zu spät sein. Hier ist also „Sofortschaltung" erforderlich: Augenlid öffnen – Wasserspülung. Das muß in Sekundenschnelle erledigt sein. Wenn 5 Minuten gespült wurde, wird anschließend sofort der Augenarzt aufgesucht. Ebenso häufig sind die Verletzungen des Auges durch Fremdkörper. Die „Fremdkörperverletzungen" des Auges haben für die „Erste Hilfe" keine Chance. Der Verletzte ist jederzeit in jedem Fahrzeug transportfähig. Die Verbrennungen am Auge oder in Augennähe lassen ebenfalls keinen Spielraum für die „Erste Hilfe". Der Verletzte bekommt einen hauchdünnen, mit Kühlsalbe belegten Verbandsmull in die Hand, er schützt und kühlt damit das verletzte Auge; anschließend sofort Transport zum Augenarzt.

Wenn größere Hautflächen des menschlichen Körpers verbrannt oder angebrannt sind (ca. 30–40%), so besteht Lebensgefahr. Ist dabei ein Auge mitbetroffen, so geht es jetzt vor allem um die Rettung des Lebens. Ein solcher Patient kommt also in die „Unfallchirurgie", wobei natürlich ein Augenarzt fürs Auge mit hinzugezogen wird.

k) Elektrische Verletzung. Durch Kontakt mit elektrischem Strom kam es zu schwersten Gesundheitsschäden und Tod kommen. Die Stelle des Stromeintritts und Stromaustritts zeichnet sich durch kleinere oder größere Verbrennungsstellen ab, sog. Strommarken. An erster Stelle gefährdet beim Stromdurchgang durch den menschlichen Organismus ist das Herz. Es kann zum Herzstillstand kommen. Nur in ganz wenigen Fällen ist hier durch Zusammentreffen glücklicher Umstände die Wiederbelebung gelungen. Es kann aber auch zu inneren Verbrennungen an den Organen (Lunge, Leber, Nieren) kommen. Schäden am Gehirn sind sehr gefürchtet. Die „Erste Hilfe" besteht hier nur aus der sofortigen Stromabschaltung. Herausreißen des Verletzten aus dem Stromkreis ist ohne die erforderliche Isolierkleidung (Gummihandschuh) natürlich lebensgefährlich. Raschester Krankenhaustransport ist ausschlaggebend.

l) **Hitzeeinwirkung.** Durch Einwirkung praller Sonne, womöglich auf den unbedeckten Kopf, kommt es zur Hirnschwellung (= Hirnödem), sofortiger Kreislaufschädigung und Bewußtlosigkeit. Dies ist der klassische sog. *Sonnenstich.* Der Geschädigte ist blaß, der Puls ist klein und sehr schnell (stark frequent). Anfangs liegt der Geschädigte ruhig, später kann er unruhig werden.
Erste Hilfe: Sofort Lagerung im Schatten, Hemdkragen und Jacke öffnen, für gute Durchatmung sorgen (falls Sauerstoff vorhanden, 2–3 Minuten gründliche,

dann mäßige Zufuhr), künstliche Atmung, Atemspende von Mund zu Mund (bei Atemstillstand), kühler Umschlag auf Kopf und Stirn. Sofort ins Krankenhaus! Bei anhaltender Bewußtlosigkeit Seitlagerung (Kopf auf den abgewinkelten Arm).
Bei verstärkter Luftfeuchtigkeit (Tropen- oder Treibhausluft) und starker körperlicher Beanspruchung (auch ohne ständig pralle Sonne) entsteht im Körper zuviel Hitze. Durch das Schwitzen wird wegen der erhöhten Luftfeuchtigkeit auf der Haut nicht genügend Kühlung erzeugt. Es kommt zu einer Art „Wärmestauung" im Körper. Dies ist der sog. *Hitzschlag.* Der Geschädigte ist hier rot angelaufen (z.T. hochroter Kopf), der Puls ist sehr schnell, aber relativ kräftig. Die Atmung ist beschleunigt und etwas abgeflacht. Kurz vor der Bewußtlosigkeit treten Gleichgewichtsstörungen auf (der Geschädigte *torkelt,* während er beim *Sonnenstich* plötzlich zusammenfällt).
Erste Hilfe: Lagerung im Schatten. Hemdkragen öffnen, Oberkörper belüften. Ventilator-Belüftung – Kühlung fächeln. Schuhe und Strümpfe ausziehen. Kühlende Umschläge auf Kopf und Stirn sowie auf Fuß und Unterschenkel. Bei Atemabflachung Arme breiten und zusammenführen. Kurze Sauerstoffdusche.
Sofort Transport ins Krankenhaus. Bei Bewußtlosigkeit auf Seitlagerung des Geschädigten und Kopflagerung auf gewinkelten Arm achten.

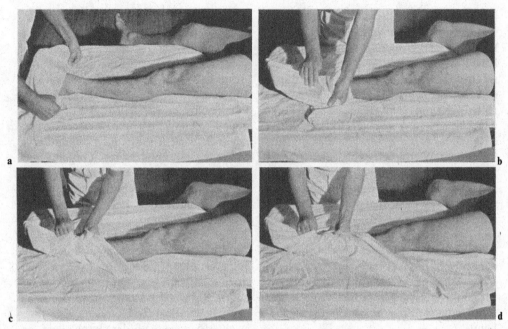

Abb. 120a–d. Kneipp'sche Wickel (Beinwickel)

a Phase 1   **b** Phase 2   **c** Phase 3   **d** Phase 4

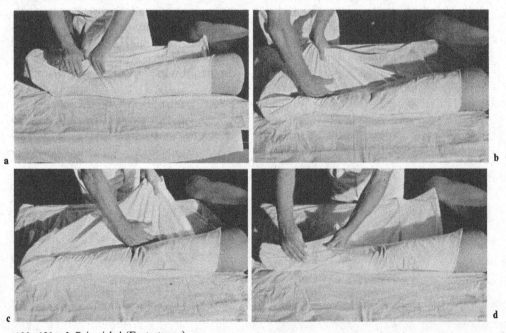

Abb. 121a–d. Beinwickel (Fortsetzung)

a Phase 5   **b** Phase 6   **c** Phase 7   **d** Phase 8

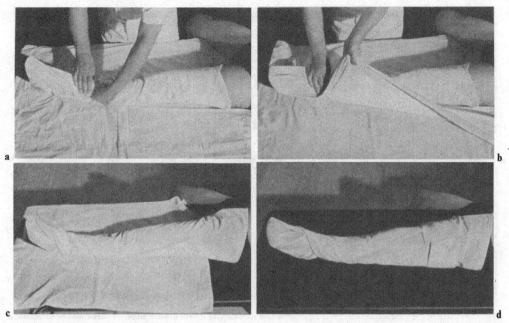

Abb. 122 a–d. Beinwickel (Fortsetzung)

a Phase 9 (Schluß des ersten Tuches)   c Phase 11 (Schluß mit zweitem Tuch)

b Phase 10 (Anfang mit zweitem Tuch)   d Phase 12 = Endphase (Schluß mit drittem Tuch)

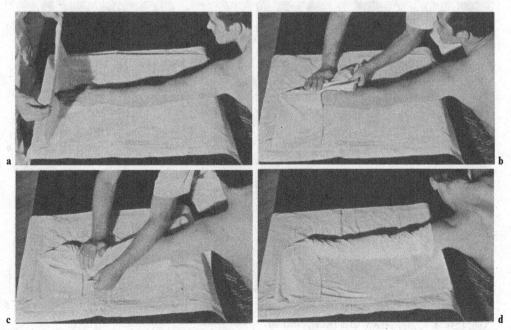

Abb. 123 a–d. Kneipp'sche Wickel (Armwickel)

a Phase 1 (erstes = feuchtes Tuch)   b Phase 2   c Phaxse 3   d Phase 4

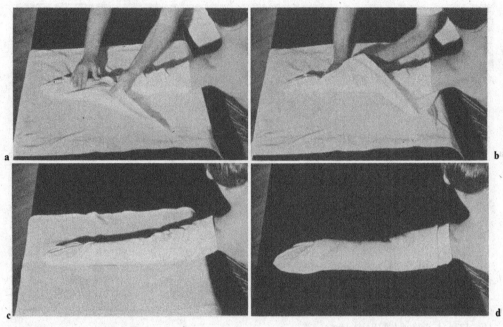

Abb. 124a–d. Armwickel (Fortsetzung)

a Phase 5   **b** Phase 6   **c** Phase 7 (Schluß des ersten Tuches)   **d** Phase 8 (Schluß des dritten Tuches)

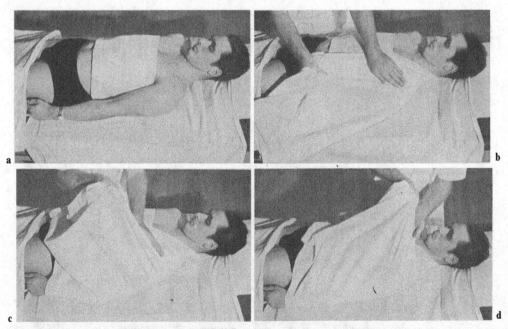

Abb. 125a–d. Kneipp'sche Wickel (Kneipp-Schal)

a Phase 1 (feuchtes Handtuch um die Brust)   **b** Phase 2 (Anfang mit erstem = feuchtem Tuch)
c Phase 3   **d** Phase 4

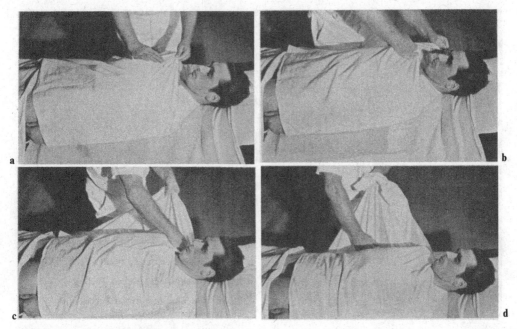

Abb. 126a–d. Kneipp-Schal (Fortsetzung)

a Phase 5   **b** Phase 6   **c** Phase 7   **d** Phase 8

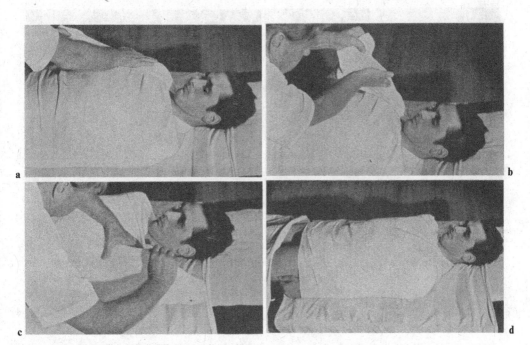

Abb. 127a–d. Kneipp-Schal (Fortsetzung)

a Phase 9   **b** Phase 10   **c** Phase 11   **d** Phase 12 (Schluß des ersten Tuches)

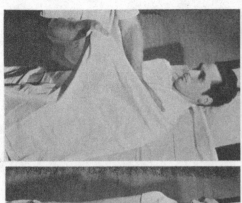

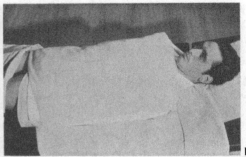

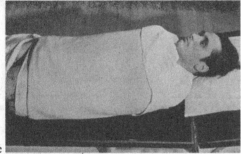

Abb. 128a–c. Kneipp-Schal (Fortsetzung)

a Phase 13 (Zwischenphase zweites Tuch)

b Phase 14 (Schluß des zweiten Tuches)

c Phase 15 (Schluß des dritten Tuches mit „Schlußhandtuch" um den Hals)

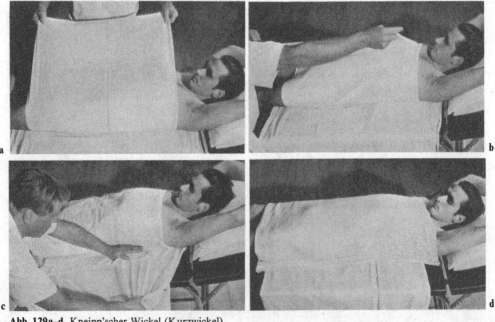

Abb. 129a–d. Kneipp'scher Wickel (Kurzwickel)

a Phase 1 (erstes = feuchtes Tuch – Anfang)   **c** Phase 3 (zweites Tuch – Zwischenphase)

b Phase 2   **d** Phase 4 (zweites Tuch – Schluß)

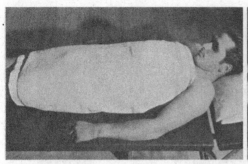 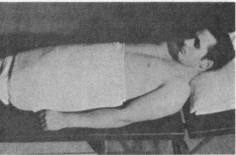

Abb. 130. Kurzwickel (Fortsetzung). Phase 5 (Schluß drittes Tuch – fertiger Kurzwickel)

Abb. 131. Kneipp'scher Wickel: Lendenwickel (= fertig = Schluß des dritten Tuches)

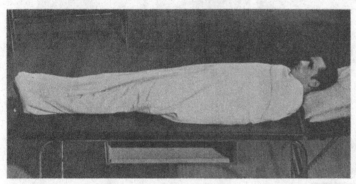

Abb. 132. Kneipp'scher Wickel: Ganzeinpackung (jeder Kneipp'sche Wickel, jeder Kneipp'sche Guß, jede Kneipp'sche Waschung [überhaupt jede Kneipp'sche Verordnung] kann mit Ganzeinpackung abgeschlossen werden)

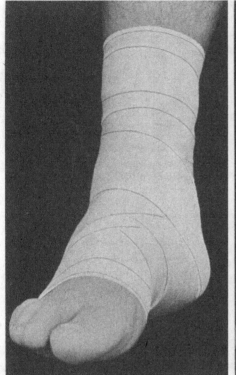
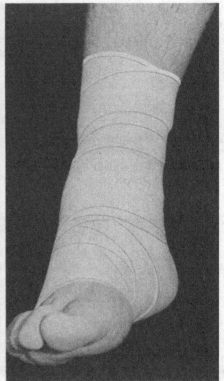
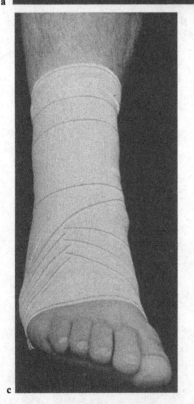

Abb. 133a–c. Verbände: Fuß und Knöchel

a Bandagierende Hebung des Fußaußenrandes

b Bandagierende Hebung des Fußinnenrandes

c Normaler Sprunggelenksverband in Mittelstellung

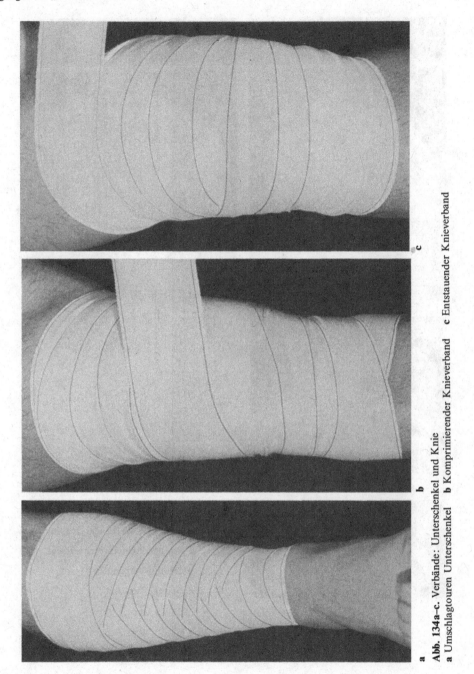

Abb. 134a–c. Verbände: Unterschenkel und Knie

a Umschlagtouren Unterschenkel   b Komprimierender Knieverband   c Entstauender Knieverband

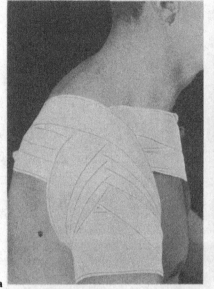

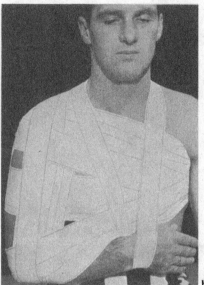

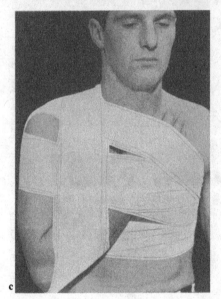

Abb. 135 a–c. Verbände: Schulter

a Schulter-Achtertourenverband

b Desault-Verband

c Velpeau-Verband

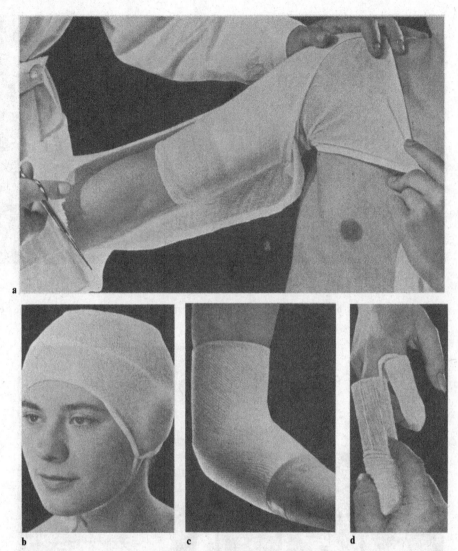

Abb. 136a–d. Verbände: Trikotschlauchverbände=tube ganze-Verbandstechnik – tg-Technik (Fa. Lohmann, Fahr/Rhein)

a Oberarm-Schulter-Verband   **b** Kopf-Verband   **c** Ellenbogen-Verband   **d** Finger-Verband

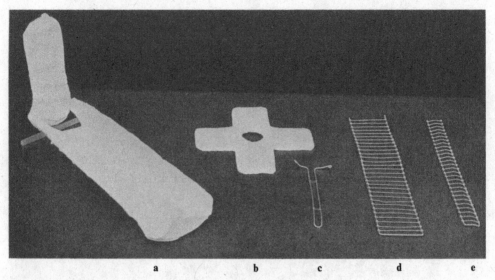

Abb. 137a–e. Schienenmaterial

a Volkmann-Schiene **b** Filz-Knie-Kappe **c** Böhler-Fingerschiene **d** große Kramer-Schiene **e** kleine Kramer-Schiene

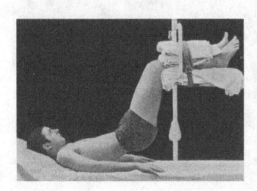

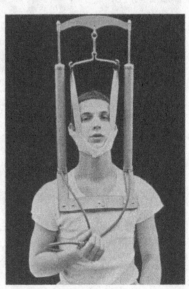

Abb. 138. Perlsches Gerät (Lumbalsyndrom-Behandlung)

Abb. 139. HWS-Extension mit Glissonschlinge (Zervikalsyndrom-Behandlung)

Technischer Anhang

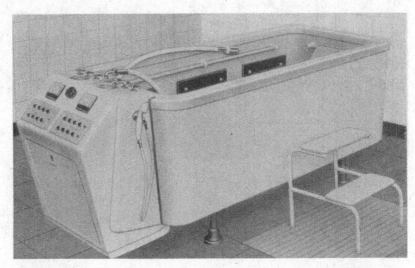

Abb. 140

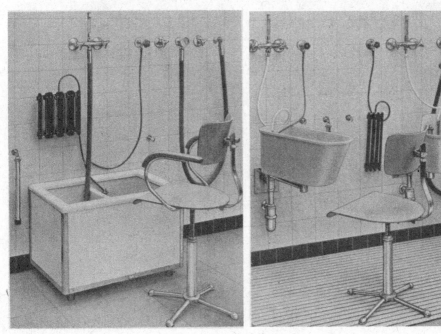

Abb. 141   **Abb. 142**

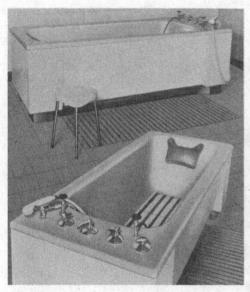

Abb. 143

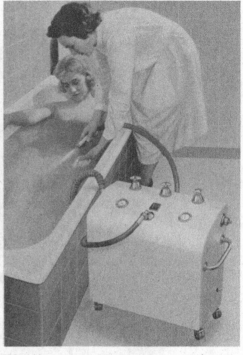

Abb. 144

Anhang 1. Ratschläge zur Nachbehandlung

1. Sehnen- und Muskelverpflanzung an der Hand

Ab 7. Tag ganz vorsichtiges Elektrisieren der verpflanzten Muskeln durch Gipsfenster. Am 10. Tag wird der Gips zur Schale geschnitten. Am 12.–14. Tag werden die Wundfäden entfernt. Jetzt wird nur die verpflanzte Muskelgruppe behandelt (z.B. bei der Perthesschen Ersatzoperation – Radialislähmung – werden 2 Handgelenksbeuger zur Hand- und Figerstrekkung verpflanzt). Es wird nur zur aktiven Hand- und Fingerstreckung angehalten.

Ab 21. Tag können Armbäder, „aufsteigende Armbäder" und Dämpfe zur Anleitung aktiver Beweglichkeit hinzugenommen werden.

Erst ab 28. Tag können im Armbad die ersten Anspannungsübungen für die Fingerbeuger und dann auch für die Handbeuger durchgeführt werden.

Nach 8 Wochen kann die Gipsschale entfernt werden; es wird jetzt noch Nachtschiene für 6 Monate gegeben). Nur wenn die „operativ ersetzte" Bewegungsebene (also bei Perthesscher Ersatzoperation z.B. die Finger- und Handstreckung) Fortschritte macht, darf auch die aktive Hand- und Fingerbeugung Fortschritte machen. Es ist also darauf zu achten, daß die Agonisten und Antagonisten im harmonischen Muskelgleichgewicht bleiben. Ein zu schneller Kraftgewinn in einer Bewegungsebene geht auf Kosten der anderen Bewegungsebene.

Die elektrische Nachbehandlung (Exponential- und Schwellströme mit dem Neurotom) beginnt (s. oben) schon am 7. Tag durchs Gipsfenster.

Die Massage der Unterarmmuskulatur (also der Beuger) beginnt am 18. Tag nach der Operation als Narben- und Lockerungsmassage und ab 28. Tag als Kräftigungsmassage. Bei jeder Nachbehandlungsphase ist die verpflanzte Muskulatur unbedingt vor „Verdrehung" zu schonen. Behandlungsabschluß 12 Wochen nach der Operation.

2. Sehnennähte und -verpflanzungen (Handchirurgie)

Die große Gefahr bei diesen Operationen ist die Verwachsung im Operationsgebiet und besonders die Verwachsung im Gebiet freier Sehnenverpflanzungen, also von Fuß auf Hand. Die Verwachsungsgefahr versucht man zu vermeiden, indem man ab

7. Tag den Patienten zu ganz vorsichtigen Streckungen bei Strecksehnennaht und zu ganz vorsichtigen Beugungen bei Beugesehnennaht anhält. Natürlich sind die ersten Anspannungsübungen nur mit minimalem Bewegungsausschlag verbunden, sie leiten aber die Ausbildung von Sehnengleitgewebe ein und begünstigen die Durchblutung.

10. Tag: Gips wird zur Schale geschnitten. Die feinen Anspannungsbewegungen werden weiter geübt.

14. Tag: Die Anspannungsübungen werden jetzt im Armbad durchgeführt. Beginn mit vorsichtiger Narben- und Auflockerungsmassage.

18. Tag: Beginn mit Neuroton-Behandlung in vorsichtiger Anfangsdosierung.

21. Tag: Die Anspannungsübungen im Armbad können durch „ansteigende Armbäder und Dämpfe" ergänzt werden. Nach 4 Wochen kann die Gipsschale entfernt werden und es wird für weitere 4 Wochen nur noch Nachtschiene gegeben.

Jetzt können auch erstmals die Antagonisten beübt werden. Wieder ist dringend zu beachten, daß weder die Strecker noch die Beuger übermächtig werden. Die Muskelgruppen müssen sich immer im funktionellen Gleichgewicht halten. Nach 10–12 Wochen Schluß der Nachbehandlung.

3. Muskel-Sehnen-Verpflanzungen am Kniegelenk

Für derartige Operationen gibt es zwei Gründe, und zwar die spastische Kniebeugekontraktur (Morbus Little) und die Quadricepslähmung.

Bei der spastischen Kniebeugekontraktur sind wie üblich die Kniestrecker (Quadriceps) beträchtlich überdehnt und die Kniebeuger beträchtlich verkürzt.

Wenn man jetzt die Bicepsgruppe (Biceps femoris) und den Semitendinosus ablöst und auf die Quadricepssehne verpflanzt, dann kann das Kniegelenk mit dem Semimembranosus und dem Gastrocnemiusköpfchen noch genügend kräftig gebeugt werden und die geschwächte Streckung wird durch die umgeschaltete Bicepsgruppe und den Semitendinosus beträchtlich verstärkt.

Schwächung der Beugung – Kräftigung der Streckung ist aber ein dem Masseur sehr wohl bekanntes Rezept zur Bekämpfung einer Kniebeugekontraktur.

Die Nachbehandlung beginnt ab 7. Tag (feine elektrische Reizung der verpflanzten Muskeln durch Gipsfenster).

12. Tag: Gips wird zur Schale geschnitten.

14. Tag: Fädenentfernung. Jetzt Beginn mit fein dosierten Narben- und Auflockerungsmassagen im Operationsgebiet.

21. Tag: Beginn mit Anleitung zur aktiven Kniestreckung im Bewegungsbad.

28. Tag: Erste Anleitung zur aktiven Kniebeugung. Genau auf Muskelgleichgewicht achten. Bei Kniereizung und Kapselnarben „Dämpfe", Packungen und „aufsteigende Bänder" hinzunehmen.

6. Woche: Die Gipsschale wird entfernt. Nachtschiene nicht erforderlich. Über Nacht keine Beugerolle unter das Knie, keine Braunsche Schiene. Das Bein bleibt in Streckstellung nachts (Sandsacklagerung), bis im Sitzen das über der Kante gebeugte Knie aktiv auf 165 Grad gestreckt werden kann. Jetzt darf das Bein auch belastet werden, wobei eine Knie-Filzkappe getragen wird. Jetzt auch Übungen am stehenden Fahrrad.

Nach 12 Wochen ist die Nachbehandlung beendet.

Bei der Quadricepslähmung werden, wie bei der spastischen Kniebeugekontraktur, auch die Bicepsgruppe und der Semitendinosus verpflanzt. Ist der Semitendinosus sehr schwach, so kann der Gracilis oder Sartorius auf den Quadriceps verpflanzt werden. Verpflanzt man nur die Bicepsgruppe und keinen von medial kommenden Muskel (Gracilis, Semitendinosus), so ist die Gefahr vorhanden, daß die Kniescheibe in laterale Subluxation gerät. Natürlich ist die Nachbehandlung genau die gleiche wie zur Beseitigung der „spastischen Kniebeugekontraktur".

Sehr wichtig ist bei dieser Quadriceps-Ersatzoperation die langdauernde Muskelpflege bis zu $^3/_4$ Jahre nach der Operation (und auch spätere Muskelkräftigungen).

Bei der spastischen Kniebeugekontraktur sind nämlich die Kniestrecker nur überdehnt und arbeiten nach Beseitigung der Überdehnung schön mit.

Bei der Quadricepslähmung wird aber lebenslänglich die Kniestreckung nur durch die verpflanzte Bicepsgruppe und Semitendinosus (oder Gracilis) geführt. Diese Muskeln müssen also viel mehr leisten, als ihnen an sich funktionell zuzumuten ist.

4. Sehnen-Muskel-Verpflanzungen am Fuß

Hier kann das zur Verpflanzung wertvollste Muskelmaterial nur dadurch gewonnen werden, daß funktionell zweitrangige Gelenke ruhiggestellt und verödet werden (sog. Arthrodese). Ein solches Gelenk ist das Gelenk zwischen Talus und Calcaneus, das sog. „Rückfußkippgelenk" (subtalare Gelenk). Wenn man dieses Gelenk arthrodesiert (durch Entknorpelung verödet), so hält es sich selbst in der richtigen Auftrittsstellung; die sonst benötigten Muskeln (z.B. Tibialis posterior) werden zur Verpflanzung frei.

Bei der häufigsten Fußlähmung überhaupt, der sog. Peronaeuslähmung, liegt wegen Lähmung der Fuß- und Zehenheber ein Spitzfuß vor. Wegen Lähmung der Peronaei (Pronatoren) liegt ein Klumpfuß vor.

Der Klumpfuß wird operativ korrigiert und dabei das subtalare Gelenk verödet. Der Spitzfuß kann dadurch beseitigt werden, daß jetzt der sehr kräftige Tibialis posterior – der ja vom N. tibialis versorgt und nicht gelähmt ist – auf den Ansatzpunkt des Tibialis anterior verpflanzt werden kann. Jetzt kann der Fuß durch den Tibialis posterior (der vor der Verpflanzung ein Fußbeuger war) gehoben (= gestreckt) werden. Die Nachbehandlung muß berücksichtigen, daß hier der Gips nicht zur Schale geschnitten werden kann, weil zur Verheilung der subtalaren Arthrodese 16 Wochen Unterschenkelgips (ab der 6. Woche nach der Operation Gehgips) getragen werden muß. Die Pflege des verpflanzten Tibialis posterior und die Kräftigung der Tricepsgruppe kann also nur durch Gipsfenster mittels Neuroton-Behandlung (Exponential- und Schwellströme) erfolgen. Wenn 16 Wochen nach der Operation der Gips entfernt wird, muß zur Vermeidung von Schwellungen für 10 Tage noch ein Zinkleimverband angelegt werden. Durch die lange Ruhigstellung sind das obere

Sprunggelenk und die Mittelfußgelenke natürlich ziemlich bewegungseingeschränkt. Massage der Unterschenkelmuskulatur kann jetzt endlich aufgenommen werden. Dies reicht zur Gelenksauflockerung nicht aus – andererseits sind passive Maßnahmen verboten. Jetzt kommt die Bäderbehandlung in den Vordergrund. Fußbäder, Fuß-Bürstenbäder, Anleitung zur aktiven Bewegung im Fußbad, Unterwasserpreßluftmassage, Unterwasserdruckstrahlmassage und vor allem auch auflockernde „Fußdämpfe" können jetzt zur Gewinnung aller Gelenksfunktionen und zur muskulären Kräftigung des Fußes eingesetzt werden.

5. Nervennähte an Arm und Bein

Die Nähte des frisch verletzten, glatt durchtrennten Nerven können weitgehend ohne Spannung durchgeführt werden. Ganz anders ist es bei den Spätnähten (günstige Zeit bis 9. Monat nach der Verletzung). Hier müssen die Nervenenden immer gut angefrischt werden. Dadurch entsteht ein gewisser Defekt, der nur durch bestimmte Extremitätenentlastungsstellung (und hierdurch Annäherung der Nervenenden) kompensiert werden kann. So muß bei der Peroneusnaht das Kniegelenk ziemlich gebeugt und bei der Radialisnaht das Ellenbogengelenk gut gebeugt werden. Diese besondere, die Nervennahtstelle entlastende Einstellung der Gelenke muß natürlich im Gipsverband so lange geführt werden, bis die Nervennaht verheilt ist. Während bei der frischen Nervennaht der Gips schon nach 3 Wochen entfernt werden kann, muß er bei der verspäteten Nervennaht bis zur 6. Woche liegen bleiben. In der jeweiligen Gipszeit wird vom 8. Tag an der genähte Nerv direkt (durchs Gipsfenster) und die vom Nerven innervierte Muskulatur (durchs Gipsfenster) indirekt mit dem Neuroton elektrisch behandelt. Dabei ist anfangs zum „Einschleichen" mit ganz schwachen Stromstärken zu arbeiten. Nach der Gipsentfernung wird nur noch

eine Nachtschiene zur Entlastung gegeben. Die elektrische Nerv-Muskel-Be-
handlung ist bis zu 9 Monaten nach der
Naht durchzuführen. Dann ist entweder
der Erfolg da oder der neurologische
Facharzt entscheidet, ob weitere Behandlung noch sinnvoll ist. Ist die Naht nicht
gelungen, wird die entsprechende Ersatzoperation (= Muskelsehnenverpflanzung)
durchgeführt. Nähte des N. ulnaris und
N. ischiadicus können manchmal auch
über 9 Monate zur Heilung brauchen.

6. Rupturen der großen Sehnen
(Achilles-, Quadriceps-, Bicepssehne)

Die Risse der großen Sehnen treten oft
schon bei latenter Muskelanspannung
oder Aus- und Abrutschen auf. Die Achil-
lessehnenrisse treten besonders gern im
Frontalsturz bei Skilauf auf, wenn die Sicherheitsbindung um Sekundenbruchteile
zu spät aufgeht. Selten ist, daß völlig gesunde Sehnen zerreißen. Meist sind degenerative Sehnenumbauvorgänge vorhanden, die eine Ruptur begünstigen.
Die Naht frischer Sehnenrupturen ist un-
problematisch, wie die Naht frischer Nervenverletzungen.
Die Naht veralteter Sehnenrupturen
zwingt zu plastischen Maßnahmen (z.B.
Verlängerung), weil Rißenden der ge-
schrumpften Sehne angefrischt werden
müssen und die Sehne durch Schrumpfung kürzer geworden ist.
So benötigt eine frische Sehnenruptur
nach der Naht 6 Wochen Gipsverband,
eine veraltete Ruptur nach der Naht 8–10
Wochen Gipsverband.
Wichtig bei der Nachbehandlung ist die
elektrische (Neuroton) Muskelpflege ab
dem 10. Tag durch ein Gipsfenster und
Anleitung zur aktiven Anspannung im
Gips. Nach Gipsentfernung wird im Bewegungsbad die Anleitung zur aktiven Beweglichkeit nur für die zur genähten
Sehne gehörigen Muskeln gegeben, also
z.B. die Tricepsgruppe bei der Achillessehne oder die Quadricepsgruppe bei der
Quadricepssehne. Die antagonistische

Muskelgruppe wird erst ab 6. Woche mit
Detonisierung und leichter Hyperämisierung behandelt. Dämpfe, Unterwasserdruckstrahlmassage und manuelle Massage sind entsprechend einzusetzen.
Besonders die Narbenmassage hat hier
eine gute Position, weil die Verwachsungen der Haut mit dem Sehnengleitgewebe
beträchtlich sein können. Die Auflockerung des Kapselbandapparates der benachbarten Gelenke ist zu beachten. Keinerlei gewaltsame Dehnung und keine
Schmerzen bereiten. Die Kniebeugung
(bei Quadricepssehnenriß) und die Fuß-
streckung (bei Achillessehnenriß) muß bei
reizlosem Gelenk langsam erarbeitet werden.

7. Arthrolyse am Ellenbogen und Kniegelenk

Durch Rheumatismus, leichte Infektion
und Unfälle (lange Gipszeiten) kann es
gelegentlich zur sog. „bindegewebigen"
(= fibrösen) Gelenksteife kommen. Das
ist bei Ellenbogen- und Kniegelenken am
häufigsten der Fall.
Die Arthrodese ist die operative Versteifung eines Gelenkes. Die Arthrolyse ist
die operative Mobilisierung von Gelenken. Am Kniegelenk ist hierzu die Verlängerung der Quadricepssehne, am Ellenbogengelenk die Verlängerung der Triceps-
sehne erforderlich. Nach der entsprechenden Sehnenverlängerung wird das Gelenk
aufgeklappt, die fibrösen „Pannus"-Ver-
klebungsreste auf den Gelenkknorpelflä-
chen werden beseitigt. Die Kapsel wird
notfalls eingekerbt, die passive Funktion
während der Narkose auf dem Operationstisch ist weitgehend frei.
Nach Gips- oder Schienenruhigstellung
von 12–14 Tagen werden die Fäden entfernt. Im Gipsverband werden schon ab
8. Tag Anspannungsübungen und Elektrisieren (durchs Gipsfenster) durchgeführt,
am 14. Tag werden die Wundfäden entfernt, und es beginnt Übungsbehandlung
im Bewegungsbad; zunächst nur aktive
Übungsbehandlung. Ab 4. Woche beginnt

man im Bewegungsbad auch mit passiver Übungsnachhilfe und Widerstandsübungen. Wenn irgendwelche Gelenksreizungen auftreten, wird mit „Kytta-Plasma" und „Dämpfen" der Reizzustand beseitigt. Wenn bis zur 7. Woche nach der Operation nicht 120 Grad Beugung im Ellenbogen- oder Kniegelenk erreicht sind, wird mit Dauerzügen (Beugerollenzug) gearbeitet. Hierzu bedarf es der Verordnung des Stationsarztes.

8. Arthroplastik

Ein völlig versteiftes Gelenk, das mehr oder weniger auch schon knöchern verändert oder überbrückt ist, kann ebenso wie die fibröse (= Verklebungssteife) Sperre des Gelenkes operativ mobilisiert werden.
Die mobilisierende Operation bei fibröser Steife heißt Arthrolyse, die mobilisierende Operation bei ankylotischer oder knöcherner Steife heißt Arthroplastik. Bei der Arthroplastik werden nicht nur Sehnen und Kapseleinkerbungen vorgenommen, sondern neue Gelenkflächen gebildet. Früher hat man nach Lexer diese neuen Flächen mit Faszien- oder Fettlappen bedeckt (Interpositum), um neue Verwachsungen zu verhindern. Diese Methoden sind heute weitgehend in den Hintergrund getreten, seitdem die Einbringung von Metallen und Kunststoffen aktuell geworden ist. Heutzutage ist die häufigste Plastik die Endoprothesenoperation. Der alte geschädigte Hüftkopf wird entfernt und ein neuer Hüftkopf aus gewebsfreundlichem Metall (Vitallium) wird auf den Oberschenkelhals in den Markraum eingebolzt. Nach der Operation wird der Patient mit leichtem Gamaschenextensionszug im Bett in Abduktion gelagert. In dieser Lagerung bleibt der Patient mit Sandsäckchen fixiert, bis die Wundheilung erfolgt ist. Jetzt erfolgt Anleitung zur aktiven Beugung und Abduktion und Streckung. Diese Bewegungsebenen werden der Reihe nach 8–10 Tage im Bett geübt und anschließend im Bewe-

gungsbad. Jede Adduktion ist verboten. Aufstehen und Entlastungsgehen im Gehwagen ist erlaubt, wenn die aktive Abduktion so kräftig ist, daß in Seitlage das Abheben des Beines möglich ist. Nach 3 Wochen Gehwagen kann auf Stockstützen übergegangen werden.
Gelegentlich gibt es Reiz- und Schmerzerscheinungen im Operationsgebiet. In einem solchen Fall kann man ausgezeichnet Stanger-Bäder, Schwefelbäder oder Moorpackungen (s. Kapitel Medizinische Bäder) zwischenschalten. Ganz zum Schluß der Nachbehandlung der „Endoprothese" ist darauf zu achten, daß die Streckung möglichst vollständig ist. Der Glutaeus maximus soll dann so kräftig sein, daß eine Beugekontraktur nicht vorhanden ist und sich auch bei vermehrter Belastung nicht entwickeln kann.

9. Schultergelenksoperationen

Die häufigsten Eingriffe an der Schulter sind die Operation der habituellen Schulterluxation, Luxation des Schultereckgelenkes (Acromeo-Clavicular-Gelenk), Reposition von Schulterluxationsfrakturen (Kombination von subkapitalem Oberarmbruch mit Ausrenkung). Der Patient wird nach diesen Operationen im Thoraxarmgips ruhiggestellt.
Am 14. Tag erfolgt Fädenentfernung durch Gipsfenster.
Am 20. Tag wird der Gips geschalt und man beginnt mit den ersten Anspannungsübungen für die Abduktion.
Am 28. Tag wird der Gips entfernt und eine Abduktionsschiene angelegt Jetzt wird auch die Elevation nach vorn und Adduktion geübt. Natürlich erfolgt zugleich „Massagepflege" dieser Muskelgruppen! Schließlich wird auch die Elevation nach hinten und die Innendrehung geübt.
Nackengriff (Übungen für die Außendrehung) werden bei der habituellen Schulterluxationsoperation überhaupt nicht geübt. Hier könnte sonst durch zu frühzeitige Außendrehung eine Ausrenkung

begünstigt werden. Diese Ebene spielt sich auf lange Sicht von selbst ein. Innendrehung (Lendengriff) ist erlaubt.

Bei der Schultereckgelenksluxation und Reposition von Luxationsfrakturen kann die Außendrehung (Nackengriff) zum Schluß durchaus geübt werden. Gerade bei dieser Operation ist die Neigung zu Vernarbungen der Kapsel und Verklebungen des Sehnengleitgewebes beträchtlich. Hier kann man ab der 4. Woche nach der Operation mit passiven Dehnungsübungen und Rollenzügen zusätzlich in vorsichtiger Dosierung arbeiten, damit genügend Abduktion und Dehnung zustandekommt. Immer wieder Zwischenschaltung von tagelangen Lockerungsmassagen (besonders große und kleine Vibrationen), „Dämpfen" und Entspannungsbädern hilft dazu, das Gelenk reizlos zu erhalten. Zu energische Nachbehandlung hat keinen Sinn. Wenn das Gelenk in Reizzustand gerät, ist alles nur viel schlechter, und es muß wieder von vorne angefangen werden. Es ist einfach oberstes Prinzip jeder Nachbehandlung besonders an Gelenken: „Das Gelenk muß immer schmerz- und reizlos sein."

Wird das operierte Gelenk in irgendeiner Form „beleidigt", so reagiert es darauf sauer und sperrt sich gegen jede Bewegungsübung. Dazu kann ein gereiztes Gelenk sehr schnell ins Sudeck-Syndrom hineinrutschen. Wir haben sehr viele Möglichkeiten der Entspannung, Entschmerzung, vorsichtigen Dehnung, spielerischen Auflockerung in unserem Repertoire als Masseur und med. Bademeister. Wer „auf dieser Tastatur die richtige Melodie spielen kann", ist jeder Nachbehandlungsaufgabe gewachsen.

Bei der Nachbehandlung jeglicher Art im Schulterbereich sollte auch an die Wirbelsäule (besonders Halswirbelsäule) und an die andere Schulter gedacht werden. Durch die einseitige Ruhigstellung wird der nichtbetroffene Schultergürtel und nichtbetroffene Arm schnell überlastet. Rasch bilden sich Verkrampfungen des Oberarm-Schulter-Bereiches der nichtbetroffenen Seite. Es tut dem Patienten sehr gut, wenn auch hier ab und zu entkrampfend-lockernde Maßnahmen durchgeführt werden. Außerdem ist reflektorisch günstige Wirkung auf den behandelten Schulter-Arm-Bereich zu erwarten.

Die unsymmetrische Beanspruchung des Schultergürtels muß zwangsläufig zu Verspannungen der langen und breiten Rückenstrecker führen, weil die Wirbelsäule jede Verschiedenheit der Schultergürtelbeanspruchung ausgleichen muß. So empfindet jeder Patient bei der Behandlung eines Schulterleidens oder der Nachbehandlung einer Schulteroperation die zwischenzeitliche Auflockerung und Hyperämisierung der Rückenmuskeln besonders des Hals- und Brustabschnittes als besonders angenehm. Da zwischen den breiten Rückenmuskeln und der Schulterblattmuskulatur funktionelle Wechselbeziehungen bestehen, wirkt sich die Behandlung der Rückenmuskeln auf die Schulterblattbeweglichkeit sehr günstig aus. Wenn wir nach Unfall oder Operation im Schulterbereich feststellen, daß am Schultergelenk eine ernstliche Bewegungseinschränkung zumal der wichtigen Abduktion verbleiben dürfte, haben wir automatisch die Aufgabe, für den funktionellen Ausgleich dieses Schadens mit zu sorgen. Jeder Ausfall an Schultergelenksbeweglichkeit kann durch Verstärkung der Schulterblattbeweglichkeit in seiner funktionellen Auswirkung gemindert werden. So werden wir bei Bewegungsstörung des Schultergelenkes die Schulterblattbeweglichkeit verbessern

a) durch aktive Übung der Schulterblattbeweglichkeit einschließlich Widerstandsübungen,

b) durch gezielte Lockerungsmassage der Schulterblattmuskulatur: Rhomboidei, Serratus lateralis, Teres major und minor, Levator scapulae,

c) passive Dehnungsübungen für Schulterblattbeweglichkeit,

d) Auflockerung des Latissimus und Trapezius.

Es gibt also im Rahmen der Benninghoffschen Muskelkettenreaktion nicht nur auf- und absteigende funktionelle Ketten, sondern auch Querverbindungen. Für den berufserfahrenen Masseur sind solche funktionellen Komplexe nichts Neues.

Dem jungen Masseur muß immer wieder gesagt werden, daß seine Berufserfolge nicht allein von der perfekten Beherrschung der Massage- und Bädertechnik abhängt.

Die Anatomie würde uns bei weitem nicht so interessieren, wenn wir bei ihr nicht immer wieder Erkenntnisse des Zusammenwirkens von Skelett (Statik) und Muskeln (Dynamik) schöpfen könnten.

Die Zusammenarbeit zwischen Fuß- und Oberschenkelmuskeln, zwischen Bein- und Beckenmuskeln, Becken- und Rückenmuskeln, Rücken- und Schulterblattmuskeln, Schultergelenks- und Oberarmmuskeln sowie zwischen Oberarm-Unterarm- und Handmuskeln wird vom Masseur stets zu beachten sein. Je gründlicher er sich in diese funktionellen Verbindungen einarbeitet, sie zu beobachten und behandeln lernt, um so gründlicher und nachhaltiger sind seine therapeutischen Resultate.

Die Pathologie interessiert den Masseur nicht als Krankheitslehre allein. Von ihr verspricht er sich erweiterte Anregung zur Erkennung der organischen und funktionellen Zusammenhänge

zwischen Hautreaktion und Organreaktion,

zwischen Organerkrankung und Hautveränderung,

zwischen Organschädigung und Muskelreaktion,

zwischen Muskelreizung und Organreaktion,

zwischen motorischer Störung und Organveränderung,

zwischen sensibler Schädigung und Organreaktion,

zwischen muskulärer Reaktion und Vegetativum,

zwischen vegetativem Reiz und Hautreaktion,

zwischen Hautveränderung und vegetativer Reizung.

Die aus der Anatomie abzuleitenden Wechselbeziehungen sind relativ klar und ihre Kontrolle bei kritischer Beobachtung unserer Arbeit am kranken Menschen durchaus zu erlernen. Die aus der Pathologie abzuleitenden Wechselbeziehungen zwischen den einzelnen Organsystemen, der Muskulatur, der Körperdecke und dem autonomen und willkürlichen Nervensystem erfordern unerhört gründliche pathologisch-anatomische Studien, sehr viel Berufserfahrung und die Fähigkeit, aus analytischem Denken zu fundierten Erkenntnissen zu gelangen.

Wer in dieses Gebiet eindringt, wird steigende Achtung vor der Schöpfung bekommen. Er wird seinen Beruf von einer neuen Seite sehen lernen und zunehmende Freude daran haben.

10. Unfälle und Knochenoperationen der unteren Extremität

Wegen ihrer großen Wichtigkeit soll folgende Gruppe besprochen werden:
Luxationen und Schäden am Kapsel-Band-Apparat:
schwere Knöchelbandzerreißung
Sprunggelenksausrenkung
ausgeprägter Knie-Innen- oder -Außenbandschaden
Kreuzbandschädigung am Kniegelenk
Kombination Seitenband-Kreuzbandschaden
Kniegelenksausrenkung
Kniescheibenausrenkung
Hüftgelenksausrenkung.

Alle diese Schäden haben gemeinsam, daß sie entweder sofort mit mehrwöchigen Gipsverbänden versorgt oder operiert und anschließend eingegipst werden. Es summiert sich hier eine mehr oder weniger ausgeprägte Schädigung des Kapsel-Band-Apparates mit einer mehrwöchigen

Ruhigstellung. Die Ruhigstellung ist wohl Voraussetzung für die Heilung, keineswegs aber ohne negative Auswirkung für die unteren Extremitäten. Wer selbst schon einen Gipsverband tragen mußte oder Erfahrungen mit „Gipspatienten" hat, kennt die besonderen Schwierigkeiten. Das Gangbild verändert sich beträchtlich. Von einer normalen Abrollung beim Gehen, von einer guten Gewichtsverteilung beim Stehen oder brauchbarem Treppensteigen kann keine Rede sein. Die Muskulatur vom Fuß bis zu den Schultern hinauf reagiert eindeutig auf diese Veränderung der Statik und Dynamik. Am gesunden Bein kommt es zu verschiedenen Beschwerden (Schwellungen im Gleitgewebe der Achillessehne, Gelenkschwellungen, Stauungen usw.), Rückenschmerzen, Rückenmüdigkeit tritt auf. Ist der Gips endgültig entfernt, so beginnt eine neuerliche Umstellung; das geschwächte Unfallbein steht sofort unter Mehrbelastung, Statik und Dynamik verändern sich neuerlich.

Es soll jetzt der Masseur und med. Bademeister nicht allein das Unfallbein behandeln. Natürlich ist das seine wichtigste Aufgabe. Er wird die nötige Auflockerung der Gewebe, die Kräftigung der Muskeln und die Funktion der Gelenke mit dem ganzen, ihm zur Verfügung stehenden therapeutischen Repertoire bewerkstelligen. Er wird die wichtigsten Bewegungsebenen der Gelenke bevorzugt einspielen. Er wird bänderunterstützende Muskeln, z.B.

Vastus lateralis   = Knieaußenband
Vastus medialis   = Knieinnenband
Quadriceps   = vorderes Kreuzband
Triceps   = hinteres Kreuzband
Tibialis posterior = Knöchelinnenband
Peronaeus-Gruppe = Knöchelaußenband
(s. Anatomie)

besonders aktivieren.

Er wird die Hyperämisierung und Dehnung der Gelenkkapseln zur Bewegungsverbesserung der Gelenke mit Bädern, Dämpfen, Übungen sowie der gezielten Anwendung der klassischen Massagen oder Bindegewebstechnik erreichen. Er

wird dabei aber stets daran denken, daß das gesunde Bein überlastet war und ist (erst nach Monaten normalisiert sich die Arbeitsverteilung der Beine wieder) und die Becken- und Rückenmuskulatur ebenfalls mit Verspannungen reagiert hat.

Es ist also das gesunde Bein zu entstauen und zu entkrampfen. Es ist die Gesäß- und Rückenmuskulatur zu entkrampfen und zu hyperämisieren.

Die überlegene Kenntnis dieser Dinge und das Wissen um diese Zusammenhänge und die entsprechende Ausrichtung der Behandlung unterscheidet den erstklassigen Masseur vom massierenden Roboter.

Eine weitere Gruppe setzt sich wie folgt zusammen:

Knochenoperationen und Frakturen
Frakturen mit Störung der Fußgewölbe
Knöchelfrakturen
Unterschenkelfrakturen
Unterschenkelschaftosteotomien
Pendelosteotomen (Crus varum und Crus valgum)
Kniescheibenoperationen
suprakondylare Osteotomien (Genu varum und Genu valgum).

Alle diese Unfälle oder Knochenoperationen benötigen zur Heilung eine beträchtlich lange Gipszeit. Die Arthrodesen am Fuß- und Kniegelenk benötigen 16 resp. 10–12 Wochen. Von den Knöchelfrakturen bis zur suprakondylären Osteotomie gibt es Gipszeiten von 8–12 Wochen.

Auch Beckengipse sind gelegentlich erforderlich.

Es bedarf eines guten Könnens, um die geschädigte Extremität wieder funktionstüchtig und belastungsfähig zu machen. Bei allen Knochenschäden und Knochenoperationen noch mehr als bei den Bandschäden ist die funktionelle Umstellung zu beachten. Das gesunde Bein wird wochenlang überlastet. Die muskulären Systeme des Bewegungs- und Halteapparates arbeiten unter unsymmetrischen Bedingungen. Überall da, wo Muskulatur vermehrt oder ungewohnt überlastet wird, treten Muskelschmerz und Muskelmüdigkeit auf. Die Behandlung nach Gipsabnahme ist klar: Lockerung durch Massage und Bewegungsbad, Anleitung zu Dehnungsübungen, Kräftigungsmassage, Auflockerung der Kapsel-Band-Apparate der verschiedenen Gelenke.

Nicht vergessen darf man die Muskulatur des gesunden Beines, die Gesäß- und Beckenmuskulatur beiderseits, die Rückenmuskulatur. Zur klassischen Massage tritt hier das entspannende und stoffwechselfördernde Bad (siehe med. Bäder und Leukona-Reihe).

11. Trapeziuslähmung
(Schädigung des N. accessorius –
Trapezius-Ersatzoperation)

Die Entwicklung und Ausarbeitung dieser Operation gehört gewiß zu den besten Auswertungen der funktionellen Anatomie. Bei der Trapeziuslähmung fallen entscheidende Funktionen dieses Muskels völlig aus; nur die obere Randpartie bleibt tonisiert, da hier eine Doppelversorgung (Doppelinnervation) durch die Rami trapezoidei aus dem Plexus cervicalis (C1–C4) vorliegt.

Die wesentlichste Funktion des M. trapezius besteht in der aktiven Führung des Schulterblattes (Scapula) und Sicherung der Stellung des Schulterblattes auf dem Thorax.

Wenn der M. trapezius gelähmt ist, kippt das Schulterblatt vom Thorax ab; es entsteht eine „partielle Flügelschulter". Nur noch der untere Schulterblattwinkel wird durch den Serratus lateralis etwas fixiert. Ist auch dieser Muskel gelähmt, so besteht eine „komplette Flügelschulter".

Die partielle Flügelschulter ist bereits eine eklatante Störung am Schultergürtel. Der Arm kann nur noch zur Waagrechten erhoben werden (Deltamuskel mit Supraspinatus). Das Heben des Armes zur Senkrechten ist (siehe Anatomie) keine

Schultergelenks-, sondern Schulterblattbewegung. Da diese Schulterblattbewegung bei der Trapeziuslähmung fehlt, ist das Bewegungsausmaß des Armes sehr gestört. Der Arm kann nur noch im Schultergelenk selbst und nicht mehr zugleich auch noch mit Hilfe der Schulterblattbeweglichkeit bewegt werden. Um trotz Lähmung ein brauchbares Muskelgleichgewicht am Schulterblatt zu erreichen, wird jetzt die Rhomboidei-Gruppe am Schulterblattrand abgelöst und auf die Mitte des Schulterblattes verpflanzt. Der Levator scapulae wird an seinem Ansatz abgelöst und 5–8 cm weiter lateral neu befestigt. Auf diese Art liegt das Schulterblatt wieder muskulär gut abgesichert am Thorax an.

Die Nachbehandlungsaufgabe besteht darin, die verpflanzten Muskeln (Rhomboidei-Gruppe und Levator) so zu kräftigen, daß sie jetzt den Ausfall des Trapezius durch vermehrte Kraftleistung ersetzen können. Hierzu sind die Muskeln an sich nicht in der Lage, wenn es nicht gelingt, sie durch aktive und passive Maßnahmen zur Hypertrophie (Faservermehrung) und Tonussteigerung (Faserkräftigung) zu bringen. 3 Wochen nach der Operation wird der Gips (in Fechterstellung angelegt) abgenommen. Jetzt beginnt die Anleitung zur aktiven Schulterblattbeweglichkeit (Schulterblatt heben, Schulterblätter zusammenführen usw.). Wenn die Bewegungen gut kommen, wird die Übung im Bewegungs- und Schwimmbad durch entsprechende „Schwimmstöße" unterstützt. Jetzt setzt auch die Kräftigungsmassage für die Rhomboidei-Gruppe und den Levator ein. Eine Überbeanspruchung (Überdehnung) der verpflanzten Muskulatur ist peinlichst zu vermeiden. Auch die Neurotonbehandlung kann jetzt hinzugezogen werden. Erst wenn die Schulterblattbeweglichkeit sehr kräftig ist, wird mit vorsichtigen Übungen zur Hebung des Armes von der Waagrechten zur Senkrechten begonnen.

Mit der Trapezius-Ersatzoperation haben
wir wieder ein schönes Beispiel vor uns,
welch enorme funktionelle Bedeutung die
Erhaltung oder Wiederherstellung des
Muskelgleichgewichtes bei allen Bewegungen des Körpers hat. Auch hier ist
bei der Nachbehandlung auf die Mitbe-
handlung der nicht operierten Schulter-
blattpartie, der langen Rückenmuskeln
und des Latissimus zu achten.

Anhang 2. Ratschläge zur Behandlung von Krankheitsgruppen mit vegetativer Überlagerung und muskulären Kettenreaktionen

1. Zervikale Symptomengruppe

Die Behandlung zervikal gesteuerter Reizvorgänge einschließlich ihrer peripheren Querwirkungen gehört zu den schwierigsten Aufgaben der Massage und med. Bäderheilkunde überhaupt. In der Anatomie und Pathologie wurden die Zusammenhänge schon angedeutet. Es soll nun versucht werden, die besondere Problematik zu erklären und entsprechende therapeutische Ratschläge zusammenfassend abzuhandeln.

Die an der Halswirbelsäule und ihren anatomischen Elementen (Bandscheiben, kleine Gelenke, Luschkasche Halbgelenke) auflaufenden Verschleißvorgänge können zur echten peripheren Wurzelreizung, zur vegetativen Reizung und zur kombinierten Reizung führen.

Bei der peripheren Reizung stehen motorische Schwächung und Sensibilitätsstörungen (Taubheits-Pelzigkeits-Gefühl) im Vordergrund. Der Arm „läßt aus". Ein Teller, eine Einkaufstasche entgleitet der Hand. Dieser Zustand geht in Sekundenschnelle vorbei. Der Patient ist natürlich sehr erschrocken, bis er endlich vom Arzt über die Ursache solcher Zustände unterrichtet wird.

Ist zugleich vegetative Reizung (Medianusbahn oder schmerzhafte Gefäßstraße) vorhanden, so kommt es zu unklaren Beschwerden (Kribbeln, Reißen, Ameisenlaufen, Schwellungsgefühl ohne Ursache) sowie vermehrter Kälteempfindlichkeit. In diesem Anfangsstadium zervikaler Reizung lautet der entscheidende Behandlungsgrundsatz: „Nur keine zusätzliche Reizung". Es jagt uns niemand und wir haben Zeit, mit allen zur Verfügung stehenden technischen Tricks uns hier Stufe für Stufe „einzuschleichen". Behandlungsbeginn mit kleinen und großen Vibrationen ist immer absolut sicher, einen Fehler kann man damit nicht begehen. Schlimmstenfalls kommen wir damit therapeutisch nicht weiter; das ist aber seht selten. Eine „Massagereaktion" wie bei der klassischen oder Bindegewebsmassage darf es hier nicht geben.

Das Einfühlungsvermögen für Behandlungsintensität und Behandlungsdauer muß so ausgebildet sein, daß keinerlei Verschlimmerung der lokalen (örtlichen) Beschwerden im Hals-, Nacken-Hinterkopf-Bereich und auch keine Verstärkung der Fernsymptome (Motorik und Sensibilität des Armes) eintritt. Die vegetative Reizung seitens der Halswirbelsäule führt zu Veränderungen von Durchblutung und Stoffwechsel in den Sehnen, im Sehnengleitgewebe und den Schleimbeuteln des Schulterbereiches. Die Gewebe verkleben und verhärten sich, Kalkeinlagerungen treten auf, und schließlich kommt es zu Aufbrauchserscheinungen an den Sehnenfasern. Dieser Komplex, die sog. Periarthritis humero-scapularis, entsteht also wiegend durch „zervikale Steuerung". Gelegentlich spielen echte rheumatische Veränderungen (Zähne, Tonsillen) eine zusätzliche Rolle. Es summieren sich also zervikale mit infektallergischen Ursachen. Der Schmerzzustand im ganzen Kopf-Schulter-Arm-Bereich ist hierbei besonders intensiv. Die Behandlungsempfindlichkeit ist naturgemäß außerordentlich groß. Noch schlimmer ist das alles, wenn vorher mit rauher Hand massiert wurde oder chiropraktische Manöver versucht wurden Man kann sich keine Vorstellung machen, wie dankbar solche verschüchtert und verängstigt zu weiterer Behandlungsmaßnahmen antretenden Patienten für eine „fühlige Hand" sind. Feststellungen wie „bei Ihnen ist die Massage ganz anders – da tut ja gar nichts weh, das ist ja sogar angenehm" lassen die Frage auftauchen, was sich wohl die Vorbehandler gedacht haben. Natürlich gehört es zur Berufsehre, den vorbehandelnden Kollegen in Schutz zu nehmen.

Sehr günstig ist es, bei hochempfindlichen Patienten zusätzlich viel mit Wärme, Dämpfen und Packungen zu arbeiten. Natürlich ist dem Patienten zu raten, daß er sich zumal bei unsicherer Witterung oder im Winter entsprechend schützt. Eine kleine Unterkühlung oder etwas Zugluft können manche Behandlung wieder deutlich zurückwerfen. Vorzeitige Dehnungsversuche (passive Übungen) sind ebenso schädlich. Beginnen kann man damit erst, wenn die Muskulatur durch Massage nicht mehr lockerer zu bekommen ist und wenn sich der Patient recht wohl fühlt. Jetzt kann man eine Kapselschrumpfung mit locker einspielenden Dehnungen langsam nachgiebig machen. Auch dabei sind Wärme in verschiedener Form und antiphlogistische reizhemmende Packungen sehr nützlich. Bei einer völlig funktionstüchtigen, schmerzfreien Schulter sind Krepitationen (Knirschen und Kratzen) über dem Schultergelenk und manchmal auch am Schulterblatt völlig harmlos. Diese Geräusche sind nur Beweis, daß eben etwas im Schulterbereich nicht gestimmt hat. Der Patient kann hinsichtlich seiner diesbezüglichen Sorgen mit gutem Recht getröstet werden.

Alle Maßnahmen im betroffenen Nacken-Hals-Schulter-Bereich sind anfangs nur auf vorsichtig dosierte Auflockerung und Entschmerzung abgestellt. Jedes „Zuviel"

würde tonisierend-verkrampfend wirken und nur schaden.

Wenn der Patient die erste Erleichterung verzeichnen kann (die Behandlung ist anfangs 3–4mal wöchentlich), soll er selbst an der Behandlung mitwirken. Das beste ist, ihm nunmehr zu zeigen, wie er „Schulter-Arm-Dämpfe" improvisieren kann. Diese Improvisation (Wassereimer, Tauchsieder, Zinnkrautzusatz, Wolltuchabdeckung) wurde schon beschrieben. Der Patient kann jetzt an den behandlungsfreien Tagen an der Behandlung mitarbeiten und die Basis für die nächste Behandlungssitzung verbessern. Nach den „Dämpfen" ganz kurz nicht zu kalt nachwaschen und dann den Schulterbereich warm halten; in der Nacht notfalls mit Wattepackung. Bei hartnäckigen Periarthritis-Fällen können auch „aufsteigende Armbäder" eingeschaltet werden. Antirheumatische Vollbäder und Stanger-Bäder können ebenfalls zur Herabsetzung der Reizschwelle beitragen. Die erkrankte Schulter und ihre Beziehungen zur Halswirbelsäule sind klar. Die therapeutischen Konsequenzen sind folgende: Erstens ist die Entspannung der gesamten Rückenmuskulatur erforderlich. Die Gesamtheit der breiten (oberflächlichen) und langen (tiefen = Erector spinae) Rückenmuskelgruppen ist aufzulockern (detonisieren). Bei ausgeprägten Verschleißvorgängen an der Halswirbelsäule kann man keinesfalls auf die zugehörigen Muskelgruppen allein achten, sondern muß die Rückenmuskeln der Halswirbelsäule als Teil des gesamten Rückenmuskelkomplexes sehen. Im Grunde genommen gibt es keinen Hals-, Brust- und Lendenwirbelsäulenabschnitt bei der Rückenmuskulatur. Sie ist eine „Funktionseinheit", vom Kreuzbein bis zum Hinterkopf. Gerade bei den Verschleißreaktionen der Wirbelsäule finden wir vielfältig wechselnde, oft nicht erklärliche, heftige Verspannungen an weit entfernten Rückenstellen. Wenn wir nur einen einzigen Abschnitt behandeln, so ist dies aus der Funktion heraus nicht verständlich und außerdem führt dies auf Grund allgemein gültiger Erfahrungen nicht zum nachhaltigen Erfolg. Die Ganzheitsbehandlung – die Abstellung und Ausrichtung auf die Krankheitsreaktion des ganzen Menschen – ist etwas sehr Gutes. Auch für den Masseur und med. Bademeister bringt das „Scheuklappensystem" keinen Fortschritt. Man kann eben bei einer Unterschenkelfraktur nicht nur die Unterschenkelmuskeln im Blickfeld haben und hier die Arbeit ansetzen.

Man soll danach streben, die Gesamtreaktion zu erkennen, die z.B. von einer solchen Unterschenkelfraktur ausgeht. Deswegen wird man das ganze Bein, das überlastete gesunde Bein und schließlich die Rückenmuskeln in den Behandlungsplan einbauen. Zweitens ist zu überlegen, daß die Störung auf eine Schulter-Arm-Partie letztlich doch eine Störung des Muskelgleichgewichts des ganzen Schultergürtels ist. Wir werden deswegen auch immer wieder kurz die gesunde Schulter-Arm-Partie in die Behandlung einbauen. Unsere Hauptkraft gilt natürlich der erkrankten Seite. Aber wir wissen, daß die erforderliche Entkrampfung und Auflockerung an der gesunden Schulter reflektorisch auch auf die kranke Schulter überträgt. Diese Zusammenhänge sind wissenschaftlich untermauert. Die Massage der rechten Schulterpartie erzeugt hier Hyperämisierung und deutliche Erhöhung der Hauttemperatur. Aber gleichzeitig ist auch eine Temperaturerhöhung der Gewebe an der anderen Schulterseite nachweisbar. Die bekannte „konsensuelle Reaktion" entspricht diesen wissenschaftlichen Feststellungen. Eine absolut hieb- und stichfeste Erklärung für diese spontane Wirkungsübertragung von einer zur anderen Körperseite liegt aber bis heute nicht vor. Wir müssen uns vorläufig mit der Tatsache zufriedengeben, daß es so ist.

Der Einbau der Bindegewebsmassage in die Gesamtbehandlung ist nicht schwer. Fern- oder Ausstrahlungsschmerzen verlangen die Bindegewebstechnik. Im übrigen läßt sich die Technik des Sternocleido-Anhakens, des Trapezius-Anhakens, des Acromio-Clavicular-Anhakens sowie der Achselzüge recht gut in die klassische Massage des Schulter-Arm-Bereiches ergänzend einbauen.

2. Lumbosakrale Symptomengruppe

Die Verschleißvorgänge an der letzten und vorletzten Lendenbandscheibe, Chondrose – Osteochondrose – Spondylose, Arthrose der Lumbosakralgelenke (kleine Gelenke zwischen dem 5. LWK und Kreuzbein) und Arthrose der Ileosakralgelenke (Gelenke zwischen Kreuz und Darmbein) erzeugen eine Vielfalt von örtlichen Schmerzen, Ausstrahlungsschmerzen sowie muskulären Kettenreaktionen. Vor allem bei Frauen beobachtet man nach Gesäßprellungen und Ausstrahlungsschmerzen beiderseits in den Unterleib und Überempfindlichkeit des Steißbeines. Zweifellos spielt hier Schmerzleitung auf vegetativen Bahnen eine erhebliche Rolle, daher auch die Bezeichnung „vegetative Pelveopathie" (= vegetative Beckenschmerzhaftigkeit). Frauen in den Wechseljahren reagieren in dieser Richtung besonders empfindlich. Die Muskelverkrampfungsbereiche (massiver Hartspann) gehen hier bis zum Hals-Brustwirbelsäulen-Übergang hinauf. Auch ausgeprägte Verhärtung der Adduktorengruppe am Oberschenkel tritt auf. Die Reaktion auf jede etwas intensive Massage ist bei dieser hohen vegetativen Reizschwelle natürlich entsprechend negativ. Ebenso wie an der Halswirbelsäule ist hier außerordentliches Einfühlungsvermögen erforderlich. Entweder über Vibrationen, kleine Zirkelungen oder milde Beckenstriche, Kreuzbein-Anhaken einschließlich „kleiner Aufbau" überwindet man die Überempfindlichkeitsschranke. Notfalls können Stanger-Bäder, Kohlensäurebäder oder Sedativ-Bäder (siehe Spezialbäder) zur Einleitung der Behandlung beigezogen werden. Das hochempfindliche

Steißbein ist bei jeder Massagebehandlung auszusparen.

Die Gesäßmuskelpartien gehören funktionell zu den Rückenstreckern und sind entsprechend systematisch in die Detonisierung der ganzen Rückenmuskeln einzubeziehen. Es wurde eingangs schon darauf hingewiesen, daß bei einer Rückenmassage immer die obere Gesäßmuskelhälfte dazugehört.

Natürlich erfordern solche schwierigen Behandlungen Zeit und Konzentration. Fließbandarbeit, 15 Minuten Behandlung, ungenügende Vorwärmung, Unrastigkeit und abgehetzter Masseur sind natürlich keine Basis für einen Behandlungserfolg. Läßt man sich hier bei der Berufsarbeit zur Massenabfertigung treiben, so geht allerdings jede Freude am Beruf verloren. Außerdem verliert der Masseur dabei langsam aber sicher die Fähigkeit zur Behandlung schwieriger Patienten. Selbstverständlich ist die Griffanwendung so auszuwählen, daß eine Reizerschütterung = Irritation der Arthrosen und Spondylosen nicht möglich ist. Durch Aufrüttelung der Verschleißvorgänge würde ein Massageerfolg von vornherein zunichte gemacht werden.

Besonders bedeutsam ist die Tatsache, daß die entscheidenden Anteile der langen Rückenstrecker ihren Ursprung am Kreuzbein haben. Die laterale Gruppe des Erector spinae besteht aus Iliocostalis und dem Longissimus. Ihre funktionelle Einheit nennt man Sacrospinalis.

Der Longissimus entspringt seitlich an sämtlichen Dornfortsätzen, einschließlich Kreuzbein. Der Sacrospinalis (der den Longissimus und schließlich auch den Iliocostalis aufnimmt) entspringt hauptsächlich an der Hinterfläche des Kreuzbeins zwischen Dornfortsätzen und Kreuzbeinlöchern.

Beim Flachrücken stellt sich (wenn der Patient die gestreckten Arme und Beine zugleich hochhebt) ein heftig druckschmerzhafter Punkt am Sacrospinalis-Ursprung (am Kreuzbein) heraus. Hier ist durch die Fehlstatik (Flachrücken) der Erector spinae so verspannt, daß der Sehnen-Knochen-Übergang am Kreuzbein in krankhaften Reizzustand versetzt wird (Sacrospinalis-Symptom). Auch bei der lumbosakralen Reizgruppe wird die Muskulatur (Erector spinae) insgesamt in erhöhten Spannungszustand versetzt. So entsteht auch hier das Sacrospinalis-Symptom. Dieser hochempfindliche Schmerzpunkt am Kreuzbein muß natürlich bei der Behandlung ausgespart werden. Dieser Schmerzpunkt bildet sich ganz langsam zurück, wenn der Spannungszustand des Erector spinae, insbesondere des Sacrospinalis, deutlich vermindert werden kann. Diese Spannungsverminderung kann nur im Rahmen einer systematischen Rückenmassage erreicht werden (s. Rückenmassage in Massagetheorie). Ist der ganze Rückenmuskelkomplex gründlich aufgelockert, kann man jetzt den Sacrospinalis-Strang noch einer zusätzlichen, gezielten Sondermassage unterziehen (z.B. Handballenzirkelung mit beschwerter Hand, tiefe Knetungen usw.). Eventuell getastete Myogelosen werden mit geeigneten Handgriffen angegangen. Kleine Knetungen, Drückungen und kleine Zirkelungen sind z.B. gut hierzu geeignet (Gelotripsie). Werden bei Frauen in den Wechseljahren bei solcher Behandlung die ausstrahlenden Unterleibschmerzen nicht genügend gebessert, muß das gesamte Repertoire der Bindegewebstechnik im Becken-Bauch-Bereich ausgeschöpft werden. Auch Sitzbäder (s. Spezialbäder) können zur Unterstützung verabfolgt werden.

3. Symptomenkomplex bei Amputationsstümpfen

Oft ist bei Amputierten aller Art der Amputationsstumpf Gegenstand der Hauptsorge und der Hauptbeschwerden. Wir werden aber auch bei dieser Patientengruppe an die Reaktion des Gesamtorganismus denken.

An sich ist eine gekonnte Massage manueller Technik so wirksam, daß die Hilfe
pharmazeutischer Wirkstoffe nicht erforderlich ist. Auch diese Regel ist nicht ohne
Ausnahmen: Die Massage von Amputa-
tionsstümpfen stellt an den Masseur hohe
Ansprüche. Tastbare Neurome müssen
ausgespart werden, da durch ihre Reizung
eine „Neuromkrankheit" einsetzen
würde. Der stark beanspruchte Stumpf ist
auch bei bester Prothese schnell verkrampft. Geringe Kontrakturen werden
bei zunehmender Muskelverhärtung verstärkt. Der Stumpf leidet an Sauerstoffmangel, er wird anoxisch oder hypox-
ämisch, er beginnt zu schmerzen, verfärbt
sich bläulich (Zyanose) und schließlich
kommt es zum Ekzem und Geschwürs-
aufbruch. Hier bewährt sich ausgezeichnet eine detonisierende Massage mit *Intradermi*-Salbe (Fa. Eberth, Schnaitten-
bach/Bayern). Intradermi-Salbe ist eine
Drüsenextrakt-Vitamin-Kombination,
die außerordentlich gut von der Haut aufgenommen wird. Sie dringt auch in die
tieferen Gewebsschichten ein. Die medi-
kamentösen Wirkstoffe der Salbe und die
Technik der Massage ergänzen sich bei
der Entschmerzung, und nach mehreren
Behandlungen kommt es zur tagelang an-
dauernden meßbaren Erhöhung der
Hauttemperatur. Auch die milderen Formen des Phantomschmerzes lassen sich
günstig beeinflussen. Besonders das
Kälte- und Schmerzgefühl bei Erfrie-
rungsstümpfen und Stümpfen nach diabetischer, arteriosklerotischer und endangi-
tischer Durchblutungsstörung läßt sich
weitgehend beheben. Manchmal nimmt
die Haut nach mehreren Behandlungen
die Salbe nicht mehr so gut auf, so daß
man Seifenabwaschungen des Stumpfes
zwischenschalten muß.
Diese wirkungsvolle Stumpfmassage (besonders Vibrationen, kleine Zirkelungen,
weiche Knetungen, Schüttelungen) führt
zur gewünschten Entschmerzung und
Entkrampfung des Stumpfes. Bei Unter-
schenkel- und Unterarmstümpfen können

Fuß- resp. Armbäder und Dämpfe an den
behandlungsfreien Tagen die Massagewirkung fördern.
Die Kausalgie (vegetativ geleitetes pathologisches Kältegefühl) ist im allgemeinen
sehr schlecht beeinflußbar. Mit der Intra-
dermi-Massage einschließlich Intradermi-
Teilbäder kann auch hier Linderung verschafft werden. Die Stumpfbehandlung
bei Amputierten beseitigt zwar die Haupt-
störung, ist aber im Sinne der Ganzheitsbehandlung nicht ideal. Auch bei Fuß-
stümpfen (Lisfranc- oder Chopart-
Stumpf) ist auf Grund wissenschaftlicher
Untersuchungen selbst bei idealer orthopädischer Versorgung eine Belastungs-
assymmetrie vorhanden. Ein Teil der fehlenden Fußrollung überträgt sich auf das
Kniegelenk. Erhebliche Muskelumfangs-
differenz an der Wade weist auf die Bela-
stungsdisharmonie hin. Neben der Pflege
des Amputationsstumpfes ist mithin die
funktionelle Kette vom Stumpf bis zur
Rückenmuskulatur und die Überlastung
des gesunden Beines zu beachten und berücksichtigen. Es schließt sich an jede
Stumpfbehandlung ein distal-proximal
fortschreitendes Massageprogramm an:
Unterschenkel-, Oberschenkel-, Gesäß-
und Rückenmuskulatur. Zur Durchblu-
tungsförderung ist der „kleine Aufbau"
und die Behandlung der Venen-Lymphzonen beider Beine unbedingt ratsam. Dieses Ineinandergreifen der klassischen
Stumpfmassage (unter Berücksichtigung
der funktionellen Gliederkette und des gesunden Beines) und der Bindegewebstechnik läßt gerade beim Amputierten ein Op-
timum an Behandlungseffekt erzielen. Für
den berufstätigen Amputierten wird die
gekonnte Ausschöpfung aller Möglichkeiten gelegentlich zur Berufs- oder Existenz-
frage. Der alternde Amputierte kompensiert trotz bester Prothese seine Fehlstatik
nicht so gut wie der junge Amputierte.
Gerade in solchen Fällen können wir unsere ganze Kunst mit gutem Erfolg einsetzen. Letztlich ist die Verkrümmung der
Wirbelsäule (Amputationsskoliose) oder

Verschlimmerung einer bereits vorhandenen Massage- und Bädertherapie zu berücksichtigen.

Bei Unter- und Oberarmamputierten scheint bei flüchtiger Betrachtung das Behandlungsproblem weniger komplex zu sein. Diese Annahme ist trügerisch. Schon die Amputation eines Unterarmes, viel mehr natürlich die eines Oberarmes, bringt eine erhebliche Veränderung der Gewichtsverteilung am Schultergürtel mit sich. Während bei den Amputationen der unteren Extremität die Geh- und Stehstabilisierung an die Muskulatur große Anforderungen stellt, ist bei der Amputation der oberen Extremität das „Waagegleichgewicht" gestört. Die Schultergürtelachse (von Acromeon zu Acromeon) steht normalerweise rechtwinklig zur Wirbelsäule, wie ein gut ausbalancierter Waagebalken. Bei einer Amputation entsteht an einem Waagearm ein Gewichtsverlust. Mit der Zeit tritt die Schulter am amputierten Arm immer höher und die Schulter der gesunden Seite tritt etwas tiefer. Infolge der Verbindung des Schultergürtels (s. Anatomie) mit der Wirbelsäule tritt eine Verkrümmung der Wirbelsäule mit Konvexität zur Amputationsseite auf. Dies ist natürlich keine echte Skoliose, weil die Torsion fehlt. Bei Oberarmkurzstümpfen und Schulterstümpfen (Extraartikulation = Gesamtentfernung des Armes) entsteht aber eine recht beträchtliche skoliotische Achsenabweichung.

Auf der Amputationsseite führt der Schulterblatthochstand zusammen mit dem Versuch der langen Rückenstrecker, die Wirbelsäulenachse zu erhalten und weitere Verkrümmung zu verhindern, zu massiver Verspannung der Hals-, Nacken- und Trapeziusrandmuskulatur. Auf der Seite des gesunden Armes ist die Muskulatur sehr kräftig, oft mit Hartspann durchsetzt, weil der gesunde Arm ja stark beansprucht wird. Außerdem ist hier im Hals-Nacken-Bereich und bis zur unteren Brustwirbelsäule (wohin die Krümmungskonkavität reicht) im Krümmungshohl-

bogen die gesamte Rückenmuskulatur beträchtlich verhärtet. Die Aufgaben für den Masseur sind damit fest umrissen: Zuerst wird die Behandlung des schmerzenden Stumpfes mit detonisierender Massage unter Zuhilfenahme von Intradermi-Salbe oder Intradermi-Stumpfbädern systematisch durchgeführt. Durch gleichzeitige Behandlung auch des gesunden Armes mit diesen Massagen und Bädern wird sowohl die Überbeanspruchung dieses Armes ausgeglichen als auch die Wirkung auf die amputierte Seite verstärkt (konsensuelle Reaktion). Schließlich wird die Schulter-Hals-Nacken-Partie auf der Amputationsseite systematisch einschleichend gründlich aufgelockert, entkrampft und entschmerzt. Damit ist dem Hauptübel Abhilfe getan.

Letztlich ist jetzt die muskuläre Reaktion auf die „amputationsskoliotische Verkrümmung" der Wirbelsäule zu beachten. Auf der Seite des gesunden Armes befindet sich an der Brustwirbelsäule eine Verkümmungskonkavität (Verkrümmungshohlbogen). Hier ist die lange und breite Rückenmuskulatur verkürzt und massiv kontrakt. Die bis zur Lendengegend reichenden Rückenschmerzen eines Armamputierten sind größtenteils durch diese muskuläre Reaktion bedingt. Der Quadratus lumborum, der Latissimus-Unterrandbereich sowie der Trapezius befinden sich die ersten Jahre nach der Amputation auf der amputierten Seite im sog. Kompensationsversuch. Diese Muskeln bemühen sich anfangs, der amputationsskoliotischen Neigung entgegenzuwirken. Sie befinden sich infolgedessen in dem Zustand ständiger Überbelastung und reagieren mit heftiger Dauerkontraktur und den Schmerzen eines chronischen „Muskelkaters". Länger als einige Jahre hält die gegenwirkende Muskulatur die Mehrbeanspruchung nicht aus, zumal sie die Progredienz (das Fortschreiten) der Amputationsskoliose nicht aufhalten kann. Allmählich geraten diese Muskeln aus der ersten reaktiven Überspannung (Hypertonus) in den Zustand der Überdehnung, womit die Rückenschmerzen der Amputationsseite langsam verschwinden.. Manches sog. „Nierenleiden" (Muskelkater der Quadratus lumborum) bessert sich auf diese Weise ganz von selbst. Dafür setzen jetzt die Beschwerden im Nacken-, Brust- und Lendenbereich auf der gesunden Seite ein. In der Störung des Muskelgleichgewichts bei Armamputierten bekommen die Muskeln auf der Seite des gesunden Armes schließlich sehr deutlich das Übergewicht, wenn nicht etwas geschieht. Hier hat der Versehrtensport sein großes Aufgabenfeld. Es ist die jährliche heilgymnastische Kur in den Versorgungskrankenhäusern und Versorgungskuranstalten so außerordentlich segensreich. Zwar können durch regelmäßige Massagen eines in der Amputiertenbehandlung ausgebildeten und erfahrenen Masseurs die Hauptbeschwerden beseitigt und ein erträglicher Zustand erreicht werden. Die meisten Amputierten sind berufstätig und haben weder für die sportliche Ausgleichsgymnastik (Versehrtensport) noch für die dauernde regelmäßige Massage- und Bäderbehandlung ausreichend Zeit. Die Berufsausübung jeder Art beansprucht den Amputierten wesentlich mehr als den Menschen mit gesunden Gliedern. Die Abspannung nach Dienstschluß läßt oft nicht mehr die Energie aufkommen, anschließend auch noch an Ausgleichssport und Behandlung zu denken. Deswegen ist eine jährliche heilgymnastische Kur mit Durcharbeitung des ganzen Muskelapparates und Auflockerung sämtlicher Bewegungselemente gerade für den alternden Amputierten die große Chance, seine körperliche Leistungskraft einigermaßen zu erhalten und eine Berufsunfähigkeit solange wie möglich hinauszuschieben.

Besonders schwierig sind die Behandlungsprobleme beim Doppelamputierten. An sich gelten natürlich die gleichen Grundsätze wie beim Verlust einer Extremität, doch sind bei den einzelnen Gruppen manche Dinge besonders zu berücksichtigen:

a) Doppelseitige Unterschenkelamputation. Entscheidend für eine gute Geh- und Stehfähigkeit ist hier die muskuläre Absicherung der beiden Kniegelenke, die sog. aktive Kniesicherheit. Entsprechend steht die Pflege der Oberschenkelmuskulatur im Vordergrund. Jede Unterschenkelprothese besitzt einen Oberschenkelteil, die durch seitliche Schienen verstärkte Oberschenkellederhülse. Sie wird durch Schnürung gut befestigt und übt dauernden Druck auf die Oberschenkelmuskulatur aus. So bekommt jeder Unterschenkelamputierte und besonders der Doppelamputierte eine „Druckatrophie" der Oberschenkelmuskeln. Das ist an sich das Letzte, was er brauchen kann, aber es läßt sich nicht vermeiden. Deswegen ist die ständige Hyperämisierung und Tonisierung der Oberschenkelmuskeln bei diesen Amputiertengruppen eine Hauptaufgabe, die höher als die Pflege des Amputationsstumpfes einzustufen ist. Die aktive Hüftabsicherung (große und kleine Glutaeen, Adduktoren usw.) ist wichtig. Diese Muskeln sind nebenher ebenso zu berücksichtigen wie die Rückenmuskeln. Auflockerung durch Schwimmübungen und Dampfbäder ist für Doppelamputierte sehr günstig. Zu beachten ist eine eventuelle „Amputationshypertonie", d.h. manche Oberschenkel- und besonders Doppelamputierte überhaupt neigen zu hohem Blutdruck.

b) Doppelseitige Oberschenkelamputation. Es gibt nicht sehr viele von dieser Gruppe, welche eine brauchbare Geh- und Stehleistung mit doppelseitiger Oberschenkelprothese besitzen. Manche besitzen eine gewisse Fertigkeit, sich für kurze Zeit mit zwei Unterarmstockstützen fortzubewegen. Nicht wenige werden infolge Bewegungsmangel fettleibig-übergewichtig; sie können nur den „Selbstfahrer" benutzen. Mit zunehmendem Alter summieren sich

die Behandlungsprobleme. Von entscheidender Bedeutung ist auf jeden Fall:
Erstens die Verhinderung schmerzhafter Stumpfbeugekontrakturen und schmerzhafter Mangeldurchblutung an den Stümpfen selbst. Zweitens die intensive Pflege der Rumpfmuskulatur zur Erhaltung ausdauernder Sitzfähigkeit und die hervorragende Pflege der beiderseitigen Schultergürtel- und Armmuskulatur. Mit Hilfe enorm guter, kräftiger Schultergürtel- und Armmuskeln kann sich der Doppeloberschenkelamputierte vom Zimmerwagen z.B. in die Badewanne, auf die Toilette, ins Bett oder in den Sessel schwingen. Er ist im Hinblick auf die Beweglichkeit in Wohnung und Garten und die Fortbewegung mit dem Selbstfahrer vor allem auf die muskuläre Leistungsfähigkeit von Schultergürtel- und Armmuskulatur angewiesen.

c) Oberschenkelamputation auf einer und Unterschenkelamputation auf der anderen Seite. Der größte Teil dieser Gruppe besitzt mit oder ohne Unterarmstockstützen eine brauchbare Geh- und Stehleistung mit Prothesen. Von entscheidender Bedeutung ist erstens die muskuläre Absicherung des Hüftgelenkes auf seiten des Oberschenkelstumpfes, sog. „aktive Hüftsicherung" und die „aktive Kniesicherung" auf seiten der Unterschenkelamputation. Die Muskelpflege konzentriert sich einmal auf die Hüftmuskelgruppen und zum anderen auf die Kniemuskelgruppen, wie sie in der Anatomie besprochen werden. Zweitens die gute Durchblutung und Ernährung beider Stümpfe, die erheblich beansprucht sind. Nur wenige Stümpfe sind vom Tag der Amputation ab ohne Kontraktur oder Kontrakturneigung. Die Beugekontraktur ist immer schlecht. Die Abduktions- oder Adduktionskontraktur des Oberschenkelstumpfes ist ebenso schlecht. Die Prothesenversorgung wird sehr erschwert oder unmöglich. Die in Kontrakturstellung beanspruchten Gelenke neigen zur Ar-

throse. Deswegen sind gerade für Doppelamputierte Schwefelbäder (s. Spezialbäder) sehr günstig. Die Bekämpfung einer Kontrakturneigung ist bereits mehrfach besprochen (Beuger lockern – Strekker tonisieren!).

d) Doppelseitige Unterarmamputation. Bei einem Teil klappt es mit der doppelseitigen Prothesenversorgung, ein anderer Teil benutzt nur eine Prothese und hat erstaunliche Fertigkeiten mit einem Stumpf entwickelt. In dieser Gruppe ist folgendes zu beachten:
Erstens ist die freie Schulter- und Ellenbogengelenksbeweglichkeit enorm wichtig. Somit ist die Pflege der diese Gelenke bewegenden Muskelgruppen (siehe Anatomie) von entscheidender Bedeutung für den Gebrauch der Prothesen und die Benutzung der Stümpfe.
Zweitens: Da die Störung des Muskelgleichgewichtes am Schultergürtel zur „Amputationsskoliose" der Brustwirbelsäule (mit Gegenschwingung der Halswirbelsäule) führt, werden zervikale Verschleißvorgänge bei Amputationen an der oberen Extremität begünstigt. So ist die Behandlung der Hals-Nacken-Schulterregion (s. zervikale Symptomengruppe) für den Armamputierten gelegentlich viel wichtiger als alles andere. Ein Ober- oder Unterarmamputierter mit einer gleichzeitigen Periarthritis humero-scapularis ist ein vielgeplagter Mensch. Wir müssen hier alle Fähigkeiten zuerst auf die Hals- und Brustwirbelsäule konzentrieren. Von hier aus können erhebliche Schmerzen ausgehen, für die der Stumpf selbst sehr zu unrecht beschuldigt wird. *Bei Stumpfschmerzen von Armamputierten zu allererst an Ausstrahlungsschmerzen von seiten der Halswirbelsäule denken.* Die entsprechende Behandlung (im Vordergrund die Detonisierung aller langen und breiten Rückenmuskeln) ist mehrfach besprochen.

e) Doppelseitige Oberarmamputation. Bei der Behandlung ist zu beachten, daß am

Oberarmstumpf 4 Neurome vorhanden sind (Radialis-, Ulnaris-, Medianus- und Musculocutaneus-Neurom). Dazu kommen noch sensible Hautneurome der Hautnerven des Armes: Nervus cutaneus bracchii (Oberarm), Nervus cutaneus antebracchii (Unterarm). Reizung von Neurom kann das schmerzunterschwellige Neuromdasein zur „Neuromkrankheit" erheben, die für den Amputierten langwierige Behandlung und starke psychische Belastung bedeutet. Die in der Weichteilkuppe des Stumpfes tastbaren Neuromknoten sind also sorgfältig bei der Behandlung auszusparen. Doppelseitige Oberarmamputierte mit einwandfrei benutzbarer und auch tatsächlich benutzter doppelseitiger Prothese sind selten. Oft wird eine aktiv bewegliche Prothese auf einer Seite und eine passive Prothese (sog. Schmuckarm) auf der anderen Seite getragen. Auch die Sauerbruchschen Haut-Muskelkanäle, durch welche Elfenbeinstäbchen als Zuginstrumente für ein mechanisches Bewegungssystem durchgesteckt sind, lösen nicht das Problem der Armprothesen. Vielfach werden sie schon wegen Entzündungen in den Kanälen nicht benutzt. Entscheidend bei der aktiven Prothese ist der Schulterschaft. Die kräftige stoßartige Schulterhebung kann zur Bewegung von Prothesengelenken benutzt werden.

Daher ist erstens ein lockerer, kräftiger, beiderseits gut beweglicher Schultergürtel für diese Amputiertengruppe wichtig. Die Schultergelenksbeweglichkeit macht außer bei zervikaler Reizung selten Schwierigkeit. Die Schulterblattbeweglichkeit ist für den Schulterstoß herzustellen, durch aktive Bewegungsübung fürs Schulterblatt und passive Lockerung. Nunmehr ist die das Schulterblatt bewegende Muskulatur (Trapezius, Rhomboidei, Levator scapulae, Serratus lateralis) zu lockern und hyperämisieren.

Zweitens ist die statische Veränderung der Wirbelsäule zu berücksichtigen (Amputationsskoliose). Diese stellt sich schon ein,

wenn auf einer Seite ein langer und auf der anderen Seite ein sehr kurzer oder Schulterstumpf (Exartikulationsstumpf) vorhanden ist. Auch bei Unterarmstumpf einerseits und Oberarmstumpf auf der anderen Seite entsteht die skoliotische Verkrümmung der Wirbelsäule. Immer wieder ist bei der Amputiertenbehandlung daran zu denken, daß nicht nur die klassische und Bindegewebsmassage, sondern auch das medizinische Bad und die Kneipp'schen Verfahren einzusetzen sind. Die große Kunst des Masseurs und med. Bademeisters besteht ja nicht darin, eine ärztliche Verordnung durchzuführen. In den meisten Fällen bleibt ihm die Auswahl der Behandlungsmethoden und die Richtleitung der Behandlung in selbständiger Entscheidung überlassen. Man vertraut seiner Berufserfahrung und seinen Kenntnissen.

Zur rechten Zeit statt Massagen auch Blitzgüsse oder Wechselblitze durchführen, wenn die Rückenmuskulatur auf manuelle Technik ungenügend reagiert.

Zur rechten Zeit die Reizung eines Amputationsstumpfes mit Dämpfen, Packungen oder Kneippschen Wickeln angehen. Darin liegt die wahre Kunst des Berufes.

4. Symptomenkomplex bei trophischen Störungen

Im anatomischen Kapitel wurde schon erwähnt, daß bei verschiedenen Nervenverletzungen trophische Störungen deswegen auftreten, weil der geschädigte Nerv eine „trophische Portion" mit sich führt, das ist am Arm der N. medianus und am Bein der N. tibialis. Bei jeder Art von Rückenmarksverletzung und bei manchen Rückenmarkserkrankungen kann es ebenfalls zu trophischen Schäden kommen. Nach dem heutigen Stand der Wissenschaft gilt das sog. „Seitenhorn" am Rückenmark als Ausgangspunkt der trophischen Fasern. Das Vorderhorn ist bekanntlich Ausgang der motorischen Fasern, das Hinterhorn der Ausgang der sensiblen Fasern, das Seitenhorn gilt nun als Ausgang von vegetativen Fasern mit trophischen Aufgaben (= trophische Fasern). Ist das Rückenmark schwerst geschädigt (s. Querschnittslähmung), so ist die Trophik von Haut und Unterhaut so gestört, daß das „Liegegeschwür" (Dekubitus) kaum zu verhindern ist. Auch bei sehr erfahrenem Pflegepersonal und Beachtung ständigen Lagewechsels und sorgfältiger Pflege der Körperdecke ist eben häufig ein Dekubitus bei Querschnittslähmungen nicht zu vermeiden. Besonders unangenehm ist ein Dekubitus an Fersen und Kniescheiben. Sorgfältige Druckentlastung (Watte- und Filzringe, Hohllagerung, Entlastung von Druck der Bettdecke) hilft nicht immer. Die Hautspannung mancher Körperstellen scheint schon für die Geschwürsbildung auszureichen. Gegenüber diesen schweren trophischen Störungen stehen die trophischen Störungen aller Formen und Ausprägungen bei Extremitätenschädigung. Neben direkter Nervenschädigung reicht oft auch ein massives Sudecksches Syndrom dazu aus, den Stoffwechsel des entsprechenden Nerven so zu beeinträchtigen, daß trophische Schäden eintreten. Die stark schwitzende, blasse, sehr kühle Hand nach größeren Unfällen am Arm ist schon Zeichen eines trophischen Fehlers.

Am unangenehmsten ist ein trophischer Schaden am Fuß. Zur ungenügenden Ernährung der Fußsohle gesellt sich der Belastungsdruck. Es kommt zur Bildung der trophischen Fußsohlengeschwüre mit tiefen Kratern durch alle Schichten bis zum Knochen. In einem solchen Fall kommt jede Therapie zu spät. Der Knochen wird infiziert (Osteomyelitis). Beträchtliche Knochenteile lösen sich auf oder werden sequestriert. So bleibt lediglich nur die Amputation (meist am Unterschenkel). Entscheidend zur Vermeidung ist der frühzeitige Beginn einer intensiven Behandlung.

Die Massage bei trophischen Störungen nach Poliomyelitis, neurologischen Systemkrankheiten, peripheren Nervenverletzungen und Sudeck-Syndrom kann durch *Intradermi*-Salbe (Fa. Eberth, Schnaittenbach/Bayern) wesentlich intensiviert werden. Es erfolgt zunächst die konsequente Bindegewebsmassage (kleiner und großer Aufbau, Zonenbehandlung) und schließlich das Einstreichen der Salbe in distal-proximaler Richtung. Auch Durchblutungsstörungen bei Zervikalsyndrom mit begleitender Styloiditis, Epikondylitis, Coracoiditis und anderen tendopathischen Schmerzpunkten sprechen auf diese kombinierte Technik an. Darüber hinaus ist Intradermi-Fluid als Badezusatz für Vollbäder sowohl für die trophische Störung der Querschnittsgelähmten als auch für Teilbäder (Fuß- oder Armbäder) für trophische Störungen an den Extremitäten von vorzüglicher Wirkung. Auch die sog. „Kältelähmung" (s. neurologische Systemkrankheiten) darf man dem Komplex der trophischen Störungen zuordnen. Möglicherweise liegt auch hier eine „trophische Entgleisung" vor, die vom Seitenhorn des Rückenmarks ausgeht. Dieses enorm lästige, zum Teil schmerzhafte Kältegefühl ist durch warme Kleidung usw. nicht behebbar. Es spricht praktisch nur auf kräftige Erhöhung des Stoffwechsels sämtlicher Gewebszellen der betreffenden Extremität an. Hyperämisierung allein reicht nicht aus. Diese Stoffwechselanregung erreicht man durch elektrische Behandlung und Drüsenextrakte (Intradermi); auch Stromdurchflutung in Form intensiver Stanger-Bad-Behandlung ist hierzu geeignet. Am besten ist natürlich die Kombination von Drüsenextrakt und Neuroton-Behandlung.

5. Symptomenkomplex bei kombinierten Gelenkschäden (traumatisch, entzündlich, arthrotisch, durchblutungsbedingt)

Die Gelenksbehandlung nach Unfallschädigung und Operationen besitzt kaum Schwierigkeiten. Die Grundsätze wurden schon erörtert: Zuerst Behandlung der zum Gelenk gehörigen Muskelgruppen (das Gelenk selbst wird ausgespart), gleichzeitig Anleitung zu aktiven Übungen (am Kniegelenk Patellalockerung aktiv und passiv), schließlich Übungen im Bewegungsbad (nach vorausgehender Massage), Dehnungs- und Widerstandsübungen, letzlich Rollenzüge (Dauerzug).

Es wurde auch darauf hingewiesen, daß die Behandlung so mild und einschleichend und langsam steigernd erfolgen soll, daß Gelenksreizzustände *nicht* auftreten. Kommt es trotzdem dazu, sind entsprechende Packungen anzulegen, statt Massage- und Übungsbehandlung, Kneipp'sche Wickel oder med. Bäder. Wesentlich schwieriger ist natürlich die Behandlungsaufgabe bei Gelenken mit mehr oder weniger ausgeprägtem Reizzustand.

Zu solcher Reizung kann es kommen, wenn durch Prellung oder Bänderzerrung ein Gelenkserguß auftritt, wenn durch eine benachbarte Schleimbeutelentzündung oder eine Wunde in Gelenksnähe das Gelenk mitgereizt wird usw. Dabei ist klarzustellen, daß bei der Entzündung des Gelenkes selbst (rheumatisch oder bakteriell) das Gelenk absolute Schonung braucht. Es wurde schon darauf hingewiesen, daß bei sehr langer Gipszeit z.B. durch ein Gipsfenster die Patellarbeweglichkeit behandelt werden kann,

wenn ein arthrotisches Kniegelenk durch Unfall oder fokale Überlagerung (streuende Zähne oder Mandeln) deutlich mit Schmerz und Schwellung reagiert,

wenn bei länger bestehenden venösen Abflußstörungen (Thrombosen) das thrombopathische Reizknie auftritt oder bei arterieller Durchblutungsstörung ein Überlastungsreiz sich am leistungsgeminderten Gelenk einstellt.

Alle diese Gelenkreizzustände entsprechen keiner frischen Gelenksentzündung selbst, sondern sind die Reaktion (Antwort) des Gelenkes auf eine unfallbedingte oder im periartikulären (gelenks-umgebenden) Gewebe vorhandene Schädigung. Die Behandlung richtet sich nach einheitlichen und einfachen Regeln:

Abflußwege für Abtransport des Gelenkergusses eröffnen durch intermittierende Drückungen, die proximal (körpernah) außerhalb des Gelenkes beginnen und langsam zum Gelenkskapselraum wandern.

Ausstreichen – Entstauen der ganzen Extremität.

Entschmerzung und Reizminderung durch Dämpfe, Packungen und Wickel.

Elektrische Behandlung und besonders Kurzwelle ist zu vermeiden. Meist wird der Reizzustand dadurch verstärkt. Auch zuviel Wärme wird oft nicht gut vertragen. Bei den ersten Zeichen einer Verminderung der Schwellung (also Rückgang des Gelenksergusses) kann die Massage des Gelenkes selbst begonnen werden. Grundsätzlich Beginn mit kleinen Vibrationen, vor allem auf der Beugeseite des Gelenkes, dann steigernd zu Hand- und Daumenballenvibrationen. Dieser Beginn wird vom Patienten meist sehr positiv empfunden. Schließlich kleine und große Zirkelungen, wieder zuerst auf der Beugeseite. Jetzt werden auch in Gelenknähe befindliche Narben (Operation, Unfall) berücksichtigt: Narbenmassage. Erst wenn der Patient beginnt, schon recht gute aktive Bewegungen im Gelenk auszuführen, kann vorsichtig mit Dehnungsübungen (am besten im Bad) begonnen werden. Die wichtigste Aufgabe Entschmerzung, Entstauung (Resorption und Abtransport des Ergusses) und Reizminderung ist damit erledigt. Jetzt tritt neben diese „symptomatische Behandlung" der Versuch einer „kausalen Behandlung".

Klar ist die Situation z.B. bei Thrombophlebitiden und deutlichen Thrombosezeichen am Bein. In diesem Fall dürften hier die vorhanden Fuß-, Knie- und Hüftschmerzen durch die Venen doch ziemlich mitbestimmt worden sein. Es wird also jetzt eine Entstauung (Ausstreichung) für den Unter- und Oberschenkel vorgenommen. Gerade die oberflächlichen Unterschenkelvenen können nicht angeregt werden, wenn nicht die Oberschenkelvenen und die tiefen Venen zur Blutweitergabe eröffnet und bereit sind. Hier ist die Bindegewebsmassage gerade im Bereich der Venen-Lymph-Zone und der arteriellen Beinzone für einen genügend intensiven und anhaltenden Heilerfolg oft von ausschlaggebender Bedeutung. Wenn der Patient sagt: „Jetzt wird mirs aber warm im Bein", dann hat die Behandlung den richtigen Ansatz gehabt, und es ist dann nur noch eine Frage der Zeit, wann ein durchaus zufriedenstellender Heilerfolg eintritt.

Bei sehr hartnäckigen Knie- und Hüftreizzuständen ist die Zwischenschaltung medizinischer Bäder dringend anzuraten. Auch ist daran zu denken, daß arterielle und venöse Störungen auch im Becken- und Lendenbereich an großen Gefäßen ablaufen können. Es ist dann die Bindegewebsmassage noch gründlicher einzusetzen: kleiner Aufbau, großer Aufbau, Beckenstriche, unterer Thoraxbereich.

Die durchblutungsfördernden Bäder
  Leukona-Tonikum-Bad
  Leukona-Stoffwechselbad
  Kohlensäurebäder
können in dieser Behandlungsphase gründlich nachhelfen. Auch die intensive Lokalbehandlung der Gelenke selbst mit Fango-Paraffin und Moor-Paraffin „Burgthal" kann hier letzte Kapselverklebungen, -vernarbungen, -reizungen beseitigen helfen.

Die Überschneidung Arthrose–Unfall–Durchblutungsstörung ist zweifellos für das Gelenk besonders des alternden Menschen eine schwierige Störung. Die obigen Anleitungen sollen dazu dienen, dem Masseur und med. Bademeister klarzumachen, daß er über ein sehr großes therapeutisches Repertoire verfügt, das bei richtigem Einsatz mancherlei Schwierigkeiten überbrücken läßt. Das „gekonnte Ineinandergreifen" von klassischer Massage, Bindegewebsmassage, Kneipp'schen Methoden und medizinischen Bädern aller Art ist die große Chance für Leistung und zunehmende Anerkennung des Berufsstandes.

Technischer Anhang

Die Ausrüstung einer modernen Abteilung für Massagen und medizinische Bäder ist heute technisch kompliziert und hat hohen Ansprüchen zu genügen. Derartige Einrichtungen können nur von einer führenden Fachfirma mit der entsprechenden technischen Organisation geschaffen werden. Aus eigenen Erfahrungen können hier die vorbildlichen Einrichtungen der Fa. UKS Fischer, Freiburg/Breisgau, angeführt werden, deren enge Verbindung mit Ärzten und dem med. Fachpersonal stets den neuesten Stand in Technik und Wissenschaft garantiert.

Die *Anlagen und Apparaturen zur Unterwassermassage* sind meist auf Kombinationsverwendung abgestellt. Die UKS-Anlage Modell „de Luxe" (Fabr.-Nr. 63123) veranschaulicht den letzten Stand der Entwicklung (s. Abb. 140). Hiermit können alle Feinheiten der Technik der Unterwasserdruckstrahlmassage (s. Massagekapitel) ausgeschöpft werden. Zugleich kann technische Kombination mit galvanischen Bädern (s. Stanger-Bad), Kohlensäure-Trocken-Gasbädern und Überwärmungsbädern erfolgen! – Die Mehrzweckverwendung Unterwasserdruckstrahlmassage und Stanger-Bad ist rationell und sehr wirtschaftlich. Das zugehörige Pumpenaggregat arbeitet wirklich erstaunlich geräuscharm. – Dies ist wichtig, da es nur selten in einem Nebenraum untergebracht werden kann. Das Aggregat ist zudem erstaunlich leistungsfähig; es liefert eine Wasserumwälzung von stündlich 15000 Liter und erlaubt Massagedruck bis ca. 6 atü. Bemerkenswert ist die übersichtliche Anordnung der Armaturen. Die Haltegabel ist zugleich Temperiergabel. Der Wannenkörper ist aus einem für medizinische Bäder besonders bewährten Kunststoff (PVC-Trovidur) hergestellt. Er wird in verschiedenen Farben und Größen hergestellt. Dieses Material bietet erhebliche Vorteile gegenüber den herkömmlichen Stoffen. Es ist säurefest und unempfindlich für Badezusätze aller Art. Die porenfreie Oberfläche ist hygienisch einwandfrei und leicht zu reinigen. Materialverschleiß ist außerordentlich gering. Bakteriologische Untersuchungen beweisen die geringe Bakterienhaftung an diesen Kunststoffwannen. Die Isolierung ist einwandfrei (kein Wärmeverlust).

Die *Anlagen und Apparaturen für Elektrobäder* (galvanische oder Stanger-Bäder) stellen für die Alltagsbenutzung hohe Ansprüche an die technische Perfektion. Sie sind sonst recht verschleißanfällig. Auch hier haben sich die Kunststoffwannen besonders bewährt. Übrigens kann bei der Kombination Unterwasserdruckstrahl- und Stanger-Bad auch eine Spezialbadewanne mit Extension für die lumbale Wirbelsäule (siehe lumbosakraler Symptomenkomplex) eingesetzt werden.

Die *Kohlensäure-Trockengasbäder* erfreuen sich zunehmender Beliebtheit besonders wegen ihrer positiven Vegetativ-Reaktion. Der Effekt ist abhängig von einwandfreier Ausführung und wird durch kleine technische Mängel schon gestört. Deswegen ist eine erstklassige und erprobte Apparatur nötig.

Überwärmungs-Spezial- und *Kombinationswannen* erlauben die Ausnutzung medizinischer Erfahrungen zumal bei der Behandlung neurologischer Systemkrankheiten wie auch hoher und besonders spastischer Lähmungen. Die Verantwortung des med. Bademeisters bei solchen eingreifenden therapeutischen Maßnahmen ist sehr groß. Es muß somit völliges Zutrauen zur technischen Sicherheit seines Geräts haben können. Die Wannen werden aus Edelstahl oder Kunststoff (PVC-Trovidur) hergestellt. Die UKS-Fischer-Produktion ist sicher und vielfach erprobt.

Die verschiedenen Kneipp-Einrichtungen erlauben die Durchführung der entsprechenden Voll- und Teilbäder, Güsse, Wechselgüsse und Duschen. Dabei kommt die Hauffesche Technik der abfallenden und ansteigenden Bäder vielfach zur Anwendung. Im Kneipp-Kapitel wurde auf die Einhaltung von Behandlungsgrundprinzipien hingewiesen. Dazu gehört die einwandfreie Funktion der Mischbatterien besonders bei Blitzgüssen und bei Wechselblitzgüssen. Die Temperaturkontrolle ist wesentlich zur Vermeidung von Behandlungsschäden. Die Hauffeschen Bäder erfordern gut durchkonstruierte Ausrüstung. Eine bewährte Armbad-Einrichtung wird auf Abb. 142 demonstriert. Auch Wechselbäder (Kneipp) werden damit verabfolgt. Neben dieser vorzüglichen ökonomischen Kombination ist noch Zusatzgerät für Kohlensäure-Sauerstoff- und Luftperlbäder möglich. Bemerkenswert sind die verstellbaren Ablaufkonsolen (Schwenkung nach rechts oder links), die eine weitgehende Körperanpassung ermöglichen. Auch hier ist die Edelstahl- oder Kunststoff-(PVC-Trovidur-)Ausführung aktuell.

Eine bewährte Fußbad-Einrichtung wird auf Abb. 141 gezeigt. Auch hier ist die Kombination Kneippsche Wechselbäder und Hauffesche abfallende und ansteigende Bäder gegeben. Durch Zusatzgerät kann die Einrichtung ferner für Kohlensäure-, Sauerstoff- und Luftperlbäder verwandt werden. Der zweizellige Wannen-

körper ist stabil und strapazierfähig. Er besteht aus Edelstahl oder Kunststoff (PVC-Trovidur).

Medizinische Badewannen sind immer ein wenig die Sorgenkinder einer Bäderabteilung gewesen. Die jahrelange Benetzung mit aggressiven, chemisch aktiven Stoffen strapazieren das Wannenmaterial außerordentlich. Auch hier haben sich Kunststoffe einen erheblichen Marktanteil erobert. Die Wannenkörper aus Kunststoff (PVC-Trovidur) sind völlig porenfrei. Sie entsprechen allen Bedingungen der allgemeinen und Berufshygiene. Sie sind absolut säurestabil und vertragen auch die chemisch aktivsten Substanzen als Badezusatz. Die Armaturen sind einfach und übersichtlich. Zusatzarmaturen erlauben die Durchführung von Kohlensäure-, Sauerstoff- und Luftperlbäder (s. Abb. 143, Fabr. Nr. 63 106).

Fahrbare Geräte (UKS-fahrbar) erlauben die Verabfolgung vieler physikalischer und hydrotherapeutischer Verfahren auch in gewöhnlichen Badewannen. Sie sind besonders für kleinere Krankenhäuser und Privatkliniken aktuell. Ein besonders beliebtes Gerät ist das „fahrbare UKS-Gerät" Nr. 60 180 (Standard) für Unterwasserdruckstrahlmassage. Es kann ohne Zusatzinstallation bei jeder Wanne verwendet werden. Erforderlich ist nur Stromanschluß. Allerdings läßt eine zu kleine Wanne infolge ungenügender Entspannungslagerung des Patienten keine volle Wirkung der Unterwasserdruckstrahlmassage zustandekommen. Dieses auf Abb. 144 dargestellte Gerät ist mit einem bewährten robusten Pumpenaggregat ausgestattet und arbeitet jahrelang nahezu wartungsfrei. Es erzeugt therapeutische Dauerdrucke bis 6 atü, und zwar mit Düsenweite 6–10 mm Durchmesser, Ähnliche Geräte gibt es für Sprudelmassagen, Vibrations- und Saugmassagen, Kohlensäure- und Sauerstoffbäder.

Bewegungsbäder aller Größen einschließlich Schmetterlingswannen in allen Ausführungen einschließlich verstellbarem

Beckenboden und zugehöriger Umwälz-
und Filtrieranlagen gehören zum Produktionsprogramm.

Darmbäder (subaqual) und als *Stuhldarm-
bad* haben heute in der Therapie ihre feste
Stellung. Die technische Entwicklung hat
für den Masseur und med. Bademeister
hochwertige Geräte zur Verfügung. Die
Durchführung dieser Darmbäder war früher bei den Fachkräften in den Bäderabteilungen nicht beliebt, und es bedurfte
einiger Vorsichtsmaßnahmen. Durch die
neuen Geräte ist das Risiko technischer
Fehler bei diesen Darmbädern beträchtlich vermindert. Bei einiger Aufmerksamkeit kann jeder gut ausgebildete Masseur
und med. Bademeister die Darmbäder
durchführen.

Fango-Rühr- und Kombinationsgeräte erleichtern dem med. Fachpersonal in den
Bäderabteilungen die Arbeit wesentlich.
Die Konstruktion UKS Fischer sind vielfach bewährt.

Die Kohlensäure-Imprägniergeräte sind
für die Durchführung klassischer Kohlensäurebäder nicht wegzudenken. Ihr
Unterschied zu den alten Geräten ist beträchtlich. Die Wirkung der Bäder wird
dadurch intensiviert.

*Sauna-Anlagen, Vierzellenbäder und Inha-
lationsgeräte* sind aus einer modernen Bäderabteilung nicht wegzudenken.

Ruhe- und Massagebetten sind eine nicht
unwichtige Einrichtung der Massage- und
Bäderabteilungen. Sie erleichtern durch
ihre Einstellungsmöglichkeiten die lok-
kere Arbeitshaltung des Masseurs bei seiner Arbeit und die entspannende Ruhelagerung des Patienten nach Bad oder Massage.

*Fußroste aus Kunststoff und Badematten
aus Kunststoff* verringern wegen ihrer po-
renfreien Oberfläche Pilz- und Bakterienhaftung der vom Patienten benutzten
Laufflächen. Sie ergänzen die Wirkung
der Pilzschleusen.

Die technische Ausrüstung einer Abteilung ist für die med. Fachkräfte Basis
einer wirksamen Arbeit und schont die
Gesundheit des Behandelten wie des Behandlers. Sie muß daher erstklassig und
auf modernem Stand sein.

Die obigen technischen Hinweise sollen
den Masseur und med. Bademeister anregen, auf diese Dinge zu achten und darauf
zu schauen, daß seine Einrichtung von
erstklassigen Fachleuten kommt.

Sachverzeichnis

Kneipptherapie

Ein Lehrbuch

Herausgeber: W. Brüggemann
Mit Beiträgen zahlreicher Fachwissenschaftler

1980. 150 Abbildungen, 55 Tabellen, 8 Farbtafeln.
X, 467 Seiten
Gebunden DM 68,–
ISBN 3-540-10153-5

Inhaltsübersicht: Einleitung. – Sebastian Kneipp, eine biographische Skizze. – Allgemeiner Teil. Neurophysiologische Grundlagen der Kneipptherapie. Grundlagen der Bäderbehandlung. Physiologische Grundlagen der Hydrotherapie. Technik der Kneipp-Hydrotherapie. Physiologische Grundlagen der Bewegungstherapie. Phytotherapie unter besonderer Berücksichtigung der Arzneitherapie nach Kneipp. Ernährung. Chronobiologische Grundlagen der Ordnungstherapie. Ordnungstherapie im Sinne einer Lebensordnung. – Spezieller Teil: Herzkrankheiten – Modelle und Programme mit Allgemein- und Kneipptherapie. Kneipptherapie peripherer arterieller und venöser Durchblutungsstörungen. Ausgewählte psychovegetative Syndrome und eigenständige Leitsymptome. Kneipptherapie bei gastroenterologischen Erkrankungen. Kneipptherapie bei Erkrankungen der Atemwege. Kneipptherapie bei rheumatischen Krankheiten. Kneipptherapie in Geburtshilfe und Gynäkologie. Kneipptherapie bei Hautkrankheiten. Möglichkeiten der Kneipptherapie in der Klinik. Möglichkeiten der Kneipptherapie in der Großstadt. – Sachverzeichnis.

In breiten Kreisen der Ärzteschaft sind die Kenntnisse über die Kneipptherapie ungenügend. Es handelt sich nicht um eine ausschließliche Wasser- und schon gar nicht Kaltwasserbehandlung, wie fälschlich oft angenommen wird, sondern um eine komplexe, umfassende Allgemeinbehandlung, die zahlreiche Behandlungsmöglichkeiten einbezieht. Im vorliegenden Buch werden erstmalig die Grundlagen dieser Therapie auf wissenschaftlicher Basis nach dem heutigen Stand der Erkenntnisse von namhaften Autoren dargestellt. Der besondere Akzent liegt auf der praktischen Durchführung der Kneipptherapie.
Umfassend wird auf die Einsatzmöglichkeit in der Klinik, im Sanatorium, im Kurort und in der Allgemeinpraxis eingegangen. Auch werden die Möglichkeiten der Kombination mit anderen Behandlungsmethoden aufgezeigt.
Das Buch gibt somit eine hervorragende Einführung in die Kneipptherapie, ihre Einsatzmöglichkeiten, Indikationen und Grenzen sowie ihren sinnvollen Einbau in den Gesamttherapieplan.

P. Beckmann

Moderne Gesundheitspflege

Übungen zur Gesunderhaltung und Leistungssteigerung
Unter Mitarbeit von H.-W. Kirchhoff
3., verbesserte Auflage. 1973. 62 Abbildungen.
64 Seiten
DM 12,60
Mengenpreis ab 20 Exemplare: DM 9,40
ISBN 3-540-79609-6

H. Mellerowicz, W. Meller

Training

Biologische und medizinische Grundlagen und Prinzipien des Trainings
4. Auflage. 1980. 75 Abbildungen, 11 Tabellen.
XI, 126 Seiten (Heidelberger Taschenbücher 111)
DM 22,–
ISBN 3-540-09898-4

W. Reinhard

Massage und physikalische Behandlungsmethoden

1967. 52 Abbildungen. VIII, 79 Seiten
(Heidelberger Taschenbücher 25)
DM 12,80
Mengenpreis ab 20 Exemplare: DM 10,20
ISBN 3-540-03871-X

Zentrale Themen der Sportmedizin

Herausgeber: W. Hollmann
Unter Mitarbeit zahlreicher Fachwissenschaftler
2., neubearbeitete und ergänzte Auflage. 1977.
107 Abbildungen. XIV, 348 Seiten
DM 42,–
ISBN 3-540-08235-2

Springer-Verlag
Berlin
Heidelberg
New York

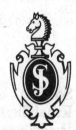

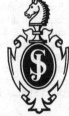